AF337317

LA GAULE THERMALE

SOURCES ET STATIONS THERMALES ET MINÉRALES
DE LA GAULE A L'ÉPOQUE GALLO-ROMAINE

PAR

L. BONNARD

AVEC LA COLLABORATION MÉDICALE

DU DOCTEUR PERCEPIED

MÉDECIN CONSULTANT AU MONT-DORE

Ouvrage illustré de 74 plans et gravures

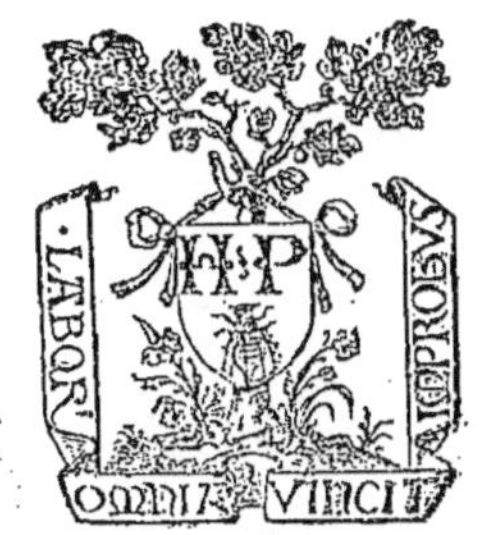

PARIS
LIBRAIRIE PLON
PLON-NOURRIT et Cⁱᵉ, IMPRIMEURS-ÉDITEURS
8, RUE GARANCIÈRE — 6ᵉ

1908

Tous droits réservés

LA
GAULE THERMALE

LA
GAULE THERMALE

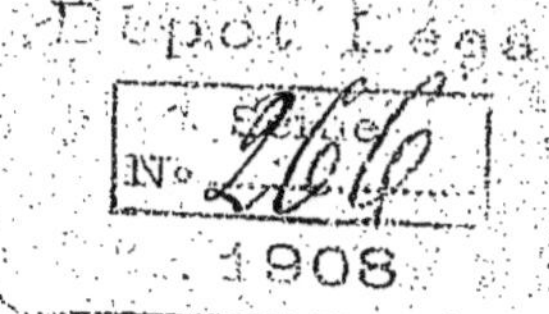

SOURCES ET STATIONS THERMALES ET MINÉRALES
DE LA GAULE A L'ÉPOQUE GALLO-ROMAINE

PAR

L. BONNARD

AVEC LA COLLABORATION MÉDICALE

DU Docteur PERCEPIED

MÉDECIN CONSULTANT AU MONT-DORE

Ouvrage illustré de 74 plans et gravures

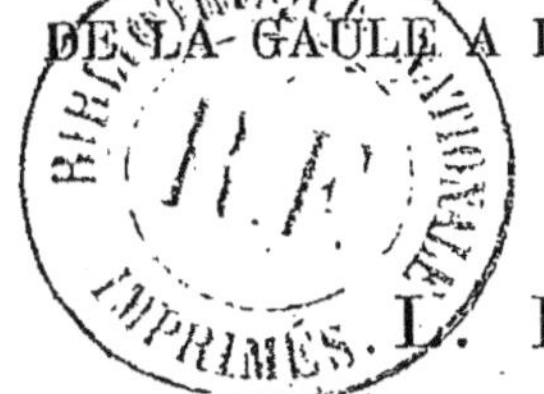

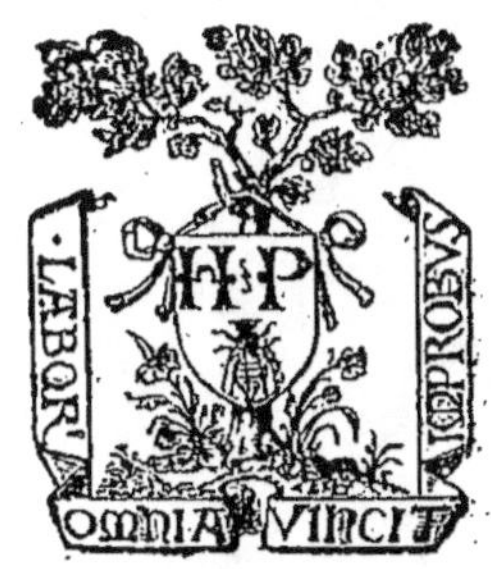

PARIS

LIBRAIRIE PLON

PLON-NOURRIT ET Cⁱᵉ, IMPRIMEURS-ÉDITEURS

8, RUE GARANCIÈRE — 6ᵉ

1908

LA
GAULE THERMALE

PREMIÈRE PARTIE

LA MÉDECINE THERMALE CHEZ LES ROMAINS

CHAPITRE PREMIER

I. Les bains dans l'antiquité. — Le bain chez les Grecs. — Le bain chez les Romains. — II. Les thermes. — Moyens de chauffage et d'aération. — III. Usage et abus des bains. — IV. Action du bain simple. — Bains médicamenteux. — Bains de mer. — Hydrothérapie.

I

Les Bains ont tenu une telle place dans la vie antique, qu'avant d'aborder l'étude spéciale des Eaux Minérales, nous avons jugé utile, comme entrée en matière, de jeter un coup d'œil rapide et succinct sur l'aménagement et les usages des Thermes chez les Anciens.

Chez les Grecs, le Bain chaud (car le Bain froid a été connu de tout temps), remonte à la plus haute antiquité. C'est ainsi que dans Homère on voit Hélène, et plus tard Calypso et Circé, baigner Ulysse. C'était une marque d'attention pour un hôte que de le faire baigner par les esclaves et souvent par la femme ou les filles de la maison. Les Bains se prenaient dans

une cuve reposant sur un trépied au-dessous duquel était le
feu ; elle servait à une ou plusieurs personnes, on l'appelait
ασαμινθος ou πυελος ou μακτρα ; σκαφη lorsqu'elle était en forme
de navire. Parfois les bains se prenaient dans des piscines
permettant la natation (1).

Les servantes versaient, pendant le bain, de l'eau chaude
sur les épaules du baigneur qui, au sortir de l'eau, était essuyé
et frotté d'huile.

L'usage du Bain ne fut jamais aussi fréquent en Grèce qu'il
le devint plus tard à Rome. Si, à Athènes, on encouragea
l'usage de la natation et du Bain froid, celui des Bains chauds
fréquents fut considéré comme un signe de mollesse et fut
même réglementé. Les Bains publics n'avaient pas le droit de
s'établir en ville. A Sparte la rigidité des habitants s'accom-
modait mal de tels usages et c'était le Bain froid dans l'Eurotas
qui était à peu près seul pratiqué.

Néanmoins, plus tard, les Bains publics et privés se multi-
plièrent chez les Grecs ; on y adjoignit des gymnases, des
palestres, des stades (2).

Les Romains empruntèrent beaucoup aux Grecs pour
l'agencement des Bains et dépassèrent certainement leurs
maîtres. Galien dit que les Grecs contemporains d'Hippocrate
étaient mal montés en fait de bains.

Dans les premiers temps de la République, les Romains se
contentaient de se laver tous les huit jours dans une pièce
spéciale nommée *lavatrina* ou *latrina*, établie près de la cuisine
pour avoir de l'eau chaude à proximité. On trouve des bains
de ce genre dans la maison dite du Faune, à Pompéi et dans
la maison de Livie à Rome. Plus tard, ils firent usage du
Balneum, du grec Βαλανειον. Mais ces premières salles de bains
étaient d'une simplicité rudimentaire en comparaison de celles
qu'on eut plus tard. Nous pouvons en juger par la descrip-

____

(1) Vase du Louvre, portant la signature du peintre Androkidès. —
DAREMBERG et SAGLIO, *Dictionnaire des antiquités grecques et romaines.*
V. *Balneum*.

(2) VITRUVE, *De l'Architecture*, liv. **V**, chap. XI.

tion donnée par Sénèque du bain de Scipion l'Africain à Liternum (1).

Ce texte nous donne à peu près la date de la transformation des Bains, qui n'eut pas lieu avant la fin de la deuxième guerre punique, c'est-à-dire avant la fin du troisième siècle avant Jésus-Christ au plus tôt. Ce fut dans les derniers temps de la République qu'un certain Sergius Orata fit élever un bain au-dessus d'un hypocauste. Plus tard Agrippa inventa, dit-on, le *laconicum;* on en voyait un dans les superbes thermes qu'il fit construire et qui contenaient toutes les commodités et tous les perfectionnements alors connus.

Le Bain romain comprenait quatre phases. Galien en donne la description suivante : « Le bain complet se divise en quatre parties différentes par leurs propriétés. En entrant dans les Thermes on se soumet à l'influence de l'air chaud, ensuite on se met dans l'eau chaude, puis en sortant on se jette dans l'eau froide, enfin on se fait essuyer la sueur. »

II

A ces différentes phases de la balnéation correspondaient les dispositions suivantes dans la construction :

L'*Apodyterium;*

Le *Caldarium;*

Le *Tepidarium;*

Le *Frigidarium.*

Les Thermes de la Villa de Diomède, à Pompéi, nous donnent, dans une grande maison privée, un exemple de ces installations.

L'*apodyterium* était la pièce dans laquelle on se déshabillait; le pourtour en était garni de tablettes ou de niches, où l'on

(1) SÉNÈQUE, *Épître*, 86.

conservait les parfums, l'huile, les strigiles, etc. Dans les bains publics, il y avait parfois des séries de petits placards fermés.

Le *tepidarium*, à chaleur douce, était habituellement chauffé par des réchauds comme ceux qu'on a trouvés à Pompéi dans les bains publics. Cependant, dans quelques installations, comme nous le verrons plus loin, cette salle se trouve au-dessus d'une chambre de chauffe communiquant par un étranglement avec l'hypocauste (1).

A côté se trouvait le *caldarium* ou *sudatorium, concamerata lavatio*, dont l'une des extrémités se terminait carrément tandis que l'autre, en forme de voûte, était arrondie au compas. Cette pièce se divisait en deux parties, souvent sans séparation, parfois formées par un refend. L'une était voûtée en forme d'abside, *afin qu'elle reçût également en son milieu la force de la vapeur chaude qui tourne et s'épand dans toute sa cavité* (2), c'était le *laconicum*. D'après Vitruve il devait avoir, ainsi que le *tepidarium*, autant de largeur que de hauteur. Dans la partie voûtée se trouvait une fenêtre fermée par un bouclier, *clypeus*, manœuvré au moyen d'un jeu de chaînes et servant à l'aération et à la régulation de la température. Au centre on voyait le *labrum*, vasque ronde pour les ablutions. En face du *laconicum*, dans la partie carrée, se trouvait la baignoire, qui portait le nom d'*alveus, calda lavatio, calda natatio, piscina*, selon les dimensions, *descensio, solium*, selon qu'on y descendait ou qu'on pouvait s'y asseoir.

Pour certains auteurs, le mot de *laconicum* ne s'applique pas à la salle elle-même, mais à une sorte de poêle placé dans le *caldarium*, communiquant directement avec l'hypocauste et laissant passer la flamme qui s'échappait par le *clypeus*. C'est une erreur à laquelle a donné naissance un dessin en coupe des Thermes de Titus, tenu longtemps pour antique et qui est l'œuvre d'un architecte du seizième siècle. C'est donc bien à la salle elle-même que s'applique le nom.

(1) Général Morin, *Mémoires de l'Académie des inscriptions et belles-lettres,* 1re série, t. VIII, 2e partie, 17 novembre 1871.
(2) Vitruve, *op. cit.,* liv. V, chap. x.

Pour augmenter et régulariser la température du *sudatorium*, ainsi que pour l'aération de la salle, l'intérieur des murs de l'abside comprenait des tuyaux, souvent de deux ordres, les uns horizontaux, les autres verticaux, plongeant dans l'hypocauste. Nous y reviendrons en parlant de la tubulation.

Le *caldarium* se trouvait au-dessus de l'hypocauste. Sous ce nom, on désigne un ensemble d'appareils de chauffage comprenant le *fourneau*, le *canal*, les *chambres de chaleur* et la *tubulation*. On emploie aussi le nom d'*hypocausis*, mais cette dénomination désigne, en réalité, la chambre chauffante, tandis que le nom d'hypocauste s'applique surtout aux chambres de chaleur. Suivant un usage généralement accepté, nous emploierons le terme d'hypocauste pour l'ensemble des divers organes.

Le fourneau, *præfurnium*, chambre ronde ou rectangulaire, voûtée, était une sorte de four à double but : il chauffait des chaudières remplies d'eau et envoyait de l'air chaud dans les chambres de chaleur par le canal. Celui-ci prenait naissance sur une des parois du fourneau et aboutissait aux chambres chaudes. Le sol en était formé de briques posées verticalement, profondément striées et ayant des joints soigneusement recouverts de glaise.

Les *chambres de chaleur*, situées immédiatement au-dessous du *caldarium*, auquel elles servaient de sous-sol, de dimensions variables selon l'espace qu'elles devaient chauffer, étaient des chambres basses, de 40 à 60 centimètres de hauteur et ayant au plafond une voûte appelée *suspensura*, reposant sur des séries de piliers en briques ou en pierre, ou quelquefois formés par des colonnettes creuses en terre cuite (*fig.* 1). On posait sur ces piliers de larges dalles, disposées de telle sorte que chacune d'elles reposât sur quatre piliers, puis, sur le sol bien uni que formait la partie supérieure de ces dalles, on étendait du mortier ou de la terre glaise, recouvert d'un lit de cailloutis ou de briques concassées noyés dans du ciment. Une dernière couche de ciment complétait le revêtement de ce sol imperméable.

Le courant de gaz chauds et de fumée qui se répandait dans la chambre basse y déterminait un échauffement tel que la température pouvait s'élever jusqu'à 150° ou 200°.

Dans un certain nombre d'installations, on trouve, sous le *tepidarium,* une seconde chambre de chaleur communiquant avec la première au moyen d'un étranglement. Il en résultait

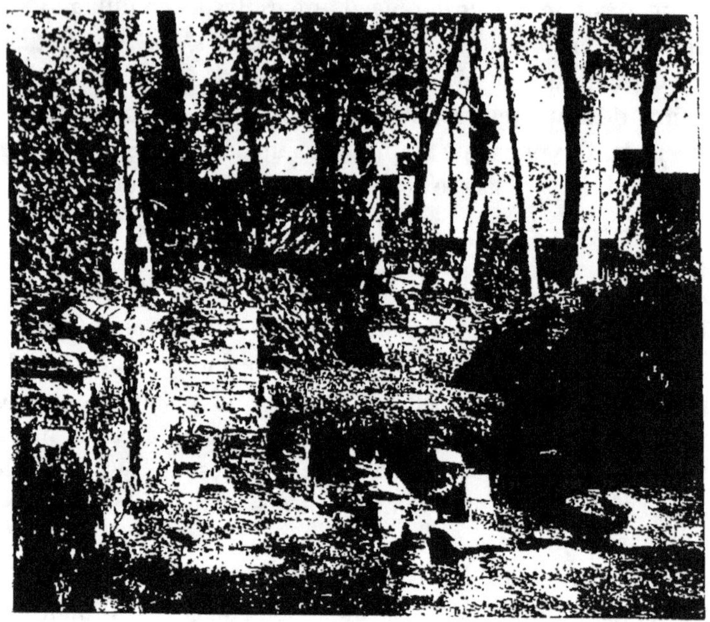

Fig. 1. — HYPOCAUSTE.

Square du musée d'antiquités à Angers.

que la pression et la densité du gaz et, par suite, la quantité de chaleur étaient moindres sous le *tepidarium* que sous le *sudatorium.*

La chaleur des hypocaustes a aussi été mise à contribution pour élever la température dans les maisons et quelquefois pour tiédir directement l'eau dans des baignoires. Mais, presque toujours, cette eau était chauffée dans des chaudières à disposition ingénieuse, situées directement au-dessus du fourneau.

Ces chaudières, appelées aussi *miliaria*, à cause de leur ressemblance avec les bornes milliaires, étaient en triple besace et contenaient de l'eau à températures différentes. D'autres n'avaient que deux récipients, l'inférieur, pour l'eau bouillante ; le supérieur, pour l'eau tiède. Un système de tuyautage et de robinets permettait de faire le mélange.

La tubulation, ou ensemble de circulation des tuyaux d'air et de fumée, était un des rouages les plus importants des bains antiques. Son rôle était multiple : elle servait à élever la température par une utilisation bien comprise de la chaleur, à sa régulation et à l'aération indispensable dans ces salles dont l'air était vicié par la respiration et la transpiration des baigneurs. Les tuyaux qui la constituaient étaient verticaux ou horizontaux.

Les premiers (*cuniculi, impressi parietibus tubi*), en terre cuite, étaient généralement rectangulaires, plus rarement cylindriques et montaient dans le mur, entre le gros œuvre et le revêtement. D'après le général Morin, qui a étudié si savamment le chauffage et la ventilation chez les Romains, ces tuyaux plongeant par leur partie inférieure dans l'hypocauste servaient, tout en chauffant les parois, de conduits pour le dégagement de la fumée et devaient, dans la partie supérieure des édifices, s'incliner et se réunir par groupes sous une même tête de cheminée. Cette disposition, constatée à l'hypocauste de la Carrière-du-Roi, dans la forêt de Compiègne, lui avait semblé si logique, que le général était persuadé qu'elle devait se retrouver dans toutes les installations du même genre. On s'explique difficilement, d'ailleurs, qu'il ait pu en être autrement. Il était indispensable d'avoir un mode d'évacuation de la fumée et des gaz délétères provenant de la combustion et ce résultat ne pouvait être obtenu par des tuyaux débouchant dans les pièces supérieures, où l'air fût devenu rapidement irrespirable. Cependant, dans beaucoup de fouilles, on n'a pas rencontré ces tuyaux d'évacuation de fumée, et M. Thédenat constate que, dans un certain nombre d'hypocaustes, on n'a pas trouvé trace de conduits autres que quelques tuyaux allant directement de l'hypocauste dans l'intérieur de la pièce qui devait être chauffée. Pour expliquer leur fonctionnement, il a émis l'hypothèse que le chauffage ne devait se faire que par de la braise ardente préparée à l'air libre. Tout d'abord, il semble qu'il aurait été bien difficile de produire, par un semblable procédé, une élévation sérieuse de température. En outre, s'il en avait été ainsi, pourquoi aurait-on construit ces foyers, dont on rencontre toujours la trace, tout à fait inutiles puisque, le bois étant brûlé au dehors, il eut suffi de répandre la braise sur l'aire de l'hypocauste ?

« Ou peut-être, ajoute le savant archéologue, l'air chaud, après avoir parcouru les salles du sous-sol encombrées de piliers, pénétrait-il dans les tuyaux, purifié et débarrassé de la fumée déposée en suie contre les obstacles qu'offraient les angles des piliers. »

J'avoue que cette seconde hypothèse ne me séduit pas plus que la première et que je la crois absolument inconciliable avec les lois les plus élémentaires de la physiologie et de l'hygiène.

En résumé, ces conduits d'évacuation de fumée sont indispensables et il paraît bien probable que si on n'en a pas trouvé dans toutes les fouilles, c'est que leur destruction trop complète n'a pas permis d'en distinguer les vestiges. Des fouilles récentes, suivies à Beauvais par MM. Acher et Le-blond (1), qui ont amené la découverte d'un balnéaire gallo-romain à côté et sous le sol même de l'église Saint-Étienne, nous fournissent de précieux renseignements sur cette matière et semblent bien démontrer l'existence d'un double système de tubulation. Les fouilles ont donné des tuyaux en poterie de deux sortes. Les uns pleins, sans traces de perforations, présentaient à l'intérieur des traces de suie, et les fouilleurs ont pu constater, sur deux ou trois points où la destruction n'était pas complète et où les *suspensuræ* étaient restées en contact avec le mur, que ces conduits prenaient jour dans

____

(1) *Le Balnéaire gallo-romain de Beauvais*. Congrès archéologique de France tenu à Beauvais, 1905.

l'hypocauste. C'étaient là les véritables conduits de fumée ; les cheminées d'évacuation pour les gaz et les vapeurs. Les seconds n'offraient à l'intérieur aucune trace de suie ou de fumée et portaient des ouvertures sur une de leurs surfaces (1).

Les tuyaux horizontaux avaient surtout pour destination le renouvellement de l'air et la régulation de la température. Ils introduisaient dans la salle un certain volume d'air pris au dehors et échauffé par sa circulation dans les premiers branchements disposés, soit au-dessus du foyer lui-même, soit dans l'épaisseur des *suspensuræ*, ainsi que l'ont constaté MM. Acher et Leblond dans le balnéaire de Beauvais. Sur ces conduites venaient se greffer des tuyaux verticaux très caractéristiques de leur destination. Une de leurs faces, striée au peigne pour la rendre plus facilement adhérente, était appliquée contre le mur et, sur la face opposée, étaient des ouvertures par lesquelles s'introduisait en minces filets l'air préalablement échauffé.

Cette arrivée d'air tiède pouvait, dans une certaine mesure, servir à régulariser la température dans une salle surchauffée, mais ce résultat était surtout obtenu par la manœuvre du *clypeus*, principal organe d'évacuation de l'air vicié, concentré à la partie supérieure de la voûte. Cette manœuvre se faisait à l'aide d'une chaîne et permettait de graduer l'ouverture de cette sorte de soupape.

On voit ainsi combien était simple et pratique tout cet ensemble comprenant :

1° Un système de chauffage qui consistait en :

a) Un foyer communiquant avec une chambre de chauffe à sol incliné, légèrement ascendant. Il chauffait les *suspensuræ*, formant au *sudatorium* un sol épais, conservant la chaleur et absolument imperméable aux gaz.

_____

(1) Dans quelques hypocaustes, notamment celui de Champlieu, près de la forêt de Compiègne, on constate un dispositif différent : le caldarium possédait un double mur, les deux parois étant séparées par un espace vide et reliées de distance en distance par des fiches en fer.

b) Des tuyaux d'évacuation de la fumée et des gaz, disposés autour des parois de la salle chauffée, utilisant aussi complètement que possible la chaleur produite par le foyer.

2° Un système d'aération introduisant dans cette salle, au moyen des conduits perforés, de l'air pris au dehors et échauffé dans les premiers branchements.

3° Un système d'évacuation de l'air comprimé à l'aide du *clypeus*.

Au sortir du *sudatorium*, le baigneur passait dans le *frigidarium*, pour se plonger dans l'*alveus*, rempli d'eau froide. Cette piscine, garnie sur son pourtour d'un degré pour faciliter la descente, occupait la presque totalité de la salle, laissant simplement entre ses bords et le mur l'espace nécessaire à la circulation.

Dans certains bains publics il y avait des chambres séparées contenant des baignoires particulières. Cette installation était fréquente dans les stations thermales.

L'eau amenée dans un réservoir central se distribuait de là dans des baignoires contenues dans des chambres basses et étroites, à l'abri du froid et de la grande chaleur.

Certains de ces bains, avec leurs ornements en stuc et leurs belles peintures, étaient d'une richesse inouïe ; l'onyx, l'albâtre, le jaspe, le porphyre, les marbres les plus rares y étaient employés. L'éclat en était relevé par des mosaïques, des statues et des colonnes ; l'eau coulait par des robinets d'argent et les vases destinés à la recevoir étaient du même métal.

C'est la comparaison de ces bains avec celui de Scipion qui faisait dire à Sénèque : « Qui se contenterait maintenant de telles étuves ! On se croit misérable et mal ajusté, si dans les parois des lieux où l'on se baigne, l'on ne voit éclater des piliers de marbre d'Alexandrie marquetés d'une pierre de Numidie et taillés en rond ; si la voûte n'est cachée sous le verre ; si les cuvettes où l'on entre après avoir bien sué n'ont les bords de pierre Thasienne que l'on ne voyait autrefois que dans les temples et si les robinets qui versent l'eau ne sont d'argent. Et je ne parle encore que des bains du peuple…

« Les bains de Scipion ne sont éclairés que par des fentes; aujourd'hui il faut que le soleil entre dans ces bains d'où on voit la campagne. Autrefois il y avait peu de bains, on n'y allait que pour la santé. Les édiles Caton, Fabius Maximus y allaient pour s'assurer de leur état et de la température de l'eau. On prenait des bains tièdes et non bouillants comme aujourd'hui.

« Les anciens se lavaient tous les jours les jambes et les bras, mais ne prenaient qu'un bain tous les huit jours. Depuis que les bains sont plus propres les hommes sont plus sales (1). »

III

Cette habitude des bains, qui a fait dire à Pline que pendant six cents ans les Romains n'avaient pas eu d'autre médecin, ne tarda pas à dégénérer en abus. On ne se contenta plus alors du bain hebdomadaire, les jours de marché, ni même du bain quotidien, mais on prit jusqu'à cinq et six bains par jour. Le besoin des soins de propreté des Romains de cette époque, que Lucilius a traduit dans ces vers :

Hic cruciatur fame
Frigore, illuvie, imballinie, imperfundie, incuriâ.

(Il souffre de la faim, du froid, de la malpropreté, du manque de bains, du manque d'eau pour se laver, du manque de soins) (2), ce besoin, excellent dans son essence, perdait, par son exagération, tout son côté hygiénique pour faire place au plaisir. Les jours ne suffisant pas, on prit des bains la nuit, malgré quelques interdictions momentanées. Dans son

____

(1) SÉNÈQUE, *loc. cit.*
(2) DUFOUR, *Médecine et mœurs de l'ancienne Rome*, p. 219.

Satyricon, Pétrone nous montre Trimalcion se rendant au bain au milieu du festin et y entraînant ses convives : « Vous n'aurez pas à vous en repentir ; j'en ai fait l'essai, il est chaud comme un four. »

La mollesse, la recherche du plaisir avaient fait recourir à des bains à température élevée, comme le constate aussi Sénèque, et la facilité des mœurs de la Rome impériale transforma souvent les bains publics en lieux de débauche. On en vint à ne plus séparer les sexes. Où sont les pauvres bains de Scipion et les mœurs pures des matrones des premiers temps de la République !

Les auteurs romains, Pline, Juvénal, Galien, se sont élevés avec force contre l'abus des bains, tant au point de vue moral qu'au point de vue physique. Bien que le christianisme ait amené de ce côté une forte réaction, l'usage du bain romain n'en continua pas moins pendant longtemps. Il existait encore au sixième siècle, ainsi que le prouve la lettre de Théodoric à son architecte à propos des *Bains d'Aponum* (1).

Muni d'un nécessaire comprenant des linges, quatre strigiles, une fiole d'huile, *ampulla*, une écuelle plate à tige, une boîte d'onguents, un peigne, une aiguille, *fibula,* et un miroir (2), le baigneur se rendait à l'établissement thermal ou aux bains publics. A son entrée dans l'*apodyterium*, il était débarrassé de ses vêtements, conservés dans la salle, sous la garde des esclaves, *capsarii,* car les pickpockets n'étaient pas inconnus des Romains : « Nous quittons nos habits que Giton fait sécher à l'entrée et on nous introduit dans une étuve fort étroite (3). » Après avoir revêtu une longue braie et chaussé l'*obstrigillus* ou sandale de bois, il pénétrait dans le *laconicum*. Lorsqu'il en sortait tout en sueur, on l'enveloppait dans une couverture de laine, on versait sur lui de l'eau chaude, puis il se jetait dans l'*alveus* du *frigidarium*.

---

(1) Cassiodore, *Varia II. Epist.* 39. — Voir *De Balneis omnia quæ exstans, etc. Venetiis*, 1553, p. 95.

(2) Rondelet, *les Pratiques balnéaires à travers les âges*, in *Médecine internationale*, nᵒˢ 2 et 3, 1905.

(3) Pétrone, *op. cit.*

A la suite de ces diverses pratiques il passait au *tepidarium* et là il se livrait aux mains des masseurs et des parfumeurs, et n'oubliait de se rendre au buffet. « Nous nous rendîmes aux Thermes et là nous passâmes du bain chaud au rafraîchissoir. On venait de parfumer Trimalcion et les frottoirs dont on l'essuyait étaient, non pas de lin, mais du molleton le plus doux. Trois garçons étuvistes sablaient le Falerne en sa présence... Bientôt on l'enveloppa d'une peluche écarlate, puis on le plaça dans une litière (1). »

Tout d'abord on promenait sur le corps du baigneur le *strigile*, sorte de racloir en bois, en corne, en métal, de formes diverses, pour enlever la sueur, « ces brosses à manche nous viennent de Pergame. Si tu t'en frottes bien le corps, ton linge n'aura pas besoin si souvent de dégraisseur (2). »

Spartien raconte que l'empereur Adrien, qui se baignait souvent avec le peuple, aperçut un jour un vieux soldat qui, n'ayant personne pour lui racler la peau, se frottait le dos contre le mur du bain. L'empereur lui rendit le service dont il avait besoin et lui procura de quoi se faire servir désormais. Le lendemain plusieurs vieillards tentèrent de se faire remarquer par le même moyen, mais l'empereur se contenta de leur faire distribuer des strigiles en leur ordonnant de s'étriller mutuellement (3).

Après le raclage au strigile, les *fricatores* huilaient ou parfumaient, et les *tractatores* ou *tractatrices* pratiquaient le massage.

> *Percurrit agili corpus arte tractatrix*
> *Manum que doctam spargit omnibus membris (4).*

Enfin venait tout un peuple d'épileurs : *Aliparii*, armés de la *vulcella*, pince à épiler ; d'épileuses, *Picatrices ;* de *Tonsores, Tonstrices, Comotriæ, Plectriæ, Ornatrices, Comptrices,* dont les doigts habiles, les parfums savants, les onguents et les pou-

<hr>

(1) PÉTRONE, *op. cit.*
(2) MARTIAL, *Épigrammes,* XIV, 51.
(3) DUPOUY, *loc. cit.,* p. 273.
(4) MARTIAL, *Épigrammes,* III, 81.

'dres servaient aux toilettes compliquées des élégants et surtout des élégantes de la cité reine du monde.

Les bains publics étaient sous la surveillance d'officiers
municipaux, *præfecti balneis,* qui avaient sous leurs ordres les
balnatores ou *aquarii,* ainsi que les *aliptæ,* préposés surtout
aux malades ; ces derniers se disaient médecins et se faisaient
appeler *iatraleptæ.* L'ouverture et la fermeture des bains étaient
annoncées au son de la trompette, des cloches, ou de sortes
de gongs : *Sonat æs thermarum,* dit Martial (1).

On a trouvé à Vichy un certain nombre de clochettes dont
on voit des spécimens au musée du Louvre (2). Peut-être
servaient-elles au même usage, mais aussi, sans doute, y en
avait-il à la disposition des baigneurs pour appeler les serviteurs.

Enfin, selon la mode grecque, certains bains eurent comme
annexes des palestres, des gymnases, des jeux de paume,
mais ce fut le petit nombre, et nous ne sachons pas qu'on en
ait trouvé des vestiges dans aucune station thermale (*fig.* 2) (3).

IV

Au point de vue de l'action des bains, Galien dit que les
bains chauds d'eau potable sont bons, parce qu'ils évacuent

(1) Un disque d'appel de ce genre, en bronze, ayant 223 millimètres de
diamètre, percé au centre d'un trou de suspension, a été trouvé à Cahors,
en 1894. (*Bulletin de la Société d'archéologie du Midi de la France,* séance
du 4 décembre 1894 : communication de M. Momméja sur un *discus balnéaire* découvert à Cahors.) L'auteur de la communication signale également deux grands timbres de 0ᵐ,18 de diamètre, figurant au catalogue du
Musée de Moulins.

(2) MALLAT et CORNILLON, *Histoire des eaux minérales de Vichy,* 1906.

(3) Nous donnons ici, comme type de thermes complets d'une ville
secondaire, le plan des Thermes de Stabies, à Pompéi, dont le cliché,
extrait de *Pompéi,* par M. Thédenat, nous a été obligeamment communiqué par la maison Laurens.

la bile en la faisant sortir, et parce qu'ils soulagent beaucoup
en raison de leurs propriétés. « En effet, dit-il, tous les bains
de cette espèce ont la faculté d'humecter et de rafraîchir. Les

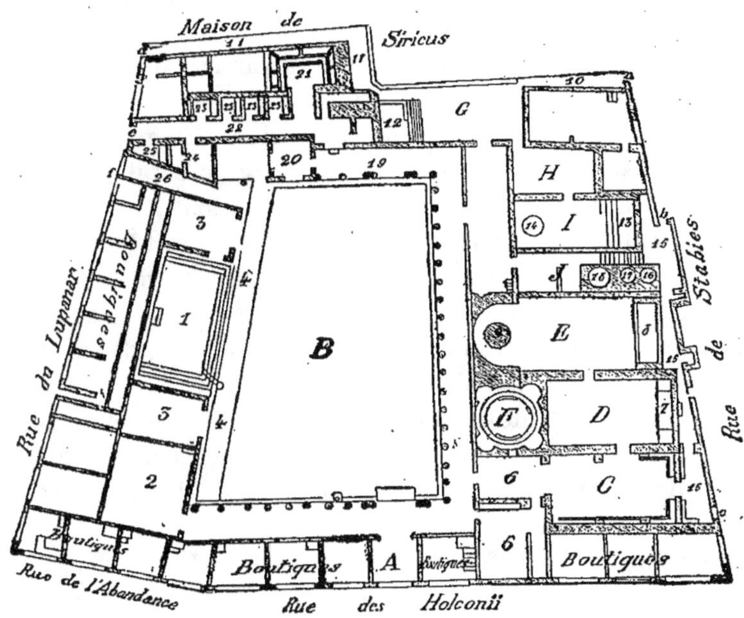

Fig. 2. — THERMES DE STABIES, A POMPÉI

Bain des hommes : A, vestibule. B, palestre. C, apodyterium. D, tepidarium.
E, caldarium. F, frigidarium.
Bain des femmes : G, apodyterium. H, tepidarium. I, caldarium.
J, chambre de chauffe.
1, piscine froide. 2, salle de garde des vêtements. 3, salle pour les ablutions.
4, jeu de boules. 5, salle d'attente des esclaves 6, vestibule. 7, piscine tiède.
8, piscine chaude. 9, labrum. 10, 11, corridors. 12, frigidarium. 13, piscine chaude.
14, labrum. 15, corridor de service. 16, 17, 18, chaudières. 19, portique. 20,
chambre d'inspecteur. 21, latrines. 22, corridor. 23, cabines avec baignoires.
24, escalier des caves. 25, loge de concierge. 26, corridor.

bains de mer, les bains salés, ceux où entre la soude brute,
les bains sulfureux font, il est vrai, sortir plus de bile, mais
ils sont beaucoup moins utiles que les bains d'eau potable. »
Et, à propos du traitement de la fièvre tierce légitime, il
ajoute : « Les bains doivent avoir pour but d'imbiber et
d'humecter les corps. Il ne faut donc pas y mettre de soude
brute, de sel ni de moutarde, ainsi qu'on le voit faire à beau-

coup de médecins qui perdent leurs malades ; mais après avoir versé de l'huile très chaude dans l'eau potable, on plongera et on baignera le malade, et, s'il le désire, on lui permettra de manger (1). » Galien ne soumettait pas tous ses malades aux sudations, il se contentait, dans bien des cas, de les plonger dans la baignoire et de les essuyer et oindre. Il recommande de ne pas se baigner après le repas.

De la répugnance qu'éprouvait Galien à l'emploi du bain composé dans le traitement de la fièvre tierce, il ne faut pas conclure que les bains médicamenteux étaient peu employés. Ils étaient, au contraire, très en usage. On faisait bouillir dans l'eau du pouliot, de l'origan, de l'hysope, du thym, du thymbre, des feuilles de laurier, des rameaux d'ivette, des racines d'opoponax ou de pariétaire d'Espagne, de la staphisaigre ; on y mettait de l'huile, du sel (pour faire de l'eau de mer artificielle), de la soude brute, des cendres de sarments, du soufre brut, de la décoction de baies de genièvre, de mercuriale, de plantain, de roses ou de sommités de ronces, de mauve ou de fenugrec (2).

Le bain de mer fut aussi très en vogue. L'empereur Néron avait fait conduire l'eau de la mer dans son Palais d'Or ; il avait aussi conçu le projet d'y faire amener toutes les eaux thermales de Baïes (3). Galien se moque d'un homme riche qui faisait venir à Rome de l'eau de la mer Morte.

L'eau de mer était employée comme résolutif, en topiques et cataplasmes ; elle était mêlée aux emplâtres, vantée contre les engelures et certaines affections psoriques, contre les douleurs de tête, le venin de l'araignée phalange, le venin des scorpions et celui de l'aspic ptyas ; on faisait de l'eau de mer artificielle ; on vantait les cataplasmes de mousse marine contre la goutte, et le sable de mer contre l'hydropisie et le rhumatisme.

L'hydrothérapie, dont Hippocrate avait nettement posé les

(1) GALIEN, *Indications et contre-indications du bain*, dans *Oribase*, X, 6.
(2) ANTYLLUS, dans *Oribase*, X, 2.
(3) SUÉTONE, *Néron*, chap. XXXI.

indications et les contre-indications, avait été très employée à Rome par Asclépiade, mais sa grande vogue fut due à Antonius Musa, affranchi d'Auguste. L'empereur souffrait d'une hépatite grave au retour de l'expédition de Biscaye. Les fomentations chaudes n'avaient amené aucune amélioration. Musa le soumit à l'usage de l'eau froide, *intus et extra*, qui amena la guérison. A la suite de cette cure retentissante, Musa fut nommé chevalier et on lui éleva une statue sur les bords du Tibre, près de celle d'Esculape (1).

Il administrait l'eau en bains, douches ou affusions et boisson. Néanmoins Musa usait aussi des eaux minérales, notamment de celles de Baïes (2) et de celles d'Albula, où l'empereur Auguste allait tous les ans pour une sciatique et des douleurs articulaires à la jambe gauche.

L'hydrothérapie fut alors très en honneur; on appelait *Psychrophiles* les médecins qui l'appliquaient, et ils se subdivisaient en *Psychrolites*, amis du bain froid, *Psychropotes*, amis des boissons froides, et *Psychropantes*, partisans des deux méthodes. On s'adonnait à l'eau froide et on délaissait les sources chaudes (3).

Cet engouement cessa à la suite du décès de Marcellus, neveu de l'empereur, survenu pendant une cure hydrothérapique, et ne reprit que plus tard avec Charmis de Marseille, médecin de Néron (4). Sénèque, qui avait subi l'influence générale, était un fervent de l'eau froide et prenait des bains même en hiver (5); il dit qu'on était arrivé au point qu'aucune eau ne paraissait assez froide : *Nulla Romanis aqua fluens satis frigida videretur* (6).

Agathinus de Sparte (7) était grand partisan du bain froid qu'il faisait prendre toute l'année et continuer pendant la

---

(1) SUÉTONE, *Auguste*, 59 et 81.
(2) HORACE, *Épître XV. Ad Valam.*
(3) HORACE, *ibidem*, 16.
(4) PLINE, liv. XXIX, 5.
(5) SÉNÈQUE, *Épître LIII*, 83.
(6) SÉNÈQUE, *Nat. Quæst.*, liv. IV.
(7) AGATHINUS, dans *Oribase*, II, 394.

vieillesse. Il prescrivait l'eau froide, selon la mode des Barbares, pour les jeunes enfants. Galien (1), moins enthousiaste
que lui, posait les règles de l'emploi de l'eau froide; il le
défendait avant l'âge de quatorze ans et surveillait la réaction
qui devait dicter la durée du bain. Malgré ces autorités, auxquelles nous joindrons celle de Cœlius Aurelianus (2), l'hydrothérapie déclina et fut surtout employée par les empiriques.

(1) GALIEN, *ibid.*, 390.
(2) CŒLIUS AURELIANUS ACUTUS, liv. I, 15.

CHAPITRE II

I

Pour expliquer la vogue des stations thermales chez les Romains, Dufresse de Chassaigne dit avec raison que les sciences médicales, privées à cette époque de bases solides et livrées à l'empirisme pur, offraient peu de ressources aux malades, tandis que les Eaux minérales leur présentaient, sous une forme agréable et parfaitement appropriée, des remèdes efficaces contre la plupart de leurs maladies chroniques. Ils se trouvaient donc doublement attirés vers les sources chaudes par leur besoin des bains et par leurs tendances médicales. La confiance dans l'usage des eaux était telle, qu'elle avait donné naissance à ce proverbe rapporté par Cicéron :

Quamdiu ad aquas fuit, nunquam est mortuus.

« Tant qu'on va aux Eaux on n'est pas mort (1). »

La science médicale, là comme dans la plupart des cas, procédait de l'empirisme. La médecine populaire avait précédé et entraîné la médecine scientifique, mêlant la légende

(1) CICÉRON, *De Oratore*, liv. II, chap. XXVII.

symbolique aux origines des pratiques balnéaires et divinisant les sources. Diodore de Sicile dit que, pour complaire à Minerve, les Nymphes firent jaillir la source chaude d'Himéra (Termini), en Sicile, en présence d'Hercule. Nous retrouvons cette légende en Grèce. Suivant une tradition basée sur un fragment de Pisandre, Minerve fit jaillir la source chaude des Thermopyles pour délasser Hercule de ses fatigues.

L'emploi des Eaux minérales est peut-être resté longtemps dans le domaine des petits empiriques médicaux. On est tenté de le croire en voyant le silence que garde Hippocrate à leur égard, ainsi que Pline le constate avec étonnement. On ne trouve, en effet, à peu près rien sur leur emploi dans les écrits du Père de la médecine. Il dit que le bain salé échauffe et sèche, étant naturellement chaud et qu'il attire l'humidité hors du corps (1). Il cite aussi l'observation d'un homme atteint d'une affection cutanée qui se rendit d'Athènes à Mélos pour prendre les bains chauds; il guérit de son affection mais mourut d'hydropisie (2). Dans son livre de l'*Air et des Eaux*, il discute surtout les qualités de l'eau simple; c'est ce qu'ont fait aussi beaucoup d'auteurs de l'antiquité, du moyen âge et de la Renaissance comme Baccio (3) et Laurent Joubert (4), qui, tout en s'occupant des Eaux minérales, ont surtout disserté sur les qualités, les défauts et l'usage de l'eau ordinaire.

Les Romains, qui avaient à leurs portes de très belles sources minérales chaudes, en firent usage de très bonne heure. Les Eaux d'Albula. *Albunea fons sub Tybur*, illustres par l'oracle du Faune et de la Sybille, étaient très vénérées des rois de Rome.

> *At rex sollicitus monstris oracula Fauni*
> *Fatidici genitoris adit, lucosque sub alta*
> *Consulit albunea, nemorumque maxima sacro,*
> *Fonte sonat, sævamque exhalat opaca mephitim (5).*

(1) *Du Régime*, II, 57.
(2) *Les Eaux de Mélos étaient chaudes mais non minérales*, d'après PLINE.
(3) BACCIO, *De Thermis*. Venetiis, 1571.
(4) LAURENT JOUBERT, *De balneis antiquorum tam Græcorum quam Romanorum libellus*. Lugduni, 1582.
(5) VIRGILE, *Énéide*, VII.

Elles ont été sans doute les premiers bains des Romains. Galien, Cœlius Aurelianus, Scribonius Largus, Aëtius, Vitruve les considéraient comme alumineuses, d'autres auteurs comme sulfureuses.

Itur ad Herculi gelidas qua Tybur arces
Canaque sulphureis albula fumat aquis (1).

A mesure que la puissance romaine s'agrandit, elle mit en valeur les sources thermales de l'Italie et des Colonies. Baïes fut pendant l'empire la grande station de cure et de plaisir, et de ce fait avait même une assez mauvaise réputation, ce qui faisait dire à Sénèque : « Il (le sage) n'ira pas à Baïes parce que c'est la retraite du vice (2). » Horace, aimable épicurien, n'avait pas cette austérité et vantait surtout les plaisirs qu'on y goûtait.

Nullus in orbe sinus Baiis prælucet amœnis
Si dixit dives (3).

L'abus des plaisirs y était contagieux et le mauvais exemple (nous voulons croire que l'usage des Eaux n'y était pour rien), arrivait à corrompre les femmes les plus honnêtes, si l'on en croit Martial. Il cite l'exemple de la chaste Levina, à la conduite austère, qui, après avoir pris les Eaux de Lucrin et de l'Averne, après surtout une saison à Baïes, abandonna son mari.

Et dum Baianis sœpe fovetur aquis
Incidit in flammas juvenemque secuta, relicto
Conjuge, Penelope venit, abit Helene.

Et, plus loin, reprochant à un certain Oppianus de ne pas fréquenter les thermes, il dit : « Jamais Eaux ne te charmeront davantage : ni les Sources d'Apone, défendues aux jeunes filles, ni celles de la molle Sinuesse, ni les flots bouillants du Passer, ni ceux d'Anxur la Superbe, ni les bains d'Apollon, ni ceux de Baïes la première de nos Eaux thermales (4). »

(1) MARTIAL.
(2) SÉNÈQUE, *Épître* LI.
(3) HORACE, *Épître* I.
(4) DUROUY, *Médecine et mœurs de l'ancienne Rome.*

A partir de cette époque, les citations des Eaux minérales sont fréquentes chez les auteurs, poètes, prosateurs ou médecins; mais on ne trouve que des indications fragmentées, et l'on chercherait en vain, même dans les traités de médecine, une étude complète.

Pline (1) parle longuement des Eaux et, s'il se fait souvent l'écho de superstitions et de traditions étranges, il nous donne aussi des renseignements très précieux sur les sources, leurs indications et leurs modes d'emploi. Il nous décrit les Eaux froides ou chaudes comme à Tarbelles (Dax), à Statyelles en Ligurie, à Aix, dans la Narbonnaise; il s'extasie sur les sources qui font éclore des villes, comme à Putéoles (Pouzzoles) et surtout sur celles de Baïes, où elles sont si chaudes qu'elles forcent l'eau à bouillir dans les baignoires. A Baïes Posidiennes, ainsi nommées du nom d'un affranchi d'Auguste, elles font cuire les aliments. « Suivant leurs espèces, dit-il, elles sont bonnes aux nerfs, aux pieds, aux hanches, aux luxations, aux fractures, elles guérissent les plaies, elles sont bonnes en particulier pour la tête et les oreilles. »

Il ajoute que toutes les Eaux chaudes ne sont pas médicinales, ainsi celles de Ségeste en Sicile, de Larissa, de la Troade, de Magnésie, de Paros, de Lipari. On a pensé à tort, ajoute-t-il, que lorsqu'elles sont médicinales, elles altèrent la couleur de l'airain et de l'argent, car les Eaux de Padoue n'ont pas de ces effets; on ne sent même aucune odeur qui les distingue de l'eau commune.

Sénèque partage l'enthousiasme de son temps pour les eaux. « Il en est, dit-il, qui sont bonnes pour les ophtalmies et pour les maux de nerfs, qui guérissent parfaitement les maladies chroniques déclarées incurables par les médecins, qui font disparaître les ulcères, etc. »

Les anciens ont employé les eaux sans chercher beaucoup à se rendre compte de leur mode de production. Vitruve dit que lorsque l'alun et le soufre brûlent dans la terre, la vapeur

____

(1) PLINE, *Histoire naturelle*, XXXI.

qui s'échappe chauffe l'eau naturelle qui, cuite, s'empare des
éléments naturels. Pour Sénèque, et selon Empédocle, l'eau
s'échauffe en passant sur un sol rempli de feux souterrains et
en prend les propriétés.

II

Les connaissances chimiques étaient à peu près nulles et les
procédés d'analyse rudimentaires, comme nous pouvons en
juger par le passage de Pline cité plus haut. Ailleurs, ce même
auteur dit que l'eau de Tongres se trouble et rougit par le feu
et qu'on ne peut juger de la légèreté des eaux par les pesées;
on les juge mieux en examinant celle qui s'échauffe et se
refroidit le plus vite. Les médecins avaient néanmoins adopté
une classification que chacun modifiait un peu. Certains,
comme Hérodote, estimaient que les eaux n'étaient pas susceptibles d'une classification; ils se contentaient de les diviser
en chaudes et froides. Ces dernières convenaient dans les
fluxions, les maladies de la vessie, les maux de tête, les
ulcères malins. Il y avait cependant une classification généralement admise; nous donnons ici celle d'Antyllus (1).

Les eaux étaient classées d'après la prédominance de leurs
éléments constitutifs en :

Alcalines ou nitreuses ;

Salines ;

Alumineuses ;

Sulfureuses ;

Bitumineuses ;

Vitrioliques ;

Ferrugineuses.

Les bitumineuses et les vitrioliques étaient de beaucoup les
plus rares.

(1) ANTYLLUS, dans *Oribase*, liv. X, 3.

Les indications et contre-indications sont posées assez vaguement et il est assez difficile de se reconnaître dans le fouillis des écrits qui vantaient les bons effets d'une station dans la plupart des maladies, et, si les uns prétendaient que pour connaître l'action d'une eau il suffisait de connaître sa composition, les autres, comme Hérodote, ne voulaient s'en rapporter qu'à l'expérience.

Aujourd'hui encore nous ne sommes pas absolument sortis de ces discussions et, si nous devons de plus en plus chercher à nous éclairer par les procédés scientifiques, nous sommes encore surtout guidés par l'expérience clinique. Comme Hérodote, Galien disait avec sagesse qu'on ne pouvait s'en rapporter qu'à l'expérience pour juger les sources chaudes (1). Il déconseillait leur emploi dans les maladies aiguës. Pour Antyllus aussi les eaux ne convenaient qu'aux maladies chroniques, surtout quand elles étaient froides et d'une humidité très prononcée. Voici, d'après cet auteur, quelques indications de ces eaux :

Eaux alcalines...............	Fluxions de la tête et de la poitrine. Excès d'humidité de l'orifice de l'estomac. Hydropisies et tumeurs consécutives. Pituites.
Eaux alumineuses............	Crachements de sang. Tendance aux vomissements. Hémorroïdes fortes. Règles irrégulières. Tendance aux avortements.
Eaux sulfureuses............	Elles produisent le ramollissement des nerfs, font prédominer la chaleur dans la composition élémentaire et calment les douleurs. Elles affaiblissent et retournent l'orifice de l'estomac.
Eaux bitumineuses...........	Elles causent de la plénitude dans la tête, échauffent et nuisent aux organes des sens. Leur usage prolongé ramollit surtout la matrice, l'estomac et le colon.
Eaux vitrioliques............	Affections de la bouche, des amygdales, de la luette et des yeux.

(1) Galien, *De Sanitate tu endâ*.

Eaux ferrugineuses. . . . . | Affections de l'orifice de l'estomac.
| Maladies de la rate.

Les *eaux mixtes* agissent suivant la prédominance de leurs éléments constitutifs.

Nous pouvons comparer ces indications à celles que pose Archigène :

Eaux alumineuses. . . . . { Vomissement habituel.
Hémoptysie.
Flux menstruel immodéré.
Hémorroïdes.
Avortement fréquent

Eaux cuivreuses (vitrioliques). . . { Maladies de la bouche.
Maladies des yeux.

Eaux ferrugineuses. . . . . { Maladies de la rate.
Maladies de l'estomac.
Constitutions froides et humides.
Goutte, arthrites.
Paralysie.
Néphralgie.
Squirres.
Elles activent la consolidation des fractures.

Eaux nitreuses ou salées. . . . . { Cachexies. Leucophlegmasie.
Fluxions de la tête.
— de la poitrine.
Relâchement et humidité de l'estomac.

Eaux sulfureuses. . . . . { Maladies de la peau.
Elles ramollissent les nerfs, calment les douleurs du ténesme, elles dérangent l'estomac.

Eaux bitumineuses. . . . . { Elles sont contraires aux organes des sens.

Les indications que donne Aëtius (1) sont à peu près les mêmes. Les eaux minérales sont indiquées aux tempéraments froids et humides. Elles conviennent dans les affections articulaires, la goutte, la néphralgie, l'oppression, les fractures, les ulcères mous, les inflammations anciennes indurées.

Pour les *sulfureuses*, il ajoute aux indications vagues d'Antyllus : elles purgent la peau, conviennent au vitiligo, à la lèpre blanche et noire, aux vieux ulcères, aux fluxions articu-

_____

(1) AETIUS, *Tetrabil. Sermone secundo*, chap. CXVIII.

laires, à l'induration de la rate, aux affections utérines. Mais on doit s'en abstenir, de même que des alumineuses, dans les cas de tumeurs indurées.

Aux *bitumineuses* il rattache les affections de la bouche, des amygdales et des yeux pour lesquelles Antyllus recommande les eaux vitrioliques.

Paul d'Egine (1) donne des indications à peu près identiques.

Galien déconseille les eaux minérales aux gens disposés aux congestions de la tête (2).

Les bains de mer et minéraux ne conviennent pas à l'érysipèle (3). De même les bains de mer, les bains sulfureux et bitumineux, à cause de leur effet desséchant, ne conviennent pas aux organes de la respiration (4) ni aux organes de la voix. Ils dessèchent trop, *quia valde resiccant.* Dans ces maladies, Galien conseille les bains d'eau douce et une nourriture légère et relâchante. Il dit que les bains sulfureux et alumineux durcissent les artères et rendent le pouls dur (5).

Il considère le bain alumineux comme astringent. A ceux qui ne transpirent pas, qui ont la peau sèche, dit-il, l'eau froide et les bains alumineux sont mauvais, les lavages d'eau douce sont bons. Un malade qui avait pris les bains d'Albula dans ces conditions eut la fièvre (6). Dans un autre passage il dit que la peau se raffermit par l'usage des bains alumineux (7).

En essayant une timide classification par maladies, nous verrons à peu près quelles eaux étaient conseillées en Italie pour chacune d'elles. La littérature médicale est bien pauvre en indications relatives aux sources de la Gaule, mais il est bien probable que, sans doute moins précises, moins spécia-

---

(1) *In de Balneis,* liv. I, chap. III.
(2) GALIEN, *De Sanitate tuendâ,* t. VI, 9.
(3) *Id., De Simpliciam medicamentorum,* I, chap. IV.
(4) *Id., De Compositione medicamentorum,* VII, chap. I.
(5) *Id., De Præsagiis ex pulso,* IV, chap. VIII.
(6) *Id., Methodi medendi,* VIII, chap. II.
(7) *Id., De Crisibus,* II, chap. XIV.

lisées qu'aujourd'hui, celles-ci étaient néanmoins très rapprochées de celles de nos jours. C'étaient leurs voies digestives, leurs reins et leur goutte que les gros mangeurs et les goutteux du Bas Empire allaient soigner à Vichy, leurs voies respiratoires à Luchon, à Amélie-les-Bains, au Mont-Dore, leurs douleurs rhumatismales, leurs affections cutanées, leurs plaies, à Aix, à Évaux, à Royat, au Mont-Dore, à la Bourboule, à Plombières, à Bourbon-Lancy, etc., leurs nerfs à Néris.

Nous indiquons un certain nombre d'affections chirurgicales, puis médicales, en mettant en regard les stations recommandées dans leurs cas.

Affections chirurgicales.

Plaies	Leucogées.
Ulcères	Albula (Galien).
Ulcères sanieux	Eaux sulfurées.
Ulcères ne se cicatrisant pas	— bitumineuses.
	— alumineuses (Galien-Aëtius).
Arthrites	Bains de mer (Pline).
	Eaux sulfureuses.
	— ferrugineuses.
Maladies des yeux	Eaux cuivreuses.
	Leucogées (Pline).
	Eaux du jardin de Cicéron à Baïes (Aquæ Ciceroniæ in Baïanis) (1).
Affections vésicales	Albula (Cœl. Aurelianus-Archigène).
	Eaux acides, amères, nitreuses (Galien).
	Eaux et bains ferrugineux, eau ferrée artificielle (Scribonius Largus).
Pierre	Eaux de l'île d'Énaria (Pline).
	— de Stabies.
	Fontaine acidulée du canton de Venafrum,
	Tongres (Pline) (2).

Parlant de l'action du vinaigre sur les métaux, les pierres

(1)
 Nimirum locus ipse sui Ciceronis honori,
 Hoc dedit, hac fontes cum patefecit ope :
 Ut quoniam toto legitur sine fine per orbem
 Sint plures oculis, quæ medeantur aquæ.
   (LAUREA TULLIUS, affranchi de Cicéron.)

(2) *Cette eau est purgative et guérit les fièvres tierces et les affections calculeuses.* PLINE, *loc. cit.*, liv. XXXI, VIII, 2.

et les perles, Vitruve dit : « Ce qui fait aisément juger que de même que les acides agissent sur ces choses, ils pourront aussi produire un bon effet pour la guérison de ceux qui sont malades de la pierre (1). »

Affections médicales.

Arthritisme.....................	Albula-Cutilies (Aëtius-Suranus d'Éphèse) (2). Eaux sulfureuses (Archigène).
Goutte........................	Baïes (3). Eaux chaudes.
Laryngites (4).................	Eaux sulfureuses. — alumineuses. Aix-en-Provence.
Affections de la poitrine........	Eaux de Tabia (5) (Galien). Cure marine (Pline). Albula (Paul d'Égine).
Asthme.......................	Aix-en-Provence.
Affections de l'estomac..........	Albula. Cutilies (sont bonnes pour l'estomac, les nerfs et le corps entier) (Pline).
Affections utérines.............	Sinuessa (contre la stérilité) (Pline). Albula contre les fausses couches). (Paul d'Égine). Abyssus.
Spermatorrhée.................	Albula.
Ascite.......................	Étuves naturelles de Baïes (Celse).
Hydropisies.................	Eaux sulfureuses, nitreuses, salées et bitumineuses (s'abstenir d'eau douce en bains et en boissons) (Galien).
Rhumatisme sciatique (6)........	Albula. Baïes.
Cachexies. Leucophlegmasies....	Eaux nitreuses (Galien).

(1) Vitruve, *op. cit.*

(2) *Enfin on aura recours aux eaux minérales naturelles chaudes ou froides, par exemple aux eaux italiennes d'Albula ou de Cutilies.* (Suranus d'Éphèse.)

(3) Horace allait à Baïes pour la goutte.

(4) *A Zama une source rend la voix plus belle.* (Pline.)

(5) Torre del Greco.

(6) Toutes les eaux chaudes ont dû être employées pour les rhumatismes, aussi bien en Gaule qu'en Italie.

Fièvres . . . . { Tongres (Pline).
{ Eau de mer (Pline).

Palpitations . . . . { Eaux nitreuses, sulfureuses, bitu-
{ mineuses (Galien (1).

Éléphantiasis . . . . { Bains sulfureux (Arétée-Aëtius).
{ Bains de mer (Pline-Aëtius).
{ Eaux alumineuses chaudes. Albula
{ (Aëtius).

III

Comme nous l'avons dit, les Romains employaient les eaux sous toutes les formes. Très versés dans la pratique thermale empirique, ils n'avaient garde de négliger un des facteurs de guérison que leur avait fourni la nature et que leur avait indiqué la tradition. Nous examinerons successivement les quatre modes principaux des cures hydrominérales : *boisson, bain, douche, étuvè.*

Boisson. — Quelle que soit la prépondérance qu'ait eu le bain dans les cures minérales et l'importance qu'on lui attribue dans les écrits, il n'en est pas moins prouvé que l'eau en boisson a été très en usage. Certains auteurs, entre autres le docteur Bonnejoy (2), prétextant la très grande rareté et la brièveté des textes sur la boisson, en tirent la conclusion que cette pratique devait être très négligée. Cet auteur ajoute qu'il n'y a pas de monument iconographique sur la boisson. C'est là une erreur, mais nous nous hâtons d'ajouter qu'un des documents les plus importants à cet égard était à peu près inconnu au moment où il écrivait.

Si les textes sont assez rares, ils ne laissent, par contre,

(1) *Les bains minéraux ôtent les palpitations et évacuent les humeurs.* GALIEN. *De tremore pal. corr. et rigo.*, chap. V.
(2) *Comment autrefois on faisait usage des eaux minérales,* 1873.

aucun doute sur l'existence de ce mode d'administration des eaux. Pline relate d'une façon très-précise l'usage et les abus de la boisson ; ses remarques sont encore de circonstance de nos jours et peuvent s'appliquer à un certain nombre de malades. L'humanité se renouvelle, elle change peu et les qualités ou les défauts des hommes se retrouvent les mêmes à travers les siècles.

« C'est encore une erreur, dit Pline, que de se faire gloire de boire beaucoup d'eau minérale. J'ai vu des gens gonflés à force d'en boire et dont la peau était tellement tendue qu'elle recouvrait leurs bagues parce qu'ils ne pouvaient rendre la quantité d'eau qu'ils avaient avalée. On ne doit pas en boire beaucoup sans prendre en même temps du sel. »

Plus loin il dit encore : « Tongres a une eau pétillante à goût ferrugineux qui ne se fait sentir qu'après qu'on l'a bue, » et à propos de l'eau de mer : « L'eau de mer elle-même était prise en boisson comme purgative dans les fièvres quartes, le ténesme ou les affections articulaires. » Il recommandait de la puiser au large. On la prenait aussi en lavements contre les tranchées et le choléra.

La thérapeutique par l'eau de mer a eu, dans ces derniers temps, un regain de succès par l'emploi du sérum marin en injections hypodermiques. On en a même récemment préconisé l'usage en boisson, en renouvelant la recommandation de Pline de *la puiser au large*.

Continuons les citations. Nous lisons dans Antyllus : « Les eaux bitumineuses ou nitreuses telles que celles de Cutilies se prennent en boisson et sont purgatives (1). »

Dans Hérodote : « Quant aux eaux que l'on prend en boisson, qu'elles soient chaudes ou froides, elles ne comportent pas pour leur usage une règle commune et nous en parlerons seulement dans nos chapitres consacrés aux différentes maladies (2). »

(1) *Antyllus*, dans ORIBASE, liv. X, 3.
(2) *Hérodote*, dans ORIBASE. Les chapitres des maladies ont malheureusement été perdus.

Ausone célébrant les vertus de la fontaine Divona, à Bordeaux, s'écrie : *Salve... fons medico potabilis haustu.*

Dans Sénèque : « Il en est qui prises intérieurement rétablissent le ton des parties, soulagent les affections des poumons et des autres viscères et arrêtent les hémorrhagies (1). »

Dans les ulcères de la vessie, Aëtius conseillait de boire chaque jour de 3 à 6 hémines (2) d'eau d'Albula, de même qu'il conseillait aussi l'usage interne des eaux bitumineuses et des nitreuses (3).

De son côté Archigène, toujours dans les affections vésicales, recommandait l'eau en boisson à la dose énorme de cinq litres par jour. Mais c'était sans doute cinq litres d'eau douce.

Pour Galien, les eaux nitreuses, alumineuses, bitumineuses et sulfureuses peuvent être prises en boisson après décoction.

L'usage de l'eau minérale en boisson nous est encore prouvé d'une manière irréfutable par l'accumulation des vases et débris de vases, coupes, tasses, cruches trouvés dans beaucoup de stations. A Luxeuil, notamment, on en a mis à jour en si grand nombre qu'ils forment une collection de céramique très variée, dont les échantillons semblent avoir été apportés de tous les coins du monde romain.

A Vichy, dans les captages des sources du Puits Carré, Lucas, de l'Hôpital et de la Grande-Grille, on a découvert de nombreuses coupes en terre, à couverte blanche, presque apodes, ornées extérieurement d'une bande circulaire, de couleur orangée, tracée au pinceau (*fig.* 3).

Un document iconographique important est constitué par la statuette en bronze du musée du Louvre, connue sous le nom du *Buveur de Vichy*, représentant un malade tenant en sa main droite une coupe. Cette figure sera étudiée plus longuement au chapitre des ex-voto à caractère médical.

Dans l'établissement du Mont-Dore, parmi les débris anti-

(1) Sénèque, *Quæst. Nat.*, liv, III, p. 1.
(2) L'hémine équivalait à un quart de litre.
(3) Aetius, *Tetrabil.*, III; *Sermone*, II, chap. xxx. Voir aussi *De Aquis ex Rufo*.

ques qui servent de motifs décoratifs, on remarque un cer-

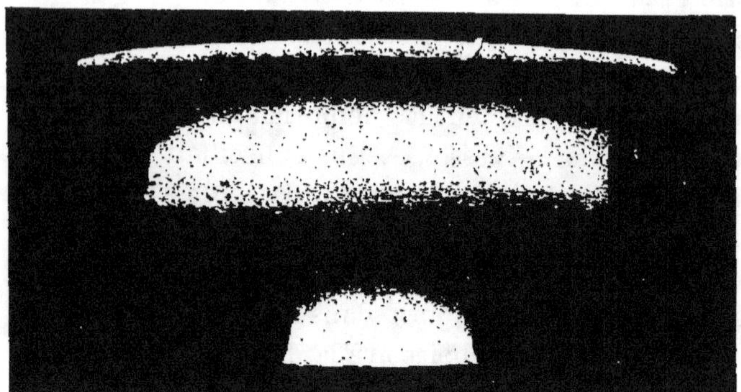

Fig. 3. — TASSE DES BUVEURS DE VICHY.

tain nombre de fontaines en forme de colonnes, placées autrefois au-dessus des captages, et qui portent à leurs bases les places de scellement du tuyau par lequel l'eau s'écoulait (*fig. 4*).

A la fin du dix-huitième siècle, on découvrit dans le val d'Otanez, entre Santander et la mer, un objet d'une valeur inestimable au point de vue qui nous occupe, connu des savants trente ans seulement après sa découverte, et qui malheureusement a disparu depuis. C'est une coupe, dont nous donnons ici le dessin et la description résumée d'après un article que lui a consacré le

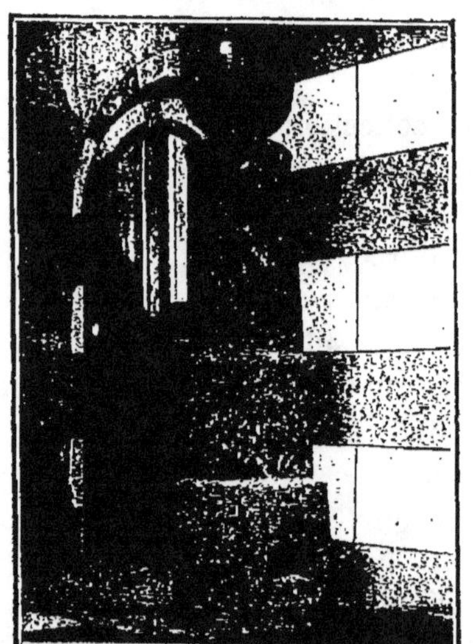

Fig. 4. — BORNE-FONTAINE
AU MONT-DORE.

Magasin pittoresque (1). Le dessin en avait été pris par l'Acadé-

(1) *Magasin pittoresque*, Une station thermale dans l'antiquité, 1876, p. 46.

mie d'histoire de Madrid, qui a ainsi sauvé de l'oubli ce document unique (*fig.* 5).

Cette coupe, en argent, date très probablement du deuxième siècle de l'ère chrétienne. Elle porte au verso l'inscription : L. P. CORNELIANI-III-II indiquant le nom du possesseur, L. Pompeius Cornelianus, et le poids de l'objet, trois livres et deux

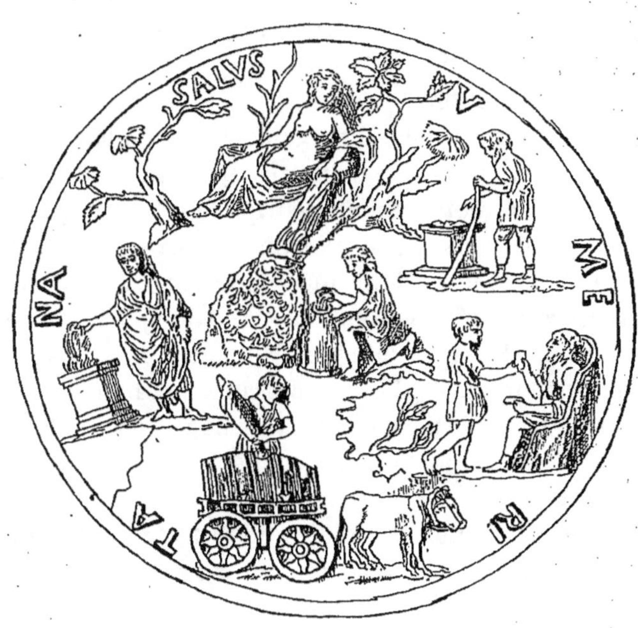

Fig. 5. — COUPE D'OTANEZ,
Dessin de Piébourg, d'après le *Magasin pittoresque*.

scrupules. Elle est dédiée à la Nymphe de la source *Umeri*, ainsi que le prouve l'inscription qui se lit autour du fond : SALVS VMERITANA. Où se trouvait cette source? On l'ignore ; son nom ne se rapporte à aucun endroit connu en Espagne ; il se peut, d'ailleurs, que la coupe, rapportée par un malade retour des eaux, ait été trouvée bien loin de son lieu d'origine.

Sur le fond, on voit d'abord la Nymphe appuyée sur son urne d'où sort une eau abondante, recueillie dans un bassin en pierre, où un homme vêtu comme un esclave puise de l'eau

3

pour en remplir un grand vaisseau. Plus bas, d'autres personnages remplissent, à l'aide d'amphores, une de ces vastes outres qu'on chargeait sur des voitures pour transporter de l'huile ou du vin, comme on en voit sur les fresques de Pompéi. Sur la droite, un esclave offre un gobelet plein d'eau à un vieillard assis dans un fauteuil. On aperçoit aussi un berger sacrifiant sur un autel et un personnage faisant une libation sur un autre autel. Ces deux cérémonies témoignent de la vénération en laquelle était tenue la Nymphe auprès des malades de toutes conditions.

La scène représentant le remplissage de l'outre placée sur le char traîné par des bœufs est d'un très haut intérêt documentaire. Elle est, à notre connaissance, le seul renseignement que nous possédions sur le transport des eaux minérales et leur usage à distance, dont aucun auteur n'a parlé. MM. Mallat et Cornillon (1) pensent que ce transport s'effectuait pour les bains. Il paraît difficile d'admettre le transport au loin de l'énorme quantité d'eau nécessaire aux bains, et il était inutile de la transporter dans le voisinage, les malades venant à la source, à moins toutefois qu'ils ne fussent tout à fait impotents. Mais on viserait alors un cas tout à fait spécial, tandis que l'artiste a voulu ici traduire un fait général et habituel. Cette eau avait une réputation en boisson, nous en avons la preuve par la figure qui représente l'esclave donnant à boire à un malade ; il est donc extrêmement probable, et il paraît rationnel de penser que l'eau transportée était destinée à la boisson. L'idée de recourir à l'usage de l'eau transportée est naturelle, elle est le corollaire de la boisson sur place pour les eaux qui ne perdent pas leur qualité par le voyage. Nous sommes portés à croire que, pour cette source, le mouvement de transport devait être important, et qu'il en était sans doute de même dans d'autres stations.

A titre de médication adjuvante, ou peut-être adoucissante, pour combattre dans certains cas la poussée que donnaient

____

(1) *Histoire des eaux minérales de Vichy*, 1906.

lés eaux, on faisait absorber aux malades des tisanes. Un vase à infusions, sans doute destiné à cet usage, d'une forme très ingénieuse, que nos fabricants pourraient prendre comme modèle, a été trouvé dans une des officines de potiers de la cité thermale de Vichy (*fig.* 6). Il a été décrit en ces termes par M. Déchelette (1) : « L'objet se compose en quelque sorte de deux vases soudés l'un à l'autre par la base. Le vase externe est une écuelle tronconique, aux parois légèrement évasées ; le vase interne affecte, au contraire, la forme d'une *ampulla* globuleuse. Sur la portion inférieure de la panse s'étagent

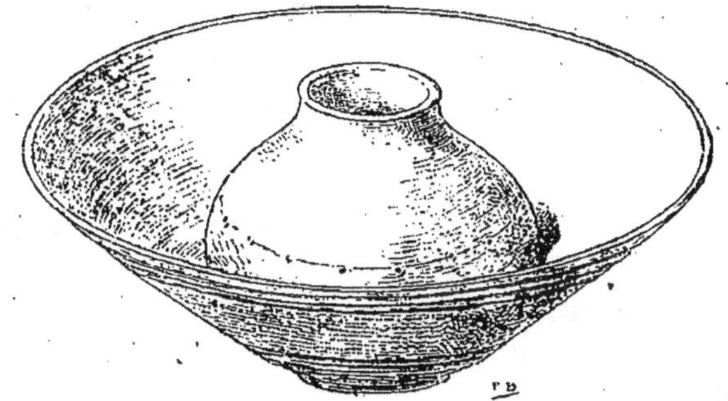

Fig. 6. — VASE A INFUSIONS PROVENANT DE VICHY.
Reconstitué à la manufacture de Sèvres.
Collection de M. Bertrand.
Cliché communiqué par la Société des Antiquaires.

deux rangées horizontales de petits trous. Il suffisait de mettre la substance à infuser dans cette ampoule et d'y verser de l'eau bouillante. Lorsque le liquide était suffisamment chargé, le buveur, sans le transvaser, n'avait qu'à porter l'écuelle à ses lèvres, pour absorber l'infusion jusqu'à la dernière goutte, tandis que le marc se déposait au fond de l'ampoule. »

Sans doute donnait-on aussi des boissons sudorifiques aux malades prenant des bains ou séjournant dans les étuves, pour activer l'effet cherché. La pratique de couper les eaux en boisson par l'adjonction ¡d'infusions ou de sirops est encore en usage dans certaines stations thermales.

(1) *Bulletin de la Société des Antiquaires*, 1904, p. 120 et suiv.

Bains. — C'était assurément le mode de traitement le plus répandu. Les bains se prenaient généralement dans des piscines; dans quelques stations thermales, on trouve également des petites salles séparées et des baignoires.

Les médecins recommandaient certaines précautions pour l'entraînement du malade en vue de la durée des bains. La graduation à observer et la manière d'en faire usage variaient avec les eaux.

« Bien des gens, dit Pline, se piquent d'endurer les eaux thermales plusieurs heures. C'est pernicieux et il n'y faut pas rester plus que dans le bain ordinaire, puis il faut faire une lotion d'eau ordinaire et une friction huileuse.

« On est exposé aux maladies parce que l'odeur que ces eaux exhalent porte à la tête, la met en sueur, tandis que le reste du corps est immergé, la friction est donc utile. »

Il était recommandé de ne pas trop se baisser dans certains bains, à cause des gaz qu'émettait l'eau.

Antyllus donne à peu près les mêmes conseils : « Il importe, en entrant dans le bain, de ne pas troubler l'eau à cause des gaz qui s'en dégagent (1). »

Aëtius recommande aussi aux malades de n'entrer dans les bains que reposés.

Douches. — Ce mot vient de l'italien *duccia*, qui veut dire canal, et n'a été usité qu'à partir du quatorzième siècle. Mais la chose remonte beaucoup plus haut et l'antiquité de la douche semble égaler celle du bain. La première a sans doute été une cascade naturelle, mais les douches artificielles se pratiquaient déjà chez les Grecs (2). Sur un vase peint du musée de Leyde, on voit, dans un édifice en forme de portique surmonté d'un fronton, deux hommes recevant des douches d'eau jaillissant de mufles de panthères ; ils se frottent la poitrine, tandis qu'au dehors des jeunes gens se font des frictions huileuses.

(1) Antyllus, *De Remediis*, liv. I, chap. ii.
(2) Daremberg et Saglio, *Dictionnaire des Antiquités...* V. *Balneum*.

Sur un vase du musée de Berlin, sur un autre de la collection Canino, on voit des femmes dans un bassin, ayant de l'eau à mi-jambes et recevant des jets de douches jaillissant de museaux d'animaux. Leurs vêtements sont suspendus à une barre transversale (*fig.* 7). Les monnaies de la ville d'Himéra représentaient Hercule recevant une douche sur les épaules, comme le veut l'origine fabuleuse de la source.

On a dit que les Romains ne s'étaient pas servi de la douche parce qu'ils ne possédaient pas de tuyaux ayant la flexibilité

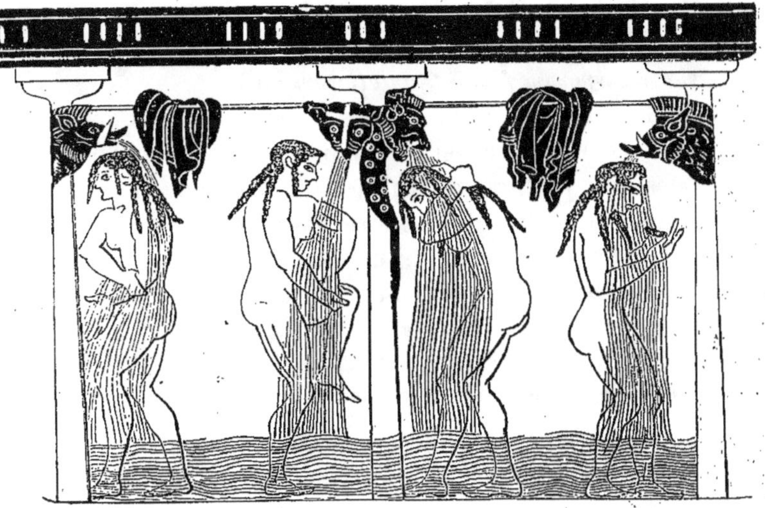

Fig. 7. — DOUCHES.

D'après un vase du musée de Berlin.

Dictionnaire des antiquités grecques et romaines. (Hachette et Cie, éditeurs.)

nécessaire à leur administration. Rien, en effet, ne peut nous faire supposer qu'ils aient employé quelque chose d'analogue à la douche à la lance, telle qu'elle est administrée par nos doucheurs modernes, mais il n'en est pas de même pour la douche descendante, jet d'eau tombant d'une hauteur variable et qui était reçue sur une partie du corps. A ce point de vue si l'iconographie romaine nous fournit peu de documents, nous en trouvons, par contre, d'indiscutables dans certaines installations thermales et dans les textes de différents auteurs.

Quelques phrases de Celse sont très probantes à cet égard : *Capiti nihil æque prodest atque aqua frigida ; atque his cui hoc infirmum est per ætatem id bene largo canali quotidie debet aliquandiu bene subjicere...* (1). *His qui stomachi resolutione laborant, perfundi frigida atque in eadem natare, canalibus ejusdem subjicere etiam stomachum ipsum, et magis etiam a scapulis id quod contra stomachum est... salutare est* (2).

Même exactitude de description dans Cœlius Aurelianus : *Cataclysmus, hoc est aquarum illisio, suppositis partibus patientibus..... Aquarum ruinæ quibus partes in passione constitutæ sunt subjiciendæ quas Græci cataclysmos appellant : plurimum etenim earum percussiones corporum faciunt mutationem* » (3).

Galien parle de faire tomber sur la tête certains liquides en forme de cascades (4). Il dit aussi que se placer sous un filet *d'eau minérale* est une pratique dont il ne faut user que pour les eaux favorables à la tête. Il peut être dangereux de s'exposer à des filets d'eau sortant du bitume ou du soufre.

Pline écrit que l'eau de mer est bonne en douches et nous trouvons dans Horace ces vers caractéristiques :

> *Qui caput et stomachum supponere fontibus audent*
> *Clusinis, Gabiosque petunt et frigida rura* (5).

On voit que la douche était fréquemment donnée sur la tête, coutume à laquelle on a à peu près renoncé pour la douche chaude et qui explique le conseil de Galien de ne pas donner de douches sulfureuses aux personnes ayant le sang à la tête, *capita calida*, parce que ces eaux réchauffent et peuvent exciter la fièvre. Aëtius donne le même conseil et dit qu'il ne faut pas doucher la tête avec les eaux bitumineuses ou sulfureuses (6).

Enfin, on a trouvé dans certaines étuves, comme à Tri-

(1) CELSE, *De la Médecine*, liv. I, 4.
(2) *Id.*, liv. IV, 5.
(3) CŒLIUS AURELIANUS, *Chron.*, III, 2, et II, 1.
(4) GALIEN, *Methodi medendi*, XIII. 22.
(5) HORACE, *Épître XV*, 8.
(6) *In De balneis (op. cit.)*, p. 487.

guères (Loiret), des salles dans lesquelles un tuyau de plomb débouchait à une certaine hauteur du mur. On peut admettre que ce tuyau servait à verser de l'eau sur le sol échauffé, soit pour le refroidir, soit pour produire de la vapeur, mais il est naturel de penser aussi qu'il pouvait être utilisé pour les douches.

A Bourbon-Lancy, les niches voisines des fontaines avaient à leur partie supérieure des conduits saillants dont la destination en vue de cet usage est absolument évidente.

Aux bains de Sanxay, dans le Poitou, on a découvert une vraie salle de douches. « De cette piscine l'eau passait dans une nouvelle et dernière salle, la plus petite mais la plus étonnante peut-être, la salle de douches, œuvre, elle aussi, de la seconde époque. L'escalier qui y amenait est en partie conservé. Le sol est absolument intact. Les dalles où se plaçaient les baigneurs sont encore telles qu'il y a quinze cents ans (1). »

A Pioule, dans le Var, on a trouvé près d'un bassin ou piscine, un fragment d'objet en poterie, percé de trous en

Fig. 8. — TUBE EN TERRE CUITE, AYANT PEUT-ÊTRE SERVI DE SPÉCULUM DE BAIN.
Collection de M. Bertrand.

pomme d'arrosoir, dont l'utilisation pour l'administration de douches en pluie n'aurait rien d'invraisemblable. On peut se demander aussi si le tuyau de terre cuite perforé circulaire-

(1) BERTHELÉ, *Quelques notes sur les fouilles du P. De La Croix, à Sanxay.*

ment, trouvé près de Moulins, dans des ruines de bains, n'a pu être employé également pour une douche en pluie. Sa forme et ses dimensions : environ 0 m. 10 de long sur 0 m.02 1/2 de diamètre, le font ressembler singulièrement à un spéculum de bains. N'était la matière employée, on pourrait croire que c'était là la véritable destination de cet instrument (*fig.* 8).

Le *Buveur de Vichy* figuré dans la statuette dont nous avons déjà parlé, est coiffé d'un bonnet recouvrant la nuque, serré autour de la tête par un ruban, qui fait penser aux coiffures imperméables dont on se sert pour les douches. Aussi a-t-on émis l'opinion que l'artiste avait voulu représenter le malade s'apprêtant à aller à la douche. Cette opinion, sans être très prouvée car elle repose sur un détail de costume qui peut prêter à la discussion, paraît cependant assez rationnelle.

Affusions. — L'affusion remplaçait la douche lorsqu'on n'avait aucune installation permettant d'appliquer cette dernière, mais, en outre, elle était d'un usage courant, aussi bien pour le bain d'eau douce que pour le bain minéral, et Pline conseille de faire une affusion d'eau simple après chaque bain minéral. Hérodote, dans les cures thermales, recommandait les affusions et les applications locales. Pour Galien on devait faire une affusion tiède après le bain chaud. Parfois on employait l'eau froide, mais c'était dans les cas de fièvres et seulement à la période d'acmé ou de déclin, jamais dans la période d'augment (1).

Après un nettoyage à l'éponge, on faisait les affusions sur la tête, l'orifice de l'estomac, les hypochondres, les côtés, l'épine du dos, la vessie, les jambes, selon les cas. Souvent on mélangeait du vinaigre à l'eau.

Étuves. — Très partisans de la sudation, qui entrait pour une grande part dans leur thérapeutique, les Romains ont usé largement des étuves. Leur système de bains simples ayant l'étuve pour base, ils n'ont eu garde de négliger les ressources

(1) *Antyllus,* dans ORIBASE. *Sur les moyens de traitement,* liv. I.

que leur offrait la nature avec la chaleur des eaux thermales pour l'installation de leurs *sudatoria*.

Les étuves étaient humides ou sèches, selon qu'on y introduisait ou non de la vapeur d'eau ; certaines d'entre elles pouvaient à volonté servir à l'un ou à l'autre usage.

Les premières ont été les étuves naturelles, en plein air, dans lesquelles on utilisait les vapeurs sortant de terre dans la région tourmentée de Baïes et de Pouzzoles. Autour de cette ville il y avait, au dire de Strabon, « un plateau connu sous le nom de *Forum Vulcani*, et entouré de toutes parts de collines volcaniques, d'où se dégagent, par de nombreux soupiraux, d'épaisses vapeurs extrêmement fétides ; de plus, toute la surface de ce plateau est couverte de soufre en poudre, sublimé apparemment par l'action de ces feux souterrains (1). »

Près de là était Abyssus, dont les eaux, après refroidissement, étaient utilisées comme eaux sulfureuses, surtout contre la stérilité, et dont les vapeurs servaient pour la sudation.

Celse était partisan de la sudation, mais en évitant de la provoquer tant que la digestion n'était pas faite ; il dit que les Romains savaient tirer parti des vapeurs qui s'exhalaient des sources chaudes (2). Il parle des étuves naturelles où l'on renferme la vapeur chaude qui s'élève de la terre dans un édifice semblable à celui qu'on trouve au-dessus de Baïes dans un endroit planté de myrtes, *quales super Baias in myrtetis habemus*, et qu'Horace a aussi célébrées dans ses vers :

> *Sane Myrteta relinqui*
> *Dictaque cessantes nervis elidere morbum*
> *Sulphura.*

Vitruve consacre à ces fumerolles le passage suivant : *In montibus Cumanorum et Bajanis sunt loca sudationibus excavata, in quibus fervidus ab imo nascens ignis vehementia perforat eam terram per eamque manando in his locis oritur et ita sudationum egregias facit utilitates (3).*

(1) *Géographie*, traduction Tardieu, t. I, liv. V, chap. ɪᴠ, 6.
(2) Cᴇʟsᴇ, II, 17.
(3) Vɪᴛʀᴜᴠᴇ, *op. cit.*, II. 6, 2.

Elles n'étaient, paraît-il, pas toutes semblables dans leurs effets ; celles de gauche étaient nocives, celles de droite salutaires. La salle contenait des gradins pour la graduation de la température. On y soignait les affections *froides* et *humides*, l'œdème, l'hydropisie, les rhumatismes, l'arthritisme.

Vapore quoque ipso aliquæ prosunt, dit Pline (1) de son côté et il ajoute :

« Les étuves naturelles ne font pas seulement du bien par les vapeurs chaudes et sèches qui s'en élèvent ; en effet, sous ce rapport, les étuves artificielles qu'on a imaginées d'après le modèle des étuves naturelles produiraient le même effet. » En cela il se trouvait en contradiction avec Hérodote, qui préférait les étuves naturelles parce qu'elles étaient en plein air. Pour lui, leur effet physiologique était contraire à celui des eaux minérales, indication assez vague qu'il devait rapporter à des eaux spéciales, sans doute à celles de Baïes. Il les ordonnait dans les maux de tête, vertiges, bourdonnements, dureté de l'ouïe, cataractes, excès d'humidité, fluxions de l'orifice de l'estomac, efflorescences de la peau, jaunisse chronique, embonpoint exagéré, anasarque, ascite.

Après l'étuve, on prenait parfois le bain ordinaire ou on se livrait à la natation en mer ; souvent on recourait aux affusions chaudes ou froides.

Nous avons dit que, dans les établissements thermaux, l'étuve sèche pouvait quelquefois être transformée en étuve humide. Lorsque la température de l'eau n'était pas assez élevée, on projetait sur le sol du caldarium de l'eau minérale. C'est ainsi qu'à Triguères, on a trouvé dans les murs du *sudatorium* un tuyau de plomb qui devait servir à cet usage, de même qu'il pouvait aussi, ainsi que nous l'avons dit plus haut, servir d'appareil à douche. Dans un hypocauste, à Marienfels, un conduit de plomb fermé par une soupape devait servir également à verser de l'eau sur le sol échauffé (2).

(1) PLINE, *op. cit*, XIX. 2.
(2) DAREMBERG et SAGLIO, *Dictionnaire des Antiquités*... V. *Hypocausis*.

Mais partout où la température naturelle de l'eau était suffisante, on s'en est servi pour établir des étuves humides. Les étuves de ce genre étaient presque toujours installées près de l'émergence des sources les plus chaudes et à l'amont du bassin et des piscines.

Les locaux qui les composaient reposaient sur des bassins d'eau chaude dont ils n'étaient séparés que par un dallage formant le sol. Ce dallage était supporté sur des dés de granit, de grès, de terre cuite, rectangulaires ou cylindriques. On y entretenait à l'état de renouvellement constant une nappe d'eau chaude de trente à soixante centimètres de hauteur, dont le plan supérieur était à vingt-cinq à trente centimètres au-dessous de la face inférieure du dallage formé, soit par des pierres plates jointives, soit par des voûtes déprimées avec chapes de béton faisant sol aux étuves. En somme, c'était un hypocauste dans lequel le feu et les gaz étaient remplacés par l'eau chaude et la vapeur qui s'en exhalait. Cette vapeur léchait la paroi inférieure du dallage, puis s'élevait dans les cheminées de poterie placées verticalement dans les parois latérales et près de la surface intérieure de ces parois. Dans les cas où la chaleur était suffisante, on avait à volonté l'étuve sèche ou l'étuve humide, selon que l'on dégageait la vapeur à l'intérieur ou à l'extérieur des locaux. Dans l'étuve humide, la vapeur se dégageait à l'intérieur, soit par des ouvertures en forme de puits carrés ou circulaires ménagées au dallage, soit par les cheminées des parois, à une hauteur de soixante-dix centimètres ou un mètre au-dessus du sol de la salle. Ces cheminées présentaient une section quadrangulaire de douze à dix-huit centimètres de côté. Elles étaient quelquefois presque jointives, d'autres fois espacées à la distance de quarante centimètres à un mètre.

Il n'est pas douteux que la pensée première qui a conduit les Romains à utiliser les vapeurs chaudes a été de s'en servir pour provoquer la sudation; mais on peut penser, et certaines installations confirment cette idée, que, sous l'influence de la pratique, l'observation, l'expérience empirique les ont amenés

à s'en servir comme moyen thérapeutique des voies respiratoires.

Ils connaissaient l'usage des fumigations sèches et humides.
Un passage d'Oribase nous fixe d'une manière certaine sur
la valeur attribuée aux vapeurs médicinales : « Les fumigations ne sont pas utiles à beaucoup de malades, mais à ceux
qui ont une affection de poitrine, et ce traitement n'est même
pas bon dans toutes les maladies de cette cavité; en effet, il
ne convient ni à ceux qui crachent du sang, ni à ceux qui ont
une maladie sèche de la poitrine, mais uniquement aux asth-
matiques et dans l'orthopnée, quand les malades sont incom-
modés par une surabondance, de pituite difficile à expul-
ser (1). »

Pline, qui vantait les fumigations sèches de jusquiame contre
la toux, disait que les vapeurs d'eau de mer mêlées avec du
vinaigre étaient bonnes dans les douleurs de tête et la dureté
de l'ouïe et, dans un ordre d'idées qui se rapproche de celui
qui nous occupe, Galien demandait que l'air des bains soit
échauffé et *humidifié*. Pour cela il prescrivait qu'on versât de
l'eau chaude de manière qu'elle se répandît dans la salle (2).
Ailleurs (3), il dit encore que l'air des bains peut être ou plein
de brouillard ou *plein de vapeur*.

Certains établissements ont possédé des installations qui
ont dû servir aux inhalations ou au humage. Nous trouverons
dans une salle d'Amélie-les-Bains deux sortes de tours, de
deux mètres de hauteur sur un mètre de diamètre, ayant des
ouvertures d'entrée et de sortie à des niveaux différents. Un
courant d'eau chaude y circulait et les patients se trouvaient
là dans un véritable petit bain de vapeur formant salle d'inhalation. De même, à Luchon, un réservoir fournissait à une
salle sous-jacente des vapeurs obtenues par un dispositif des
plus simples et des plus remarquables : par le passage des
eaux à travers une voûte percée de trous nombreux et sou-

(1) Oribase, *Coll. Med.*, VIII, 2.
(2) Galien, *Methodi medendi*, X, 10.
(3) Galien, *De Temperam.*, II, 2.

tenue par de petites colonnes en terre cuite. Il y avait ainsi dans la salle supérieure un dégagement de vapeurs produit par le courant d'eau minérale.

Ces installations corroborent l'idée que les Romains utilisèrent les vapeurs d'eaux minérales dans un but médical, soit sous forme de humage, soit sous forme d'aspiration dans des salles pleines de vapeur, ainsi que cela se pratique dans beaucoup d'établissements thermaux, notamment au Mont-Dore, berceau des aspirations modernes et station où elles sont appliquées le plus fréquemment et installées le plus largement.

Bains de boue. — « La boue même des eaux thermales est d'un usage salutaire, mais il faut, après s'en être frotté, la laisser sécher au soleil (1). »

Les ruines romaines qu'on trouve dans les stations de bains de boue, Barbotan, Dax, prouvent que les Romains avaient usé largement de ce mode de thérapeutique thermale.

Galien, qui avait observé l'application des boues médicinales générales ou locales à Alexandrie, les préconisait dans les vieilles inflammations, les tumeurs molles *que les Grecs appellent œdèmes,* le flux hémorroïdaire exagéré, les douleurs anciennes. Ces boues étaient utilisées en bains, cataplasmes et frictions sur les parties malades (2).

Aux Aquæ Mattiacæ, aujourd'hui Wiesbaden, on se servait du sédiment des eaux pour pétrir des boules qui jouissaient d'une grande réputation comme remède contre la chute des cheveux (3).

> *Si mutare paras longœvos, cana, capillos,*
> *Accipe Mattiacos, quo tibi calva, pilos (4).*

(Vieille, si tu veux rajeunir ta chevelure, reçois ces boules de Mattiacum ; mais à quoi bon, tu es chauve !)

(1) PLINE, *loc. cit.*
(2) BACCIO, *De thermis, De illutamento in balneis naturalibus,* liv. II, p. 145.
(3) Ch. BRAUN, *Monographie des eaux de Wiesbaden,* 1859.
(4) MARTIAL, liv. LIV, *Épigr.,* 27.

Bains de vapeur. — Étuves partielles sèches. — Le séjour dans les étuves humides ou sèches ne pouvait avoir qu'une durée limitée et ne devait pas dépasser une certaine température, sous peine de provoquer des accidents sérieux de congestion, surtout dans l'étuve humide. En outre, tous les malades n'en étaient pas justiciables et la pratique avait vite appris aux médecins les contre-indications de cette méthode. Les congestifs, les malades à tempérament dit apoplectique, ceux dont la circulation était défectueuse devaient se dispenser de ces modes de traitement ou n'en user qu'avec beaucoup de discrétion et sous une surveillance active.

Le principal inconvénient étant de congestionner la tête et de faire respirer un air trop chaud, pour y obvier et pour permettre aux rhumatisants, aux podagres, aux œdématiés de bénéficier de l'action bienfaisante de la sudation exagérée par la haute température, on construisit les bains de vapeur ou les étuves sèches en caisse, sortes de boîtes dans lesquelles le malade était enchâssé en conservant la tête à l'air libre. Le procédé n'a pas varié depuis; le mode de construction diffère un peu, mais la conception est la même.

Cette méthode était ancienne en médecine. Galien en parle en ces termes : « Il est probable qu'Erasistrate n'ignorait pas le réchauffement des hydropiques à l'aide du tonneau, traitement que Chrysippe de Cnide estimait au moins tout autant que les autres anciens médecins. En effet, les malades éprouvent par tout leur corps une évacuation beaucoup plus rapide et plus forte que dans le bain; cependant, ils n'éprouvent pas d'étouffements parce qu'ils respirent un air froid. Si on les prive de cet air, ils meurent tout de suite (1). »

On retrouve la même opinion dans Aëtius. « Arétée dit que ce qu'il y a de mieux, c'est le réchauffement dans le tonneau, de manière que le malade tienne la tête hors du tonneau, afin que tout son corps soit réchauffé, tandis qu'il respire un air froid (2). »

(1) GALIEN, *De Utilitate respirandi*, IV.
(2) AËTIUS, *Traité du diabète*, XI, 1.

IV

Saisons et durée des cures thermales. — Les villes d'eaux de l'Italie ou de la Grèce sur lesquelles nous avons quelques renseignements avaient des étés très chauds; aussi recommandait-on de fuir les chaleurs de la canicule et de faire les cures au printemps ou à l'automne.

Plutarque dit que les sources d'OEdepsus étaient surtout fréquentées au printemps (1). Hérodote en dit autant des bains d'Abano et Tibulle écrit :

> *Vos tenet, Etruscis manat quæ fontis unda*
> *Unda sub æstivum non adeunda canem*
> *Nunc autem sacris Baïarum maxima lymphis*
> *Quum se purpureo vere remittit humus* (2).

Ces eaux de l'Étrurie qu'il fallait se garder de fréquenter pendant la canicule et que le poète préférait à Baïes étaient sans doute celles de Taurum.

Hérodote conseille le printemps ou l'automne pour les saisons aux eaux chaudes ou situées dans les endroits marécageux, l'été pour les eaux froides.

Baccio, dont les écrits sur les eaux reflètent surtout les idées des grands auteurs anciens, dit, dans son ouvrages *De Thermis*, qu'il faut éviter de faire des saisons pendant les fortes chaleurs de l'été.

Pour la durée des cures, nous sommes fixés par cette phrase d'Hérodote : « Si vous voulez faire une cure de trois semaines… »

Depuis longtemps l'expérience avait indiqué la durée moyenne des cures thermales, qui est encore ce qu'elle était autrefois, sauf quelques variations qui ont, sans doute, toujours existé. A telle station on se contente de quinze jours de

(1) PLUTARQUE, *Lympos.*, IV, 4..
(2) DUPOUY, *op. cit.*, p. 114.

traitement, tandis qu'à telle autre on demande un mois et parfois plus, mais c'est le chiffre fatidique de vingt et un jours qui est le plus généralement accepté.

Direction médicale. — Existait-il auprès des sources médicinales des médecins s'adonnant spécialement à l'exercice de la médecine thermale? Nous sommes à peu près sans renseignements à cet égard.

Deux inscriptions de Bourbonne (1) mentionnent les noms de Sextilia et d'Æmilia, filles de Sextus MED. M. Chabouillet a lu MEDICI et en a conclu que ces textes s'appliquaient aux deux filles du médecin Sextus, dont la présence à Bourbonne pouvait s'expliquer professionnellement. Mais cette lecture ne semble pas généralement admise et la version *Mediomatrica*, indiquant le pays d'origine des jeunes filles, paraît devoir être préférée.

Un des monuments funéraires de Luxeuil peut nous faire supposer l'existence dans cette ville d'une officine de pharmacien. Le personnage qui y est représenté, et dans lequel M. de Longpérier voit l'effigie d'un pharmacopole, tient de la main droite un petit vase et de la gauche une baguette qui rappelle l'agitateur en verre actuellement en usage (2).

En ce qui concerne les médecins d'eaux, nous sommes réduits aux conjectures. Les riches patriciens avaient leur médecin; c'était généralement un esclave ou un affranchi, qui les accompagnait lorsqu'ils se rendaient dans une station thermale. Pour d'autres, la direction médicale était donnée par le médecin habituel. C'est ainsi que nous voyons Horace renoncer par ordonnance de Musa aux eaux de Baïes : « Pour moi, les tièdes eaux de Baïes sont sans vertus, dit Musa, ce qui ne m'empêche pas de me plonger dans l'eau glacée au

____

(1) Voir p. 189.

(2) Un bas-relief conservé au musée d'Épinal et dont on peut voir un moulage au musée de Saint-Germain, représente une boutique de pharmacien ou de droguiste; une femme triture une préparation dans un mortier, et une autre, assise au milieu, est peut-être une déesse qui préside au travail, une patronne de la pharmacie ou de la médecine.

cœur de l'hiver. Quitter ces bosquets de myrtes, ces eaux renommées dont les vapeurs sulfureuses dissipent les humeurs sédentaires, c'est une indifférence dont le bourg se plaint avec raison (1). »

C'est ainsi que nous voyons aussi Hérodote formuler les précautions que l'on doit prendre pour la cure balnéaire : « Si l'on veut faire une cure de trois semaines, on commencera par des bains d'une demi heure ; on augmentera peu à peu de manière à arriver à deux heures vers le septième jour ; on s'en tiendra à cet espace de temps jusqu'à la fin de la seconde semaine, après quoi on diminuera de même et on s'arrêtera au chiffre du début en suivant une marche exactement inverse. »

Il faut subir pour le bain, comme pour les exercices, un entraînement. Au début, si le malade souffre par tout le corps, il faut lui faire prendre un bain entier, sinon baigner localement la partie souffrante, appliquer des fomentations ou des cataplasmes. Si le soulagement ne se produit pas, il faut revenir aux eaux. Les bains locaux peuvent être pris plusieurs fois par jour. Pour les douleurs, on doit se borner à prendre des bains locaux renouvelés plusieurs fois par jour. S'il est possible de tenir dans l'eau les parties souffrantes en mettant les autres à couvert, il n'est pas mauvais de continuer pendant un long espace de temps l'usage des eaux, mais il faut faire le traitement avant le repas. S'il survient du paroxysme, on interrompt pour recommencer dès qu'il se produit du calme. On faisait faire des séances de bains prolongés, puisque un peu plus loin, le même auteur ajoute : « Si les forces abandonnent le malade, on peut lui donner des aliments. »

Malgré ces sages conseils, beaucoup de baigneurs usaient et mésusaient des eaux sans direction. Nous avons cité l'opinion de Pline sur les gens qui buvaient de l'eau outre mesure. Hérodote avertit aussi les malades des dangers qu'ils courent en usant des eaux d'une manière fantaisiste et poussés

____

(1) HORACE, *Épître XV, Ad Valam*.

par cette idée, éternelle chez eux et qu'on constate encore tous les jours, qu'à l'intensité du traitement correspondra l'intensité de bénéfice : « Puisque, dit-il, beaucoup de gens du monde croient que les eaux minérales chaudes contribuent à conserver la santé et que, pour cette raison, ils en usent sans mesure et *sans direction*, à leur détriment, bien entendu, ainsi que cela est naturel, il importe de leur faire abandonner cette fausse opinion. »

Mais, outre les médecins particuliers et les médecins habituels qui, eux, ne pouvaient donner que des conseils éloignés, mais non surveiller les incidents de la cure, il est probable qu'il y avait des médecins spéciaux résidant dans le voisinage des sources, tout au moins pendant la durée de la saison thermale.

L'exercice de la médecine avait pris sous l'empire, surtout après la venue des médecins grecs et sous l'influence de la Grèce, une importance considérable (1). La médecine militaire avait une organisation comprenant les médecins des cohortes et des légions au-dessus desquels était le *medicus castrensis,* puis des officiers d'administration, *optio valetudinarii,* et les infirmiers (2). Dès l'époque de Cicéron, il y avait dans les camps des tentes ambulances. Parallèlement il y avait des commencements d'organisation d'assistance médicale civile, notamment pour la maison de l'Empereur (3).

Ces organismes en rapport avec l'état de civilisation de la société romaine nous portent à croire que les malades qui allaient aux eaux ne restaient pas sans soins et que les médecins ne négligeaient pas l'occasion de tirer de la présence de la société nombreuse et choisie qui fréquentait certaines villes d'eaux,

(1) Il y eut même dans l'empire romain des femmes exerçant la médecine, autres que les accoucheuses, à qui on donnait le nom d'*obstetrices*. Le docteur Poncet, dans ses *Documents pour servir à l'histoire de la médecine à Lyon*, cite deux inscriptions de cette ville où il est question de *medicæ*.

(2) J.-Y. Simpson, *Des Médecins militaires attachés aux légions romaines.* (Traduit par le docteur Buttura.)

(3) Docteur René Briau, *l'Assistance médicale chez les Romains.*

les bénéfices qu'ils étaient en droit d'espérer. Alors que dans les autres rassemblements, fêtes ou marchés, on trouvait des médecins ambulants, *circulatores*, il serait étrange que les villes d'eaux en eussent été dépourvues.

DEUXIÈME PARTIE

GÉOGRAPHIE DES STATIONS THERMALES

LEUR ORGANISATION ET LEUR FONCTIONNEMENT
LEUR DESTRUCTION

CHAPITRE PREMIER

I. Renseignements anciens sur les stations thermales de la Gaule. — II. Documents géographiques. — III. Carte de Peutinger. — IV. Itinéraire d'Antonin. — V. Cosmographie de l'Anonyme de Ravenne. — VI. Renseignements tirés des auteurs anciens. — VII. Renseignements fournis par les inscriptions.

I

Au début de nos études archéologiques sur nos anciennes stations d'eaux, nous devons commencer par signaler les documents écrits qui s'y rapportent et peuvent nous aider à déterminer leur situation, leur dénomination antique, leur degré de célébrité ou les propriétés particulières qu'on leur attribuait. Ces textes sont assez peu nombreux; et, comme nous le verrons, donnent lieu, bien souvent, à de vives controverses relativement à leur identification avec des localités modernes.

Nous examinerons successivement les indications qui nous sont fournies par les documents géographiques proprement dits : cartes et itinéraires, puis celles que nous trouvons dans des textes d'écrivains : géographes, historiens ou littérateurs, et enfin celles que nous fournissent les monuments épigraphiques.

II

DOCUMENTS GÉOGRAPHIQUES

CARTE DE PEUTINGER. — La source la plus importante à notre point de vue, comme d'ailleurs pour tout ce qui touche à la géographie ancienne de la Gaule, est la *Carte de Peutinger*, appelée aussi quelquefois *Table théodosienne*.

On sait que cette carte, conservée actuellement à la bibliothèque impériale de Vienne, est une copie, vraisemblablement exécutée au treizième siècle, d'une œuvre originale dont la date probable se place vers le milieu du troisième siècle (1). Son nom lui vient d'un savant d'Augsbourg, Conrad Peutinger, qui en était propriétaire au seizième siècle. La carte était peinte sur une suite de feuilles de parchemin, qui atteignent une longueur totale de 24 pieds sur un pied de haut. C'est, avant tout, une carte routière. Le figuré du terrain est nul : le cours des rivières est éminemment fantaisiste ; les chaînes de montagnes sont indiquées par des lignes mame-

(1) « Nous savons par Pline l'Ancien que sous la pratique de Polla, à Rome, l'on avait tracé, l'an 7 avant notre ère, une carte de l'univers : *orbem terrarum orbi spectandum*. Cette carte, disposée en longueur suivant la forme de l'édifice où elle était peinte, dut servir de prototype à toutes celles qui furent dressées pendant les premiers siècles de notre ère, et la carte de Peutinger, dont le dessin est démesurément allongé dans le sens horizontal et singulièrement rétréci dans le sens vertical, semble devoir en donner une idée exacte. Telle est, du moins, la conjecture de Mannert, reconnue probable par Desjardins. » H. DE FONTENAY, *Autun et ses monuments*, p. 170.

lonnées. De petits édifices plus ou moins compliqués représentent les principales villes et stations. Entre celles-ci circulent les routes, sous forme de lignes brisées, le long desquelles sont inscrits les noms des stations intermédiaires, avec des chiffres indiquant, en milles romains ou en lieues gauloises, les distances qui les séparent (1). Certains établissements thermaux étaient figurés par un signe conventionnel spécial : un bâtiment de forme carrée, renfermant, au centre, un bassin colorié en bleu sur l'original (*fig.* 9).

Il est incontestable que la carte présente sur certains points, vraisemblablement par la faute du copiste, des lacunes dans l'indication des stations, ainsi que des erreurs dans l'orthographe des noms de lieux et les chiffres des distances. D'autre part, la forme démesurément allongée donnée à la carte, l'absence de toute proportion entre sa longueur et sa largeur, ont absolument faussé toutes les données géographiques qu'on pourrait y chercher et ne permettent pas, comme avec nos cartes modernes, la détermination d'un point inconnu par sa position relativement à d'autres points connus.

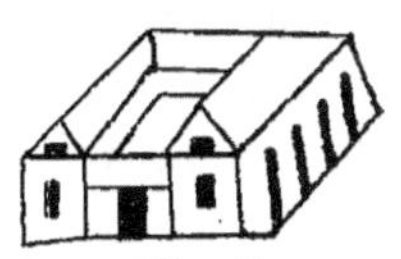

Fig. 9.

SIGNE THERMAL
DE LA CARTE
DE PEUTINGER.

Aussi verrons-nous bientôt l'identification des lieux anciens portés sur la carte donner naissance à des divergences continuelles, basées le plus souvent sur des raisonnements où l'on est obligé de faire intervenir des corrections plus ou moins justifiées et parfois singulièrement hypothétiques.

ITINÉRAIRE D'ANTONIN. — L'Itinéraire d'Antonin (*Itinerarium provinciarum omnium imperii Antonini Augusti*) est, en dépit de son nom, d'une date bien postérieure à l'époque des Antonins. « C'est, dit Desjardins, un tableau plus ou moins officiel des stations et des distances de l'empire romain au quatrième

---

(1) Le mille romain était de 1,481 mètres et la lieue gauloise équivalait à un mille et demi, soit 2,221 m. 50. Le mille était usité dans l'ancienne province romaine et la lieue était la mesure commune aux trois Gaules.

siècle; il n'y a point là d'ouvrage à proprement parler, mais une copie, dont l'original impersonnel était partout, et par conséquent appartenait à tous. »

L'Itinéraire comportait une série de listes ou tableaux indiquant les noms des villes ou stations comprises entre deux points extrêmes, avec les distances séparant chacune de ces localités. On ne peut mieux le comparer qu'à nos anciens livres de poste.

Cosmographie de l'Anonyme de Ravenne (1). — En 1688, dom Placide Porcheron publia, d'après un manuscrit de la bibliothèque du Roi, une Cosmographie due à un Ravennate anonyme, sous le titre : *Anonymi Ravennatis qui circa sæculum* vii *vixit de geographia libri quinque.* « Cette œuvre, dit M. Desjardins, n'appartient pas à l'époque romaine ; elle date seulement de l'époque franque et n'est même pas antérieure au temps de Charlemagne ; mais, rédigée à l'aide de documents géographiques plus anciens, elle mérite toutefois de fixer l'attention des érudits qu'intéresse la géographie de la Gaule romaine. »

III

La *Table de Peutinger*, dans la partie qui nous intéresse et qui s'étend sur les segments I et II, contient neuf stations désignées par le signe thermal dont nous avons parlé plus haut. Ce sont, sur le segment I : *Pretorium Agrippinæ,* qui doit rester en dehors de nos études, comme s'appliquant à une station étrangère à la Gaule (2), *Aquis Bormonis, Aquis*

---

(1) Sur l'anonyme de Ravenne, on peut consulter : De Rossi, *Sopra il cosmografo Ravennate.* 1852. — Pinder et Parthey, *Ravennatis anonymi cosmographia.* — D'Avezac, *le Ravennate et son exposé cosmographique.*

—(2) Cette station, située sur la route de Leyde à Nimègue, a été identifiée avec Roomburg, près de Leyde, où l'on voyait autrefois des ruines et où

Segeste, Aquis Nisincii, Aquis Calidis, Aquis Segete et *Aquis*. La station d'*Indesina* est à cheval sur les segments I et II; celle d'*Aquis Sestis* figure sur le segment II. Enfin le segment I porte le nom d'*Aquis Neri*, mais sans l'accompagnement du signe thermal (*fig.* 10).

Nous allons, en remontant du sud au nord, étudier successivement ces diverses stations, en recherchant les localités modernes avec lesquelles il semble possible de les identifier.

Aquis Sestis. — Ces eaux figurent sur la voie Aurélienne (1), après la station de *Tegulata*, qu'on est d'accord pour placer au hameau de la Grande-Pégière, au point où la route se divise en deux branches, tendant, l'une vers Arles, l'autre vers Marseille. Il n'y a pas lieu d'insister longuement sur cette station, car son identité avec les eaux d'Aix-en-Provence ne fait aucune espèce de doute et n'a jamais été mise en discussion.

On la trouve sous le nom d'*Aquis Sextis* dans l'Itinéraire d'Antonin et la Cosmographie du Ravennate. Son nom est mentionné dans d'assez nombreux textes, parmi lesquels nous nous bornerons à citer les suivants, relatifs à la fondation de la ville ou à certaines particularités de ses eaux thermales : Tite-Live, *Hist.* LXI : « C. Sextius proconsul, victa Salluviorum gente, coloniam Aquas Sextias condidit, ob aquarum copiam e calidis frigidisque fontibus, atque a nomine suo ita adpellatas. »

il a été trouvé des antiquités. Il ne semble pas, cependant, qu'il y ait jamais eu là de vestiges d'établissement thermal, ni de traces d'eaux minérales, dont la contrée, d'ailleurs, est totalement dépourvue.

(1) Cette voie, ouverte dans le principe depuis Rome jusqu'à Pise, fut successivement prolongée jusqu'à Gênes; de là, aux Alpes, puis à Aix et à Arles, où elle se soudait à la voie Domitienne, qui se dirigeait vers l'Espagne. Aucun sujet de géographie archéologique n'a donné lieu à plus de discussions que le tracé de cette voie dans la région littorale de la Provence. Sans entrer dans aucune étude détaillée à cet égard, je me borne à indiquer les points qui me semblent correspondre aux stations anciennes et nous donnent la direction de la voie : Vintimille, Menton, Cimiez, Antibes, Cannes, La Napoule, Fréjus, Le Luc, Cabasse, Tourves, La Grande-Pégière et Aix.

Velleius, I, 15, 4 : « Sextio Calvino, qui Sallues apud Aquas, quæ ab eo Sextiæ appellantur, devicit. »

Florus, *Histoire romaine*, l. III, 4 : « Marius... prioresque Teutonos sub ipsis Alpium radicibus assecutus in loco, quem Aquas Sextias vocant; quo, fide numinum, prælio oppressit. »

Cassiodorus, *Chronic.*, *ad a.* 632, p. 618, M : Cn. Domitius et C. Fannius : « His consulibus C. Sextius oppidum ædificavit, quo, Aquæ Sextiæ, in Galliis. »

Strabon (*Géographic*, lib. IV, chap. i, 5; *Traduction Tardieu*, t. I, p. 297) fait allusion au refroidissement des eaux qui, de son temps, avaient dû perdre une partie de leur célébrité : « C'est ainsi que Sextius, après avoir vaincu les Salyens et fondé, non loin de Massilia, la ville d'Aquæ Sextiæ, laquelle reçut ce nom en l'honneur de son fondateur et en commémoration de ses sources thermales, si célèbres naguère, mais si dégénérées aujourd'hui, puisqu'une partie, dit-on, ne donne plus que de l'eau froide. »

Solin (*Polyhistor*, 2) dit de même : « Aquæ quoque Sextiliæ eo loco claruerunt, quondam hiberna consulis, postea excultæ mœnibus; quarum calor olim acrior, exhalatus per tempora evaporavit, nec jam par est famæ priori. »

Aquis. — A l'extrémité occidentale de la carte figure un signe d'établissement thermal, surmonté du mot *Aquis*, sans autre détermination. Entre ce mot et la vignette, la carte présente une large lacune, empiétant sur la toiture de l'établissement, mais qui ne semble pas avoir pu faire disparaître la seconde partie du nom, s'il en existait une. Cet établissement est rattaché, mais sans aucune indication de distance, à un point portant le nom de *Casinomago*, intermédiaire sur la route d'Auch à Toulouse, entre les stations de Tolosa et de Cliberre. La position de Casinomago étant elle-même indécise, la détermination d'*Aquis* a prêté à de multiples solutions.

D'Anville (1) y voit les *Aquæ Convenarum* (position discutée)

_____

(1) *Notice de l'ancienne Gaule*, p. 73.

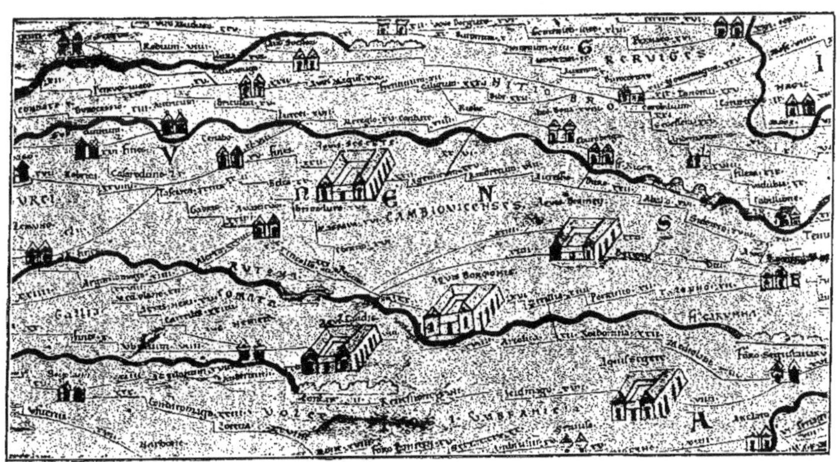

Fig. 10. — FRAGMENT DU SEGMENT 1 DE LA CARTE DE PEUTINGER (centre de la Gaule).

de l'Itinéraire d'Antonin ; Walckenaër (1), les *Aquæ Tarbellicæ*
(Dax) du même Itinéraire ; Greppo (2) semble porté à y voir
les *Agæ Calidæ*, mentionnées dans ces contrées par le seul
anonyme de Ravenne, et il signale également l'opinion qui
pense retrouver ce lieu antique aux eaux d'Ax, dans l'Ariège.

Chaudruc de Crazannes (3) place Casinomagus à Caumont,
dans le Gers, et Aquis à Bagnères-de-Bigorre, connu sous les
Romains sous le nom de *Vicus Aquensis*, comme nous le verrons plus loin. Il fait remarquer qu'une route de caractère
antique, construite en encaissement et ferrée, comme les
routes romaines, dans plusieurs de ses parties, circulait encore de son temps entre Caumont et Bagnères, par Lombez,
Castelnau-Magnoac et Cicutat.

D'après Sacaze (4), au contraire, la route indiquée sur la
carte serait celle de *Lugdunum Convenarum* (Saint-Bertrand-
de-Comminges), désigné par deux tours, à la station thermale
d'Aquis, qui ne serait autre que les *Aquæ Onesiæ*, dont nous
nous occuperons tout à l'heure, identifiées par notre auteur
avec Bagnères-de-Luchon.

Au milieu de ces affirmations diverses, on n'a, comme on
le voit, que l'embarras du choix ; mais, en somme, en l'absence de tout élément de discussion présentant un caractère
quelconque de certitude, toutes les identifications ainsi proposées ne me semblent devoir être retenues que comme de
simples hypothèses.

Aquis Segete. — Cette station figure à la Carte sur la route
de Lyon à Rodez, à 8 lieues (20 k.) de *Foro Segustavaro*
(Feurs), et 17 lieues (38 k.) d'*Icidmago* (Usson). Plusieurs
identifications ont été proposées pour cet établissement, et la

---

(1) *Géographie ancienne des Gaules*, t. I, p. 297.
(2) *Études archéologiques sur les eaux thermales ou minérales de la Gaule
à l'époque romaine*, 1846.
(3) *Dissertation sur la voie romaine d'Auch à Toulouse et au lieu d'Aquis,
d'après la Table théodosienne ou de Peutinger. Bulletin monumental*,
t. II, 1845.
(4) *Histoire ancienne de Luchon. Études sur Luchon*, 1887, p. 45.

question est d'autant plus obscure que l'on n'est pas non plus
d'accord sur les sites actuels de Foro S. et d'Icidmago.

D'Anville (1) proposait Aissumin, sur la rive droite de la
Loire. Walckenaër (2) voyait dans Icidmago Yssingeaux, dans
Foro S. Farnay, village situé près de Rive-de-Gier, et dans
Aquis Segete Saint-Étienne.

Pour Fortia d'Urbin (3), Aquis serait Aurec, à 3 lieues S. O.
de cette dernière ville.

Ces différentes attributions, qui n'étaient appuyées sur
aucun motif sérieux et visaient des localités dépourvues d'eaux
minérales, sont aujourd'hui sans défenseurs, et, seules, deux
localités revendiquent l'honneur d'avoir succédé à l'antique
station de la Table.

C'est d'abord Saint-Galmier, qui a pour lui Greppo, dont le
remarquable ouvrage contient une longue discussion (p. 75
à 82) de la question; la Commission de topographie des
Gaules, Longnon, Bernard (4), Guigue (5), etc. C'était déjà,
au dix-septième siècle, l'avis de De la Mure, dont l'*Histoire du
Pais de Forez* renferme un chapitre intitulé : « Comment Saint-
Galmier portait, du temps des Romains, le nom de Aquæ
Segetæ. »

L'autre opinion adopte le site de Moind, dans le voisinage
immédiat de Montbrison. Elle a pour elle Desjardins (6),
Dulac (7), Vincent Durand (8), etc.

Nous ne pouvons entrer dans la discussion approfondie de
cette controverse, qui a fait l'objet de nombreux mémoires et
qui a notamment été longuement discutée lors de la réunion

(1) *Notice de l'ancienne Gaule,* p. 80.
(2) *Géographie ancienne... des Gaules,* t. III, p. 100.
(3) *Recueil des Itinéraires anciens.*
(4) *Mémoires sur les origines du Lyonnais. Mémoires de la Société des
Antiquaires,* t. XVIII, 1846.
(5) *Les voies antiques du Lyonnais, du Forez, etc., déterminées par les
hôpitaux du moyen âge.*
(6) *Géographie de la Gaule, d'après la Table de Peutinger.*
(7) *Les ruines de Sainte-Eugénie, à Moingt. Annales de la Société d'agriculture... du département de la Loire,* t. XX, 1876.
(8) *Aquæ Segetæ et la voie Bolène en Forez. Recueil de mémoires et documents sur le Forez,* publiés par la Société de la Diana, t. II, 1875.

du Congrès archéologique de France à Montbrison, en 1885 (1),
et nous nous bornons à indiquer les motifs de notre préférence pour cette deuxième interprétation.

Je crois qu'il y a peu de chose à tirer des distances portées
sur la carte, très discutées, et déclarées, pour la plupart, tron-
quées par les commentateurs. Je ne retiendrai que la distance de 9 lieues, indiquée entre A. Segetæ et Foro Segustavaro, qui doit être Feurs, cette distance étant bien en réalité
celle qui sépare cette dernière ville de Moind, et l'indication
de la Table étant corroborée par une borne milliaire, portant
ce même chiffre de VIIII L, découverte près de Moind,
en 1858. Il est certain, du reste, que la ville antique qui s'élevait sur ce point était située sur le trajet d'une route romaine,
dite autrefois « Voie Bolène », venant du Velay, que de nombreuses traces ont permis de repérer exactement d'Usson à
Moind et à Feurs, ce qui est justement le trajet indiqué par
plusieurs géographes pour le tracé de la route de la Table.
Ce qui me frappe surtout, c'est la grande importance du
Moind antique, avec ses nombreux édifices, son théâtre, tout
ce qui constituait autrefois une cité considérable, comparée
avec les intéressantes, mais assez modestes substructions
remises au jour à Saint-Galmier.

Une sérieuse présomption me semble dériver également du
mot AQVI, lu sur une tablette de marbre blanc, découverte
en 1883, et ayant formé l'angle gauche inférieur d'une inscription dont les autres débris n'ont malheureusement pas pu
être retrouvés.

Enfin, sans en tirer un argument bien sérieux, on peut
noter toutefois la persistance des traditions ayant trait à des
monuments dédiés à Cérès, dans un lieu qui a peut-être porté
autrefois un nom ayant une singulière affinité avec la déesse
des moissons.

(1) Baron DE ROSTAING, *Mediolano et Aquis Segete de la Table de Peutinger*. — V. DURAND, *Réponse au mémoire précédent*. — D. NOËLLAS, *De
l'emplacement des villes gallo-romaines Mediolanum, etc.*, dans le volume
des Comptes rendus du Congrès de 1885.

C'est donc, jusqu'à la preuve contraire qu'un heureux coup de pioche fera peut-être jaillir du sol quelque jour, à Moind et non à Saint-Galmier que nous attribuerons la succession de l'Aquæ Segestæ de la Table.

Aquis Calidis. — Cette station est située sur la route de Clermont à Lyon, entre *Augustonemeto* (Clermont), sans indication de distance et *Vorogio* (VIII lieues, 18 k.), que nous retrouvons à Vouroux, faubourg de Varennes-sur-Allier. La route continue ensuite vers Lyon, par *Ariolica* (Avrilly-sur-Loire), *Roidumna* (Roanne) et Feurs. L'attribution à une station moderne du nom et du site de l'ancienne *Aquæ Calidæ* est une des questions qui ont soulevé les plus vives controverses dans le domaine de géographie spéciale qui nous occupe.

D'Anville (1), adoptant le tracé de la voie et les identifications que nous venons d'indiquer, plaçait *Aquis Calidis* au lieu actuel de Vichy. Greppo (*op. cit.*, p. 32), partagea cette manière de voir, admise également par Tudot (2), la Commission de Topographie des Gaules, Desjardins (3), Longnon, Daremberg et Saglio (4), Vidal La Blache (5), Mallat et Cornillon (6), etc.

D'après un autre système, l'édifice thermal aurait été dessiné par erreur sur le parcours Lyon à Clermont et devrait être rattaché à la route passant au-dessous, qui reliait Lyon à Rodez. Ce serait alors Chaudes-Aigues, dans le Cantal, qui devrait être identifié avec notre station. Tel était le sentiment de Sirmond (7), de Valois (8), de Walckenaër (9), de Beaulieu (10), et de Mathieu (11).

(1) *Notice de l'ancienne Gaule*, p. 75.
(2) *Carte des voies romaines du département de l'Allier*, p. 4 et 5.
(3) *Géographie de la Gaule, d'après la Table de Peutinger*.
(4) *Dictionnaire des Antiquités grecques et romaines. V. Aquæ*.
(5) *Atlas général d'histoire et de géographie*.
(6) *Histoire des Eaux minérales de Vichy*, 1906.
(7) *Ad. Sidon. not.*, p. 60.
(8) *Notitia Galliarum ordine litterarum digesta*, p. 47.
(9) *Géographie ancienne... des Gaules*, t. I, p. 324 et suiv.
(10) *Antiquités de Vichy-les-Bains. Mémoires de la Société des Antiquaires*, t. XV, 1840, p. 452 et suiv.
(11) *De la position d'Aquis Calidis sur la Table de Peutinger*, 1859.

Michel Bertrand (1), suivi en cela par le docteur Nicolas (2), voulait retrouver au Mont-Dore la station de la Table, tandis que Mathieu (3) la cherchait dans les environs de Clermont-Ferrand, aux eaux de Sainte-Marguerite ou aux bains de Médagues. Ces deux dernières identifications sont de pure fantaisie et ne se discutent même pas; quant à l'opinion de Bertrand, elle repose sur une erreur complète dans les données tirées de la Table de Peutinger, qui suffit à lui enlever toute vraisemblance.

Rien, non plus, n'autorise le déplacement de l'édifice thermal au profit de la route de Lyon à Rodez. Outre qu'il faut être très sobre de ce procédé qui, si on le généralisait, permettrait toutes les modifications possibles sous prétexte de corrections à la carte, il importe de remarquer, dans l'espèce présente, que le signe thermal est placé sans aucune hésitation, au milieu du tracé de la route de Clermont à Lyon et séparé par un cours d'eau et une chaîne de montagnes de la voie à laquelle on prétend le rattacher. Ce point écarté, l'objection principale qui a été faite à l'attribution à Vichy de l'héritage d'*Aquis Calidis* réside dans la critique de l'itinéraire tout entier, qui aurait imposé au voyageur se rendant de Clermont à Feurs un détour bien compliqué, le conduisant par Vichy, Varennes, Avrilly et Roanne et lui faisant ainsi parcourir 181 kilomètres au lieu de 83 en ligne directe. D'Anville avait répondu d'avance à cette objection. « La route que nous venons de décrire, disait-il, nous donne, à la vérité, une communication entre Lyon et Clermont, mais qui circule extrêmement. C'est bien moins une route suivie, que ce ne sont divers morceaux particuliers de différentes routes qui se communiquent. » Le fait, d'ailleurs, n'est pas unique. Il semble bien que c'est ainsi que furent conçus certains tracés

(1) *Recherches sur les propriétés physiques, chimiques et médicinales des eaux du Mont-Dore*, 1823.
(2) *La Médecine dans les œuvres de Sidoine Apollinaire. Revue Médicale du Mont-Dore*, 1901.
(3) *Colonies et voies romaines en Auvergne*.

de la carte et nous allons en voir tout à l'heure une nouvelle preuve à propos de la station d'*Aquis Bormonis*.

Remarquons, en outre, que le détour signalé peut s'expliquer facilement au point de vue topographique. La route ainsi tracée contourne les massifs montagneux de la Madeleine et du Forez, permettant d'assurer en tout temps des communications que la mauvaise saison pouvait rendre difficiles ou impossibles par les routes plus courtes qui traversaient certainement les montagnes.

D'ailleurs, l'existence et la direction de la route depuis Clermont jusqu'au delà de Varennes sont maintenant déterminées d'une façon indiscutable par la découverte de bornes milliaires qui la jalonnaient et qui portent des distances se référant à Clermont-Ferrand. Deux de ces bornes ont été trouvées entre Clermont et Vichy, l'une à Ollat, près d'Effiat, l'autre à Biozat. La troisième l'a été à Vichy même, en 1880, sur l'assiette de la grande voie romaine (1). Elle indique la distance de Clermont CIVITAS ARVERN LXXI, comblant ainsi la lacune de la Table. Une quatrième borne, découverte dans la commune de Tréteau, au delà de Varennes (2), dans la direction d'Avrilly-sur-Loire, achève la détermination bien nette de cette première partie de l'itinéraire.

Enfin, je crois qu'on peut tirer, sinon une preuve absolue, tout au moins une très forte présomption, du nom de *Balidas*, donné par le géographe anonyme de Ravenne à une ville située dans la région de la Loire, en amont de Decize, situation topographique convenant parfaitement à Vichy. Ce nom de Balidas correspond évidemment pour moi à celui d'*Aquæ Calidæ*, déformé comme on le voit si souvent pour d'autres dénominations dans l'ouvrage du *Ravennate*.

Aquis Bormonis. — Le signe thermal, accompagné du nom d'*Aquis Bormonis*, se trouve sur une route allant d'*Augusto-*

(1) *Bulletin de la Société des Antiquaires*, 1880, p. 145.
(2) PEGHOUX, *Note sur deux colonnes itinéraires nouvellement découvertes dans le trajet de la voie romaine de Clermont à Lyon, par Vichy*, 1855.

dunum (Autun) à *Decetia* (Decize), et se divisant ensuite en deux branches gagnant, l'une, Orléans, par Nevers et Briare, l'autre, Bourges, par Sancoins. Les stations portées sur la carte, en partant d'Autun, sont : *Telonno* xii; *Pocrinio* xii; *Sitillia* xiii; *Aquis Bormonis* xvi et *Decetia* xxx. On place généralement Telonno à Toulon-sur-Arroux, Pocrinio à Périgny-sur-Loire, point où la route traversait le fleuve, Sitillia à Thiel et Aquis Bormonis à Bourbon-l'Archambault. Cette dernière identification, admise par Valois (1), Walckenaër (2), D'Anville (3), Greppo (4), Desjardins (5), est repoussée par M. Longnon et la Commission de Topographie des Gaules, qui préfèrent la position de Bourbon-Lancy. « La commission, dit Alex. Bertrand, a interprété la Table pour cette portion de la voie tout autrement qu'on l'a fait jusqu'ici. Laissant de côté l'édifice carré au-dessus duquel est écrit *Aquis Bormonis*, la commission considère Sitillia comme étant la station qui relie sur la Loire, Pocrinio (Digoin) à Decize. La distance xxx (xiii + xvi) est justement la distance qui sépare Digoin de Decize. Sitillia tombe ainsi au Grand-Fleury. Les Aquis Bormonis sont, aux yeux de la commission, les eaux de Bourbon-Lancy, voisines du Grand-Fleury. Le chiffre xxx placé à côté d'Aquis Bormonis indique la somme des deux distances partielles. La commission propose cette solution avec une très grande confiance. On avait placé jusqu'à présent Sitillia à Thiel (Allier) et Aquis Bormonis à Bourbon-l'Archambault; mais sans pouvoir faire accorder les distances avec ces diverses localités et en faisant faire à la voie d'Autun à Decize le plus singulier détour. »

Nous nous bornerons à rappeler à cet égard ce que nous venons de dire à propos de la station d'Aquis Calidis, et, quelle que soit la bizarrerie du circuit décrit par la route, nous inclinons à placer à Bourbon-l'Archambault la station qui

(1) *Notitia Galliarum,* etc.
(2) *Géographie ancienne... des Gaules.*
(3) *Notice de l'ancienne Gaule,* p. 74.
(4) *Op. cit.,* p. 25.
(5) *Géographie de la Gaule, d'après la Table de Peutinger.*

nous occupe. Il me semble difficile de considérer le chiffre xxx placé entre l'édifice thermal et Decetia comme n'étant pas une mesure particulière, mais seulement la somme de deux autres distances, alors que celles-ci figurent déjà sur la carte. Si l'on jette les yeux sur ce document, on remarque que le chiffre xvi est placé nettement à droite de l'édifice, ce qui semble bien exclure son attribution à la distance d'un lieu qui qui aurait été situé à sa gauche.

D'autre part, la solution de la commission ne peut être acceptée que si l'on admet avec elle que la station d'Aquis Nisincii, que nous allons étudier, n'est pas Bourbon-Lancy, et nous considérons encore sur ce point que la démonstration est loin d'être faite.

Aquis Nisincii. — Sur la route d'Autun à Decize, nous trouvons une station portant le signe thermal et le nom d'*Aquis Nisincii*. Elle est séparée d'Autun par une station intermédiaire, *Boxum*, situé à viii lieues d'Autun et à xxii lieues du point qui nous occupe. Deux routes tracées sur la carte, mesurant chacune viiii lieues relient Aquis Nisincii à Decize et à un point de la route d'Aquis Bormonis à Decize, situé probablement au nord de Moulins.

Le nom de notre station ne figure pas sur la route correspondante de l'itinéraire d'Antonin, qui se divise ainsi :

Deccidas (Decize), xxii.

Alisincum, xiv.

Augustodunum, xxii.

La lecture du nom de l'établissement qui nous occupe présente quelques variantes, et les avis, au point de vue de son identification, sont partagés entre deux stations modernes : Bourbon-Lancy et Saint-Honoré. D'Anville (1) lisait *Aquis Nisincii*, et plaçait les eaux en question à Bourbon-Lancy, de même que Walckenaër (2), qui lisait *A. Nisincii*. Il est bon de remarquer qu'à l'époque à laquelle écrivait d'Anville, les eaux

____

(1) *Notice de l'ancienne Gaule*, p. 78.
(2) *Géographie ancienne... des Gaules.*

de Saint-Honoré étaient totalement inconnues, et que leur notoriété, au point de vue surtout de leur passé, était bien peu de chose lorsque Walckenaër composait sa géographie des Gaules. Greppo (1) en dit quelques mots, mais sans même faire allusion à leur identification possible avec les eaux qu'il appelle *A. Nisincii* et place, lui aussi, à Bourbon-Lancy.

Parmi les archéologues modernes, M. Crosnier (2) adopte Saint-Honoré, qu'il appelle *A. Nisinæi;* de même M. Longnon, sous le nom d'*A. Nisincii*. M. Desjardins (3) adopte cette dernière lecture, mais est partisan de l'attribution du signe thermal à Bourbon-Lancy. La commission de la carte des Gaules, suivie par Collin et Charleuf (4), lit sur la Table *Aquis Alisencii*, qu'elle place à Saint-Honoré, et elle ajoute : « L'itinéraire d'Antonin remplace Aquis Alisencii par Alisincum, qui se retrouve aisément dans Anisy, près Saint-Honoré. La présence d'une localité voisine des eaux et leur donnant son nom n'est pas d'ailleurs un fait isolé. Plusieurs exemples de ce genre ont déjà été signalés par divers archéologues. »

Tout ce raisonnement repose, on le voit, sur le nom d'Aquæ Alisenciæ qu'aurait porté notre station thermale. Cette lecture est-elle certaine? Je crois qu'il est permis de n'en être pas convaincu et j'avoue que les reproductions de la Table que j'ai pu avoir sous les yeux me font plutôt incliner vers l'ancienne interprétation.

Le calcul des distances de la carte, appliqué aux deux points en litige, semble faire pencher la balance du côté de Bourbon-Lancy. La distance d'Aquis N. à Decetia est, sur la Table, de 14 lieues gauloises, ou 31 kil. 101; sur le terrain, à vol d'oiseau, Saint-Honoré est à 28 kilomètres et Bourbon-Lancy à 32 kilomètres de Decize. D'Aquis N. à Augustodùnum, la Table indique 30 lieues gauloises (xxii + viii), ou 66 kil. 645; en comptant de la même façon, Saint-Honoré est à 34 kilo-

(1) *Op. cit.*, p. 51 et 277.
(2) *Bulletin de la Société nivernaise des lettres, sciences et arts*, t. I, séance du 15 décembre 1853.
(3) *Géographie de la Gaule, d'après la Table de Peutinger*.
(4) *Saint-Honoré-les-Bains. Guide médical et pittoresque*.

mètres d'Autun et Bourbon-Lancy à 49 kilomètres. Aucune de ces deux distances ne concorde avec le document ancien, mais l'écart est cependant infiniment moindre en ce qui concerne Bourbon-Lancy. Il n'est peut-être pas inutile de rappeler également que le nom ancien de cette dernière ville était Bourbonnensy ou Bourbon-Nansy, forme qui semble n'être pas sans quelque rapport avec le nom de la station ancienne. « Il a été facile, dit Millin, de faire *Nansi* de *Nisineii*, et de prononcer ensuite *Lancy*. »

Ajoutons toutefois que l'ignorance où nous sommes de la situation de la station intermédiaire de Boxum ne donne à ces évaluations qu'une valeur très relative, puisque la route, pour atteindre ce point, faisait peut-être un détour dont rien ne peut nous faire prévoir l'amplitude.

En résumé, la question me semble absolument douteuse. Je ne vois, jusqu'à présent, aucune raison sérieuse de décider entre ces deux villes thermales, qui eurent toutes deux, le fait est certain, une grande importance à l'époque gallo-romaine, et j'estime qu'il est prudent d'attendre que le hasard heureux de quelque découverte vienne éclaircir nos doutes et trancher le débat en faveur de l'une d'elles.

Aquis Segeste. — La station d'*Aquis Segeste*, accompagnée de l'édifice thermal, est placée sur une voie allant de *Genabo* (Orléans) à *Agenticum* (Sens), à xxii lieues de Sens, et à la même distance d'une station appelée *Fines*, éloignée elle-même de xv lieues d'Orléans. La détermination de la position d'Aquæ Segestæ a donné lieu à de nombreuses divergences, motivées par l'incertitude où l'on est relativement à la véritable situation de Fines, et surtout à l'absence complète, dans la région où doivent nécessairement se porter les recherches, d'eaux thermales ou minérales permettant d'en localiser le champ.

Pour Caylus (1), Jollois, Greppo (2), Dupuis (3), A. Segestæ

(1) *Recueil d'Antiquités*, t. III, p. 413.
(2) *Op. cit.*, p. 71 et suiv.
(3) *L'Aquis Segeste de la carte de Peutinger doit être placé à Montbouy.* Mémoire lu au Congrès scientifique d'Orléans, septembre 1851.

devrait être cherché sur les bords du Loing, à Montbouy, ou plutôt aux lieux tout voisins de Craon et de Chennevières. D'Anville (1) avait d'abord adopté cette identification, mais avait ensuite modifié son opinion et adopté la position de Ferrières, où ne se trouvent ni eaux minérales, ni ruines de l'époque romaine, guidé en cela par la distance entre ce point et Sury-aux-Bois, où il croyait devoir placer Fines. Pour Walckenaër (2), A. Segestæ devait être cherché en un point où se trouvent des ruines au nord du village de Sceaux ; M. Longnon place ces thermes à Sceaux, ou plutôt à 2 kilomètres E.-N.-E. du village ; M. Ragon (3) à 2,400 mètres à l'est de Sceaux, en face d'une ferme appelée la « Maison Rouge », où, dans une vallée arrosée par une source, on aurait signalé, marqués seulement par des dépressions, les traces d'un amphithéâtre de forme elliptique et les vestiges d'un établissement thermal. On a encore cité Dordives, où se trouvent les restes d'un pont sur lequel une voie romaine franchissait le Loing, mais qui ne présente aucune trace d'établissement ayant quelque rapport avec des thermes, et Fontainebleau, que sa position à l'écart de la véritable direction, connue dans son ensemble, de notre voie, comme aussi l'absence de tout vestige antique de quelque importance, doivent mettre absolument hors de la question. M. Desjardins (4) signale ces diverses opinions, sans se prononcer en faveur d'aucune d'elles.

A notre avis, tant que des découvertes nouvelles ne viendront pas infirmer cette conclusion, nous pensons que c'est à Montbouy-Craon que l'on doit placer la cité thermale qui nous occupe. Les ruines qui y ont été découvertes forment bien l'ensemble, en quelque sorte classique, des monuments qui s'élevaient autour des sources en renom. Nous n'y trouvons pas, à vrai dire, d'eaux thermales ou minérales, mais la

(1) *Notice de l'ancienne Gaule*, p. 78.
(2) *Géographie des Gaules*, t. III, p. 57.
(3) *Note concernant les stations Fines et Aquæ Segeste sur la voie romaine de Sens à Orléans. Bulletin de la Société des Antiquaires de l'Ouest*, 1872.
(4) *Géographie de la Gaule, d'après la Table de Peutinger*.

situation est la même pour les autres lieux proposés, la contrée où il faut certainement chercher notre station étant absolument déshéritée à cet égard. En outre, le caractère particulier de certains objets trouvés dans le voisinage des bains : statuettes en terre blanchâtre de Vénus et de Déesses-Mères, grossières figures en bois, dont quelques-unes représentent des parties du corps humain, évoque l'idée de sources, sinon à vertus médicales bien caractérisées, mais tout au moins placées sous la protection de divinités secourables, dont la renommée était assez grande pour avoir déterminé la formation d'une agglomération considérable, fréquentée par de nombreux fidèles à l'époque jugée la plus propice pour les cures médicales.

L'indication de distance d'Agenticum à Aquæ Segestæ portée sur la Table : 22 lieues gauloises ou 48 kil. 873, cadre assez bien avec la distance de Sens à Craon, calculée à vol d'oiseau, et qui est de 47 kilomètres environ. Il n'en est pas de même de la distance entre Craon et Orléans, qui figure, sur la Table, pour 37 lieues gauloises (xxii + xv), ou 82 kil. 19, alors que 69 kilomètres seulement, comptés à vol d'oiseau, séparent effectivement ces deux points.

Certains géographes, entre autre Walckenaër, ont proposé des modifications aux distances données par la Table, et même a substitution, sur certains points, de milles romains aux lieues gauloises. Rien ne me semble autoriser des corrections de ce genre, et il vaut mieux avouer, je pense, que l'ignorance où nous sommes de la situation exacte de la station intermédiaire de Fines laisse incertains le tracé exact de la route ancienne et, par suite, l'appréciation de sa longueur. Montbouy-Craon est, il est vrai, à l'écart de cette grande voie de Sens à Orléans, par Villegardin, Branles, Dordives, Sceaux et Beaune-la-Rolande, qui a laissé tant de traces sur le sol et qui figure encore sur nos cartes modernes sous le nom de *Chemin de César*. Mais il est certain, d'autre part, qu'il existait, entre Sens et Montbouy-Craon, une route passant par Courtenay, que certains indices ont permis de prolonger vers

Orléans, par Lorris et Sury, et rien ne permet d'affirmer que ce soit la première plutôt que la seconde de ces voies qui ait été figurée par le géographe de la Table.

Indesina. — Ce nom, certainement tronqué, se lit, accompagné du chiffre XVI, à la jonction des segments I et II de la Table, à droite de la route de Metz à Reims, à laquelle la station est reliée par un embranchement partant d'un lieu nommé *Noviomagus*. D'après Maury, l'examen très attentif de la carte lui aurait permis de reconnaître le sillon d'une autre voie reliant l'édifice à *Nasium*, en passant par le lieu de *Fines*.

Tout est obscur dans cette station, dont le nom même est incertain. Scheyb, qui publia en 1753 un fac-similé de la carte, avait lu *Andesina*. Cette leçon est suivie par Walckenaër, Beaulieu (1), Dugas de Beaulieu (2) et Courajod (3) qui, après avoir pris communication de l'original à la Bibliothèque de Vienne, en 1876, conclut ainsi : « Ma conviction est qu'il faut lire Andesina. C'est l'opinion des bibliothécaires présents à ma recherche et que j'ai consultés. » Pour M. Digot (4), le nom romain du lieu était *Grandesina*. Maury (5), après examen de la carte originale, déclare le nom tronqué, « car on découvre les vestiges d'une lettre initiale dont il ne reste plus que le sommet. Cette lettre, qui est certainement unique, semble être une L, à en juger par l'apex. » La lecture *Lindesina* est également adoptée par M. Desjardins.

On identifie généralement Indesina avec le lieu actuel de Bourbonne-les-Bains. Tel est, du moins, le sentiment de d'Anville, qui se bornait à indiquer l'édifice carré sans lui donner

(1) *De l'emplacement de la station romaine d'Andesina. Mémoires de la Société des sciences, lettres et arts de Nancy*, 1849.

(2) *Mémoire sur les antiquités de Bourbonne-les-Bains. Mémoires de la Société des Antiquaires de France*, t. XXV.

(3) *Revue archéologique*, nouvelle série, 17ᵉ année, 34ᵉ vol., 1876.

(4) *Recherches sur le véritable nom et l'emplacement de la ville que la Table théodosienne appelle Andesina ou Indesina*, 1851.

(5) *Note sur un nouvel examen de la carte de Peutinger où est figurée la Gaule. Revue archéologique*, nouvelle série, 5ᵉ année, 9ᵉ vol., 1864.

de nom, de Dugas de Beaulieu (1), Pistollet de Saint-Ferjeux (2) et Desjardins.

Cependant Walckenaër a placé notre station à Nancy ou à Essey ; Digot, à Grand, où l'on a trouvé des restes de constructions romaines d'une extrême importance ; Beaulieu, à Laneuveville-lès-Nancy, où des vestiges gallo-romains ont été découverts dans le voisinage de sources qui jouissaient autrefois du privilège de guérir certaines maladies.

Greppo a commis une confusion assez singulière au sujet de cette station. Après avoir signalé (*op. cit.*, p. 27) l'édifice thermal, qu'il déclare n'être accompagné d'aucun nom et d'aucune évaluation de distance, il l'identifie avec Bourbonne, sous la dénomination absolument gratuite d'*Aquis Borvonis*. Il consacre ensuite (p. 121) un très court article à Indesina, qu'il se borne à indiquer comme un nom douteux, et termine ainsi : « Mais je ne saurais omettre de signaler l'édifice thermal figuré à peu près en cet endroit de la carte, c'est-à-dire au-dessus de Tullum, et selon toute apparence sur le territoire de Leuci. Il nous révèle des sources médicinales, auxquelles on a donné jusqu'ici peu d'attention, et c'est une singulière fatalité que nous ignorions tout à la fois, et le nom antique du lieu, et ses rapports avec d'autres, qui auraient pu nous aider à en retrouver la position sous un nom moderne. »

La difficulté d'identification de la station d'Indesina provient de l'incertitude où l'on est sur la véritable situation de Noviomagus, de l'impossibilité de rattacher à des points déterminés certaines distances portées sur la carte, et surtout de ce fait que l'édifice est figuré sur la droite de la route de Metz à Langres, alors que toutes les villes d'eaux de quelque importance se trouvent à gauche de cette voie. Aussi, presque

(1) « Cette ville aurait porté le nom de Borvo, Andesina-Borvo, nom commun à trois sources. Le prénom d'Andesina disparut et Bourbonne resta seul. Le dessinateur n'ayant pas assez de place n'aurait écrit qu'une partie du nom. »

(2) *Notice sur les voies romaines, les camps et les mardelles du département de la Haute-Marne. Mémoires de la Société historique et archéologique de Langres*, t. I.

tous les commentateurs sont-ils obligés de déplacer la vignette et de la reporter à l'est de la route tracée sur la Table. M. Desjardins (1) a étudié très complètement les divers éléments de cette controverse, et conclut en ces termes : « Pour résumer ce qui précède, nous pensons : 1° que les Thermes désignés dans la Table sous le nom de Lindesina sont les eaux de Bourbonne; 2° qu'elles ont été placées sur la droite de la voie de Metz à Langres parce que la place a manqué à gauche à celui qui a dressé la carte originale, ou à celui qui l'a réformée en la copiant au treizième siècle ou auparavant; 3° que pour trouver, même à droite, un emplacement suffisant, il lui aura fallu effacer le tracé de la route de *Tullum* (Toul) à *Nasium* (Naix) (voie de Toul à Reims), ce qu'il a fait, d'ailleurs, sans supprimer une seule station; 4° que deux routes conduisaient à Bourbonne, divergeant toutes deux sur la route de Metz à Langres : l'une partant de *Noviomagus* (Notre-Dame-des-Piliers), et mesurant xvi lieues, l'autre partant de *Mose*, probablement à la source de la Meuse, et mesurant vii lieues, distances exactes. Seulement la Table, qui donne ces chiffres, les place d'une façon peu intelligible. Est-il besoin d'ajouter que, malgré le concours de circonstances qui rendent cette opinion probable, nous ne l'adoptons que dans l'attente d'une meilleure solution. »

Aquis Neri. — Sur la route de Clermont à *Lemuno* (Poitiers), la station d'*Aquis Neri*, dont le nom n'est pas accompagné de l'édifice thermal, figure entre celles de *Cantilia* (Chantelle) à xv lieues (32 kil. 1/2) et de *Mediolano* (Châteaumeillant) à xii lieues (26 kil. 1/2). Outre l'indication de la Table, ce nom nous est également fourni par une inscription mentionnant les *Vicani Neriomagienses* (2) et par une borne milliaire (3), dite le Milliaire d'Allichamp (Cher), qui nous donne les dis-

---

(1) *Géographie de la Gaule, d'après la Table de Peutinger*, p. 128 à 134.
(2) Voir p. 186.
(3) Cette borne a été déplacée et se trouve actuellement à l'embranchement du chemin de la Celle et de la route de Saint-Amand.

tances de ce lieu à Bourges, Châteaumeillant et Néris (1) :

FELICI· AVG· TRIB P COS III

P·P PROCOS· AVAR· L· XIIII

MED· L· XII· NER· L· XXV

Tous les commentateurs sont d'accord pour voir dans le lieu qui nous occupe la station thermale de Néris et dans la mention de la Table l'abrégé du mot *Aquæ Neriomagienses.* D'Anville (2), qui adoptait d'ailleurs l'identification avec Néris, proposait, sans aucun motif à l'appui de son opinion, d'écrire *Aquæ Neræ* à la place d'*Aquis Neri,* correction qui semble absolument inadmissible en présence des formes *Neriomagus-Neriomagiensis* que nous révèlent les inscriptions.

Je dois noter, cependant, que la Commission de Topographie des Gaules voit dans le lieu marqué *Neri* sur le Milliaire d'Allichamp une station distincte des *Aquis Neri* de la Table. La distance de 25 lieues portée sur la borne semble trop faible pour ce dernier point, et convenir, au contraire, à Montluçon, plus rapproché d'Allichamp de quelques kilomètres, où la Commission propose de placer un Neriomagus distinct de la ville thermale. C'est là, ce me semble, un raisonnement purement hypothétique.

Aucun indice ne permettant de donner le nom de Neriomagus à l'agglomération gallo-romaine qui occupait le lieu où s'élève le Montluçon actuel, il paraît assez hasardeux de chercher un Neriomagus distinct des *Aquis Neri,* dont nous connaissons sans conteste le nom et l'emplacement, en se fondant uniquement sur une de ces erreurs de distance que nous savons cependant n'être pas si rares dans la topographie gallo-romaine.

(1) M. Lefort (*Bulletin de la Société des Antiquaires.* 1878, p. 234 et suiv.) avait soulevé des objections contre l'authenticité de cette inscription. Dans le *Bulletin* de cette même Société (1898, p. 380), M. Héron de Villefosse, qui venait de l'examiner, a saisi cette occasion pour protester contre les doutes émis par M. Lefort et déclarer qu'il considérait le texte comme parfaitement authentique. — Les rédacteurs du *Corpus I. L.* le tiennent également comme sincère : *Titulus non fictus est,* et le font figurer au XIIIe vol., part. II, fasc. II, sous le no 8922.

(2) *Notice de l'ancienne Gaule,* p. 77.

IV

Parmi tous les noms inscrits en longues listes sur l'*Itinéraire d'Antonin*, nous pouvons en retenir quatre, susceptibles d'être étudiés comme ayant servi de dénomination à d'anciennes stations thermales ou minérales. Ce sont : *Aquis Sextis*. *Aquis Tarbellicis, Aquis Convenarum, Aquis Siccis*. Nous allons examiner les solutions auxquelles a donné lieu la détermination géographique de ces trois dernières stations, en laissant de côté les *Aquæ Sextiæ*, qui, nous le savons déjà, désignent sans discussion possible, la ville d'Aix-en-Provence.

Aquæ Tarbellicæ. — Ces eaux figurent ainsi sur la voie de *Pampelone* (Pampelune), à *Burdigala* (Bordeaux) :

Imo Pyræneo, v m.

Carasa, xii m.

Aquis Tarbellicis, xxxviiii m.

Mosconnum, xvi m.

Pline (1) avait déjà, sans nommer la ville où elles jaillissaient, fait allusion à ces sources salutaires, nées dans la partie de l'Aquitaine occupée par les Tarbelli : *Emicant benigne passimque in pluribus terris, alibi frigidæ, alibi calidæ, alibi junctæ sicut in Tarbellis Aquitanica gente, et in Pyræneis montibus, tenui intervallo discernente* (2).

C'est également la même ville thermale que Ptolémée (3) donnait aux Tarbelli, sous le nom de Ὕδατα Αὐγούστα, traduction littérale de *Aquæ Augustæ* (μέχρι τῆς Πυρήνης τοῦ ὄρους Τάρβελλοι

---

(1) *Histoire naturelle*, XXXI, 2.

(2) « Quelles sont ces eaux froides, ai-je demandé à M. le docteur Lavielle, qui me répond : « Je crois que Pline entendait parler de sources « sulfureuses froides, qui existent sur plusieurs points de la ville (de Dax), « mais qui, depuis quelques années, sont inexploitées. Elles sont, en gé- « néral, froides, tandis que les sulfurées sodiques sont chaudes. » JULLIAN, *Note sur la topographie de Dax gallo-romain. Revue des études anciennes,* 1901, p. 211 et suiv.

(3) *Géogr.*, II, 6.

καὶ πόλις αυτῶν Ὕδατα Αὐγούστα.) « C'est bien évidemment, dit Greppo (1), la même qu'*Aquæ Tarbellicæ*, qui, ayant reçu comme bien d'autres villes de notre Gaule ce titre honorifique, devait ainsi s'appeler *Aquæ Augustæ Tarbellicæ*. » D'ailleurs Ausone nomme cette cité tarbellienne tantôt *Aquæ Tarbellicæ*, tantôt *Aquæ Augustæ*.

L'identification de notre station avec la ville de Dax ne fait pour ainsi dire l'objet d'aucun doute. Tous les auteurs qui se sont occupés de ces questions de géographie historique : Valois (2), d'Anville (3), Walckenaër (4), Desjardins, etc., sont d'accord sur ce point.

Notons cependant que Scaliger avait pensé que le texte de Pline devait s'appliquer à des sources du Béarn, comme les Eaux-Bonnes ou les Eaux-Chaudes. « Ceux, dit-il, qui ont bu des eaux qui sont dans les montagnes du Béarn ne doutent point qu'il n'ait prétendu parler de celles-là. » Il suffit d'objecter à cette assertion, comme l'a fait M. Soulice (5), qu'en parlant du pays des Tarbelliens comme de la région où jaillissaient ces sources bienfaisantes, Pline ne pouvait avoir en vue la vallée d'Ossau, dont les habitants portaient, de son aveu même, un nom particulier, celui d'*Osquidates montani*.

Aquis Convenarum. — La station d'*Aquæ Convenarum* est placée dans l'Itinéraire, sur la voie qui relie les *Aquæ Tarbellicæ* (Dax) à *Tolosa* (Toulouse), voie où figurent également les *Aquæ Siccæ*, dont nous aurons à dire un mot tout à l'heure. Voici ce fragment de l'Itinéraire :

Beneharnum, XVIIII m.

Oppido novo, XVIII m.

Aquis Convenarum, VIII m.

Lugdunum, XVI m.

(1) *Op. cit.*, p. 98.
(2) *Notitia Galliarum*, p. 31.
(3) *Notice de l'ancienne Gaule*, p. 73.
(4) *Géographie ancienne... des Gaules*, t. I, p. 290.
(5) *Notice historique sur les Eaux-Chaudes et les Eaux-Bonnes. Bulletin de la Société des sciences, lettres et arts de Pau*, 2e série, t. VI, 1876-1877.

Calagorris, XXVI m.

Aquis siccis, XVI m.

Verno sole, XII m.

Tolosa, XV m.

La localité qui nous occupe est mentionnée sous le nom d'*Agœ Convenarum* par l'Anonyme de Ravenne, qui la place parmi les cités de la Septimanie. La position de cette station a été l'objet de controverses d'autant plus vives qu'elle était située dans une région où abondent les eaux minérales, ce qui a permis de lui assigner jusqu'à quatre positions différentes, correspondant toutes à des sources thermales ou minérales présentant des traces indiscutables d'occupation romaine. L'assimilation de *Lugdunum* à Saint-Bertrand-de-Comminges est à peu près le seul point sur lequel tout le monde soit tombé d'accord ; l'identification des autres stations, l'évaluation des distances, le tracé de la voie sont autant de points qui ont divisé non seulement les « géographes de cabinet », mais encore les érudits locaux qui ont pu étudier sur le terrain cet intéressant problème de géographie historique. Il ne serait pas possible, sans donner à cette partie| de nos études un développement qu'elle ne doit pas comporter, d'examiner dans le détail les motifs invoqués par les divers auteurs à l'appui de leurs thèses respectives. Aussi me bornerai-je à signaler les diverses identifications proposées, ainsi que les autorités que chacune d'elles peut invoquer en sa faveur.

L'opinion qui semble réunir la majorité des suffrages est celle qui place les *Aquæ Convenarum* à Bagnères-de-Bigorre. Tel était déjà l'avis de Walckenaër (1) : « Les mesures anciennes, dit-il, nous démontrent que Bagnères est l'*Aquæ Convenarum* de l'Itinéraire d'Antonin. » C'est aussi l'opinion de Desjardins, de Sacaze (2), de M. Longnon et de la Commission de Topographie des Gaules (3). D'Anville (4), après avoir semblé

(1) *Géographie ancienne... des Gaules*, It. I, p. 239.
(2) *Histoire ancienne de Luchon.*
(3) BERTRAND, *les Voies romaines en Gaule.* Résumé du travail de la Commission de Topographie des Gaules.
(4) *Notice de l'ancienne Gaule*, p. 76.

admettre cette interprétation, s'était rejeté sur Capvern, tout
en remarquant que la distance indiquée conviendrait bien
pour Barèges, mais estimant que ce lieu était trop dans l'intérieur du Bigorre pour avoir appartenu aux *Convenæ*.

Du Mège (1), suivi par Greppo (2), adopte cette façon
de penser, et place également *Aquæ* C. à Capvern. Curie-
Seimbres (3), voit, dans les eaux de Capvern, non seulément
celles des Convènes, mais encore les Thermes Onésiens, dont
parle Strabon, et qui nous occuperont par la suite.

Encausse a été également proposé par le chanoine Abadie, et
La Barthe-de-Rivière par MM. Morel et Gautier (4). Ces derniers
auteurs font remarquer que Bagnères-de-Bigorre avait un nom
qui nous est bien connu : *Vicus Aquensis*, et que ce *vicus* était
situé sur le territoire des *Bigerrones* et non sur celui des
Convenæ. « Suivant nous, concluent-ils, la cité des *Convenæ*
eut probablement sa principale agglomération dans la vallée
qui entoure Saint-Bertrand ; sa banlieue s'étendait dans tout
le voisinage, et la plupart des villages qu'on y rencontre en
formaient la partie *pseudo-urbana*. Labarthe, avec ses sources
savonneuses encore estimées, au milieu de débris sans nombre
dont la plaine est semée, a dû porter naturellement le nom
d'*Aquæ Convenarum*. »

En somme, il me semble assez difficile, dans l'état actuel
des choses, d'être très affirmatif sur l'identification avec un
lieu moderne de la station qui nous occupe. Il ne me paraît
pas qu'aucun des systèmes proposés soit fondé sur des présomptions assez sérieuses pour qu'il puisse être admis sans
réserves, et je pense qu'il faut attendre de nouveaux éléments
d'informations pour essayer de percer l'obscurité dont s'enveloppe encore la position de l'ancienne station thermale des
Convènes.

(1) *Note sur une voie romaine qui conduisait, soit aux Aquæ Convenarum,
soit au Vicus Aquensis des Bigerrones.*
(2) *Op. cit.,* p. 39.
(3) *Capvern historique, ses antiquités, son état actuel, ses eaux thermales,*
1871.
(4) *Voies romaines ab Aquis Tarbellicis, et routes qui venaient s'y souder,*
1874.

Aquæ Siccæ. — Il en est de même de cette station, portée sur la même voie de l'Itinéraire, et que je fais figurer ici uniquement à raison de l'article que lui a consacré Greppo (1) dans son remarquable ouvrage. Les corrections aux distances de l'Itinéraire, les tentatives d'identification faites pour asseoir ce lieu, à la dénomination assez étrange, n'ont jamais abouti à un résultat quelconque susceptible de se rapporter à des eaux thermales ou minérales. Le lieu de *Seiches* ou *Seysses Tolosanes*, où l'on place le plus généralement cette ancienne station, ne possède ni eaux thermales, ni restes antiques, mais montre simplement les traces d'anciens travaux de dessèchement, d'où pourrait dériver ce nom d'*Aquæ Siccæ*, à l'apparence contradictoire. Greppo adopterait plutôt l'hypothèse de boues minérales, mais il n'en existe pas aux points identifiés. Il y a un peu trop d'imagination dans tout ceci, et, sans me préoccuper de chercher l'emplacement actuel d'*Aquæ Siccæ*, je pense qu'il n'y a, jusqu'à plus ample informé, qu'à les rayer purement et simplement de la liste de nos anciennes stations.

V

C'est au livre IV de la *Cosmographie du Ravennate anonyme* qu'il est parlé de la Gaule, et je me bornerai à signaler les villes citées par l'auteur qui sont susceptibles de nous intéresser au point de vue spécial de nos études et dont nous allons rencontrer les noms souvent transformés par de barbares déformations.

C'est d'abord, dans la région de la Loire, *juxta fluvium quem inferius nominare volumus, qui dicitur Lega*, la station de *Balidas*, placée avant Decize et Nevers, où nous ne devons pas hésiter à reconnaître *l'Aquis Calidis* de la Table de Peutinger.

(1) *Op. cit.*, p. 93-96.

Parmi les cités de la Burgundia, *juxta fluvium Rhodani*, nous voyons une cité du nom de *Aquæ*, placée entre *Sccusianorum* et *Icutmageon*, correspondant évidemment à *Aquæ Segete* et ses deux voisines de la Table : *Foro Segustavaro* et *Icidmago.*

Dans la Septimanie, l'Anonyme mentionne *Aquis Sextis*, qui ne peut faire l'objet d'aucun doute, et, du côté des Pyrénées, *Agæ Convenarum*, sur lequel nous n'insistons pas, ainsi qu'une station, *Agæ Calidæ*, située près de *Ruscino*, qui correspond sans aucun doute à Castel-Roussillon, à côté de Perpignan. Quel était ce lieu thermal, placé évidemment au pied des Pyrénées, dans la direction de l'un des passages se dirigeant vers l'Espagne? M. Desjardins semble indiquer Le Boulou, mais la température de ces eaux ne peut guère justifier la dénomination d'*Agæ Calidæ*, que je serais plutôt tenté d'appliquer aux sources voisines d'Amélie-les-Bains, dont la température est beaucoup plus élevée.

VI

Le second ordre de renseignements sur nos stations se rencontre dans quelques rares passages d'auteurs anciens et comme ces textes, plus que sobres de détails géographiques, manquent généralement de précision, le champ reste, ici encore, bien souvent ouvert aux problèmes et aux fantaisies de l'interprétation.

Solin (1) signalait d'une façon générale la richesse de la Gaule en eaux thermales et faisait, en même temps, allusion d'un mot au caractère sacré qu'on leur attribuait : *Galliæ... riguæ aquis fluminum et fontium; sed fontaneis interdum sacris ac vaporantibus.*

Dans le texte que nous avons cité plus haut (p. 77) à

_____
(1) *C. J. Solini Polyhistor*, XXII.

propos des *Aquæ Tarbellicæ*, Pline parle également de l'abondance des eaux minérales chaudes et froides dans la région pyrénéenne.

Ausone (1) chantait les louanges de la célèbre fontaine *Divona*, qui coulait à Bordeaux, sa ville natale, source vénérée comme le génie tutélaire de la cité et appréciée pour les vertus médicales de ses eaux :

> *Salve fons, ignote ortu, sacer, alma perennis,*
>
> *Salve urbis genius, medico potabilis haustu,*
> *Divona Celtarum lingua, fons addite divis.*

Tacite (2), à l'occasion de l'expédition de Cecina chez les Helvètes, parle en ces termes d'une ville de ce pays dont les eaux étaient célèbres : *Cecina, belli avidus, proximam quamque culpam, antequam pœniteret, ultum ibat. Mota propere castra, vastati agri, direptus longa pace in modum municipii extructus locus amœno salubrium aquarum usu frequens.* — Bien que l'historien latin n'ait pas indiqué le nom de cette cité, on est généralement d'accord pour y reconnaître la ville de Baden, sur la Limmat, dans le canton d'Argovie, dont le nom ancien *Aquæ Helveticæ* a pu, comme nous le verrons tout à l'heure, être reconstitué intégralement.

Chez les Éduens se trouvaient des sources remarquables, qu'Eumène (3) vantait à Constantin, mais en laissant ignorer le nom du lieu où elles surgissaient : *Miraberis profecto illam quoque numinis tui sedem, et calentes aquas sine ullo soli ardentis indicio, quarum nulla tristitia est saporis aut halitus, sed talis haustu et odore sinceritas, qualis fontium frigidorum.* — C'est vraisemblablement à Bourbon-Lancy, situé en pays éduen et possédant des sources chaudes, que doit s'appliquer le texte du panégyriste.

Un texte de Strabon (4) nous parle en ces termes d'eaux fameuses de son temps dans la région des Pyrénées : « Le sol

______

(1) *Clar. urb.*, XIV, v, 29.
(2) *Hist.*, liv. I, 67.
(3) *Panegyr. vet. Orat.*, VI, 22.
(4) *Géographie*, liv. IV, chap. ii, 2. Traduction Tardieu, t. I, p. 314.

de l'Aquitaine... est fertile... chez les Convènes..., peuple dont la capitale se nomme Lugdunum, et qui possède les Thermes Onésiens, sources magnifiques donnant une eau excellente à boire. » Si le *Lugdunum Convenarum* se trouve sans aucun doute à Saint-Bertrand-de-Comminges, l'identification des Thermes Onésiens est loin d'être aussi certaine. La majorité des auteurs les place au lieu moderne de Bagnères-de-Luchon ; c'est en ce sens que se prononcent du Mège (1), Greppo (2), Sacaze (3), Couget (4), etc.; mais quelques opinions contraires se sont manifestées.

Valois dans sa *Notice des Gaules*, admettant une prétendue erreur de copiste, qui aurait substitué le mot *Onésiens* au mot *Convènes* (5) ne voyait ici que les *Aquæ Convenarum* de l'Itinéraire d'Antonin. C'est là une pure hypothèse, et rien ne permet de suspecter le texte d'erreur sur ce point, alors surtout, comme le remarque Greppo, que le nom des Convènes est écrit quelques lignes plus haut.

Pour Walckenaër (6) le nom et la position de cette cité des Onésiens se retrouvent dans le lieu moderne appelé Ozon, près de Tournay, et non loin de Bagnères-de-Bigorre, qui lui paraît être les Thermes Onésiens de Strabon. Pour lui aucun monument ne prouvait d'une façon certaine que Bagnères-de-Luchon eût été célèbre chez les anciens par ses eaux thermales. Les marbres antiques, dont il connaissait l'existence, lui semblaient bien indiquer un lieu ancien à placer à Luchon, mais ne prouvaient pas, selon lui, l'existence d'un établissement thermal à cet endroit. Ozon ne possède pas d'eaux thermales; aucune trouvaille ancienne de quelque importance n'y a été faite, tandis que les restes considérables exhumés à Luchon

---

(1) *Archéologie pyrénéenne.*
(2) *Op. cit.*, p. 61.
(3) *Histoire ancienne de Luchon.*
(4) *Revue de Comminges*, t. XI, 1896.
(5) M. Müller (*Index variæ lectionis*, p. 963, col. 1, l. 48), a résumé tout ce qui a été dit au sujet de ce nom que Strabon est seul à avoir mentionné, et il semble incliner à le maintenir tel que le donnent les manuscrits. (*Note de Tardieu, op. cit.*, p. 314.)
(6) *Géographie ancienne des Gaules*, t. II, p. 239.

sont venus donner aux affirmations de M. Walckenaër le plus éclatant démenti.

D'après Curie-Seimbres (1), les *Aquæ Convenarum* et les Thermes Onésiens seraient une même station, qu'il faudrait chercher à Capvern, situé dans le Nébousan, où il place l'ancienne peuplade des Onébusates, qui ne serait peut-être pas sans rapport de nom avec les Onésiens. Enfin M. Bladé, dans un travail publié en 1893 dans la *Revue des Pyrénées*, déclare qu'il est absurde de chercher les Thermes Onésiens à Bagnères-de-Luchon ; mais, après cette affirmation tranchante, il ne propose aucune autre identification, en faisant remarquer que le pays des anciens Convènes abondait en eaux thermales, et qu'il en existait aussi dans ceux qu'occupaient jadis les Consoranni et les Bigerrones, dont les pays firent partie de la cité des Convenæ, créée sous Auguste. Tout ceci est fort bien ; mais, comme le fait justement remarquer M. Couget *(op. cit.)*, pourquoi chercher les Thermes Onésiens ailleurs qu'à Luchon, sous prétexte qu'il existait dans nos Pyrénées d'autres sources thermales ?

Pour moi, les arguments présentés en faveur de Luchon me semblent tout à fait déterminants. Le lieu antique de Luchon était dans la cité des Convènes, assez rapproché de Lugdunum, auquel le reliait une voie romaine dont les traces sont incontestables ; la quantité considérable de marbres votifs découverts et l'importance des bâtiments thermaux exhumés nous montrent qu'il y eut là un établissement dont la célébrité devait être grande dans l'antiquité ; enfin, le nom ancien de la rivière qui traverse Luchon, l'One, semble bien avoir un rapport direct avec l'ancien nom des Onesii. Toutes ces circonstances me semblent établir sans conteste que Luchon peut légitimement revendiquer l'héritage des anciens Thermes Onésiens aux sources magnifiques.

Dans une lettre (2) adressée à un de ses amis, Aper, Sidoine Apollinaire semble avoir fait allusion à une station thermale

(1) *Capbern historique, op. cit.*
(2) *Epistola LXXXIII.*

dont la détermination a singulièrement exercé la sagacité et l'imagination de nombreux commentateurs.

Calentes nunc te Baiæ, et scabris cavernatim ructata pumicibus aqua sulphuris, atque jecorosis et phtisiscentibus languidis medicabilis piscina delectat; an fortasse sedes montana circum castella, et in eligenda sede perfugii quamdam pateris ex munitionum frequentia difficultatem.

Sidoine Apollinaire étant évêque de Clermont, il est bien probable que la station dont il parle ainsi doit être cherchée en Auvergne, où, d'ailleurs, l'abondance des sources thermales a permis des identifications diverses.

Une première opinion assimile *Calentes Baiæ* à *Aquæ Calidæ* de la Table de Peutinger et les place à Chaudesaigues, dans le Cantal. C'est ainsi que pensent deux commentateurs de Sidoine Apollinaire : Sirmond (1) : *Baiæ sunt aquæ calidæ. Et sunt hodie in Arvenis, quæ id nomen vico dederunt, nam Calidas Aquas patria lingua vocant. In tabula etiam Peutingeri, ut suprà dictum est, nominantur Aquæ Calidæ in itinere quod ab Augustonemeto Lugdunum ducit.* Et Savaron (2) : *Hæc verba quæ sequuntur montana sedes manifeste demonstrant de Baiis calentibus intelligendum esse Sidonium, quæ vulgo Chaudes-Aygues vocantur.*

De même Valois (3) : *Inferioris Arverniæ urbes, oppida atque castella sunt : ... Aquæ Calidæ in tabula Peutingeriana memoratæ, Sidonio Calentes Baiæ, montana sedes dictæ, Chaudes-Aigues.* — Et Walckenaër, qui, après avoir identifié Aquis Calidis à Chaudes-Aigues, ajoute : « Ce seraient aussi, quoi qu'en ait dit d'Anville, les Calentes Aquæ de Sidoine Apollinaire. »

Plus récemment, Mathieu (4) s'est rangé au même avis, et voit dans Chaudesaigues l'*Aquis Calidis* de la Table et probablement le *Calentes Baiæ* de Sidoine Apollinaire.

D'autres écrivains, sans faire de rapprochement entre les deux stations anciennes, sont aussi partisans de l'identification

(1) *Ad Sidonium*, note p. 60.
(2) *Ad Sidonium*, p. 353.
(3) *Notitia Galliarum*, p. 47.
(4) *De la position d'Aquis Calidis sur la Table de Peutinger.*

avec la petite ville du Cantal. Ainsi d'Anville (1) : « *Calentes
Aquæ*. Sidoine Apollinaire les appelle *Calentes Baïæ*, et ce qu'il
ajoute, *montana sedes dictæ*, nous fait connaître qu'il est question de Chaudesaigues, dans la Haute-Auvergne, au pied des
montagnes qui s'élèvent sur la frontière du Gévaudan et du
Rouergue ». M. Berthier, dans une analyse de l'eau minérale
de Chaudesaigues (2) : « Les Romains les fréquentèrent (les
eaux de Chaudesaigues), et bâtirent auprès un bourg qu'ils appelèrent *Calentes Aquæ*. La petite ville qui subsiste aujourd'hui
n'a pas changé de nom. » De même Alibert (3) : « On a lieu de
s'étonner de l'oubli où ces eaux sont tombées : cet oubli est
d'autant plus inexplicable qu'elles avaient une grande vogue
dans l'antiquité. Sidoine Apollinaire, qui en fait une mention
spéciale, leur attribue des propriétés remarquables. »

Une autre opinion regarde les eaux du Mont-Dore comme
les anciens thermes dont parle Sidoine Apollinaire. Elle a été
proposée par le docteur Bertrand (4), qui appuie son raisonnement sur le texte même de la lettre : « Il suffit, dit-il, d'avoir
vu avec quelque attention les eaux du Mont-d'Or, pour convenir que cette description caractéristique leur est tout à fait
applicable. Ainsi, en se dégageant de la coulée, elles font entendre un bruit souterrain et entrecoupé très fort surtout au
temps des orages ; elles naissent à travers des prismes dont
les angles sont aigus et la surface polie ; elles jouissent d'une
ancienne célébrité contre les maladies de poitrine ; et enfin,
elles se trouvent dans un pays montagneux, où de nombreuses
cimes sont couronnées de vieilles ruines de châteaux. »
Greppo (5) déclare ces arguments fort plausibles, pour ne pas
dire décisifs, et il en résulte, ajoute-t-il, qu'on peut, avec toute
raison, reconnaître au Mont-Dore les sources thermales fréquentées par Aper.

(1) *Notice de l'ancienne Gaule*, p. 191.
(2) *Journal des Mines*, 1ᵉʳ semestre 1840.
(3) *Précis historique sur les eaux minérales les plus usitées en médecine*, 1826.
(4) *Recherches sur les propriétés physiques, chimiques et médicinales des
eaux du Mont-d'Or*, 1823.
(5) *Op. cit.*, p. 105.

Enfin, Bagnols-de-Lozère est, pour M. Borelli de Serres (1), le *Calentes Baiæ* de l'évêque gallo-romain : « Le mot *sulfuris*, dit-il, tranche la question. Sidoine Apollinaire n'a pu vouloir parler des bains de Baïæ, près de Naples ; de ceux du Mont-Dore, de Vichy, de Néris, puisque leurs eaux ne sont pas sulfureuses ; il ne peut donc être question que de celles de Bagnols, les seules de ce genre qui soient chaudes, peu éloignées de Clermont et où Aprus avait dû se rendre. »

J'avoue qu'aucune de ces opinions ne me semble bien probante, au point de vue de l'identification des *Calentes Baiæ* avec une station thermale quelconque. Les partisans de Chaudesaigues semblent avoir été uniquement guidés par l'analogie entre les deux noms. L'argument tiré par d'Anville des mots : *montana sedes* me touche peu. En relisant le texte de l'évêque de Clermont on remarque que la seconde partie de la phrase n'est pas le complément de la première, et que ce qui tient à la région montagneuse ne se rapporte pas aux eaux thermales. C'est bien ce qu'avait vu Greppo (*op. cit.*, p. 103, note) : « En deux mots, l'écrivain demande à son ami s'il prend les eaux ; ou s'il visite les châteaux des montagnes. » En outre, le fait d'être situé au milieu des montagnes ne suffirait pas à désigner exclusivement Chaudesaigues, la plupart des stations d'Auvergne se trouvant dans des conditions topographiques analogues.

Les eaux du Mont-Dore ne sont pas sulfureuses, et si elles sont bonnes pour les maladies de poitrine *(phtisiscentibus)*, elles ne sont guère favorables aux personnes atteintes de maladies de foie *(jecorosis)*.

Les eaux de Bagnols sont, à la vérité, sulfureuses, mais leurs applications thérapeutiques ne semblent pas répondre aux indications de Sidoine, et leur éloignement de Clermont permet légitimement de douter que ce soient elles qu'il ait eu en vue dans sa lettre.

En résumé, je crois qu'on a voulu donner au texte de l'évêque de Clermont une portée et une précision qu'il est loin de pré-

____

(1) *Nouveau guide des malades et des touristes aux bains de Bagnols (Lozère)*, 1866.

senter. Pour moi, *Calentes Baiæ*, ou *Aquæ*, si l'on veut y substituer ce terme, n'est point un nom de lieu : c'est une forme raffinée de langage pour désigner les eaux thermales en général, forme qu'on n'est pas surpris de rencontrer sous la plume du rhéteur élégant qu'était Sidoine Apollinaire. Le reste de la phrase me paraît contenir une sorte d'amplification de rhétorique, bien plus qu'une observation scientifique de la nature des eaux et de leurs effets thérapeutiques, et je serais tenté d'y voir uniquement, sous une forme manquant totalement de simplicité, cette question posée à Aper : Êtes-vous actuellement aux eaux ou bien dans la montagne?

Ammien Marcellin et Pline ont parlé tous deux de sources minérales existant chez les *Mattiaci*, dont le territoire était situé sur la rive droite du Rhin, en face de la position actuelle de Mayence.

Le premier n'y fait allusion qu'à propos d'un fait militaire (1) : *Et antegressus contra Mattiacas Aquas primus Severus, qui pedestrem curabat exercitum...* — Le second, au contraire, donne quelques détails sur certaines particularités que présentaient ces sources thermales (2) : *Sunt et Mattiaci in Germania fontes calidi trans Rhenum, quorum haustus triduo fervet. Circa margines vero pumicem faciunt aquæ.* — Il y a de même à *Mattiacum*, au delà du Rhin, des sources chaudes dont l'eau garde sa chaleur pendant trois jours. Les bords en sont couverts de pierres ponces formées par les eaux.

L'opinion générale des commentateurs place ces eaux à Wiesbaden. C'est ainsi que pensent d'Anville (3) : « On convient de reconnaître le mont Taunus dans une croupe de montagnes qui règne à quelque distance de Francfort, en s'approchant de la rive droite du Rhin, près de Wiesbaden : qui est le lieu des *fontes Mattiaci trans Rhenum*, dont Pline fait mention »; Walckenaër (4) : « Les *Mattiaci fontes calidi*, de

____

(1) *Rerum gestarum*, lib. XXIX-IV.
(2) *Histoire naturelle*, lib. XXXI.
(3) *Notice de l'ancienne Gaule*, p. 211.
(4) *Géographie ancienne des Gaules*, t. II, p. 94.

Pline, sont placées par plusieurs auteurs à Wiesbaden, dans l'État de Nassau, non sans quelque vraisemblance»; De Ring (1) : « Les *fontes Mattiaci*, de Pline, sont certainement Wisbade », etc.

Les découvertes faites à Wiesbaden de nombreux restes d'antiquités donnent à cette identification un caractère de vraisemblance d'autant plus grand que, comme nous le verrons tout à l'heure, une inscription consacrée à un Jupiter local donne aux habitants de ce lieu le nom de *Vicani Aquenses*.

Pline (2) mentionne encore, au pays des *Tungri*, des sources dont il analyse la composition ferrugineuse et gazeuse, et indique les propriétés médicales : *Tungri, civitas Galliæ, fontem habent insignem, plurimis bullis stillantem, ferruginei saporis, quod ipsum nonnisi in fine potus intelligitur. Purgat hic corpora, tertianas febres discutit, calculorumque vitia.*

Deux stations peuvent revendiquer le texte de Pline comme s'appliquant à leurs eaux : Spa (3), dont les sources présentent nettement les caractères indiqués par le naturaliste latin, mais qui semble bien pauvre au point de vue des vestiges pouvant établir son existence gallo-romaine; et Tongres, moins connue que sa rivale au point de vue hydrologique, mais qui a conservé de son passé antique des restes considérables et du plus haut intérêt. Les habitants de Tongres ont, d'ailleurs, tranché la question en faveur de leur cité, en donnant à la source ferrugineuse placée en dehors de la ville, à peu de distance de l'ancienne enceinte romaine, le nom de Fontaine de Pline.

----

(1) *Mémoire sur les établissements romains du Rhin et du Danube*, t. I.
(2) *Hist. nat.*, t. XXXI, 2.
(3) D'ANVILLE, *Notice de l'ancienne Gaule.* « On croit que cette description (de Pline) désigne les eaux de Spa. »

VII

Aux indications géographiques et aux textes des auteurs anciens que nous venons de passer en revue, nous pouvons ajouter quelques dénominations, fournies par des inscriptions, qui nous donnent, soit le nom même des stations, soit des formes ethniques d'où ces dénominations peuvent être facilement déduites.

L'inscription suivante, dédiée à Caracalla, et découverte au dix-septième siècle dans le clocher de l'église paroissiale d'Olt-Baden, nous apprend le nom : *Respublica Aquensis*, que portait autrefois la ville de Baden-Baden :

M· AVRELIO· ANTONINO· CAES

IMP· DESTINATO· IMP· L· SEPTIMI

SEVERI· PERTINACIS· AVG· FILIO· RESP

AQV

La ville de Baden, dans le canton d'Argovie, en Suisse, s'appelait *Aquæ Helveticæ*. D'Anville (1), par une sorte d'intuition avait donné ce nom complet à cette station, alors qu'on ne la connaissait que par l'adjectif *Aquensis*, appliqué, dans l'inscription suivante, à un citoyen qui avait élevé un temple à Isis :

DEAE· ISIDI· TEMPLVM· A· SOLO

L. ANNVSIVS· MAGIANVS

DE· SVO· POSVIT· VIR· AQVENS· B

AD· CVIVS· TEMPLI· ORNAMENTA

ALPINIA· ALPINVLA· CONIVX

ET· PEREGRINA· FIL· XC· DEDE

RVNT· L· D· D· VICANORVM

Depuis lors, la conjecture de d'Anville est devenue une certitude, à la suite de la découverte sur certains points (Bau-

(1) *Notice de la Gaule*, p. 76.

motte-les-Pin, Avenches, Mandeure, etc.) de petites bandes de
bronze, terminées par un épanouissement de forme circulaire,
ayant sur chacun de leurs bords inférieur et supérieur des
ailettes propres à les fixer, et sur lesquelles des lettres découpées et évidées, divisées par des signes séparatifs, ont permis
de reconnaître le mot *Aquis* suivi des trois lettres HEL, et du
nom de l'ouvrier *Gemellianus*, auteur probable de ces objets.
Castan (1) y avait vu une pièce d'applique se terminant par
un épanouissement ajouré, qui lui semblait avoir été le revêtement ornemental d'une des peintures de la porte d'un petit
oratoire destiné à abriter l'image des Nymphes tutélaires des
Aquæ Helveticæ.

Pour M. Héron de Villefosse (2), cette inscription était la marque
de fabrique d'un industriel qui vendait aux baigneurs de cette
station des objets dont il est difficile d'indiquer la nature et la
forme.

M. Déchelette a repris la question dans la *Revue Éduenne* (3),
et, après examen d'un certain nombre d'objets de même sorte,
les uns portant des inscriptions plus ou moins fragmentaires,
les autres anépigraphes, décorés de simples motifs ornemen-
taux, il les considère comme des garnitures de fourneaux, ou,
plus exactement, des bouterolles de glaives gallo-romains.

Quelles que soient, d'ailleurs, la nature et la destination des
objets en question, il ne semble pas douteux, et c'est là le
point particulièrement intéressant pour nous, que l'inscription
découpée sur certains d'entre eux nous révèle le nom complet
de la station d'*Aquæ Helveticæ*, qui ne paraît pas pouvoir être
placée ailleurs qu'à la ville thermale suisse de Baden.

Nous retrouvons l'adjectif *Aquensis* dans le voisinage du
Rhin, à Wiesbaden; dans les Pyrénées, à Bagnères-de-Bigorre,
et en Savoie, à Aix-les-Bains.

(1) *Inscription romaine sur bronze mentionnant les eaux thermales de
l'Helvétie. Revue des Sociétés savantes des départements,* VIIᵉ série, t. IV, 1881.
(2) *Inscription sur une lame de bronze trouvée à Mandeure. Bulletin
archéologique du comité des travaux historiques,* 1892.
(3) *Note sur une bouterolle de fourreau gallo-romain trouvée à Autun.
Revue Éduenne,* nouvelle série, t. XXXI.

De Wiesbaden, l'ancienne *Aquæ Mattiacæ*, vient l'inscription suivante :

IN· H· D D TEMP· IOVI
DOLICENO· VICANI
AQVENSES· VETVST
DILABSVM· DE SVO· R
TITVERVNT· SVB· CV
CAREI SATVRNINI
PINARI VERI· IMP· SE
RO· ET ALBINO· CO

L'inscription de Bagnères, gravée sur un cippe en forme d'autel, et connue depuis plusieurs siècles, nous est parvenue dans son intégrité, et il semble en résulter que le nom ancien de cette localité était *Vicus Aquensis*, et ne comportait pas d'autre désignation particulière de ces *Aquæ*, désignation qui, au cas contraire, eût trouvé sa place sur le marbre dédicatoire :

NVMINI· AVGVSTI
SACRVM
SECVNDVS· SEMBEDO
NIS· FIL· NOMINE
VICANORVM· AQVEN
SIVM· ET· SVO· POSVIT

A la station thermale d'Aix-les-Bains, nous voyons les *Possessores Aquenses* figurer sur deux inscriptions funéraires de personnages auxquels ils avaient fait élever *publice* des tombeaux :

D M	D M
TITIAE DORCA	TITIAE
DIS	CHELIDONIS
POSSESSORES	PVBLICE
AQVENSES	POSSESSORES
PVBLICE	AQVENSES
	CVRANTE· C· IVL
	MARCELLINO
	CONIVGE

Une autre inscription nous fait connaître les notables d'Aix, les *Decemprimi Aquenses* :

ARAM DECEM ////

AQVENSES ET PA

TRONI DE SVO

OB DONVM FIG

I E NOVEM //////

//// ARVM ////////

ET VICANIS DO //

AD EPVLVM EM ///

VM· CVM SVO

FRVGTV ı

(Les noms des patrons et des dix notables sont indiqués en neuf lignes que nous croyons inutile de rapporter.)

Le texte est ainsi rétabli et traduit par M. Desjardins (1) : *Aram decemprimi Aquenses et patroni de suo ob donum figlinæ novem millibus H S (sesterciis) ... (Genio) Aquarum et vicanis donant ad epulum emendum cum suo fructu.* — Les dix notables du *vicus* d'*Aquæ* et les patrons *(du pagus)* en mémoire du présent qui a été fait d'un établissement figulin, ont élevé un autel à leurs frais, soit neuf mille sesterces, au *genius* des eaux et aux divinités protectrices du *vicus* ; le revenu *(de la somme non employée)* sera affecté à un banquet.

(1) *Sur quelques documents épigraphiques d'Aix-en-Savoie. Bulletin épigraphique de la Gaule*, novembre-décembre 1882.
J'extrais les lignes suivantes de l'intéressant commentaire qui accompagne cette inscription : « Ces établissements figulins, où l'on fabriquait des briques, des tuiles et bien autre chose que des poteries, étaient, comme on sait, très répandus en Italie, et y sont toujours désignés ainsi. Le grand usage qu'on faisait de la terre cuite explique l'importance de la donation d'une de ces fabriques faite au *vicus*. Il y a deux choses distinctes dans l'inscription d'Aix : 1° la donation faite d'une fabrique de tuiles par des personnages inconnus et qui devaient être mentionnés d'autre part, probablement sur la façade de l'établissement même; 2° l'autel élevé en mémoire de ce bienfait au Génie des eaux, car la fabrique de tuiles devait concerner la construction de l'établissement thermal; dès que nous avons *ara, aquarum* et *vicanis,* il ne peut s'agir que d'un autel à la divinité des eaux. »

Une autre inscription, mentionnant également un *Aquensis*, a été signalée par M. Chaudruc de Crazannes (1) :

D M

D· T· DOMITIANI· POSSESSOR· AQVENSIS

ET· TITVS· DOMITIVS· PATRI

Comme on le voit, là encore le mot *Aquensis* figure seul, et rien ne peut nous éclairer sur l'existence d'une désignation particulière ou topique qui aurait distingué notre station. Les épithètes que certains commentateurs ont cru devoir y ajouter sont de pure fantaisie : le nom d'*Aquæ Domitianæ* provient d'une interprétation erronée de la dernière inscription citée, où l'on a pris *Domitianus* pour le fondateur des thermes. Le nom d'*Aquæ Gratianæ* dérive de la lecture inexacte du nom de *Gratianus* sur plusieurs briques trouvées à Aix, qui portaient en réalité l'estampille du potier *Clarianus*, très répandue à Lyon et dans le midi de la France (2). Albanis de Beaumont (3) donne une autre explication relativement à cette dénomination : « Plusieurs écrivains, dit-il, prétendent, mais sans donner aucune preuve, que l'empereur Gratien fit réparer ces thermes, et que les habitants les appelèrent par reconnaissance *Aquæ Gratianæ*. » Enfin, Greppo donne à ces eaux le nom d'*Aquæ Allobrogum*, sans l'ombre de motif, et uniquement parce qu'elles étaient situées sur le territoire de cette nation.

M. Desjardins *(op. cit.)* se fondant sur deux inscriptions, mentionnant la divinité thermale *Borvo* et *Bormo*, serait tenté de désigner Aix-les-Bains, à l'époque romaine, par le nom d'*Aquæ Borvonis*.

Tout ceci, nous le répétons, rentre dans un domaine purement hypothétique, et nous devrons nous contenter de désigner Aix-les-Bains sous le seul nom d'*Aquæ*, tant que des

(1) *Sur deux inscriptions gallo-romaines inédites récemment découvertes à Aix-les-Bains. Revue archéologique*, Xe année, 1re partie, avril à septembre 1859.

(2) Il semble acquis que les briques employées aux bains romains d'Aix provenaient de Vienne, et y parvenaient par le Rhône et le lac du Bourget.

(3) *Description des Alpes grecques et cottiennes*, t. I, p. 243.

découvertes nouvelles ne seront pas venues nous éclairer plus complètement sur ce point.

Une inscription dédiée *Nymphis Griselicis* (1) a fixé le nom ancien de la station thermale de Gréoulx, dans les Basses-Alpes. Diverses formes ont été proposées : *Griselum — Griselium — Griselicum,* qui peuvent toutes se prêter à la transformation en adjectif *Griselicis,* et, avec de très minimes divergences de détail, nous fournissent une dénomination bien suffisante pour assurer l'antique identification de cette station.

Je ne ferai que citer l'inscription de Luxeuil, dite de *Labiénus,* à laquelle j'ai déjà fait allusion, et dans laquelle les mots *Lixovii thermas* nous donneraient, si le texte était sincère, le nom précis de ces thermes fameux, à l'époque de leur splendeur antique. Voici ce texte si discuté :

LIXOVII THERM

REPAR· LABIENVS

IVSSV· C· IVL· CAES

IMP

La découverte de cette inscription, en 1755, a fait l'objet d'un procès-verbal régulier, signé par plusieurs témoins, qui établit bien le fait matériel de la trouvaille, mais ne prouve rien au point de vue de l'authenticité du texte épigraphique. Défendue surtout par les écrivains locaux (2), qui voient dans ce recul d'antiquité une illustration particulière pour leur ville, admise par Greppo *(op. cit.,* p. 123 et 124), suspectée par Caylus (3) et vivement attaquée par la majorité des épigraphistes (4), cette authenticité est plus que problématique et les

(1) Voir p. 184,

(2) GRANDMOUGIN, *Histoire de la ville et des thermes de Luxeuil,* 1866. — DELACROIX, *Luxeuil. Ville, abbaye et thermes. Mémoires de la Société d'émulation du Doubs,* 4° série, vol. III, 1867. — DÉY, *Mémoires pour servir à l'histoire de la ville de Luxeuil. Mémoires de la Société d'archéologie de la Haute-Saône,* t. IV.

(3) *Recueil d'Antiquités,* t. III, p. 364.

(4) Letronne, Hase, Léon Rénier, etc., cités en note à la page 16 du mémoire de BOURQUELOT, *Inscriptions antiques de Luxeuil et d'Aix-les-Bains. Mémoires de la Société des Antiquaires de France,* XXVI° volume.

analyses critiques qu'ont faites de l'inscription MM. Allmer (1) et Desjardins (2), auxquelles je ne puis que renvoyer mes lecteurs, semblent en avoir démontré définitivement la fausseté (3).

D'ailleurs, à défaut de cette inscription, le nom antique de Luxeuil nous est connu par un passage de la Vie de saint Colomban, écrite au commencement du septième siècle par le moine Jonas, où nous lisons cette phrase : *Invenit autem castrum olim fuisse munimine cultum ... quem locum Luxovium prisca tempora nuncupaverant.*

Nous verrons plus loin que la ville de Digne possède des eaux thermales qui ne restèrent peut-être pas inconnues des Romains. Quoiqu'il en soit de l'utilisation de ses eaux par les conquérants de la Gaule, le nom ancien de la cité nous est connu par une inscription récemment découverte, corroborée par quelques textes : Ptolémée : Δινία, *ville des Sentii;* Pline : *Oppidum Dinia;* la Notice de l'Empire, *Civitas Diniensium.*

L'inscription, qui a fait l'objet d'une communication de M. Héron de Villefosse à la Société des Antiquaires (4), est un texte épigraphique restitué par la juxtaposition de quatre fragments, jusqu'ici publiés isolément :

1   2   3   4

Q· IVLIO· C· F· VOL | T· BARBARO | · AEDILI· C | OL· DINIA· LVB | ......

Ce texte, d'après le savant auteur de la communication, nous

---

(1) *Sur deux inscriptions romaines placées dans une salle de l'établissement thermal de Luxeuil. Mémoires de l'Académie impériale des sciences, belles-lettres et arts de Lyon,* classe des lettres, nouvelle série, t. IX, p. 150 et suiv.

(2) *Les Monuments des thermes romains de Luxeuil. Bulletin monumental,* 1879 et 1880.

(3) Ce texte est rangé par le *Corpus I. L.* (t. XIII, p. 1039), parmi les inscriptions fausses : *Titulus inepte fictus et pessime incisus est; damnaverunt auctores sani judicii omnes.*

Il semble probable que l'auteur de l'inscription fut un certain Pierre-François Guin, « antiquaire habile, grand collectionneur et un peu brocanteur, » qui dirigea les travaux et signa le procès-verbal de la découverte.

(4) *Bulletin de la Société des Antiquaires,* 1888, p. 103 et suiv.

7

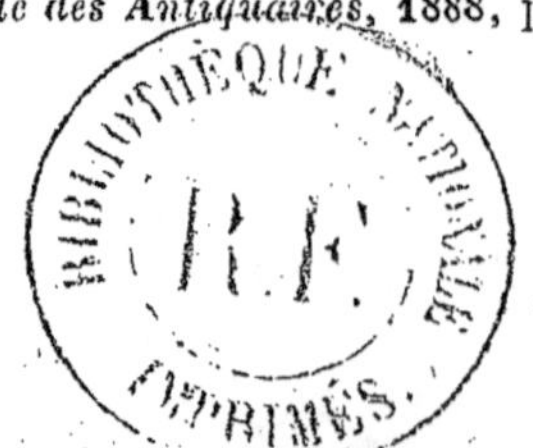

apprend trois choses importantes : 1° Dinia avait reçu le titre de colonie ; 2° ses habitants étaient inscrits dans la tribu Voltinia ; 3° Dinia avait un surnom, commençant par les lettres LVB, que la découverte du cinquième fragment permettra seule de compléter.

CHAPITRE II

I

On voyageait beaucoup dans la Gaule romaine, et, parmi les voyageurs qui sillonnaient les routes, nombreux étaient ceux qui se déplaçaient pour des raisons de santé. D'ailleurs les communications avec les sources thermales ou minérales de quelque importance étaient faciles, grâce à l'admirable réseau routier dont le génie romain avait couvert la Gaule. Il semble même que, sur certains points, la sécurité des routes fréquentées par les baigneurs ait été assurée d'une façon particulière. M. Bulliot (1) a signalé au pied du Beuvray, sur la route d'Autun à Saint-Honoré, l'existence de plusieurs cases en pierres, distantes d'environ 500 mètres l'une de l'autre, qui devaient servir de postes à des gardiens pouvant communiquer entre eux et assurer la surveillance dans ce lieu propice aux embuscades.

A côté des grandes routes stratégiques et commerciales signalées dans les itinéraires, une multitude de voies de moindre importance ont été reconnues, grâce aux bornes milliaires, aux débris de chaussées ou d'encaissements, aux traces de ponts ou de gués, qui ont permis d'en déterminer, sinon

(1) *Les Karres de la voie romaine de Saint-Honoré, au pied du Beuvray. Mémoires de la Société éduenne*, t. VI.

les tracés toujours exacts, tout au moins les directrices principales. Ces questions de viabilité régionale ont attiré l'attention de nombre de savants locaux; elles ont fait l'objet de quantité de monographies, dont l'étude. détaillée, même limitée à nos stations, pourrait à elle seule fournir les éléments d'un travail considérable. Aussi me bornerai-je à grouper, par régions déterminées, les principales données qui nous permettront de nous faire une idée d'ensemble des moyens de communication que la viabilité gallo-romaine offrait aux malades qui formaient la clientèle des eaux thermales, ainsi qu'aux simples visiteurs, attirés par l'attrait des distractions qu'on y rencontrait.

La grande station du sud-est, *Aquæ Sextiæ*, était mise en relation avec le littoral méditerranéen et le nord de l'Italie par la voie Aurélienne, qui desservait aussi la station actuelle de Pioule, soit directement, si l'on admet que le *Forum Voconii* de la route doit être placé au Luc, soit par l'intermédiaire de la route de *Telo Martius* (Toulon) à Forum Voconii, si l'on place cette dernière station à Vidauban. A Aix, la bifurcation de la grande voie reliait cette ville à Marseille, d'une part, et à Arles, d'autre part. Une route nettement déterminée faisait communiquer Aix avec *Reis Apollinaris* (Riez), en passant par *Griselum* (Gréoulx), qui se trouvait aussi rattaché à la région de Fréjus et d'Antibes par la voie, indiquée sur la carte de Peutinger, reliant Riez à la voie Aurélienne, qu'elle atteignait à Forum Voconii.

Dans la région de la Savoie et du Dauphiné, *Stabatio* (Le Monétier) était situé sur la voie de *Brigantio* (Briançon) à *Vigenna* (Vienne), par le col du Lautaret, la vallée de la Romanche et Grenoble. Brides et Salins, si l'on admet l'utilisation médicale de leurs eaux à l'époque gallo-romaine, étaient traversés par une voie allant de Vienne au Grand Saint-Bernard. A l'Échaillon (Savoie) apparaissent nettement les traces d'une voie taillée dans la montagne (1), et l'existence

(1) Ducis, *Mémoire sur les voies romaines de la Savoie* : « De Grenoble une voie devait remonter l'Isère pour rejoindre la voie de Darentasia à

d'un chemin antique, longeant la rive orientale du lac d'Annecy et passant à Menthon, est démontrée par des traces irrécusables. M. Ducis (*op. cit.*) y voit la route qui allait de *Darentasia* (Moûtiers) à *Genava* (Genève) par *Casuaria* (Faverges) et *Boutas*, qu'il faut chercher dans le voisinage rapproché d'Annecy.

Dans la région du sud-ouest, les *Aquæ Tarbellicæ* (Dax) étaient en relation directe avec l'Espagne par la voie tendant vers Pampelune, qui traversait les Pyrénées par l'*Imum Pyræneum* (Saint-Jean-Pied-de-Port) et le *Summum Pyræneum* (Roncevaux), et avec *Tolosa* (Toulouse), par la voie de l'Itinéraire d'Antonin qui passait à *Lugdunum Convenarum*. Les *Aquæ Convenarum* de l'Itinéraire, sur l'identification desquelles l'accord n'est pas encore fait, étaient desservies par cette même voie de Dax à Toulouse.

La petite station de Saint-Christau (Basses-Pyrénées) était située au débouché d'une autre grande voie, allant de Saragosse à Oloron par le Somport (*In summo Pyræneo*) et la vallée d'Aspe. Il exista certainement aussi un passage pratiqué vers les sources de la Garonne, par le Val d'Aran, où les petites stations de Lez et d'Artias ont conservé quelques traces de leur existence antique.

Enfin, Luchon, les Thermes Onésiens de Strabon, était relié à Saint-Bertrand-de-Comminges par une route dont on a retrouvé des traces certaines en plusieurs endroits, notamment des culées de pont à Labroquère, et, près de ce même pont, une borne milliaire portant l'inscription suivante :

imp CAES. P. *li*

ci NIO

val ERIANO. *aug*

et IMP. CAES ˋ

p. *l* ICINIO

gal LIENO VALERIA

NO AVG. M. P

Genava, au confluent de l'Arly. Un embranchement se détachait des bords de l'Isère pour remonter la vallée de l'Arc; des tronçons ont été observés entre Hermillon et les eaux de l'Échaillon, en Maurienne. »

Dans la région Vivarais, Lozère, et Forez, Desaignes était situé sur une voie allant de Tournon au Puy, par la vallée du Doux, Saint-Agrève et le Pont de Mars, et Saint-Laurent sur une voie qui conduisait de la Basse-Helvie à la voie Regordane (1), par la Croix-de-Fer et le Petit-Paris, suivant à peu près la direction de la route actuelle des Vans à Saint-Étienne de Lugdarès (MAZON).

Bagnols-de-Lozère était relié par un court embranchement à une voie qui, partant de Mende, longeait les croupes du mont Lozère et devait rejoindre la voie Regordane à Villefort ou dans ses environs immédiats. Bagnols se trouvait ainsi relié tant à la région vivaraise qu'à celle d'Uzès et de Nîmes.

Moind *(Aquæ Segetæ)* était situé à peu de distance d'une voie dite *Voie Bolène (chemin des bornes)*, par allusion aux colonnes itinéraires placées sur son parcours, qui, de Feurs, se dirigeait vers le Velay. Un embranchement dont on a reconnu les traces reliait à cette route la station balnéaire, qui était également mise en communication avec Roanne, par La Bouteresse, et avec Saint-Rambert, par Saint-Romain-le-Puy.

En Auvergne, Royat, par sa proximité d'*Augusto Nemetum* (Clermont) se trouvait naturellement desservi par les nombreuses routes qui aboutissaient à cette ville. Michel Bertrand, en 1819, signalait les vestiges nombreux et apparents encore d'une route qui reliait Clermont au Mont-Dore par Oloix, le lac Chambon, les prairies de Diane et les flancs des puys de l'Angle. Au delà du Mont-Dore, la voie se retrouvait dans une gorge près de la Bourboule, au village de Saint-Pardoux-Latour, passait sur un pont antique dans la commune de Bagnols et se dirigeait probablement vers Aurillac (2).

La station de Pont-des-Eaux était située à peu de distance du point où la route marquée sur la Table de Peutinger, qui

(1) La voie Regordane mettait, selon toute apparence, Nîmes en communication par Alais, Villefort, etc., avec la grande voie de Lyon à Toulouse.

(2) *Mémoire sur l'établissement thermal du Mont-d'Or.*

se dirigeait de Clermont vers le Limousin, traversait la Sioule.

Les vestiges de thermes mis à jour à Beauregard-Vendon (Puy-de-Dôme) appartenaient à un établissement situé à proximité de l'autre route que la même carte fait partir de Clermont, et qui gagnait le Berry par Davayat et le Pont-de-Menat.

A Ydes (Cantal), on a découvert, en 1879, un fragment d'une voie qui partait également de Clermont et traversait la plaine de Vic pour se bifurquer en deux tronçons, se dirigeant, l'un vers le pays des Lémovices, l'autre vers celui des Ruthènes (DE RIBIER).

La région du centre était sillonnée par une série de voies, assurant entre les diverses stations des relations et des communications faciles. Si, en raison de l'incertitude sur la situation exacte de la station d'*Aquis Nisincii*, nous laissons de côté l'indication fournie par la carte de Peutinger, il n'en est pas moins certain que la ville qui s'élevait au lieu actuel de Saint-Honoré communiquait, d'une part, avec Decize, d'autre part, avec Autun, par une route qui passait au pied du Mont-Beuvray. Des traces de voie relevées près d'Anisy semblent prouver l'existence d'une voie partant de Saint-Honoré, qui se serait dirigée vers le Bazois (1). D'après Ragut (2), Saint-Honoré aurait été également traversé par une voie allant de Château-Chinon à Bourbon-Lancy. Cette dernière station était également reliée à Autun et à Decize et devait avoir une communication avec le point, situé entre Périgny et Diou, où la Loire était traversée par la voie allant d'Autun à Bourbon-l'Archambault, par Toulon-sur-Arroux, Diou, Thiel et Moulins. D'après la *Carte des Voies romaines de l'Allier*, de Tudot, Bourbon-l'Archambault aurait été un important carrefour de routes, assurant les relations de cette cité thermale avec Bourges, par Sancoins ; avec Decize ; avec Allichamp, par Ainay-le-Château ; avec Clermont, par le Montet, Target et Chantelle ; avec Néris, par Cosne-sur-l'OEil.

(1) *Mémoires de la Société éduenne*. Séance du 7 février 1873.
(2) *Statistique du département de Saône-et-Loire*.

Le tracé de la carte de Peutinger, corroboré d'ailleurs par les découvertes de bornes milliaires que nous avons mentionnées, nous apprend que Vichy, *Aquæ Calidæ*, était relié à Clermont par Aigueperse, Effiat et Vaisse et à Lyon par Varennes, Roanne et Feurs. La route y traversait l'Allier sur un pont, dont les pilotis étaient encore visibles sur la rive-droite, avant la construction des quais. Des traces nettement déterminées ont également permis de reconnaître la direction d'une voie de Vichy à Arfeuilles et d'une autre de Vichy à Chantelle, par Escurolles (TUDOT, *loc. cit.*).

Les nombreuses traces de voies reconnues autour de Néris montrent qu'il y eut là un nœud de routes important à l'époque gallo-romaine. La voie de la Table de Peutinger, de Clermont à Poitiers, la traversait. D'autres voies la reliaient à Bourges, par Allichamp; à Moulins, par Cosne-sur-l'Œil et à Évaux, par Arpheuilles et Sainte-Thérence.

La station d'Évaux se rattachait à la grande voie de Clermont par une route, peut-être assez hypothétique, qui serait venue s'y souder, en passant près d'Ébreuil (1). Une autre route, restituée d'une façon conjecturale d'après quelques fragments retrouvés de son *substratum*, semble s'être dirigée vers Limoges par La Chaussade, Ahun et Le Chalard (2).

Dans la région des Vosges, *Indesina*, où nous n'hésitons pas à voir Bourbonne, était en communication avec la voie de Metz à Langres par deux routes partant, l'une de *Noviomagus* (Notre-Dame-des-Piliers?) l'autre de *Mose*, probablement la source de la Meuse. D'après Dugas de Beaulieu, deux voies, non mentionnées dans les itinéraires, auraient traversé Bourbonne : l'une allant de Langres à *Argentoratum* (Strasbourg); l'autre allant de *Durocortorum* (Reims) à *Vesontio* (Besançon).

Deux voies, reconnues par M. Fournier, passaient dans le voisinage de Vittel : l'une vers Mandres et Outrancourt,

(1) TUDOT, *Carte des voies romaines du département de l'Allier*, 1859.
(2) GRELLET-DUMAZEAU, *Recherches sur deux voies romaines de Clermont à Limoges et de Limoges à Évaux. Mémoires de la Société des sciences naturelles et archéologiques de la Creuse*, t. II.

l'autre sur la crête des Faucilles, au sud du village de Lignéville. De son côté, M. l'abbé Chapiat, dans son ouvrage sur Vittel, donne le tracé de tout un réseau de routes, qui reliaient le bourg gallo-romain aux stations environnantes et dont l'une établissait une communication avec la grande voie de Langres à Strasbourg.

Luxeuil était traversé par la route d'*Augusta Rauracorum* (Augst) à Metz, qui se poursuivait par Saint-Loup et Dompaire vers Charmes, où elle rejoignait une autre route venant de Luxeuil par Remiremont et Épinal. Une voie aurait également existé dans la direction de Langres (DELACROIX), et d'autres voies, dont on retrouve les traces au sud, l'une dans la direction de Ronchamps, l'autre vers Ehuns et Visoncourt, établissaient des relations, d'une part, avec *Epomanduodurum* (Mandeure), d'autre part, avec Besançon.

Plombières était rattaché par des chemins d'embranche-ment avec les deux routes dont nous venons de parler, qui conduisaient de Luxeuil à Charmes. Jollois pensait qu'en outre une communication directe existait entre Plombières et Luxeuil.

Bains était relié par un chemin de traverse à la voie d'Augst à Luxeuil. D'après Le Vaillant de Bovet, on aurait relevé les traces d'une route qui, passant le Côné à une lieue de Bains, sur le Pont-des-Fées, se serait dirigée vers Bourbonne.

II

Pour les édifices thermaux et les sources aménagées, cer-tains devaient être la propriété de l'État, qui les employait à de véritables services publics, notamment au traitement des soldats malades ou blessés. Les légions furent souvent em-ployées à la construction des thermes de ce genre, surtout dans les villes des bords du Rhin, où l'occupation romaine eut toujours un caractère principalement militaire. En France, des travaux de ce genre furent exécutés à Néris par la légion VIII Augusta (1), dont on a retrouvé des briques portant les estampilles suivantes :

LEG VIII AVG

LEG VIII AVG L APPIO LEG

Les établissements, pour le plus grand nombre, devaient être la propriété des villes, qui en tiraient profit, soit en les exploitant elles-mêmes, soit en les affermant sous certaines conditions à des tenanciers. Nous savons que les villes se faisaient un revenu avec les distributions aux bains des eaux ordinaires (2); il devait en être certainement de même des eaux minérales, dont l'utilisation représentait un rapport sans aucun doute plus considérable.

Le colonel de Fabert, qui a écrit sur les antiquités de Luxeuil, avait cru retrouver la trace d'un fonctionnaire municipal des eaux de cette ville dans une inscription funéraire, placée au bas d'une stèle à personnage, qu'il lisait ainsi :

D   M

MVSINII RII AHIIII

et dont il donnait la paraphrase suivante (3) : « Ce monument a été érigé en l'honneur d'un Musinius, lequel, pendant sa vie,

---

(1) Des quatre légions envoyées en Gaule pour combattre Civilis à l'avènement de Vespasien, trois furent employées; la quatrième dut être laissée dans le centre de la Gaule comme arrière-garde. C'est pendant ces années que la VIIIe Augusta résida à Néris et qu'elle y construisit des édifices.

DESJARDINS, *Géographie de la Gaule romaine*. — L. RÉNIER, *Académie des inscriptions et belles-lettres*. Comptes rendus des séances de 1872, 3e série, t. I, p. 423-427.

(2) L'eau de l'un des deux autres réservoirs ira aux bains publics, dont la ville tire un revenu tous les ans. — VITRUVE, *De l'Architecture*, liv. VIII, chap. VI.

(3) *Notice sur la ville de Luxeuil et les antiquités qui s'y trouvent*. Congrès archéologique, Metz, 1846.

avait exercé deux fois l'emploi exprimé par l'initiale R, que je crois signifier *Recuperator*, juge-commissaire, et quatre fois celui qu'indiquent les deux lettres A H, que j'ai cru pouvoir expliquer par *Aquariæ Honoratus*, intendant des eaux. » M. Duhaut (1), en signalant la découverte, en 1877, d'une amphore contenant plus de trente kilogrammes de médailles, de 235 à 268, a repris l'hypothèse, en se demandant si le trésor n'appartenait pas au *Recuperator* en question.

La lecture ainsi rectifiée de l'inscription :

Musini Irc (ni) l (l) i fi (l)

(*Corpus I. L.*, XIII, 5440,) ruine cet ingénieux mais fragile échafaudage et ne permet guère de conclure à l'existence du fonctionnaire dont l'image serait ainsi venue jusqu'à nous.

En dehors de l'établissement public, il existait, dans certaines stations, des petits bains privés appartenant à des particuliers. A Vichy, des piscines isolées ont été découvertes sur plusieurs points de la ville antique, à peu de distance des sources. De même à Bourbon-l'Archambault, où une exploitation de ce genre, procédant vraisemblablement des traditions antiques, se pratiquait encore au treizième siècle. De même aussi à Aix-les-Bains, où l'on a reconnu des canaux qui amenaient les eaux thermales à des thermes particuliers situés à une certaine distance des bains principaux (2).

Était-ce aux propriétaires de ces bains que s'appliquait

(1) *Nouvelles archéologiques... Lettre de M. Duhaut. Revue archéologique*, nouvelle série, 19ᵉ année, 36ᵉ vol., 1878, p. 385.

(2) Une inscription de Lyon fait allusion à des petits thermes possédés par un prêtre. Les fragments qui en existent au Musée de cette ville se présentent ainsi :

IN· HIS· PRAE·····
C· VLATTI· APPRI· SA·····
THERMVLAE· S·····
AQVA· FONT·····

Allmer a reconstitué ainsi le texte : *In his prædiis Caii Ulattii Apri sacerdotis thermulæ salutares aqua fontis...* Sur ce terrain se trouve le petit établissement thermal de C. Ulattius Aper, prêtre ; il est alimenté par les eaux salutaires de la fontaine de...

Le docteur Poncet fait remarquer que cette inscription a justement été découverte sur un point où coule encore une source, consacrée jadis à saint Épipode, et célèbre au moyen âge par ses vertus curatives.

l'expression de *possessores aquenses*, gravée sur plusieurs inscriptions d'Aix? C'était l'opinion de M. Chaudruc de Crazannes (1), mais il est permis d'en douter et de voir plutôt dans les personnages désignés par cette expression des habitants de la cité jouissant d'un droit de propriété d'une nature particulière, mais n'ayant aucun rapport avec les eaux thermales (2).

Les sources thermales ou minérales étaient même quelquefois la propriété de particuliers, qui les exploitaient entièrement à leur profit. Nous savons par Plutarque que Caton possédait des eaux de ce genre, et ce que nous connaissons du génie financier de ce vieux Romain permet de supposer que ce devait être là un placement d'un bon rapport.

Quelquefois de généreux donateurs, que rien n'indique avoir été propriétaires des sources, contribuaient par leurs largesses à la construction ou à l'embellissement des édifices thermaux ou de leurs dépendances. C'est ce que nous voyons notamment à Néris, où une grande inscription au dieu Nerius, que nous citerons par la suite (3), consacre le souvenir de deux généreux citoyens, *Equester* et *Cimber*, qui avaient élevé auprès des sources des boutiques et des portiques avec toute leur ornementation.

III

C'était là, sous les portiques couverts attenant aux bains et dans les boutiques qui les avoisinaient que s'exerçaient, à

(1) *Sur deux inscriptions gallo-romaines inédites récemment découvertes à Aix-les-Bains. Revue archéologique*, X° année, 1° partie, avril à septembre 1853.

(2) « On ne sait leur condition exacte (aux *possessores aquenses*), mais c'étaient sûrement des possesseurs de biens ruraux, ayant un certain chiffre de fortune, et qui, n'étant pas propriétaires au sens romain du mot, devaient être tributaires. » — DESJARDINS, *Sur quelques monuments épigraphiques d'Aix-en-Savoie. Bulletin épigraphique de la Gaule*, novembre-décembre 1882.

(3) Voir p. 199.

côté de diverses industries de luxe qui devaient s'y rencontrer comme de nos jours, les différents métiers alimentés par la dévotion ou la reconnaissance des baigneurs. C'est là que se tenaient les tailleurs, de pierre ou de marbre, les *marmorarii*, avec leur assortiment de petits autels et de stèles, ou tout prêts à exécuter les représentations de membres ou de torses affligés de maladies, lorsqu'ils n'en possédaient pas des séries toutes préparées à l'avance.

A côté d'eux, les *lapicides* gravaient sur l'objet choisi l'inscription dédicatoire qui le consacrait à la divinité protectrice de la source. Ce devaient être, pour la plupart, des ouvriers des carrières voisines, venus s'installer pour la saison dans le voisinage des thermes. Les nombreuses erreurs qui se rencontrent dans les textes épigraphiques trouvés près des sources font présumer que ces graveurs n'étaient généralement pas des érudits (1), déroutés peut-être aussi qu'ils étaient par leur ignorance de certains noms de divinités rarement invoquées, ou, comme le remarque M. Mérimée (2), par la difficulté de rendre avec des lettres latines certains noms des idiomes celtes ou aquitains.

Là, aussi, se trouvaient les étaux et les enclumes des marteleurs et des ciseleurs de métal, d'où sortaient les plaques portant des inscriptions dédicatoires, comme à Plombières, des feuilles estampées, comme à Vichy, et les lames métalliques représentant des membres dont on demandait la guérison, si nombreuses, comme nous le verrons, autour de certains sanctuaires.

Sur les éventaires des marchands de terres cuites se pres-

_____

(1) *Les Inscriptions de Luchon*, dédiées aux Nymphes, nous donnent les variantes d'orthographe suivantes : Nymphis, Nimpis, Nympis, Nimphis.

(2) *De antiquis aquarum religionibus in Galliâ meridionali, ac præsertim in Pyrenœis montibus.* 1886. Et il ajoute : *Quanquam vel in ipsis marmorariorum erroribus mimine spernendam materiam invenient antiquarum linguarum curiosi, cum et in male transcripto vocabulo vulgaris pronuntiationis nonnunquam lateat indicium. Singulare illius varietatis exemplum præbet deus Baicorixus, quippe qui, quinquies lapidibus inscriptus, quadruplicem nominis formam exhibuerit : Baicorrix — Baicorixo — Baigoriso — Buaicorrix.*

saient les effigies des divinités : Vénus, Déesses-Mères, Apollons, Hercules, des enfants emmaillottés et des petits personnages rieurs et joufflus, voisinant avec d'immobiles troupeaux d'animaux et de volatiles. C'est là que les petites bourses, incapables d'aborder les offrandes de pierre ou de marbre, venaient choisir les ex-voto, gages de leur reconnaissance, et les statuettes, emportées comme souvenirs du voyage et de la cure, et que, rentrés chez eux, les dévots malades plaçaient dans leurs demeures, à côté de leurs dieux familiers.

Les donateurs qui préféraient à ces effigies plastiques des tablettes peintes destinées à être suspendues aux parois des édifices sacrés, pouvaient y rencontrer des peintres prêts à exécuter leurs commandes. Peut-être connaissons-nous le nom d'un de ces artistes qui opéraient dans les stations thermales par une inscription funéraire trouvée à Bourbon-Lancy, conservée actuellement dans le petit musée lapidaire réuni dans l'ancienne église Saint-Nazaire (1) :

D· M

DIOGE

NI ALP

PICTOR

IV

Quelques vagues traditions, de rares textes et un certain nombre d'inscriptions permettent de nous former une idée de la clientèle qui fréquentait, à l'époque gallo-romaine, les sources thermales et minérales de notre pays. Si l'on en voulait croire nos anciens auteurs, la plupart d'entre elles auraient reçu la visite de César (2), qui se serait baigné dans autant de

____

(1) PERRAULT-DABOT, *l'Ancienne église Saint-Nazaire à Bourbon-Lancy.*
(2) Notamment Bourbon-Lancy. « C'est en ces bains, dit J. Banc, qu'il semble que Jules, après la prise d'Alésia, se vint délasser de ses travaux

piscines qu'il a élevé de camps et construit de chaussées portant son nom. Nous pouvons laisser le grand général dans le domaine de la légende, ainsi que Néron et Vitellius, à qui, sur la foi d'étymologies faciles, on a voulu faire les honneurs de la fondation de Néris et de Vittel.

Nous avons plus de certitude au sujet de la visite d'Auguste à l'un de nos bains du sud-ouest, à laquelle fait allusion une épigramme de Crinagoras de Mitylène : « Après avoir exprimé cette pensée, dit Greppo (1), que la renommée suit Auguste en quelque lieu qu'il porte ses pas, le poète ajoute : « Les « eaux des Pyrénées en sont témoins : les bûcherons du voi- « sinage dédaignaient de s'y laver ; Auguste en a fait les bains « des deux continents. » Il est tout à fait vraisemblable que ce furent les eaux de Dax, les Aquæ Tarbellicæ, souvent aussi nommées Aquæ Augustæ, qui recueillirent ainsi les bénéfices de la visite impériale (2).

A cette même station reste aussi attaché le souvenir de la fille d'Auguste, Julie, qu'une tradition constante montre venant demander aux eaux de la Nèhe le soulagement des maladies, conséquences de sa vie de débauches.

A Gréoulx, l'antique Griselum, un personnage de marque, la femme de Vitrasius Pollion, consul pour la deuxième fois (l'an 176 de notre ère), a laissé le souvenir de sa reconnaissance aux Nymphes du lieu.

Certaines eaux thermales devaient être fréquentées alors, comme elles le sont encore de nos jours, par des soldats qui venaient y chercher le délassement de pénibles campagnes ou la guérison de leurs blessures. Si nous laissons de côté la tradition, rapportée par des historiens locaux (3), du soldat de Pompée se baignant le premier dans les eaux sulfureuses de

et chercher dans iceux, comme dans la fontaine de Jouvence, le renouvellement de ses forces. »

(1) *Op. cit.*, p. 99.

(2) Le rédacteur du t. XIII du *Corpus I. L.* ne partage pas cette opinion, et pense que le texte de Crinagoras doit s'appliquer plutôt à Bagnères-de-Bigorre, où, dit-il, existe un autel dédié : *Numini Augusti*.

(3) FERRÈRE, *les Harmonies de Bagnères-de-Luchon*. — ASTRIÉ, *les Baigneurs illustres à Luchon*.

Luchon et guérissant ainsi de ses blessures, pour nous en tenir aux indications plus certaines de l'épigraphie, nous voyons, à Balaruc, un tribun de la IIe légion consacrer un monument à Neptune et aux Nymphes (1). A Néris (2), nous avons l'inscription funéraire d'un soldat de la XIIIIe légion, né à Crémone :

SEX· CLITERNIVS

MILES

ANIENSIS

CREMONA

LEG· XIIII

AERORVM

V / / / / / H· S· E

A Vichy, celle d'un soldat de la XVIIe cohorte, préposée à la garde de la Monnaie de Lyon :

L· FVFIO· EQVESTRE

MIL· COH· XVII

LVGDVNIENSIS· AD

MONETAM·

IANVAR

L· I· F· P· IIII· R· P· IIII

Le nombre de ces inscriptions militaires est nécessairement très restreint dans notre pays, où, sauf à Lyon, à titre permanent, et sur certains autres points, dans des circonstances exceptionnelles, il n'existait pas de garnisons romaines. Elles se rencontrent plus fréquemment sur les bords du Rhin, occupés, au contraire, d'une façon suivie par des garnisons importantes, casernées dans les villes et les castella de la frontière. Nous pouvons citer, dans cette région, l'inscription du Godesberg, dédiée à Esculape et à Hygie par un légat de la première légion (3); aux *Aquæ Mattiacœ* (Wiesbaden), la dédi-

---

(1) Voir p. 176.
(2) DE LAIGUE, *Mémoire sur plusieurs antiquités trouvées à Néris. Mémoires de la Société des Antiquaires*, t. XLIX, 1889.
(3) Voir p. 178.

cace à *Apollon Toutiorige* par un centurion de la VIIe légion (1), ainsi que l'ex-voto consacré à la *Diana Mattiaca* par un légat de la XXIIe légion, pour le salut de sa fille (2).

Les inscriptions nous apprennent aussi d'où venaient quelques-uns des malades qui constituaient la clientèle de nos anciennes stations thermales. A Bourbonne, nous trouvons une clientèle plutôt locale : Romanus (3), Daminius Ferox (4), Claudius Cato (5), Verrea Verina (6) sont des Lingons, c'est-à-dire des habitants du pays même. Si, dans les deux inscriptions dont nous avons déjà parlé (page 48), qui se terminent par l'abréviation MED, nous devons lire, comme l'indique le *Corpus Mediomatrica*, nous avons affaire à des malades venus de la région assez voisine de Metz.

Dans d'autres stations, au contraire, ce sont des déplacements considérables, motivés probablement par la réputation d'efficacité des sources où l'on venait de si loin chercher la guérison. Nous avons déjà vu la femme d'un consul faire le voyage de Rome à Griselum. Voici, à Vichy, l'épitaphe d'un citoyen d'Arles :

D· ANTONIO

D· F· TER

VRBICO

ARELAT

« destiné, dit Greppo, à s'éteindre loin de sa belle patrie, laissant un cippe funèbre au lieu d'un autel aux Nymphes ». Un des autels dédiés aux Nymphes de Luchon est élevé par une Ségusiave (7), venue de la région du Forez; une autre par une Rutène (8), originaire du pays de Rodez. A Dax, nous

____

(1) Voir p. 165.
(2) Voir p. 177.
(3) Voir p. 189.
(4) Voir p. 165.
(5) Voir p. 189.
(6) Voir p. 189.
(7) Voir p. 182.
(8) Voir p. 182.

trouvons l'inscription funéraire d'un étranger venu de Pampelune :

AEMILIVS· PLA

CIDVS· POMPAELO

NENSIS· AN· X/

H· S· EST

Corpus I. L., XIII, 414.

Enfin quatre inscriptions d'Aix-les-Bains semblent révéler la présence d'éléments exotiques et tapageurs, comme on en rencontre encore fréquemment aujourd'hui dans les villes d'eaux à la mode :

D   M

TITIAE DORCA

DIS

POSSESSORES

AQVENSES

PVBLICE

D   M

TITIAE SIGENIS

MASCARPIO

ET IANVARIA

PARENTES FILIAE

PIISSIMAE

D   M

TITIAE

CHELIDONIS

PUBLICE

POSSESSORES

AQVENSES

CVRANTE· C· IVL

MARCELLINO

CONIVGE

D ⚥ M

CATINIAE

MOSCHIDIS

CATI//////

ISI//////

MATRI ⚥ PIISSIM///

On peut être frappé de la singularité de ces *cognomina* féminins, empruntés au grec : *Moschis* est *la génisse; Dorcas, la gazelle; Chelidon, l'hirondelle; Sigen, la silencieuse.* Peut-être celles qui les portaient étaient-elles de vertueuses personnes; Chelidon a un mari; Moschis et Sigen semblent avoir été mère et fille exemplaire, mais la bizarrerie de leurs noms les rend cependant suspectes à **M**. Gaidoz, qui trace de ce monde spécial un amusant tableau (1) : « Les surnoms contenus dans ces inscriptions dénotent une origine grecque ou orientale, ou peut-être plutôt le goût prétentieux d'une classe sociale qui aime le bruit et l'éclat. Ce sont ici moins des surnoms peut-être que les sobriquets ou les noms de femmes qui voulaient se faire remarquer... Ce n'est certainement pas à d'honnêtes bourgeois gallo-romains que se rapportent nos inscriptions, mais au monde tapageur des villes d'eaux de ce temps-là... Autour d'eux, on voit les gens du pays, les *possessores*, qui tiraient parti de ce monde à la vie large et facile. N'oublions pas que nous sommes dans une ville où les dix notables *Decemprimi Aquenses* parlent, dans une inscription, d'une fondation dont le revenu sera, pour une partie, employé à banqueter : *ad epulum emendum cum suo fructu*. Aix devait déjà être, au troisième siècle, une ville de bruit, de faste et de plaisir. »

V

Il semble, d'ailleurs, que la vie devait être gaie dans les stations thermales de l'antiquité, surtout dans celles qui n'étaient pas fréquentées uniquement par des malades ou des infirmes, mais qui servaient aussi de rendez-vous à des personnages bien valides, attirés, comme dans certaines villes d'eaux de nos jours, par l'attrait des plaisirs et des distractions réservés probablement à la saison balnéaire.

Dans la région qui avoisinait la Germanie, pays de grands amateurs de jeux de hasard, florissait l'usage des dés, si nous nous en rapportons, du moins, à la quantité invraisemblable

(1) *Trois inscriptions nouvelles d'Aix-les-Bains. Revue archéologique,* 3ᵉ série, t. IV, juillet-décembre 1884, p. 351 à 355.

Voir aussi Loustau, *Découvertes épigraphiques à Aix-les-Bains. Bulletin épigraphique,* novembre-décembre 1884.

de petits instruments de ce genre trouvés dans le sol à Baden,
en Suisse, les anciennes *Aquæ helveticæ* (1). Ces dés, en os,
étaient de forme cubique, héxaèdre, marqués sur chaque face
de points qui, pour deux faces opposées, donnaient toujours
le nombre sept. L'abondance de ces dés était telle sur certains points qu'une prairie en avait pris le nom de *Pré des dés,
Würffelwisen*. Plusieurs savants suisses ont pensé que Baden
étant un endroit renommé pour ses eaux minérales, il y avait
dans le bourg plusieurs maisons de jeu et des marchands de
dés, et que ces objets, fabriqués en grand nombre, furent
ensevelis sous les ruines des édifices lors de la destruction de
la ville par Cécina. Löys de Bochat (2), cependant, est loin
d'être aussi affirmatif, et, après une longue étude de la question, semble attribuer aux dés une origine plus récente et
explique leur abondance par d'habiles supercheries destinées
à duper les étrangers. S'il en était ainsi, le truquage des antiquités à l'usage des baigneurs naïfs ne daterait donc pas d'aujourd'hui.

A côté des jeux de hasard, si nombreux dans l'antiquité
romaine, qui représentaient le baccara et les petits chevaux
de nos modernes casinos, le goût si répandu des anciens pour
les jeux du cirque et les représentations scéniques se manifestait certainement dans les villes thermales, où les longs
moments de repos des baigneurs et l'oisiveté des simples
curieux assuraient une clientèle nombreuse à ces divers
genres de spectacles. Les sujets représentés sur une oreille de
plat ou de patère en bronze, trouvée à Néris (3), nous
montrent que les exercices du cirque devaient y être en
honneur. On y voit un homme courant avec un cerceau à la
main, une femme conduisant un char attelé de deux chevaux

<hr>

(1) ALTMANN, *De Tesseris Badæ Helvetiorum erutis. Museum helveticum*,
part. XXVI.

(2) *Mémoires pour servir d'éclaircissements sur divers points de l'histoire
ancienne de la Suisse. Mémoire XIII : Sur les dés à jouer qui se trouvent
en terre dans quelques endroits de la Suisse*, t. II, p. 526 à 547.

(3) DE LAIGUE, *Mémoire sur plusieurs antiquités trouvées à Néris. Mémoires de la Société des Antiquaires*, t. XLIX, 1889. (Figuré, p. 482.)

et une autre femme accroupie jouant avec un cerceau et des petites balles.

Plusieurs de nos stations anciennes ont conservé des restes importants des édifices consacrés aux jeux et aux représentations théâtrales. Les ruines de l'ancien théâtre de Néris subsistent encore, très reconnaissables, au moins comme disposition générale, dans le parc actuel improprement appelé *parc des Arènes*. Ce théâtre était adossé à une petite colline qui en formait le fond. L'édifice était surmonté d'une galerie supérieure, dont certains éléments : colonnes unies, avec leurs bases et leur couronnement, ont été retrouvées en place. Le mur extérieur qui entourait la partie haute des gradins, était flanqué de dix tours carrées, placées à égale distance les unes des autres, sans communication avec l'intérieur du théâtre et dont la véritable destination ne semble pas encore nettement déterminée (1). Les fouilles opérées sur l'emplacement des gradins ont mis à découvert la naissance d'arcades qui en supportaient une partie, mais les gradins eux-mêmes, et tout ce qui pouvait être employé comme matériaux de construction, ont depuis longtemps disparu.

A la station d'*Aquæ Segestæ*, que nous plaçons à Montbouy-Craon, se rattachait l'édifice en ruines situé au lieu voisin de Chenevières, désigné dans le pays sous le nom de *Fosse-aux-Lions*. Cet édifice, de forme elliptique ($48^m,30$ de grand axe sur $31^m,80$ de petit axe), présente l'aspect d'un amphithéâtre. Il n'était bordé de gradins que sur une partie de son pourtour. Une scène pouvait vraisemblablement être disposée sur le mur faisant face aux gradins et la même construction servait ainsi à un double usage, permettant de l'utiliser tour à tour pour des courses ou des luttes ou pour des représentations d'œuvres théâtrales.

(1) Esmonnot, *Néris, Vicus Neriomagus. Recherches sur ses monuments.* « Ces puits carrés n'auraient donc probablement pour destination que de recevoir les poids servant à tendre le velarium qui couvrait le théâtre, ainsi qu'on l'a déjà remarqué dans d'autres fouilles analogues. Cette disposition était ici une conséquence du peu d'élévation du mur extérieur au-dessus du sol formant le sommet de la colline. »

A Moind, l'ancienne *Aquæ Segetæ*, que l'on a appelé le Vichy des Ségusiaves, on voit encore les restes du théâtre antique, construit en maçonnerie de petit appareil sans chaînes de briques et flanqué extérieurement de nombreux contreforts. À l'intérieur, le mur présente une série de trous destinés à recevoir les poutres supportant les gradins, qui devaient, ainsi que les aménagements de la scène, être en charpente mobile. Cette disposition était excellente pour un théâtre de ville thermale, fréquentée seulement pendant une certaine période de l'année, après laquelle ces agencements pouvaient être enlevés et mis à l'abri jusqu'à la saison suivante.

A titre plus hypothétique, signalons encore Aix-en-Provence, où Peiresc avait vu les restes d'un amphithéâtre « dans le domaine de M. Joannis, qui faisait partie de l'antique cité »; Luxeuil, où l'on a cru reconnaître les vestiges d'un cirque dans le profil et les contours du terrain, à l'ouest des Bains; Saint-Parize (Nièvre), où la tradition place un amphithéâtre qui aurait été détruit au cours du huitième siècle, et Bourbon-l'Archambault où, suivant Greppo, on aurait découvert les restes d'un amphithéâtre ou d'un théâtre.

Citons, pour en terminer avec les jeux, deux petits monuments qui ne sont pas sans rapport avec eux. A Bourbonne, une stèle avec figure grimaçante en relief, porte l'inscription funéraire d'un comédien :

MAPONVS

HISTRIO ROCABA

LVS DICISSIT ANNO XXV

A Luxeuil, un tombeau, dit de la danseuse, présente sur sa face principale le personnage défunt, femme drapée avec élégance, dont les deux faces latérales de l'édicule indiquent la profession. Sur le côté gauche, elle est nue, en pied, et exécute une danse avec des crotales; sur le côté droit, elle est vue de dos, également nue, et danse en s'accompagnant avec quatre petites baguettes, deux de chaque main, qu'elle devait claquer comme des castagnettes (1). Ces deux monuments nous ont vraisemblablement transmis le souvenir d'artistes morts dans des stations thermales, après y avoir peut-être exercé leur profession et charmé les loisirs de leurs contemporains malades ou oisifs.

VI

Le logement de tous ceux qui, à l'époque de la saison, fréquentaient les sources thermales, n'était pas une petite affaire ; aussi, à l'époque gallo-romaine comme de nos jours, l'hospitalisation des étrangers entretenait autour des sources une industrie lucrative et florissante. Pour ceux des visiteurs qui n'avaient pas un domicile particulier, ou que n'attendait pas la réception d'un hôte, des hôtelleries d'ordres divers offraient une hospitalité plus ou moins confortable, vantée par les promesses souvent trompeuses des enseignes. Au moment de la saison, les hôtelleries regorgeaient de monde et il devenait difficile de s'y loger. Le rhéteur Aristide raconte qu'allant de Smyrne à Pergame, il atteignit, très avant dans la nuit, des sources thermales où tout était plein de bruit et de tumulte. Ne pouvant y trouver un gîte, il dut continuer sa route (2).

Nous savons qu'à Édepsus, dans l'île d'Eubée, où les sources chaudes attiraient, surtout au printemps, un grand nombre de visiteurs, on avait pourvu d'une façon exceptionnelle à leur logement par la construction de bâtiments d'habi-

(1) DESJARDINS, *les Monuments des thermes romains de Luxeuil. Bulletin monumental*, 46ᵉ vol., 1880, p. 220.
(2) FRIEDLÆNDER. *Mœurs romaines du règne d'Auguste à la fin des Antonins.*

tation avec salles et portiques. En ce qui nous concerne, peut-être avons-nous encore sur notre sol quelques vestiges des lointains ancêtres des Palace et des International Hôtels de nos cités thermales.

A Néris, Barailon (1) a signalé les restes d'un édifice comprenant une multitude de chambres ou de cases parallèles, dont quelques-unes présentaient encore des traces de peinture à fresque, séparées par une sorte de rue de 3 à 4 mètres de large. Entre les cases, il existait un four à pain, rond, surmonté d'une voûte. L'hôtellerie figure parmi les diverses attributions qu'on a données à cette construction. Je serais plutôt tenté d'y voir une dépendance des bains, servant au logement du personnel, par analogie avec des cases du même genre découvertes auprès d'autres thermes.

Les fouilles de Moind ont fait découvrir un groupe de constructions affectant la forme d'un vaste parallélogramme, occupé à son centre par une grande cour, et, sur trois côtés, par des salles carrées ou rectangulaires. Le bâtiment était chauffé par un hypocauste et assaini par un égout dont le conduit a été rencontré intact sur une certaine longueur. La présence dans les ruines d'une grande quantité d'ossements d'animaux et de nombreux débris de poteries usuelles : amphores, bols, assiettes, etc., a fait naître l'idée que cet édifice avait pu servir d'hôtellerie (2).

A Sanxay (Vienne), le P. de la Croix (3) a donné le nom d'hôtelleries à un noyau important d'habitations agglomérées et séparées dans leur longueur par un vaste passage. Ces habitations avaient à leur centre un atrium entouré d'une, de deux, de trois ou de quatre galeries, sur lesquelles ouvraient la plupart des chambres. Comme nous le verrons plus loin, il est plus que probable que Sanxay n'était pas, dans l'anti-

______

(1) *Recherches sur les peuples Cambiovicenses de la Table théodosienne ; sur l'ancienne ville romaine de Néris, département de l'Allier,* 1806.

(2) *Bulletin de la Diana,* t. III, 1885-1886, p. 308 et suiv.

(3) *Mémoire archéologique sur les découvertes d'Herbord dites de Sanxay,* 1883.

quité, une station balnéaire, mais il est à peu près certain, au contraire, qu'il était un lieu de réunions d'un autre genre, et, à ce titre, devait posséder, de même que les villes thermales, des édifices disposés pour loger, à un moment donné, une quantité considérable d'étrangers.

CHAPITRE III

1. Destruction des stations thermales. — II. Phénomènes naturels. —
III. Invasions barbares. — IV. Prédications chrétiennes. — V. Survivance des eaux au moyen âge.

1

Les stations thermales de la Gaule ont sombré dans le néant
sans que nous connaissions d'une façon certaine les causes de
disparition d'aucune d'entre elles. Les documents écrits, les
récits d'auteurs contemporains ou de date rapprochée des
événements qui ont accompagné leur chute font complètement
défaut. C'est à certaines conditions géologiques ou topographiques, à la disposition des lieux, aux états particuliers
dans lesquels se rencontrent les ruines, aux objets découverts
dans le sol que nous pouvons demander des indices propres à
nous éclairer, mais toujours de façon assez hypothétique, sur
les circonstances qui ont amené la chute de ces établissements,
ainsi que sur l'époque probable de leur disparition.

Les résultats donnés par les constatations de ce genre
poursuivies dans un certain nombre de stations permettent
d'attribuer leur destruction à trois causes principales : des
phénomènes naturels d'ordres divers; les invasions barbares;
l'influence du christianisme triomphant. Nous allons examiner
successivement à ces points de vue nos principales stations.

II

L'établissement d'Aix, en Savoie, semble avoir été détruit
par un diluvium descendu de la montagne du Revard. Des

débris de constructions, des restes de piscines et de bains ont
été trouvés enfouis dans les terrains d'alluvions dont l'épaisseur, sur certains points, atteignait plus de 5 mètres. Certains
indices permettent de supposer un cataclysme soudain, notamment la présence, dans une baignoire antique découverte en
1776, du squelette d'un malheureux baigneur, qui fut vraisemblablement surpris par la catastrophe sans avoir le temps
d'y échapper par la fuite (1).

Dans la même région, la perte des eaux minérales et la
disparition de l'édifice balnéaire de Menthon semblent à
M. Despine (2) devoir être attribuées plutôt à un éboulement
du sol qu'aux désastres qui marquèrent l'invasion des barbares. A Saint-Galmier, au cours des fouilles qui amenèrent
la découverte de l'ancien établissement balnéaire, on trouva
« au-dessus de toutes les salles et presque à fleur de terre, un
banc de sable peu profond qui semblait indiquer que la destruction de ces bains antiques fut le résultat d'une inondation
de la Coise, petite rivière qui passe à Saint-Galmier ».

Dans les Pyrénées, le petit établissement d'Aulus, peut-être
abandonné lors des bouleversements qui marquèrent l'invasion germanique du cinquième siècle, disparut sous les
alluvions accumulées chaque année au bas de la colline où il
s'élevait par les avalanches du printemps et les pluies d'orage.
Les restes du captage antique reconnu à Ax furent également
découverts sous une épaisse couche d'alluvions qui recouvrait
le sol primitif.

La station d'Ydes, dans le Cantal, eut vraisemblablement à
souffrir des invasions, mais elles ne paraissaient pas suffisantes
à M. de Ribier (3), pour expliquer un effondrement aussi
complet et surtout l'enfouissement de tous les débris sous le
sol. « Il me paraît plus naturel de les attribuer, ajoute-t-il,
dans une grande mesure au moins, à un cataclysme dont les

(1) Comte DE LOCHE, *Histoire de la ville d'Aix-les-Bains. Mémoires de
l'Académie des sciences, belles-lettres et arts de Savoie*, 4ᵉ série, t. VII, 1899.
(2) *Notice historique sur Menthon-les-Bains et ses thermes*, 1865.
(3) *Ydes, son histoire, ses eaux minérales*, 1901.

plaines de Saignes et d'Ydes portent encore les traces indé-
niables, sorte d'inondation diluvienne qui les aurait recouvertes de sable et de graviers à une époque reculée, peut-être
vers l'an 580 de notre ère, d'après la tradition conservée dans
le manuscrit de l'abbé Taillard. »

Enfin certaines stations isolées ou placées dans des vallées
d'un abord difficile ont pu échapper aux coups des barbares,
et s'éteindre lentement dans l'abandon et l'oubli. Il en fut
probablement ainsi pour Châteauneuf, situé dans la vallée de
la Sioule, à l'écart des voies qui servirent de routes d'invasions, et dont l'accès devait être autrefois particulièrement
difficile. Peut-être aussi pour Uriage, qui n'avait point encore
complètement disparu au quatorzième siècle, si l'on en croit
le naturaliste Guétard qui rapporte, d'après les traditions du
pays, qu'il y avait à cette époque une source d'eau minérale
et des bâtiments construits, disait-on, par les Romains, que
le seigneur du lieu fit démolir pour se soustraire aux visites
onéreuses des baigneurs.

III

Ces destructions accidentelles et ces lentes agonies par suite
d'abandon ont été de rares exceptions, et la plupart des stations thermales ou des simples édifices élevés autour des
sources ont péri de mort violente. Presque partout les colonnes
sapées, les marbres arrachés et brisés, les traces d'incendie :
couches de cendres, pierres calcinées, poutres carbonisées,
métaux fondus, révèlent la destruction brutale par la main des
hommes. La découverte fréquente de trésors monétaires ou
d'objets précieux dissimulés dans des cachettes témoigne des
craintes qu'inspirait l'approche de ces bandes sauvages qui,
pendant plus de deux siècles, parcoururent les Gaules l'épée
et la torche à la main.

L'étude de ces trésors cachés, de leur composition, des dates auxquelles s'arrêtaient les séries monétaires et l'observation des lieux de trouvailles ont permis à M. Adrien Blanchet, dans un ouvrage rempli de faits et d'aperçus ingénieux (1), de déterminer avec une réelle précision certaines des routes suivies par les envahisseurs et l'étendue des régions où s'étaient exercés leurs ravages.

C'est en 213 que les hordes barbares entrent en scène, avec les Alamans qui envahissent les terres Décumates (entre Danube et Rhin) et sont refoulés par Caracalla. En 234, sous Alexandre Sévère, invasion des Germains, repoussée par Maximien, qui les poursuit jusqu'au fond de leurs forêts et prend, en 236, le nom de Germanicus.

En 257, les Alamans gagnent l'Italie et les Francs traversent la Gaule du nord-est au sud-ouest, entrent en Espagne et arrivent jusqu'en Afrique. Ce double torrent accumula les ruines sur son passage; c'est lors de cette invasion, dont la Gaule fut délivrée par Postume, que durent être détruits de fond en comble nombre d'établissements de l'Auvergne, sous les coups d'une troupe d'Alamans, commandés, dit-on, par un roi nommé Chrocus, qui finit par être battu, pris et livré au supplice (2).

Après la mort d'Aurélien, en 275, une nouvelle invasion semble avoir dépassé celle de 257, par l'étendue des désastres

______

(1) *Les Trésors de monnaies romaines et les invasions germaniques en Gaule*, 1900.

(2) GRÉGOIRE DE TOURS, *Histoire ecclésiastique des Francs*, liv. II, II : « Le trône impérial fut occupé en vingt-septième lieu par Valérien et Gallien... Dans le même temps, Chrocus, roi des Alemans, ayant levé une armée, envahit les Gaules... Il rassembla, comme nous l'avons dit, la nation des Alemans, se répandit dans toutes les Gaules, et détruisit jusqu'aux fondements tous les édifices anciens. Étant venu à Clermont, il brûla, ruina, renversa le temple que les Gaulois dans leur langue appelaient Vasso, monument d'un travail et d'une solidité admirables. »

M. A. DE BARTHÉLEMY, *la Campagne d'Attila*, 1870 (extrait de la *Revue des questions historiques*), est loin d'attribuer à Chrocus un rôle historique aussi certain. « Je ne crois pas être trop hardi, dit-il, en avançant que Chrocus est un personnage complètement légendaire, autour duquel, pendant plusieurs siècles, vinrent se grouper toutes les dévastations que causèrent les invasions germaines sur le sol gaulois. »

qu'elle laissa après elle. La Gaule entière dut être parcourue en tous sens, car Vopiscus parle de plus de soixante villes dévastées par les barbares, qui furent refoulés par Probus et ses lieutenants, les Francs dans les marécages de la Batavie et de la Frise, les Alamans au delà du Rhin, jusque dans la vallée du Neckar. Sous le règne de Constance, les Alamans et les Francs reparaissent sur la rive gauche du Rhin et parviennent jusqu'à Autun, dont ils entreprirent le siège.

Battus et refoulés par Julien, en 359, on les voit de nouveau pousser jusque sur la Marne en 365-366. Les grands travaux de défense entrepris sur la ligne du Rhin, après que ces envahisseurs eurent été chassés de la Gaule par Valentinien, assurèrent la sécurité jusqu'en 406, époque à laquelle s'abattit sur notre pays une formidable invasion de Vandales, d'Alains et de Suèves, qui, pendant trois ans environ, parcoururent et dévastèrent la plupart des provinces de la Gaule (1).

En 451, apparut Attila, traînant à sa suite une cohue de peuples tartares et germaniques, qui ravagea la Gaule jusqu'à la Loire, pour reculer devant Aëtius, vainqueur sous les murs d'Orléans et à Mauriac, près de Troyes.

La plupart de ces invasions semblent avoir été des incursions de pillards, marchant au hasard devant eux, sans plan préconçu ni but déterminé, mais laissant partout sur leur passage la désolation et la ruine (2). Une fois les lignes de défense

______

(1) Lettre de saint Jérôme. — MIGNE, *Patrologie latine*, t. XXIV, p. 1057 : « Des peuples innombrables et féroces ont occupé toute la Gaule. Tout ce qui est compris entre les Alpes et les Pyrénées, entre l'Océan et le Rhin, le Quade, le Vandale, le Sarmate, l'Alain, les Gépides, les Hérules, les Saxons, les Burgondes, les Alemans, les Pannoniens l'ont dévasté. Mayence a été prise et détruite, des milliers d'hommes ont été égorgés dans l'église. Worms a succombé après un long siège. La ville puissante de Reims, les pays d'Amiens, d'Arras, la Morinie si reculée, Tournai, Spire, Strasbourg sont devenus germaniques. L'Aquitaine, la Novempopulanie, la Lugdunaise, la Narbonnaise, sauf peu de villes, ont été ravagées. »

(2) FUSTEL DE COULANGES, *Histoire des Institutions politiques de l'ancienne France*, 1re partie (1875) : « Tels sont les essais d'invasion hostile et à main armée que l'histoire peut compter. Il est facile de juger du mal qu'ils ont fait; les contemporains nous disent assez ce qu'il y eut de villes détruites, de provinces ravagées, d'existences humaines brisées. »

du Rhin franchies, ces bandes circulaient librement, suivant
les routes naturelles, comme les vallées, ou empruntant les
voies romaines, sans rencontrer de résistance sérieuse dans
un pays dépourvu de garnisons et de milices, et que ne défendait aucun réseau intérieur de forteresses (1). Sans doute après
les premières invasions, vraisemblablement à la fin du troisième siècle, un certain nombre de cités restreignirent leur
périmètre, en s'entourant de murs de défense élevés le plus
souvent avec des matériaux provenant de la destruction de
leurs édifices publics; mais ces travaux furent surtout exécutés pour mettre à l'abri les cités importantes comme points
stratégiques ou comme centres routiers, administratifs ou com-
merciaux et rien de tel ne fut entrepris autour de beaucoup de
villes secondaires, qui restèrent livrées sans défense aux coups
des envahisseurs.

Parmi les villes thermales, cités de luxe et d'élégance qui
durent attirer tout particulièrement les hordes pillardes, Dax
est la seule qui possédait certainement, à notre connaissance,
une enceinte murée aux temps gallo-romains. Il en était probablement de même à Aix-en-Provence, où Rouard avait
découvert, au cours des fouilles de 1843-1844, une muraille

Que l'on cherche pourtant ce que sont devenus ces envahisseurs; ils
n'ont rien laissé d'eux.

« Immenses déplacements d'hommes dont il n'est sorti rien de durable ;
beaucoup de tumulte et peu d'effets; beaucoup de ruines et pas une victoire. Les Germains qui s'établirent en Gaule et qui purent y laisser
quelque chose de leur sang et de leurs mœurs, furent seulement ceux
qui y entrèrent comme laboureurs ou à titre de soldats de l'empire. »

(1) BLANCHET, *op. cit.*, p. 52 : « Les envahisseurs ont évité de préférence
la grande forêt des Ardennes et les massifs montagneux des Vosges. Passant le Rhin, probablement au-dessous de Cologne, les Barbares se ré-
pandaient dans les pays formant le grand-duché de Luxembourg et les
provinces de Liège, de Namur et du Hainaut, et de là pénétraient dans la
vallée de l'Escaut, puis dans celle de la Seine, de la Marne, de la Saône
et du Rhône. C'est pourquoi les départements de la Seine-Inférieure, de
l'Eure, de la Marne, de l'Aube, de la Côte-d'Or, de l'Yonne, de la Nièvre,
de Saône-et-Loire, de l'Ain, de la Haute-Savoie et de l'Isère, sont parmi
les plus riches en trésors monétaires. On comprend dès lors que les régions montagneuses formant nos départements de la Haute-Saône, du
Doubs et du Jura aient pu demeurer presque toujours à l'abri du flot des
envahisseurs. »

antique qu'il supposait avoir dû faire partie des anciennes murailles de la colonie.

Quant à Néris, les anciennes traces de fortifications qui y ont été relevées doivent être tenues pour très hypothétiques et le camp installé dans le voisinage de cette ville présente plutôt le caractère d'un ouvrage de stationnement temporaire que d'une défense régulière et permanente de la cité.

Bien incertaines aussi sont les données fournies par M. Charron (1), qui parle de murs garnis de guérites pour les sentinelles entourant la ville gallo-romaine occupant le site de Craon-Chenevières, au lieu où nous plaçons Aquæ Segestæ, ainsi que d'une forteresse crénelée et flanquée de tours, sorte de citadelle de la ville antique, placée au nord de l'amphithéâtre, et dont les ruines n'auraient disparu qu'en 1790. Quels étaient les caractères architecturaux de ces ouvrages? Quelles sont les constatations qui permettraient de les rattacher à l'époque gallo-romaine? Rien de tout cela n'est établi d'une façon assez précise pour nous permettre de classer Aquæ Segestæ parmi les anciennes places fortifiées de notre pays. M. Blanchet n'y a, du reste, même pas fait allusion dans son ouvrage sur les *Enceintes fortifiées de la Gaule*.

L'existence à Luxeuil d'une enceinte fortifiée est peut-être moins problématique. Le moine Jonas, qui écrivit *la Vie de saint Colomban*, fondateur du monastère de Luxeuil à la fin du sixième siècle, y fait allusion en ces termes : *Castrum firmissimo olim fuisse munimine cultum... quem Luxovium prisca tempora nuncupabant.* — Dom Grappin, dans son *Histoire de l'abbaye royale de Luxeu*, a donné un plan approximatif de la ville antique, à laquelle il attribue une forme circulaire et a même signalé la découverte, en 1740, à l'entrée du faubourg des bains, des jambages de la porte méridionale de l'enceinte ancienne.

Il n'en fut pas de même sur la ligne du Rhin, zone frontière où l'occupation romaine conserva toujours un caractère mili-

(1) *Essai historique sur Montbouy. Annales de la Société historique et archéologique du Gâtinais*, t. XII, 1894.

taire très marqué. Des restes d'édifices fortifiés *castra, castella*, s'y rencontrent souvent sur des points pourvus de sources minérales (Creuznach, Godesberg, Wiesbaden, etc.), et, dans une région voisine, la ville de Tongres, où coulait la fontaine décrite par Pline, possédait une enceinte de murailles, où l'on croit reconnaître la trace de plusieurs remaniements successifs et dont il subsiste encore quelques vestiges (1).

La défaite d'Attila, qui semble avoir marqué la fin de la première période des grandes invasions, en attendant celles des Normands et des Sarrazins, n'amena cependant pas le calme dans l'intérieur de la Gaule et les luttes sans merci qui s'y livrèrent à tant de reprises durent avoir des conséquences désastreuses pour les monuments que les événements antérieurs avaient laissé debout. Ainsi l'Auvergne, si fertile en eaux minérales utilisées par les Gallo-Romains, eut à subir, vers 475, les ravages des Goths d'Euric, dont Sidoine Apollinaire nous a conservé le souvenir, et ce même pays fut dévasté de fond en comble, en 532, par Thierry, fils de Clovis, à la suite de la révolte d'Arcadius.

Les écrivains qui ont laissé des récits des invasions barbares des troisième, quatrième et cinquième siècles n'en ont retracé que les grandes lignes et n'ont conservé le souvenir que de certaines catastrophes retentissantes. Aucun document, aucun texte n'a mentionné la destruction d'une seule de nos anciennes stations; c'est donc aux ruines elles-mêmes, ainsi qu'aux séries monétaires découvertes dans leurs décombres, qu'il faut tenter d'arracher le secret des causes et des dates approximatives de leur disparition.

A Bourbonne, la destruction des édifices thermaux est généralement attribuée aux Barbares; puis les inondations de la petite rivière de la Borne vinrent recouvrir de quatre mètres de détritus les édifices ruinés. Il semble résulter d'observations consignées dans la notice de M. l'ingénieur Rigaud (2) que cer-

(1) BLANCHET, *les Enceintes romaines de la Gaule,* 1907.
(2) *Notice sur les travaux exécutés à Bourbonne-les-Bains. Annales des Mines,* VIIIᵉ série, t. XVII, 1880.

taines parties des édifices auraient subi des réfections et des remaniements, peut-être après des ravages partiels qui auraient été suivis de restaurations.

Les traces d'incendie et de violence abondent à Luxeuil, dont la destruction est attribuée par la majorité des auteurs à l'invasion d'Attila, en 451. Il semble certain aussi que la ville avait déjà dû être victime de précédents sinistres, car, à plusieurs reprises, les fouilles ont mis à découvert des ruines appartenant à des époques différentes, semblant indiquer des dévastations et des reconstructions successives. M. Delacroix (1) a fait également des remarques à cet égard à propos de la succession des poteries. Vers 1877, on découvrit une énorme amphore, contenant plus de trente kilogrammes de médailles (2), s'échelonnant de 235 à 268, probablement enfouie au moment de la grande invasion de 275.

Quoi qu'il en soit de sa date, le dernier orage qui s'abattit sur Luxeuil en amena la ruine complète, car un texte du moine Jonas, dans *la Vie de saint Colomban* à laquelle nous faisions allusion tout à l'heure, rapporte que le saint Irlandais, en arrivant dans le pays vers 590, ne trouva que des bêtes féroces, ours, buffles et loups, au milieu des restes des thermes et des statues de pierres, jadis vouées au culte exécré des païens (3).

Les bains de Montbouy (*Aquis Segeste*) ont été certainement détruits par le feu. Ce sont, de toutes parts, des moellons noircis, du plomb fondu, des poutres carbonisées. D'après les indications données par les récits des fouilles (4), les séries

(1) *Notice sur les fouilles faites en 1857 et 1858 aux sources ferrugineuses de Luxeuil. Société d'Émulation du Doubs*, vol. 7, 1862.

(2) *Revue archéologique*, nouvelle série, 19ᵉ année, 36ᵉ vol., 1878. *Lettre de M. Ch. Duhaut*, p. 385.

(3) *Hi aquæ calidæ cultu eximio constructæ habebantur; ibi imaginum lapidearum densitas vicina saltus densabat, quas cultu miserabili rituque prophano, vetusta paganorum tempora honorabant, quibusque execrabiles cœremonias litabant..... Solæ ibi bestiæ et feræ ursorum, bubalorum, luporum mullorum frequentabant.*

(4) Dupuis, *l'Aquis Segeste de la carte de Peutinger doit être placé à Montbouy*, 1852. — Dupuis, *Nouvelles découvertes à Montbouy. Bulletin monumental*, 1862.

onétaires s'étendraient d'Auguste à Constance et Valens, ce
ui permettrait de fixer comme dates approximatives de la
isparition de cette station une invasion de 373, sous le règne
e Valentinien, ou la grande invasion de 406.

Les eaux de Saint-Honoré durent subir le contre-coup des
icissitudes qu'éprouva la Gaule depuis le milieu du troisième
iècle. M. Bulliot (1), en étudiant de près les séries de mon-
aies qui furent trouvées en grand nombre dans cette station
et qui commencent au règne de Tibère, a remarqué l'absence
des empereurs dont le règne fut marqué par les principales
invasions. De Tétricus à Constantin (275 à 306), abandon
complet; aucune médaille ne se montre entre ces deux
princes; puis on retrouve celles des successeurs de Constantin
jusqu'à Valentinien Ier, ce qui reporte l'abandon définitif de
notre station au règne de ce prince, ou, au plus tard à l'invasion de 406.

A Moind, où nous pensons devoir placer l'antique Aquæ
Segetæ, la destruction violente s'accuse sans conteste : poutres
calcinées, colonnes brisées, inscriptions réduites en menus
fragments, etc. Dans un édifice, que l'on suppose avoir été une
hôtellerie, de nombreux ossements humains, épars sur le
pavé des salles, au milieu de matériaux divers, semblent
bien témoigner de morts violentes ayant accompagné le boule-
versement de la construction. Au même endroit, on trouva
dans un canal d'égout un vase en bronze, contenant un anneau
en or et 1,328 monnaies d'argent de Caracalla à Gallien, évidemment déposé là comme dans une cachette à l'approche
d'un péril imminent. Le point d'arrêt de ce trésor autorise à
fixer avec quelque vraisemblance la destruction de Moind à
l'époque de l'invasion à laquelle est resté attaché le nom de
Chrocus. D'autres découvertes de monnaies, parmi lesquelles
celles d'Auguste très abondantes, indiquent que Moind était
occupé par les Romains dès le commencement du premier
siècle. Une longue lacune suppose ensuite une accalmie de

____

(1) *Essai sur le système défensif des Romains dans le pays éduen.*

près d'un siècle, puis la prospérité reprend avec Trajan, Hadrien et les Antonins, dont les monnaies se rencontrent en grand nombre (1).

A Néris, l'examen des constructions thermales indique nettement une première disparition par suite de destruction violente, suivie d'une restauration, qui semble avoir eu le caractère d'une réfection presque complète. La ville dut participer également à ces vicissitudes, et Forichon (2) signale sur plusieurs points l'existence de murailles construites au-dessus de tronçons de murs plus anciens, dont elles n'étaient séparées que par une mince couche de décombres.

Le grand établissement thermal, le plus voisin des sources, fut reconstruit sur les ruines d'un premier édifice, sans qu'on ait même pris le soin d'enlever les marbres et les colonnes renversés. Ce fait apparut clairement lors des travaux de 1820, au cours desquels on rencontra d'anciennes piscines remblayées avec des décombres, des salles fondées sur des fûts de colonnes et des débris d'entablement, des fragments d'inscriptions employés à la couverture d'un aqueduc qui suivait l'axe de l'établissement et était fondé, en plusieurs points, sur les marbres qui pavaient d'anciens bassins. Le second établissement, plus voisin du camp, portait également des traces de restauration. « Les piscines, dit Forichon, avaient été, en plusieurs points, manifestement mutilées et ensuite restaurées avec un ciment, qui faisait contraste avec l'autre comme une pièce de grossière étoffe sur un habit fin. »

La date de cette première destruction est absolument imprécise. Quant à la restauration, la plupart des auteurs l'attribuent à l'époque qui suivit les succès de Julien, après qu'il eût chassé les Germains de la Gaule, entre 360 et 365; mais ce n'est là qu'une pure affirmation, que ne vient corroborer aucune preuve, et qu'il faut retenir à titre de simple hypothèse. L'établissement ainsi réédifié ne dut pas avoir une bien longue durée d'existence, car les séries monétaires de

(1) *Bulletin de la Diana*, t. V, 1889-1890, p. 38 et suiv.
(2) *Monuments de l'antique Néris*, 1859.

Néris ne nous conduisent que jusqu'au règne de Valens.

Les bains d'Évaux, dans le voisinage de Néris, ont dû, comme tant d'autres, être livrés aux flammes. Lors des fouilles, on a trouvé dans les piscines des charbons, des bois et des pierres noircis, des morceaux de bois carbonisés, et « au-dessus et dans tous les interstices des terres et des pierres amoncelées, une quantité très considérable de charbon entièrement semblable au noir de fumée du commerce ».

Bien qu'il paraisse évident qu'on soit là en face de témoignages incontestables d'incendie, je dois cependant signaler qu'un des premiers auteurs qui ont étudié les anciens thermes d'Évaux, M. Coudert-Lavillatte (1), s'est demandé, d'après les observations d'un chimiste, M. Legrip, s'il ne s'agissait pas là de phénomènes dus à la réaction des agents minéralisateurs des eaux thermales, phénomènes qui auraient suivi l'abandon des thermes après la chute de la puissance romaine dans les Gaules, et leur lente dégradation.

Quoi qu'il en soit, les thermes d'Évaux cessèrent vraisemblablement d'être fréquentés à la suite des invasions qui se succédèrent pendant le premier quart du quatrième siècle. Les monnaies les plus récentes qui en proviennent sont de Constance Chlore.

Au Mont-Dore, il y a probablement lieu de distinguer deux causes dans la destruction des édifices thermaux. Un éboulement de la partie supérieure de la montagne qui les dominait a laissé des traces évidentes, reconnues au cours des travaux de 1823 : amas confus de murs renversés, de voûtes abattues et de pierres énormes descendues des hauteurs, dont on pouvait suivre le trajet sur le flanc de la montagne (2). D'autre part, M. Ledru (3) a vu des indices certains d'une dévastation accomplie avec une violence sauvage dans les

(1) *Les Bains d'Évaux. Société des sciences naturelles et archéologiques de la Creuse*, t. I, 2ᵉ partie, p. 186 et suiv.

(2) BERTRAND, *Note sur les antiquités du Mont-d'Or.*

(3) *Note sur la mise au jour d'une partie de l'établissement thermal romain du Mont-Dore. Mémoires de l'Académie des sciences, belles-lettres et arts de Clermont-Ferrand*, nouvelle série, t. X, 1868.

sculptures et les chapiteaux brisés, les mosaïques boule-
versées, les colonnes renversées et leurs liens de métal arrachés, etc. Quels furent les auteurs de cette œuvre sauvage?
Faut-il l'attribuer aux Alamans de Chrocus, au troisième
siècle, ou bien aux Goths d'Euric, au cinquième? Les textes
sont muets; la dispersion des médailles trouvées au Mont-Dore
ne permet de tirer aucune conclusion des séries monétaires;
aussi doit-on se borner à de simples conjectures en face de
ces questions restées jusqu'à présent sans réponse.

Ainsi que nous l'avons dit plus haut, d'après M. de Ribier,
la ruine d'Ydes semble devoir être attribuée, du moins en
partie, à des phénomènes naturels. Peut-être aussi la main des
Barbares y fût-elle pour quelque chose, et il est vraisemblable,
en tout cas, si l'édifice subsistait encore au commencement du
sixième siècle, qu'il dut être détruit lors de l'invasion de l'Auvergne par Thierry, en 532, et du siège de *Castrum Meriola-
cense* (Chastel-Marlhac), qui n'en est situé qu'à peu de distance.

A Balaruc, l'abbé Bousquet (1) attribue la ruine de la station
aux invasions barbares, entre 362 et 375. D'après une note de
l'ouvrage de Greppo (p. 249), une seule découverte de médailles dans cette localité en aurait fourni quatre cents, représentant une série de tous les âges, depuis Auguste jusqu'à
Constantin.

A Rennes-les-Bains, les restes des constructions exhumées
sont généralement recouverts d'une couche de cendres et de
débris calcinés, qui témoigne de la destruction par le feu.

D'après les monnaies découvertes en assez grand nombre
dans cette station, sa ruine devrait être placée vers 408, à
l'époque où quelques-unes des hordes qui avaient pénétré
dans les Gaules, lors de la grande invasion de 406, atteignirent
les Pyrénées.

Les causes de la disparition des Thermes Onésiens, que je
place à Bagnères-de-Luchon, nous apparaissent moins claire-

____

(1) *Notice et précis historique sur Balaruc-les-Bains et ses sources thermales.*

ment. Les récits des fouilles qui mirent à découvert les anciens thermes ne semblent mentionner aucune particularité susceptible de nous éclairer sur les circonstances qui ont pu accompagner leur ruine. M. Sacaze signale, d'après Salvien (1), l'état de prospérité dans lequel se trouvait la région où est situé Luchon, la Novempopulanie, à la fin du quatrième siècle, et au commencement du cinquième; la dévastation lui semble dater de la grande invasion qui marqua le début de ce dernier siècle ou de l'époque du siège et de la prise de la capitale des Convènes, *Lugdunum Convenarum* (Saint-Bertrand-de-Comminges) par les Francs du roi Gontran, en 585. Greppo (*op. cit.*, p. 61), d'après le président d'Orbessan, semble plutôt attribuer la destruction de ces thermes à un éboulement de terre et de rochers qui aurait tout enseveli, les édifices et les sources elles-mêmes.

A Aix-en-Provence, Rouard signale la découverte, au cours de plusieurs fouilles, de couches de cendres et de terre brûlée recouvrant les décombres, et conclut à une incendie qui aurait suivi ou précédé le pillage de la cité. La série des médailles rencontrées dans ces fouilles va d'Auguste à Magnence. La ville subit peut-être alors une première atteinte qui ne dut pas la ruiner entièrement, puisque Sidoine Apollinaire (2) en parle encore au cinquième siècle. La destruction plus complète eut lieu probablement, d'après Robert (3), au sixième siècle, lors des invasions des Saxons et des Lombards.

---

(1) *Nemini dubium est Aquitanos ac Novempopulos medullam fere omnium Galliarum et uber totius fecunditatis habuisse; nec solum fecunditatis, sed, quæ præponi interdum fecunditati solent, jucunditatis, voluptatis, pulchritudinis... Ut vere possessores ac domini terræ illius non tam soli istius portionem quam paradisi imaginem possedisse videantur.* SALVIEN, *De Gubernatione Dei*, liv. VII, 2. Cité par SACAZE dans *Études sur Luchon*, 1887.

(2)   *Nuper quadrupedante cum citato*
Ires Phocida Sextiasque Baias,
Illustres titulis præliisque
Urbes, per duo consulum tropæa.
                    Carm., XXIII, v, 13.

(3) *Essai historique et médical sur les eaux thermales d'Aix, connues sous le nom d'Eaux de Sextius*, 1812.

IV

Le christianisme, lors de son triomphe définitif et de son établissement officiel en Gaule, fut également, comme nous l'avons dit, un puissant agent de destruction pour les cités thermales et les édifices élevés près des sources. Si, vers la fin du quatrième siècle, la religion nouvelle avait déjà profondément pénétré les populations des villes, il n'en était pas de même dans les campagnes dont les habitants, les *pagani*, étaient restés, pour la plupart, attachés aux anciens cultes. « Le druidisme avait depuis longtemps perdu sa vitalité, mais, du mélange de la mythologie romaine avec la mythologie celtique s'était formée une religion populaire dont les monuments abondent sur notre sol, bien que l'interprétation en soit encore obscure (1). »

Pour vaincre ces résistances, les empereurs eurent recours à des mesures légales de destruction, comme le rescrit d'Arcadius, en 399 : *Si qua in agris templa sunt, sine turba et tumultu diruantur; his enim dejectis atque sublatis, omnis superstitionis materia consumitur;* et celui de Théodose le Jeune, complétant en 426 l'œuvre de son père : *Cuncta eorum fana, templa delubraque, si qua etiam nunc restant integra, jussu magistratuum destrui, conlocationeque venerandæ christianæ religionis signi expiari præcipimus.*

Mais avant même que ces prescriptions fussent passées dans le domaine législatif, de fougueux chrétiens avaient entamé la croisade contre le paganisme encore debout, et le grand Apôtre des Gaules, saint Martin, avait commencé ses audacieuses expéditions dont les traces ont été relevées dans tant de contrées de notre ancienne Gaule (2). Les cités et les édifices qui

(1) Lavisse, *Histoire de France*, t. II, 1ʳᵉ partie, p. 13.
(2) Lecoy de la Marche, *Saint Martin*, 1881. « En se bornant aux résul-

font l'objet de nos études ne furent certainement pas oubliés dans l'œuvre dévastatrice. Le luxe des stations thermales, avec leurs jeux et leurs plaisirs, la vie libre et facile qu'on y menait, le culte dont on y entourait tant de divinités latines ou indigènes ; les temples médicaux, où les malades venaient demander à de surnaturelles interventions la guérison de leurs maux ; les simples sources, avec leurs modestes sanctuaires auxquels présidaient ces divinités des eaux et des bois, objets d'exécration de la part des fidèles chrétiens, tout cela était bien de nature à attirer les coups des bandes fanatiques qui marchaient sur les pas du saint et s'appliquaient à venger sur les monuments du paganisme expirant les persécutions et les longues années d'oppression dont avaient souffert leurs frères en croyance. Bien que la plupart des panégyristes de saint Martin représentent sa prédication comme une œuvre de douceur, exempte de toutes violences de la part de l'apôtre ou de ses auxiliaires (1), il est permis de douter que, sans une pression énergique, les païens, attachés à leur foi, aient modifié aussi vite leurs idées religieuses et leurs sentiments et opposé aux destructeurs une aussi molle résistance. Aussi je crois plus près de la vérité le portrait du grand missionnaire que nous trace de Broglie dans son livre sur *l'Église et l'Empire romain* : « Conduisant à l'assaut des temples de

tats absolument certains de notre investigation, voici les contrées où il a mis le pied : la Touraine, l'Anjou, le Maine, le pays Chartrain, l'Ile-de-France, la Picardie, le pays de Trèves, le Sénonais, la Bourgogne, la Suisse, le Dauphiné, l'Auvergne, le Berry, le Poitou, la Saintonge, le Bordelais. Et si l'on veut tenir compte des résultats reposant sur des probabilités plus ou moins grandes, mais dont quelques-unes approchent de la certitude, il faut encore ajouter à cette liste l'Artois, la Flandre, une partie de la Belgique, la Lorraine, la Champagne, la Franche-Comté, la Savoie, le Forez, le Nivernais, et même un coin de la Normandie et de la Bretagne moderne. »

(1) Sulpice SÉVÈRE, *De vita B. Martini.* « Le plus souvent les paysans s'opposaient à la suppression des lieux sacrés, mais il captivait avec tant de douceur l'esprit des païens par sa sainte prédication que, finissant par ouvrir les yeux à la lumière, ils portaient eux-mêmes la main sur la demeure de leurs idoles. » Cité par BULLIOT et THIOLLIER dans *la Mission et le culte de saint Martin d'après les légendes et les monuments populaires dans le pays éduen.* — Voir aussi LECOY DE LA MARCHE, *op. cit.*, p. 332 et 333.

véritables croisades rustiques, les guidant lui-même dans son costume de solitaire qu'il n'avait pas quitté, les cheveux en désordre, la tunique sale et déchirée, la torche ou la hache à la main, mais le regard brillant d'un feu plein de douceur. »

Les modes de dévastation monumentale étant toujours les mêmes : le renversement ou l'incendie, il est malaisé de faire la part des barbares et des chrétiens dans ces œuvres néfastes qui couvrirent de ruines notre sol gaulois. Il y a cependant des indices qui peuvent faire attribuer avec quelque certitude à ces derniers la destruction de certains des édifices qui nous intéressent. C'est, tout d'abord, la situation géographique des stations détruites sur le trajet du saint, qui a pu fréquemment être déterminé avec une assez grande précision. C'est, ensuite, la concordance entre la fin des séries monétaires et des dates se rapprochant sensiblement du passage des bandes chrétiennes, car l'effervescence causée par leur venue ne dut pas se calmer immédiatement et des disciples zélés continuèrent et étendirent certainement l'œuvre dévastatrice. La présence, près des lieux ravagés, de sanctuaires dédiés à saint Martin doit aussi être prise en considération. Enfin, certains caractères particuliers dans la destruction : la mutilation systématique des statues, leur précipitation dans les puits, le martèlement voulu des inscriptions peuvent également être retenus comme des indices d'une dévastation ayant un but déterminé et visant plus spécialement le côté religieux des établissements auxquels elle s'appliquait. Il nous est impossible de suivre pas à pas la marche du christianisme vainqueur, chassant de leurs temples les vieilles divinités chères aux malades et mettant en fuite les nymphes protectrices des sources salutifères. Si nous nous bornons à jeter un coup d'œil sur la Bourgogne et le Morvan, pays dans lesquels la mission de saint Martin a été tout particulièrement étudiée par MM. Bulliot et Thiollier dans l'ouvrage que nous avons déjà cité, nous voyons que l'apôtre des Gaules dût parcourir ces régions à partir de l'année 377, et nous remarquons : que Saint-Honoré, dont nous avons attribué la destruction aux Barbares, tomba peut-être sous les

coups des chrétiens, car la série monétaire se clôt avec Valentinien Ier; qu'à Bourbon-Lancy, où la plus récente des monnaies
recueillies est de Magnence, des statues mutilées ont été
trouvées dans un puits et que M. Bulliot signale, sur l'emplacement du Bourbon romain, les restes d'une ancienne église
dédiée à saint Martin ; que les temples d'Essarrois et du Mont-
de-Sène, d'après les séries monétaires, ont été ruinés à là fin
du quatrième siècle ; qu'à Sainte-Sabine, le vicus gallo-romain
prit le nom de *Sanctus Martinus Lassus*, qu'il porta jusqu'au
treizième siècle ; qu'au temple des sources de la Seine, enfin,
où les séries monétaires se terminent à Maximus, la présence
d'objets précieux retrouvés dans les décombres détourne l'idée
d'un pillage, tandis que la mutilation des statues, à peu près
toutes décapitées, révèle le désir bien net d'anéantir les images
extérieures d'un culte odieux.

V

Les premières invasions qui, nous le savons, furent surtout
des incursions de pillards, traversant les pays sans s'y fixer,
pas plus que les progrès sans cesse croissants de la religion
du Christ, n'amenèrent d'ailleurs la disparition absolue de
toutes les stations thermales ou minérales. Quelques-unes
subsistèrent sans doute, grâce à leur situation à l'écart des
routes suivies par les envahisseurs ou de leur position dans
des vallées peu accessibles. D'autres, qui ne furent pas ruinées
de fond en comble, purent être totalement ou partiellement
reconstruites ; nous avons vu à Néris, notamment, un exemple
certain de restauration de ce genre. Ce qui n'est pas douteux,
c'est que les sources médicinales n'étaient pas complètement
délaissées au cinquième siècle, au temps où Sidoine Apollinaire
fait allusion aux eaux d'Aix et demande à son ami Aper,
dans la lettre que nous connaissons, s'il s'est rendu aux eaux

salutaires aux malades souffrants de la poitrine et du foie.
Ainsi donc, à cette époque, les eaux de l'Arvernie étaient
encore fréquentées, bien que cette contrée eût été déjà le
théâtre de désastres retentissants.

Mais, avec l'effondrement de l'empire romain et l'établissement des Barbares en Gaule, la nuit complète se fait sur les
stations d'eaux de notre pays. Les changements apportés dans
les mœurs par les nouveaux occupants, les modifications
introduites dans la vie sociale comme dans la vie privée amenèrent la disparition d'habitudes qui n'étaient plus en har-
monie avec les conditions nouvelles de l'existence.

Cependant, à la ruine des thermes et des sanctuaires sur-
vécut le culte des sources, la vénération dont on entourait les
eaux à caractère médical ou seulement sacré. L'Église mit
tout en œuvre pour déraciner ces croyances superstitieuses.
La chevauchée de saint Martin et l'édit d'Arcadius avaient
commencé le mouvement; d'autres prohibitions suivirent,
mais la continuité même des anathèmes prononcés contre les
fervents des sources est une preuve de leur inefficacité (1).
Bien souvent, l'Église eut recours à une sorte de subterfuge,
et, reconnaissant l'impossibilité de déraciner l'antique croyance,
la prit pour son propre compte et substitua à la Nymphe ou
au Génie tutélaire du paganisme un Saint protecteur investi
des mêmes fonctions (2). L'oratoire chrétien s'éleva sur les

____

(1) « Que nul chrétien, dit saint Éloy, évêque de Noyon au septième
siècle (dont saint Ouen, archevêque de Rouen, a écrit la vie), ne fasse des
vœux dans les temples, ou auprès des pierres, des fontaines, des arbres...
Chaque fois que vous tomberez dans quelque infirmité,... ne faites point
de cérémonies diaboliques aux fontaines, aux arbres et aux carrefours
des chemins. »

Non licet inter sentes, aut arbores sacrivos, vel ad fontes vota exsolvere.
(Concil. Antissiod., c. 3.)

*Si alicujus episcopi territorio infideles aut faculas accendunt, aut arbores,
fontes vel saxa venerentur, si hac cruere neglexerit, sacrilegii reum se esse
cognoscat.* (2ᵉ concile d'Arles, vers 452.)

Le deuxième concile de Tours (567) condamne ceux qui se livrent à
des pratiques païennes : *Ad nescio quas petras, aut fontes, aut arbores, de-
signata loca gentilium.*

(2) *A cultu dæmonum in obsequium Dei veri debeant commutari..... et
deum verum cognoscans et adorans, ad loca quæ consuevit familiarius con-
cussat.* (BÈDE LE VÉNÉRABLE, *Hist. Eccles. Angolorum*, lib. 1, chap. XXX.)

ruines de l'édicule païen, orné quelquefois même de statuettes
ou de bas-reliefs empruntés à l'édifice antique (1).

Cette dévotion a traversé les siècles pour venir jusqu'à
nous. On ne peut compter les sources sacrées où la foi populaire va chercher la guérison des fièvres, des maladies des
enfants, des maladies de la peau ou des yeux, de la stérilité,
des suites de couches, etc. (2). En bien des endroits, les rites
sont restés analogues à ceux que pratiquaient les anciens
fidèles des sources : les dévots ont continué à déposer leurs
offrandes auprès d'elles ou dans leurs bassins mêmes (3), à
briser leurs tasses ou à les abandonner sur les bords (4), à
suspendre dans les édicules protégeant les sources ou aux
branches des arbres voisins de menus objets votifs, ou des
représentations en cire ou en métal des membres atteints de

(1) Sur le plateau du Mesvrin, l'ancien autel du Génie des eaux est
enclavé dans l'abside de la chapelle de saint Ploto.

Au pied du Mont-de-Sène (Côte-d'Or), près de l'église, on remarque
dans le mur d'une fontaine une figurine grossière de travail gallo-romain.
C'est l'ancien Génie de la source, qui prit le nom de saint Éloi après
l'abolition du culte païen.

Près de Massingy (Côte-d'Or), dans une chapelle voisine de la fontaine
de Notre-Dame-de-la-Roche-d'Y, on a incrusté dans la maçonnerie deux
bas-reliefs en pierre, anciens ex-voto trouvés certainement près de la
source.

On pourrait encore citer bien d'autres exemples de cette nature.

(2) IGNON, *Notice sur les monuments antiques de la Lozère. Mémoires
de la Société .... de Mende*, t. XI, 1830-1840. — *Bulletin de la même
Société*, t. IX, 1858. — BULLIOT, *le Culte des eaux sur les plateaux éduens.*
— DE BOISVILLETTE, *Statistique archéologique d'Eure-et-Loir. Sources et
fontaines*, 1864. — DU MÈGE, *Archéologie pyrénéenne*, t. II. — *Le culte des
fontaines dans l'Aube. Revue des Traditions populaires*, t. XVI,
p. 183, etc., etc.

(3) M. THOLIN, *Causeries sur les origines de l'Agenais. Revue de l'Agenais*, t. XXII, cite plusieurs fontaines sacrées dans le Lot-et-Garonne,
entre autres trois sources (près de l'église de Goux, commune d'Allons),
à vertus miraculeuses, auxquelles on fait offrande en jetant des pièces
de monnaie dans leurs bassins. Dans la même région, à Ambrus, on jette
encore dans l'eau des pièces de cuivre, d'argent et d'or.

(4) *Bulletin de la Société des Antiquaires*, 1886, p. 174 : « M. Buhot
de Kersers entretient la Compagnie d'une fontaine existant dans le département du Cher, appelée *les Baptisés*, qui est encore l'objet de pèle-
rinages. On a trouvé, dans son voisinage, une grande quantité de petits
vases en terre grossière et d'époque certainement fort ancienne. M. Gaidoz
suggère l'idée que ces vases avaient pu servir autrefois aux pèlerins
pour boire l'eau sacrée de la source et ensuite être laissés en ex-voto. »

maladie, et, près des fontaines les plus fréquentées, les petits saints d'argile ou de plâtre ont remplacé sur les éventaires des marchands les Vénus, les Matres et les bébés emmaillotés, modelés autrefois pour les dévots païens par les céramistes de la vallée de l'Allier.

Il semble bien qu'au moyen âge une sorte de renaissance se produisit dans l'usage des eaux thermales. La nécessité de combattre l'horrible fléau de la lèpre fut sans doute pour beaucoup dans ce retour à l'emploi des eaux chaudes; les noms caractéristiques donnés à certaines piscines sont très significatifs à cet égard (1). Mais, en dehors même de ces cas spéciaux, il n'est pas douteux qu'une certaine vie se manifesta autour de quelques sources à l'époque médiévale et qu'on mit à profit les travaux gallo-romains, en décombrant les vieilles piscines et en nettoyant tant bien que mal les conduites anciennes.

Je me bornerai à citer rapidement quelques preuves de cette survivance de la vie thermale, dont l'étude m'entraînerait trop loin et est trop en dehors du sujet de mes recherches pour que je tente même de l'aborder plus complètement.

Les eaux d'Aix-en-Provence ne furent jamais abandonnées au moyen âge. De 1112 à 1245, sous les princes de la maison d'Aragon, elles étaient très fréquentées pour le goitre et les écrouelles (2). Ruffi, dans ses *Essais sur l'histoire de la Provence*, rapporte qu'aux douzième et treizième siècles on y venait de diverses nations de l'Europe, notamment d'Angleterre et d'Allemagne.

Les eaux de Gréoulx virent leurs bains rétablis par les Templiers. Dans un *Traité sur les eaux minérales de Gréoulx*, sans nom d'auteur ni date, il est dit qu'on voyait encore près

---

(1) Ax, *Bassin des Ladres*. — Moixn, *Fontaine des Ladres*. — Neyrac, *Piscine des lépreux*. — Plombières, *Bain des Ladres, des Lépreux ou des Bonnes gens*.

Près de Dax, les eaux de *Tercis* furent utilisées pour soigner les lépreux au retour des Croisades. On y voit encore les vestiges d'une ancienne léproserie.

(2) Robert, *Essai historique..... sur les eaux thermales d'Aix.*

des bains les vestiges de l'établissement qu'ils y avaient construit. Les restes imposants de leur château ou couvent fortifié couronnent le sommet de la colline où est bâti Gréoulx.

A Digne, des lettres patentes de Charles II, comte de Provence, de 1293, assignent à son médecin une rente sur les revenus des bains, à charge de les surveiller. En 1312, il intervient un compromis permettant l'usage des bains aux Juifs, à condition qu'ils contribueraient aux travaux de réparation (1).

Dans l'Ardèche, les bains de Neyrac sont mentionnés dans un acte de 1340 (2). Il existait déjà auparavant en ce lieu une léproserie fortifiée, dont on voit encore des restes, avec, tout à côté, contre un rocher, le banc de bois où les lépreux, sortant du bain, allaient se sécher au soleil (3).

Les eaux de Saint-Laurent, dans la même région, étaient connues et fréquentées au quinzième siècle.

Dans le Rouergue, de pieux solitaires qui se retirèrent en 1132 dans la vallée de Sylvanès y trouvèrent un hameau, sorte de caravansérail, destiné à recevoir ceux qui allaient boire, dans la belle saison, l'eau de Sylvanès, et inhabité le reste de l'année (4).

Au Mont-Dore, le seigneur de Murat fait don, en 1328, au chapitre d'Orcival, d'une rente importante à prélever *sur les bains du lieu de Bains* (ancien nom du Mont-Dore). D'après des registres terriers (1423 et 1463), il y a avait alors quatre sources minérales utilisées.

A la Bourboule, en 1643, le seigneur s'engage à faire construire *une maison de bains* à l'usage des habitants, à charge par eux de payer une redevance.

Au onzième siècle, le seigneur de Bourbon-Lancy donne à

(1) Annoux, *Étude historique sur les bains thermaux de Digne*, 1886.
(2) Docteur Francus, *Voyage aux pays volcaniques du Vivarais*, 1878.
(3) Morin, *Notice historique et thérapeutique sur les eaux minérales et thermales de Neyrac*, 1868.
(4) Abbé Bousquet, *Anciennes abbayes de l'ordre de Cîteaux dans le Rouergue. Mémoires de la Société des lettres, sciences et arts de l'Aveyron*, t. IX.

l'abbé de Cluny les bains situés dans le voisinage de son château, à charge d'entretenir cinq religieux de son ordre au prieuré de Saint-Nazaire et d'y faire aumône générale trois fois par semaine.

Il existait au Vernet un édifice thermal voûté, dont la construction est attribuée au douzième ou au treizième siècle. Au même lieu, en 1309, Guillaume de Novelles reçoit l'autorisation de construire des bains dans la maison qu'il possède au Vernet, près des bains de ce lieu, et de recevoir une source chaude qui est hors des grands bains (1).

Les bains de Bagnères-de-Bigorre étaient soumis, en 1317, à un règlement de police municipale, édictant des peines contre ceux qui salissaient l'eau (2), on molestaient les baigneurs.

Au Vieux-Barèges, d'après le Guide Joanne, on voit encore de sombres piscines, construites probablement au moyen âge. Les bains de Cauterets sont mentionnés dans une charte de 945, par laquelle le comte Raymond donne à l'abbaye de Saint-Savin « la vallée de Cauterets, à condition que les moines y élèvent une église à saint Martin et y conservent toujours des cabanes convenables pour les baigneurs (3). » Reveil (4) signale l'ancien Bain de César, « qui se rapporte par son ordonnance et sa construction à la fin du treizième siècle,

---

(1) Cuos, *le Monument thermal du Vernet. Mémoires de la Société archéologique du Midi de la France*, t. IV.

(2) Le souci d'éviter la pollution des eaux des piscines est certain au moyen âge. Il nous semble bien apparaître dans la légende des eaux de Vichy. Une tradition constante dans le pays plaçait les eaux et les bains, aux temps anciens, non loin de Rongères, près de Varennes-sur-Allier, où l'on a découvert, près d'une source, de vastes piscines cimentées, des tuyaux et de nombreuses antiquités. D'après la légende, il y eut là des sources chaudes, sous la protection d'une fée blanche, qui avait défendu formellement qu'aucune femme y lavât son linge particulier. Un jour, au temps des Gaulois, la fée planant au-dessus des sources aperçut une femme qui lavait du linge maculé dans la grande piscine. Irritée, la fée enleva aussitôt les sources chaudes et les transporta à Vichy, où elles n'ont pas cessé de couler depuis lors.

Ne peut-on pas voir dans cette légende comme un reflet du soin pris par nos ancêtres de préserver les eaux des sources thermales de tout contact pouvant les contaminer ?

(3) Docteur Miquel-Dalton, *Cauterets dans le passé*, 1890.

(4) *Analyse chimique des eaux de Cauterets. Annales de la Société d'hydrologie médicale de Paris*, t. VI, 1859-1860.

époque à laquelle un grand nombre de maladreries furent fondées près des sources minérales. »

La *Cosmographie* de Qazwînî, auteur arabe du treizième siècle, parlait en ces termes des eaux de Dax, auquel il donne le nom de *Efsch* : « Il y a là une source chaude, très riche en eau, sur laquelle est bâtie une maison avec une cour spacieuse. Dans cette maison les habitants prennent des bains chauds, mais en se tenant assez loin de la source chaude, par crainte de la haute température de l'eau qui sort de la source chaude (1). »

A Rennes-les-Bains, des séries monétaires du moyen âge semblent établir que les bains ne cessèrent pas d'être fréquentés pendant cette période (2).

En Savoie, à l'Échaillon, une charte de 1344 prouve l'existence à cette époque d'un établissement de bains.

A Uriage, d'après Guétard (3), il y avait, au quatorzième siècle, une source d'eau minérale et des bâtiments construits par les Romains, que le seigneur du lieu fit démolir pour se soustraire aux visites onéreuses des baigneurs.

Nous connaissons par le roman de Flamenca, écrit au treizième siècle, la vie qu'on menait à cette époque à Bourbon-l'Archambault, où il y avait « des établissements où tous, gens du pays et étrangers, pouvaient prendre les bains très confortablement. Pas de boiteux ni d'éclopé qui ne s'en retournât guéri, s'il n'abrégeait pas trop son séjour. On pouvait se baigner quand on voulait dès que l'on avait fait marché avec le patron d'un hôtel concessionnaire[des sources. Dans chaque bain jaillissaient de l'eau chaude et de l'eau froide. Chacun était clos et couvert comme une maison, et il s'y trouvait des chambres tranquilles où on pouvait se reposer et se rafraîchir à son plaisir (4). »

(1) C. JULLIAN, *Notes sur l'Aquitaine.*
(2) *Mémoires de la Société des Antiquaires*, t. III, 1821, p. 56 et suiv.
(3) *Minéralogie du Dauphiné*, 1779.
(4) LANGLOIS, *la Société française au treizième siècle d'après dix romans d'aventure. Sur Flamenca*, p. 130 à 185. — CHAMBON, *Bourbon au moyen âge. Quinzaine bourbonnaise*, t. **VI**, 1897, p. 12 à 17.

A Luxeuil, l'existence des bains au quinzième siècle est prouvée par différents titres conservés aux archives de la ville (1).

A Plombières, un fragment de la chronique manuscrite des dominicains de Colmar porte qu'en 1292, le duc Ferri III « fit construire un château à Plumers, au-dessus des bains, pour protéger les baigneurs contre les méchantes gens » (2).

J'arrête ici ces citations, déjà trop longues, et qui pourraient être multipliées sans doute pour d'autres stations. Il en résulte que l'usage des bains, en général, et celui des eaux thermales en particulier, ne fut pas, au moyen âge, aussi abandonné qu'on l'a dit bien souvent (3), et qu'il est bon de n'accueillir que sous de prudentes réserves les phrases à effet comme : « Mille ans et pas un bain ! » ou des assertions comme celle de Bordeu, parlant de l'abandon des cures thermales au moyen âge, alors, dit-il, que l'esprit était ailleurs et que la magie, les songes et l'astrologie judiciaire formaient le fond des connaissances médicales (4).

(1) DÉY, *Mémoires pour servir à l'histoire de la ville de Luxeuil. Mémoires de la commission d'archéologie de la Haute-Saône*, t. IV.

(2) HAUMONTÉ, *Plombières ancien et moderne*. Édition refondue par J. Parisot, 1905.

(3) ENLART, *Manuel d'archéologie française*, t. II. *Architecture civile et militaire*, p. 86 : « Parmi les nombreuses traditions romaines que les barbares furent heureux d'accepter et que le moyen âge tenait à perpétuer, il faut compter l'usage, sinon quotidien, au moins hebdomadaire, des bains, tels que les Turcs ont continué de le pratiquer. Rien n'est plus faux et plus injuste que de juger, comme on l'a souvent fait, le moyen âge, d'après la période qui nous sépare de lui ; en cette matière, spécialement, rien ne ressemble moins aux habitudes du treizième et du quatorzième siècles, que la malpropreté dégradante du dix-septième siècle. »

De même, VIOLLET-LE-DUC, *Dictionnaire raisonné de l'architecture française*, termine ainsi l'article *Étuve* : « De toutes les citations qui précèdent..... on peut conclure ceci : que pendant le moyen âge, l'usage des bains, comme on les prend aujourd'hui, était fort répandu ; qu'il existait des établissements publics de bains dans lesquels on trouvait des étuves, tout ce qui tient à la toilette ; que dans les châteaux et les grands hôtels il y avait des salles affectées aux bains, presque toujours dans le voisinage des chambres à coucher. »

(4) J'emprunte aux *Mémoires de la Société Éduenne*, t. XXX, 1902, une intéressante note sur des étuves du moyen âge et leurs rapports avec les établissements romains similaires : « M. GARNIER (*Étuves dijonnaises,*

Dijon, Jobard, 1867) a pu montrer que les étuves du moyen âge, aussi fréquentées que les anciens thermes, et qui ne s'annonçaient extérieurement que par une auge en pierre, étaient loin de présenter la complication et le confort des bains romains.

« Elle comportait généralement un rez-de-chaussée sur cave, un étage et des greniers dessus. Dans la cave, qui remplaçait l'hypocauste antique, se trouvaient deux fours ou fourneaux bâtis en briques et ciment, dont le massif traversait la voûte et ne dépassait point le niveau du rez-de-chaussée. Ce rez-de-chaussée était ordinairement divisé en deux grandes pièces avec une antichambre commune.

« La salle de bains se composait d'une grande piscine en bois qui rappelait plutôt le *labrum* que l'*oceanum* des anciens. L'eau chaude puisée dans la chaudière placée à l'extrémité de la salle, et l'eau froide y étaient amenées par des corps en bois. Autour de la pièce, et quand les locaux le permettaient, il y avait encore des baignoires aussi en bois destinées aux personnes riches ou malades.

« La salle des étuves proprement dites rappelait davantage le *laconicon*. Au lieu de supporter une chaudière ouverte comme dans la salle précédente, le massif de maçonnerie, je dirai presque le poêle, se terminait en coupole, percé de trous au travers desquels s'échappait l'air chaud. Des sièges et des gradins s'élevaient autour du massif et permettaient aux baigneurs de s'exposer, comme ils le voulaient, aux effets de la chaleur. »

TROISIEME PARTIE

LE CULTE DES SOURCES THERMALES ET MÉDICINALES

CHAPITRE PREMIER

I. Le culte des eaux chez les Gaulois et chez les Romains. — II. Sources
sacrées.

I

La vénération religieuse dont, aux temps anciens, étaient
entourées les eaux thermales, les cultes qui avaient pris naissance autour d'elles, ainsi que les divers modes d'offrandes
par lesquels se traduisait la reconnaissance des malades
envers les dieux guérisseurs, présentent des sujets d'étude
particulièrement intéressants, surtout au point de vue archéologique, mais, par certains côtés aussi, au point de vue
médical. L'antiquité avait créé autour des sources un véritable
Olympe, où se coudoyaient grandes divinités et petits génies
locaux, toutes divinités sur lesquelles les inscriptions recueillies en grand nombre autour des anciennes stations thermales
ou minérales nous fournissent des renseignements assez complets.

Dès qu'un premier instinct, un obscur sentiment religieux

s'éleva dans l'esprit de nos lointains ancêtres, ce fut vers les forces de la nature, avec qui les hommes primitifs vivaient en perpétuel contact, que s'orientèrent les premières croyances. Les montagnes formaient autour d'eux des obstacles à peu près infranchissables ; les nuées et les orages s'y rassemblaient ; les éboulements et les avalanches sillonnaient leurs flancs ; mais leurs escarpements et les grottes creusées dans leurs flancs offraient des abris, des postes d'observation et de sûres retraites en cas de danger. La vaste profondeur des forêts, où l'on pouvait marcher de longs jours sans sortir de l'ombre des arbres, les remplissait d'une terreur secrète ; mais ils trouvaient là les matériaux nécessaires pour élever de rudimentaires cabanes, alimenter le feu qui cuisait leurs aliments et écartait les bêtes rôdeuses, ainsi que l'inépuisable réserve de gibier indispensable aux besoins de leur vie. Les eaux roulaient, sauvages et furibondes, au fond des profondes vallées, empiétant souvent par leurs inondations sur le domaine de l'homme primitif ; mais il avait rapidement compris l'importance de cet élément pour tous les besoins de la vie : il avait reconnu, en se risquant sur le premier embryon de pirogue, les avantages de ce chemin qui marchait, et il avait trouvé, en s'isolant au milieu de ces eaux, l'abri le plus sûr contre les dangers qui l'assaillaient chaque jour.

Ces deux sentiments : la crainte et la reconnaissance, à l'égard des forces naturelles furent les facteurs principaux d'où découlèrent les premiers cultes. D'abord grossières, et directement appliquées aux objets mêmes qui se trouvaient sous les yeux, ces idées se synthétisèrent avec le temps et les progrès de l'esprit humain et firent place à la notion plus large et plus élevée d'êtres supérieurs présidant à un ensemble de ces forces, comme les eaux, les forêts et les montagnes, ou dominant les phénomènes physiques comme la lumière, le tonnerre et les vents. Mais, à côté de ces conceptions abstraites, demeura toujours le culte particulier du Génie attribué à chaque source, chaque bois, chaque mont. L'esprit des simples, toujours réfractaire aux idées générales, allait avec plus de confiance à cette divinité familière, qu'il sentait plus près de lui et plus accessible, et c'est ainsi que prirent naissance, à côté de la religion officielle, ces superstitions locales, ces naïves croyances, dont les traces subsistent encore si nombreuses de nos jours.

En Gaule, le culte des eaux, le seul dont nous ayons à nous occuper particulièrement, formait, avant la conquête romaine, un des éléments principaux de la religion populaire (1). « Ce culte, dit A. Bertrand, comme celui des pierres, est pré-druidique, s'il n'est pas pré-celtique. Il est le produit de la race. Les pratiques superstitieuses qui en constituent le fond étaient déjà des survivances au temps des druides (2). » Les sources, les fleuves, les étangs étaient divinisés, et l'hommage à la divinité protectrice se rendait en jetant au fond des eaux des pièces de monnaie ou des objets plus ou moins précieux. Strabon (3) parle des quantités d'or et d'argent qui furent trouvées dans les lacs ou étangs sacrés situés aux environs de Toulouse, et les découvertes faites près de nombre de sources, dans le lit de certains fleuves et dans la tourbe d'anciens marais desséchés ont permis de constater combien cette pratique était répandue dans toute l'étendue de la Gaule.

Les sources thermales surtout étaient toutes désignées pour devenir l'objet d'un culte particulier. La vapeur qui s'en élevait, l'odeur caractéristique et la chaleur de leurs eaux furent autant de circonstances qui durent impressionner vivement les hommes dès les premières époques. Si l'on admet, en outre, que le hasard ou l'heureux succès d'une tentative empirique purent révéler l'efficacité médicale de ces eaux,

(1) « Les Gaulois adoraient les forces de la nature, conçues comme autant d'êtres animés, conscients, et dont on se conciliait la faveur par certains rites et certaines formules. Ces divinités étaient ou *topiques*, c'est-à-dire attachées à un lieu déterminé, ou communes à la Gaule entière ou à une région de la Gaule. Très souvent elles étaient l'un et l'autre à la fois, car un dieu topique pouvait étendre le cercle de ses fidèles, grâce à la célébrité d'un de ses sanctuaires, et, inversement, un grand dieu pouvait, par la même raison, affecter un caractère local. » LAVISSE, *Histoire de France*, t. I, 2ᵉ partie, p. 47.
(2) A. BERTRAND, *la Religion des Gaulois*.
(3) *Géographie*, liv. IV, chap. I, 13.

voici un nouveau et puissant motif de placer auprès de la source salutaire une divinité amie et bienfaisante, dont la main délivrait des étreintes du mal ceux qui venaient confiants implorer son secours.

Dans le domaine spécial du culte des eaux, Romains et Gaulois se rencontrèrent sur un terrain commun. Nous savons de façon certaine que la religion romaine entourait de vénération les rivières et les sources ; qu'elle les consacrait en élevant sur leurs rives des autels ou des temples, et que, de même que chez les Gaulois, leurs ondes recevaient des mains des pèlerins des dons et des offrandes. Parmi les textes qui font allusion à cette dévotion particulière, nous nous bornerons à citer les deux suivants, qui nous intéressent plus directement comme s'appliquant d'une façon précise aux sources thermales : « On a de la vénération, dit Sénèque, pour la source des grands fleuves ; on dresse des autels à l'endroit où certaines rivières sortent subitement de terre ; on rend un culte aux fontaines d'eau chaude (1). » Et Pline dit en parlant des eaux minérales : « Elles augmentent sous des noms variés le nombre des dieux et fondent des villes, comme Pouzzoles en Campanie, etc. (2). »

Lorsque la conquête fut un fait accompli et que Rome commença à imposer son organisation à la Gaule, elle ne rencontra pas une bien vive résistance dans le domaine religieux. Si le culte druidique, peut-être à cause de certains rites, mais surtout à raison de son caractère politique et nationaliste, fut vivement traqué et dût disparaître peu à peu de notre pays, il n'en fut pas de même du fond même de la religion. D'une manière générale, les Romains respectaient les cultes des peuples vaincus et ne cherchaient pas à leur imposer par la force leurs propres croyances. Il en fut ainsi particulière-

(1) Sénèque, *Epist. XLI : Magnorum fluminum capita veneramur ; solita ex addito vasti amnis eruptio aras habet ; coluntur aquarum calentium fontes.*

(2) Pline, *Hist. nat.*, t. XXXI, 2 : *Augent numerum deorum nominibus variis, urbesque condunt, sicut Puteolos in Campania, Statyellas in Liguria, Sextias in Narbonensi provincia.*

ment en Gaule, où la similitude qui existait à l'avance entre certains dieux de l'Olympe latin et les principales divinités du polythéisme gaulois amena des rapprochements immédiats et permit une fusion rapide.

Dans un passage célèbre et bien souvent cité, César signale déjà cette analogie en ces termes : « Mercure est de tous les dieux celui qu'ils (les Gaulois) vénèrent le plus ; ses statues sont très nombreuses ; ils le regardent comme l'inventeur de tous les arts, comme la divinité qui préside aux voyages et aux routes, et ils pensent qu'il exerce une très grande influence sur le gain et le commerce. Les dieux qu'ils adorent après lui sont Apollon, Mars, Jupiter et Minerve, et ils en ont à peu près la même idée que les autres peuples : Apollon guérit les maladies, Minerve initie les hommes aux travaux et aux arts, Jupiter gouverne le ciel, Mars préside à la guerre (1). » Il est bien évident que César procède ici par une sorte de comparaison et que les Gaulois n'adoraient pas les dieux qu'il cite sous leurs noms romains. Nous ne savons pas très exactement, d'autre part, à quelles divinités gauloises correspondaient ces habitants de l'Olympe romain, mais la similitude entre leurs attributions respectives ne peut faire aucun doute.

Il n'y eut pas absorption des cultes anciens par la religion nouvelle. Les dieux romains venant se juxtaposer aux divinités indigènes, vivre côte à côte avec elles, il se produisit alors, dans le monde spécial des divinités des sources comme dans tout l'ensemble de la religion gauloise en général, une sorte de fusion, de transformation particulière, à laquelle Tacite, parlant de certains dieux de la Germanie, donnait le nom d'*interpretatio romana* (2).

Cette coexistence des deux religions est clairement révélée

(1) *De Bello gallico*, liv. **VI, 17**.
(2) TACITE, *Mœurs des Germains*, XLIII : *Apud Naharvalos antiquæ religionis lucus ostenditur. Præsidet sacerdos muliebri ornatu, sed deos interpretatione romana Castorem Pollucemque memorant.* — Les diverses modalités de ce phénomène ont été très complètement étudiées par Franciscus RICHTER, *De Deorum barbarorum interpretatione romana quæstiones selectæ. Halis Saxonum (Halle)*, 1906.

par les documents épigraphiques et les monuments figurés, qui nous font saisir la pénétration des deux cultes l'un par l'autre et la formation d'une sorte de polythéisme bigarré dans lequel l'élément gaulois ou l'élément romain dut être prépondérant, selon que la région avait subi complètement l'empreinte du conquérant, ou conservé dans une certaine mesure les traditions du temps de l'indépendance. C'est ainsi que, dans certaines inscriptions, nous trouverons invoquées seules des divinités dont les noms décèlent l'origine celtique ou ibérienne ; d'autres nous présenteront, au contraire, des dieux du Panthéon romain sans aucune association. Fréquemment, les noms des dieux latins seront associés à ceux des divinités gauloises, ou bien accompagnés d'une épithète qui leur enlèvera leur caractère purement romain pour en faire des sortes de dieux autochtones, ou les attachera, par une désignation toponymique, à un lieu déterminé dont ils deviendront les protecteurs particuliers, les dieux topiques (1).

Nous pouvons faire des constatations du même genre dans le domaine des représentations figurées. Parmi les innombrables sculptures que nous a laissées la Gaule romaine, se rencontrent des images de divinités directement inspirées par la mythologie romaine, effigies classiques des dieux de l'Olympe latin, et des représentations de dieux gaulois, sous leur forme absolument originale, ou bien habillés à la romaine, et ne rappelant leur origine locale que par quelque emblème particulier, la roue, par exemple, placée à côté du Jupiter gaulois.

Quelquefois aussi les figures étranges de la mythologie gauloise se juxtaposent, sur le même monument, à des types connus de l'iconographie classique. Sur un autel à quatre faces, découvert en 1711 dans des fouilles pratiquées à Paris, sous le chœur de Notre-Dame, sont représentés : *Jovis*, Jupiter, le dieu du ciel, et *Vulcanus*, Vulcain, le dieu des forgerons, ainsi qu'un dieu *Esus*, figuré par un bûcheron occupé à abattre

(1) « Plus on étudie le Panthéon gallo-romain, dit M. S. Reinach, plus on se convainc de sa complexité, du caractère local de ses désignations et de ses types. »

un arbre et un taureau qui porte trois grues *Tarnos Trigaranus.*

Un autre exemple frappant de dieu gaulois associé à deux divinités de type romain est un bas-relief trouvé à Reims, en 1837, présentant, au centre, un dieu essentiellement gaulois, le dieu cornu Cernunnos, assis, les jambes croisées, et ayant à sa droite et à sa gauche Apollon et Mercure, caractérisés par leurs attributs habituels : la lyre, le caducée, la bourse et le pétase (1).

On rencontre assez fréquemment en Gaule des inscriptions portant les noms d'un dieu et d'une divinité féminine, une *parèdre*, qui devait partager les attributions de son compagnon, ainsi que des monuments figurés présentant leur double image. Nous verrons, notamment, au cours de notre étude sur les divinités des sources thermales, plusieurs exemples d'associations de ce genre. Quel pouvait en être le caractère exact ? Faut-il y voir simplement la juxtaposition de deux êtres divins ayant un même caractère et des fonctions semblables ? Ne doit-on pas, au contraire, la considérer comme la réunion de deux divinités se complétant l'une par l'autre, et devant nécessairement être réunies dans le but d'une action commune ? « Peu de monuments, dit à ce sujet M. Flouest (2), attestent mieux l'existence, dans les croyances religieuses de l'ancienne Gaule, d'un androgynisme inclinant à n'admettre comme intégrale et parfaite la personnification d'une fonction divine que par la juxtaposition de deux divinités appartenant chacune à un sexe différent. Le nombre de monuments (autels, piles, stèles de laraire en pierre ou en terre cuite), montrant, à titre de parèdre, une divinité féminine de même plan et de même essence que le dieu qu'elle accoste est aujourd'hui considérable. »

(1) Le premier de ces monuments est conservé à Paris, au palais des Thermes ; le second, au musée de Reims. Leurs moulages figurent au musée de sculpture comparée du Trocadéro, nᵒˢ 3 A et 5 A du catalogue de 1900.

(2) *Le Dieu gaulois au maillet sur les autels à quatre faces. Revue archéologique*, 3ᵉ série, t. XV, janvier-juin 1890.

Autour des sources thermales, dans le domaine particulier
qui nous occupe et parmi les puissances protectrices révélées
par les inscriptions que nous allons examiner plus complètement tout à l'heure, apparaissent des divinités d'un caractère
nettement médical, comme Esculape, Hygie et Apollon, dont
le texte de César nous a fait connaître les attributions à cet
égard, d'après les croyances gauloises.

Vénus était adorée à la Fontaine de la Herse, dans la forêt
de Bellême, et les nombreuses statuettes qui la représentent,
trouvées dans diverses stations, notamment à Vichy et à
Néris, établissent la vénération dont elle devait y être
entourée.

Diane avait sa statue dans plusieurs stations thermales, notamment à Néris et à Badenweiler, dans la Forêt-Noire, et
nous possédons un ex-voto que lui avait consacré à Vichy un
groupe d'adorateurs : *Dianenses*. Peut-être pourrait-on également rattacher à son culte les temples bâtis dans certaines
stations thermales (Luxeuil, Desaignes, Aix-les-Bains), mais
les attributions de ces édifices au culte de cette déesse sont
trop problématiques pour qu'on puisse en inférer des conclusions sérieuses.

Mercure, soit seul, soit associé à d'autres divinités, a dû,
parmi les multiples attributions dont il était investi chez les
Gaulois, être invoqué comme une puissance secourable
aux malades et aux convalescents. Outre les nombreux monuments épigraphiques sur lesquels figure son nom et qui
ont été trouvés près des sources, l'inscription suivante découverte en 1821, à Sion (Meurthe), semble bien lui reconnaître
ce rôle protecteur, en l'invoquant *pro salute* :

DEO MERCVRIO

ET RO MERTAE

CARAN VS SÁCRI

PRO SALUTE VRBI

CI· FIL· V̌· S· L· M

Hercule était vénéré au Mont-Dore, et nous savons, d'autre

part, que de nombreuses sources chaudes lui étaient consacrées dans l'antiquité. Strabon nous le dit formellement des sources des Thermopyles : « Ce passage est connu sous le nom de Thermopyles, à cause des sources chaudes qui se trouvent aux environs et que les populations vénèrent comme étant consacrées à Hercule (1). » Cette consécration est attestée encore par inscriptions assez nombreuses, entre autres celle-ci, rapportée par Greppo (*op. cit.*, p. 6) d'après Orelli : HERCULI. GENIO | LOCI· FONTIBVS | CALIDIS· CALPVR | NIVS· IVLIANVS | V· C· LEG· LEG· V· MAC | LEG· AVG· PR· PR· MOES | V· L. S, où nous voyons le nom du Dieu associé aux *Fontaines chaudes*.

Plusieurs inscriptions sont consacrées à Jupiter. A Vichy et à Cadéac-les-Bains, le nom du dieu est accompagné d'un surnom.

Quelques inscriptions où nous lisons le nom de Neptune ne sont probablement pas sans rapport avec le culte qui lui était rendu comme maître des eaux, et Mars, qui apparaît dans quatre monuments épigraphiques, fut sans doute le dieu favori de quelques-uns des nombreux légionnaires qui venaient retremper leurs forces ou soigner leurs blessures dans les ondes des sources salutaires.

Certaines sources étaient sous la protection de divinités collectives, au premier rang desquelles sont les Nymphes, les déesses classiques des cours d'eau. A côté de celles-ci, nous trouvons les Matres, les Dominæ, les Junones, divinités protectrices dont le rôle salutaire était tout indiqué auprès des sources thermales, esprits familiers et bienfaisants dont la conception traversera les siècles et revivra dans les croyances populaires sous les traits des Fées et des Bonnes-Dames du moyen âge.

Enfin, le groupe le plus original et par cela même le plus intéressant de ces patrons des fontaines, comprend ces dieux locaux, d'origine peut-être très ancienne et antérieure même à l'époque gauloise, que nous retrouvons avec leurs noms

____

(1) *Géographie*, liv. IX, chap. IV, 13. *Traduction Tardieu*, t. II, p. 265.

latinisés ou gardant encore leur physionomie barbare (1).
Nous avons là les vrais dieux topiques, protecteurs attitrés
d'une source ou d'un ensemble de sources, avec lesquelles
leur relation est indiscutable. Ce ne sont plus, comme précédemment, des dieux à vastes attributions, vénérés dans toute
l'étendue de la Gaule, auxquels un caractère spécial ou une
dévotion particulière faisaient attribuer une influence protectrice sur une source quelconque ou sur les eaux thermales en
général. Ce sont les Génies dont l'empire restreint ne dépasse
guère les bornes de la vallée où s'épanche l'onde salutaire, les
dieux intimes, nés avec les eaux auxquelles ils donnent
parfois leur nom et qui tomberont dans l'oubli si le cours
vient à s'en tarir et la source bienfaisante à disparaître.

Parmi ces divinités thermales, il en est, comme le dieu
Borvo ou la déesse Sirona, que nous retrouverons sur divers
points assez éloignés les uns des autres, ce qui leur donne un
caractère plus général, une sphère de rayonnement plus
étendue; mais, le plus souvent, cantonnées dans une région
très limitée, comme Nerius, à Néris, Lussoius à Luxeuil,
Ivaus à Évaux, elles conserveront un caractère tout à fait
marqué de protectrices purement locales.

II

L'esprit religieux des anciens, que ce soit sincérité ou
simple traditionalisme, semble n'avoir jamais isolé complètement l'effet bienfaisant de l'eau curative de l'idée d'un être

(1) « Ceux-là (dieux des forêts, des rivières, des sources), il est vrai-
semblé qu'ils sont, pour la plupart, d'origine préceltique, ligure, abori-
gène ou autre, comme on voudra, et que les Gaulois les ont trouvés et
adoptés en s'installant dans leurs nouveaux domaines..... Je ne puis
croire que ces noms de dieux, dont le nom ne me paraît pas gaulois, ne
soient pas des dieux topiques d'origine préceltique. » JULLIAN, *Recherches
sur la religion gauloise*. Bibliothèque des Universités du Midi, fasci-
cule VI, 1903.

supérieur manifestant ainsi sa puissance protectrice. Je crois qu'A. Bertrand a émis une proposition trop absolue en disant dans sa *Religion des Gaulois* : « Dans les stations thermales, l'eau thermale ou ferrugineuse guérissait, non le Dieu. Il s'y faisait des cures, non des miracles. »

Peut-être cela était-il vrai pour quelques esprits éclairés, pour les médecins qui avaient pu se rendre compte, grâce aux traitements qu'ils instituaient, des effets obtenus par l'usage de leurs eaux. Pour ceux-là, la vertu de la source résidait dans le degré de thermalité ou la composition de ses eaux; mais il semble bien que la masse du public conserva toujours l'idée d'une intervention surnaturelle, qui la portait à confondre dans une même vénération toutes les sources auprès desquelles on se rendait pour obtenir des guérisons. Aussi, autour des eaux sacrées et des sources médicinales, mêmes rites, mêmes symboles religieux, mêmes offrandes et la similitude des cultes rendus, ainsi que la ressemblance des objets recueillis à titre d'ex-voto, seront de nature à faire douter bien souvent du caractère précis, purement religieux ou médical, que les anciens attachaient à telle ou telle fontaine.

Une étude tant soit peu complète de ces sources sacrées, qui étaient légion sur notre sol, nous entraînerait beaucoup trop loin et excéderait les limites de notre sujet. Nous nous bornerons à en citer quelques-unes, à titre d'exemples de la similitude que nous venons de signaler.

A peu de distance d'Orléans, des travaux exécutés vers 1823 pour amener à cette ville les eaux d'un source, dite Fontaine de l'Étuvée, amenèrent la découverte de traces évidentes d'un captage antique (1). L'eau était reçue dans un puisard en fortes pièces de charpente, posées à angle droit les unes au-dessus des autres et entaillées à mi-bois. On trouva encore un grand bassin de forme carrée, dont les parois étaient formées de planches retenues par des pieux carrés, et des

____

(1) Jollois, *Notes sur les nouvelles fouilles entreprises sur l'emplacement de la Fontaine-de-l'Étuvée. Annales de la Société royale des sciences, belles-lettres et arts d'Orléans*, t. VII, 1824.

restes de maçonnerie, qui semblèrent avoir servi de petit canal pour l'écoulement des eaux. De nombreux débris de poteries rouges ou grisâtres et de fragments de tuiles plates ou courbes furent retirés des fouilles, ainsi que l'inscription suivante, gravée sur pierre, qui nous a conservé le nom de la déesse *Acionna*, qui devait être évidemment la divinité topique sous l'invocation de laquelle était placée la source antique :

AVG· ACIONNAE

SACRVM

CAPILLVS· ILLIO

MARI· F· PORTICVM

CVM· SVIS· ORNA

MENTIS· V· S· L· M

Il ne semble pas que l'eau de cette source ait jamais présenté le moindre caractère minéral, bien que son nom de Fontaine de l'Étuvée puisse faire croire cependant qu'elle ait eu, peut-être à une époque dont on a perdu le souvenir, la dénomination seule étant restée, un certain degré de thermalité.

A Massingy-lès-Vitteaux, dans la Côte-d'Or, les environs de la source Saint-Cyr ont fourni un certain nombre d'ex-voto en pierre et des médailles. Des fouilles, qui ne purent être poussées très loin, permirent d'y reconnaître l'existence d'un petit temple, qui aurait eu la forme d'un carré long, terminé à l'une de ses extrémités par un hémicycle.

Le musée de Semur possède deux bas-reliefs, de facture très grossière, représentant chacun un enfant, ayant au cou la bulla, et entouré de ses parents, qui proviennent des environs d'une source voisine de Massingy, la fontaine de Saint-Cassien, où l'on va encore aujourd'hui demander la guérison des enfants malades (1).

Dans le même canton de Vitteaux, à Gissey-le-Vieil, des

___

(1) *Notice sur la source de Massingy-lès-Vitteaux* (avec planche). *Bulletin de la Société des sciences historiques et naturelles de Semur*, 3ᵉ année, 1866.

découvertes successives mirent au jour une colonne en forme
de quadrilatère allongé, qui portait cette inscription :

AVG· SA

DEAE· ROSM

TAE

CNE· COM

INIVS CA

NDIDVS

LTAPRO

NIA AVI

TILLA

V· S· L· M

Ainsi qu'une statue de femme couchée, demi-nue, à chevelure
abondante, qui devait accompagner l'autel votif, et une
quantité de débris de constructions antiques, fragments de
mosaïques et tuyaux maçonnés, ayant dû appartenir à un
établissement balnéaire gallo-romain (1).

L'auteur de la découverte de la statue, M. Morelot, avait lu
le nom de la déesse : ROSCIDA MATVTA, et en avait fait une statue
et un autel dédiés à l'Aurore.

Dans une observation sur la notice en question, le secrétaire
de l'Académie de Dijon voyait avec raison dans l'autel et la
statue les restes d'une fontaine à laquelle on rendait des
honneurs divins. « La statue, couchée comme celle des
rivières et des fleuves, le lieu où elle se trouve, plein de
sources qui étaient encore, il y a un siècle, l'objet de superstitions populaires..., tout concourt à prouver que la déesse en
question (qu'il appelle Rosmita), est celle de la source sainte
de Gissey. »

Il est non moins certain que la divinité dont nous possédons
ainsi l'effigie est ROSMERTA, qui, nous le savons par son association avec Mercure et les vœux qu'on lui adressait *pro*

____

(1) MORELOT, *Notice sur un autel votif et sur la déesse Rosmitæ, trouvés
à Gissey-le-Vieil.* Compte rendu des travaux de l'Académie des Sciences,
Arts et Belles-Lettres de Dijon, et *Mémoires...*, 1843-1844.

11

salute (1), devait occuper une certaine place dans le Panthéon médical.

Dans l'ancien département de la Moselle, sur la ligne de Thionville à Niederbronn, près du village de Merlebach, de nombreux vestiges de constructions et des fragments de sculptures, parmi lesquels une stèle consacrée à la déesse Dirona ou Sirona (2), jonchaient le sol autour d'une source renommée dans le pays pour la beauté de ses eaux et appelée la Sainte-Fontaine.

Aux environs de Lunéville, la fontaine « qui se voit au pied du bois de la futaye de Léomont » était l'objet d'un culte qui, d'après les offrandes recueillies aux alentours, suppose certainement un pouvoir guérisseur attribué aux vertus de ses eaux. Au dire de Dom Calmet (3), on trouva, en creusant aux alentours, de nombreuses médailles romaines, deux médailles en plomb représentant Diane, ainsi que de nombreuses jambes d'airain et d'étain, dans lesquelles le savant religieux n'hésitait pas à voir « des vœux de personnes qui croyaient avoir reçu la santé de la déesse de la fontaine ou du bois sacré ».

Dans la Nièvre, à Mesves, village qui occupe l'emplacement de l'ancienne station de *Massava*, sur la voie de Nevirnum (Nevers) à Brivodurum (Briare), une inscription gravée en magnifiques caractères du deuxième siècle sur une dalle de 1 m. 15 de long, nous a conservé le nom d'une divinité topique : *Clutonda* (4) :

AVG SACR DEAE CLVTO *n*

DAE· ET VICANIS MASAVENSIBU *s*

MEDIVS SACER MEDIANNI *f*

MVRVM INTER ARCVS DVOS C *um*

SVIS ORNAMENTIS D S D *d*

(1) Voir *Inscription de Sion*, p. 156.
(2) Voir p. 217.
(3) Dom Calmet, *Notice de la Lorraine*, t. I, et *Dissertation sur les divinités payennes adorées autrefois dans la Lorraine et dans d'autres pays voisins*, publiée dans le *Bulletin de la Société philomathique vosgienne*, 2e année, 1876.
(4) L. Rénier, *Inscription récemment découverte à Mesve. Revue archéologique*, nouvelle série, 6e année, 12e vol., 1865.

La déesse Clutonda (1), à laquelle était consacré ce petit monument faisant partie, sans doute, de la décoration d'une fontaine, était vraisemblablement la nymphe protectrice d'une source, qui fut longtemps l'objet d'une grande dévotion dans la contrée, et où l'on allait boire pour chercher la guérison de la fièvre.

Dans les environs de Laneuveville-lès-Nancy, jaillissent des sources qui jouissaient autrefois du privilège de guérir certaines maladies. Des fouilles pratiquées autour du bassin de l'une d'elles, la source de la Doumotte, ont fait découvrir un grand nombre de tessons de vases et environ deux cents monnaies de bronze, d'Auguste à Hadrien. Près de la source de Sainte-Valdrée, située à peu de distance, on a trouvé quatre bas-reliefs en pierre, sur l'un desquels on voyait représenté, d'après Beaulieu (2), la déesse de la Santé, Hygie, avec un serpent auquel elle tendait un objet de forme incertaine.

Nous arrêterons ici cette nomenclature, qui pourrait être indéfiniment prolongée par des exemples pris dans toutes les régions de la Gaule, et qui suffit à montrer, comme nous le disions tout à l'heure, combien le caractère exact, médical ou purement religieux, de certaines sources, peut être quelquefois difficile à discerner.

---

(1) BULLIOT et THIOLLIER (*la Mission et le culte de saint Martin, etc.*) ont signalé la trouvaille dans une grande ruine romaine, au champ de Rully, d'une crotale en bronze portant sur la bande extérieure une inscription en lettres pointillées :

LATVSSIO DEAE CLVTODIAE

mentionnant une divinité dont le nom semble rappeler singulièrement celui de la protectrice de la fontaine de Mesves.

(2) *De l'emplacement de la station romaine d'Andésina*, 1849.

CHAPITRE II

I

Après ce coup d'œil d'ensemble jeté sur la mythologie thermale gallo-romaine, nous allons étudier de plus près chacune des divinités qui composent cet Olympe particulier, en demandant surtout aux inscriptions trouvées dans le voisinage des sources les indications qu'elles peuvent nous donner sur les noms de ces dieux ou de ces déesses, leurs associations, leurs vertus particulières et leurs sphères d'influence. Nous suivrons dans cette étude l'ordre déjà esquissé dans les lignes qui précèdent, nous occupant d'abord des grands dieux de la religion païenne, en tant qu'ils sont en rapport avec les sources médicinales, puis les divinités adorées sous des dénominations collectives et enfin les dieux particulièrement attachés aux eaux thermales, et nous indiquerons pour chacun de ces divins protecteurs les lieux où ont été découverts les textes épigraphiques qui les mentionnent ou les objets votifs qui portent leurs noms.

II

Apollon. — Nous savons qu'Apollon n'était pas seulement le dieu du jour, mais qu'il jouait encore un rôle important comme dieu guérisseur, dispensateur de la santé et de la vie. Il est très probable que les anciens, devançant en cela la science moderne, établissaient entre la lumière du soleil et certaines conditions de vitalité et d'hygiène, des rapports qui les avaient conduits à unir dans un même culte la divinité qui leur donnait la guérison et celle qui les inondait de ses rayons. Il semble bien que sous le nom de *Belenus* ou avec l'épithète de *Grannus*, Apollon était spécialement honoré comme divinité secourable, dieu de la médecine et des sources médicinales. Remarquons, cependant, qu'aucune de ces deux épithètes ne figure sur les monuments épigraphiques trouvés près de nos sources thermales ou minérales, qui doivent seuls, étant donné le but de nos études, retenir notre attention.

Bourbon-Lancy :

SACRUM APOLLINI DICATUM

Wiesbaden :   *C. I. L.*, XIII, 2804.

IN· H· D· D

APOLLINI TOV

TIORIGI

L· MARINIVS

MARINIA

NVS· Ɔ LEG VII

GEM ALEXAN

DRIANAE VO

TI COMPOS

Le nom du dieu est accompagné d'une épithète : *Toutiorigi*, qui semble bien lui donner un caractère local.

Bourbonne :

DEO· APOL

LINI· BORVON

ET· DAMONAE

C· DAMINIVS

FEROX· CIVIS

LINGONVS· EX

VOTO

Le dieu est associé ici à Borvo et à Damona, que nous retrouverons par la suite, et qui sont incontestablement des divinités protectrices des sources thermales. L'existence de Borvo comme dieu indépendant, ayant sa personnalité propre, est assez nettement établie pour qu'on ne puisse pas lire, comme on l'a proposé APOLLINI BORVONI, en faisant de ce second mot une épithète au nom d'Apollon.

Luxeuil :

APOLLINI

ET SIRONAE

IDEM

TAVRVS (1)

Nierstein :

DEO APOLLINI

ET SIRONAE

IVLIA FRONTINA

V· S· L· M

Walsbronn :

D· APOL.... SIRO Æ ET NYMPHIS LOCI

CENTONIVS· L· DICAVIT EX VOTO

Dans ces trois inscriptions, Apollon est associé à une parèdre, *Sirona*, qui nous occupera plus loin, et, dans la dernière, figurent aussi les Nymphes, dont le rôle auprès des sources n'a pas besoin d'être commenté.

---

(1) Cette inscription figurait sur une des faces d'un petit autel, qui porte sur ses trois autres faces des sculptures, dont l'une représente un homme jeune, entièrement nu, la main droite élevée et tenant un objet qui est peut-être un coutelas, et les deux autres chacune un personnage à barbe touffue, ceint d'une pièce d'étoffe descendant jusqu'aux genoux.

D'après la teneur de l'inscription, « il nous paraît évident, dit M. Desjardins, que le Taurus qui a élevé ce petit autel à Sirona et à Apollon en avait érigé un autre... Tous les noms de Taurus étaient gravés vraisemblablement sur le premier, et l'inscription que nous possédons faisait suite à celle qui nous manque, conformément à un usage assez répandu, et dont il serait facile de citer de nombreux exemples. » *Revue archéologique*, 15e année, 1re partie, 1858. — *Les Monuments des thermes romains de Luxeuil. Bulletin monumental*, 1879-1880.

Source de Tönnistein :

APOLLINI ET

NIMPIS

VOLPINIS

CASSIVS

GRACILIS

VETERANVS

V · S · L · M

C. I. L., XIII, 7691.

Apollon est associé ici à des Nymphes, portant un surnom probablement local : *Volpinis.* Le *Corpus* signale ensuite sous le n° 7692, une inscription trouvée au même lieu, dont la première ligne paraît se référer à Apollon.

MERCURE. — Le nom de ce dieu est un de ceux qui se retrouvent le plus fréquemment auprès des sources thermales ou minérales, soit seul, soit associé à d'autres divinités.

Aix-en-Provence :

VSSIAE

ROS

MERCVRI

V · S · L · M

C. I. L., XII, 508 et 5771.

MERCVRIO

V · S · L · M

SEX · ANNIVS

C. VERVS

C. I. L., XII, 506.

MERCVRIO

V · S·

PRISCILLA

C. I. L., XII, 507.

Aix-les-Bains :

MERCVRIO

AVG

SEX APICIUS SUCCESSVS

EX VOT ·· M

Niederbronn. — Dans le voisinage de Niederbronn, à peu de distance de cette petite ville alsacienne célèbre par ses eaux minérales, une inscription sculptée sur les flancs à pic d'une roche, près des ruines de Wasenbourg, rappelle l'érection d'un petit édifice en tuiles, ou couvert en tuiles, consacré à Mercure :

DEO· MERCURIO· ATTEGI

AM· TEGVLATAM· COMP

OSITAM· SEVERINIVS

SATVLLINVS· C· T· EX· VO

TO· POSVIT· L· L· M·

Baden-Baden :

IN· H· D· D·

DEO· MERCVR

ERCPRVSO

—

GENIO MERCVR

ALA/NI· IVL· AC//

NIVS· AVG· N///

EX· V· S· L· L· M

Dans cette seconde inscription, Mercure porte le surnom d'*Alaunus*. De Ring (1) signale deux villes de la Gaule portant l'une le nom d'*Alaunium*, l'autre celui d'*Alauna*, et il en tire la conclusion que ce nom d'*Alaunus* aurait été donné au Mercure badois par des colons gaulois sortis de ces villes.

Wiesbade. — A Wiesbade, Mercure se présente également avec un surnom particulier, *Cissonius*, dans l'inscription suivante :

MERCVRIO

CISSONIO

ARAM

VTEVI....

.... ICTO

. . . .

____

(1) *Mémoire sur les établissements romains du Rhin et du Danube*, 1853.

Le nom de *Cissonius* seul se retrouve dans une inscription trouvée à Hohenburg, près de Ruppertsberg, figurant au *Corpus I.L.*, xiii, 6419.

Néris. — Ici, le dieu est associé aux Nymphes :

MERCVRIO MAGNO
ET NYMPHIS
Q· M· MINICIVS
EX VOTO

Fontaine de la Herse. — Sur une pierre du bassin de la Fontaine de la Herse, dans la forêt de Bellême, se lit l'inscription suivante :

DIIS INFERIS
VENERI
MARTI ET
MERCVRIO
SACRVM

Cette inscription, qui associe aux dieux infernaux Mercure, Mars et Vénus, fut l'objet d'une dissertation, lue en 1717 à à l'Académie des inscriptions et belles-lettres, par Baudelot, qui s'efforça de démontrer que ces trois dieux étaient des divinités infernales : Vénus préside à l'Averne ; Mars envoie aux enfers des quantités de mortels ; Mercure conduit les âmes à Caron.

Même interprétation dans un article de M. Roullier, dans le journal *le Nogentais*, du 22 août 1844 : « On la range (Vénus) parmi les divinités infernales, parce qu'elle précipite l'homme aux enfers par l'abus des plaisirs, tandis que Mars les peuple de guerriers moissonnés par le sort des combats et que Mercure se charge d'y conduire les âmes et de les ramener. » M. le docteur Jousset (1) avoue que la dédicace à nos trois dieux est difficile à expliquer et peut donner lieu à une foule d'hypo-

____

(1) *Documents historiques sur la Herse, située dans la forêt de Bellême. Bulletin monumental*, 1871, p. 171 et suiv.

thèses, mais il ne semble pas bien inspiré en traduisant *diis inferis* par *dieux inférieurs*, dieux sylvains, naïades, auxquels aurait été dédiée la fontaine. Quelle que soit l'explication qu'on tente de donner à propos de cette association, la place occupée par l'inscription ne permet guère de douter que les divinités qui y sont mentionnées eussent une influence protectrice sur la source voisine.

Mont-Dore. —

HERCVLI· MERCVRIO

ET· SILVANO

SACRVM· ET

DIVO· PANTEO· EX· V

Dans cette inscription, connue depuis longtemps et plusieurs fois citée, Mercure est associée à Hercule qui était, nous l'avons dit plus haut, un des protecteurs des sources thermales, et à Silvain qui, nous le verrons plus loin, devait être investi de fonctions analogues. Dans le même texte se trouve mentionnée une divinité Panthée dont le culte a du évidemment fournir le nom donné à l'édifice religieux situé près des thermes anciens du Mont-Dore, et connu de temps immémorial sous la dénomination de Panthéon.

Enfin, M. Sacaze (1) signale, à Saint-André-de-Suréda (Pyrénées-Orientales), qui possède une source minérale, un cippe votif portant l'inscription MERCVRIO· AVG.

JUPITER. — Trois inscriptions découvertes dans des stations thermales nous fournissent le nom du Maître des Dieux, accompagné d'un surnom local.

A Wiesbaden, une inscription déjà citée (2) est dédiée par les *Vicani Aquenses* IOVI· DOLICOCENO, dont ils avaient réparé le temple qui tombait en ruines. Au même lieu une inscription associe le Maître des Dieux à Junon :

(1) *Revue de Comminges*, 1886, p. 339 et suiv. Analyse de la thèse de M. Mérimée.
(2) Voir p. 93.

I· O· M· ET

IVNONI REG

IN HONOREM F

A Vichy sur une lamelle d'argent votive, en forme de feuille d'arbre, on lit, au-dessous d'une image de Jupiter :

NVMINI· AVG DEO IOVI SA

BASIO· G· IVL· CARAS

SOVNVS· V· S· L· M

Il y a là une mention du dieu phrygien *Sabazius*, dont le culte fut introduit à Rome sous l'Empire (1).

A Cadéac-les-Bains, un cippe en marbre, trouvé dans les murs de l'église, contient une dédicace au Jupiter romain, très bon et très grand, au nom duquel est accolé le surnom à forme barbare de *Beisiris* :

I· O· M

BEISIRISSI

M· VAL· POTE

·N S· V· S· L· M

M. Sacaze (2) cite également une inscription I· O· M, qui aurait été découverte sur un cippe votif, aux Escaldes, et, à Propiac (Drôme), où sont exploitées deux sources [minérales, un autel avec base et couronnement, encastré dans la façade d'un moulin, porte une dédicace ainsi conçue. :

I· O· M

M· DOMITIUS

FESTUS

EX· VOTO (3)

Baden-Baden. —

I· O· M·

C. I, L., XIII, 6290.

MARS. — L'inscription de la Fontaine de la Herse rapportée

(1) HÉRON DE VILLEFOSSE, *Bulletin de la Société des Antiquaires*, 1883. En note, page 263.
(2) SACAZE, *op. cit.*
(3) *Bulletin épigraphique de la Gaule*, vol. 1, p. 276.

plus haut nous a montré Mars associé aux dieux infernaux, à Vénus et à Mercure :

Baden-Baden. —

MARTIS

NYMPHE

C. I. L., XII, 6291.

Bagnères-de-Bigorre. —

MARTI

INVICTO

GAIVS

MINICIVS

POTITVS

V· S· L· M

Vichy. — Inscription gravée au burin sur un anneau de bronze, qui devait être suspendu comme objet votif au pied d'une statue surmontant une colonne avec chapiteau. Les mots sont séparés par des feuilles de lierre (*heredæ*) gravées au pointillé. Sur l'une des faces de l'anneau, on lit :

NV♡ AGG♡ DEO♡ MARTI♡ VOROCIO♡ GAIOLVS♡ GAI////

Sur l'autre face, les quatre lettres de la formule votive gravées en croix :

S

V   L

M

Le surnom de *Vorocius* donné au dieu Mars semble en faire le génie local, le dieu topique de la station inscrite sous le nom de VOROGLO sur la Table de Peutinger, sur la voie de Clermont à Autun, entre *Ariolica* et *Aquæ Calidæ*, station identifiée avec le faubourg de Vouroux, à Varennes-sur-Allier, localité voisine de Vichy, où l'on a découvert des antiquités romaines (1).

Bouhy. — Deux inscriptions trouvées à Bouhy, canton de

(1) HÉRON DE VILLEFOSSE, *Bulletin de la Société des Antiquaires*, 1883, *loc. cit.*

Saint-Amand-en-Puisaye (Nièvre), mentionnent le dieu Mars, une fois seul, l'autre fois associé avec une parèdre, la déesse Duna.

1° *Marti Bolvinni Cabinius? Severus donum dedit.*

2° *Augusto sacrum Marti Bolvinno et Dunæ C. Domitius Virilis decurio pro salute sua et Julii Thalli Virilliani filius et Avitillæ Aviti filiæ uxoris v. s. l. m.*

Le nom de *Bolvinnus* ou *Bolvinnis* ne semble pas s'appliquer à un dieu particulier, invoqué à côté de Mars, mais être simplement un surnom local de ce dernier.

Il y a une liaison certaine entre ces dénominations et le nom actuel du village de Bouhy. D'après Allmer, qui a signalé et étudié ces deux inscriptions (1) « le Dieu *Bolvinnus* paraît apparenté étymologiquement au dieu thermal Borvo, l'*r* et l'*l* se substituant facilement l'une à l'autre. »

Vallée du Louron. — Signalons enfin un cippe découvert dans la vallée du Louron, annexe de la vallée d'Aure, sur la pente d'une ravine de la montagne de Loudenvielle, au bord d'un petit plateau désigné sous le nom de Serrat de Peyra, ainsi dédié :

MARTI

ARIXONI

ERIANOS

ERIONIS

V· S· L· M

« Si l'on tient compte, dit M. Vaussenat, que le plateau de Serrat de Peyra, où ces monuments ont été trouvés domine

---

(1) « Mars local est ordinairement, comme Hercule local, un dieu protecteur d'un territoire montueux ou forestier, difficile ou dangereux à parcourir. Telle était sans doute la condition du pays dans lequel sont situées les eaux de Bouhy ; ainsi se justifierait l'exception qui fait ici de Mars un dieu de fontaine. » *Revue épigraphique*, t. III. *Les dieux de la Gaule celtique.*

Je dois ajouter que, d'après les renseignements que j'ai demandés dans le pays, on n'y connaît aucune source minérale, mais que les eaux de tout ce bassin contiennent une quantité notable de fer qui permet d'admettre qu'elles aient été utilisées autrefois dans un but médical.

d'abondantes sources thermales sulfureuses, ayant encore une température de 46°, on trouvera tout naturel que d'importantes stations thermales aient pu s'y établir (1). »

Il est très vraisemblable également que le dieu Mars ait pu être invoqué comme leur protecteur, associé au dieu local *Arixo*, dont un autre cippe trouvé au même lieu porte le nom (2), ou même confondu avec lui.

MÈRE DES DIEUX. — L'inscription suivante, existant sur un autel de marbre conservé au musée de Toulouse, et provenant d'Alet, était dédiée à la Mère des Dieux, qui devait y posséder un temple :

MATRI· DEVM

CN· POMP

PROBVS

CVRATOR· TEM

PLI· V· S· L· M

De même à Baden-Baden, où l'inscription suivante a été trouvée :

MATRI DEVM

S· SEMPRONIVS

SATVRNINVS

COH· XXVI· VOL· C· R

V·S · L. M

C. I. L., XIII, 6292.

VÉNUS. — L'inscription de la Fontaine de la Herse nous a déjà fait connaître le nom de Vénus comme divinité protectrice d'une fontaine. Une autre inscription, portant ce seul mot : APHRODISIVM, voisine de la première sur la paroi de la même fontaine, sans avoir un sens qu'on puisse déterminer

_____

(1) *Les Gallo-Romains dans la vallée du Louron. Bulletin de la Société Ramond,* 15° année, 1880.

(2)

ARIXO

DEO

. . . . . .

. . . . . .

V·S·L·M

exactement (1), autorise à supposer que l'influence de la déesse était prépondérante en ce lieu. Nous verrons d'ailleurs, lorsque nous nous occuperons des ex-voto et offrandes, que le nombre des statuettes de Vénus trouvées dans certaines stations thermales ne permet pas de douter que cette déesse y était l'objet d'un culte.

HERCULE. — Nous ne trouvons son nom auprès des sources médicinales que dans l'incription du Mont-Dore déjà rapportée, mais nous savons que son rôle comme divinité thermale ne peut être mis en doute.

NEPTUNE. — *Plombières*. — Le Cabinet des médailles de la Bibliothèque nationale conserve une petite plaque votive en bronze, trouvée dans le lit du ruisseau de l'Eau-Gronne, et qui porte l'inscription suivante :

DEAEO NEPTVN

TOVTISSIA

VESTINA

V· S· L. M

« Il n'est pas extraordinaire, dit dom Calmet à propos de ce texte, qu'on invoque Neptune, dieu de la mer et des eaux, dans un lieu dont les eaux font tout le mérite et toute la richesse ; mais il est rare qu'on l'invoque pour la guérison des maladies (2) »

Baden-Baden. —

IN· H· D· D

D· NEPTVNN

CONTVBERNIO

NAVTARVM

CORNELIVS

ALIQVANDVS

D· S· D

(1) GREPPO, *op. cit.*, p. 284.

(2) *Traité historique des eaux et bains de Plombières, de Bourbonne, de Luxeuil et de Bains*, par le R. P. DOM CALMET, abbé de Senones, MDCCXLVIII.

Balaruc. —

ITEM· TRIB· LEG· II

GEMELLI· PROC

NEPTVNO· ET· N..

La lecture *Neptuno et Nymphis* de la dernière ligne de ce témoignage de reconnaissance d'un tribun militaire inconnu est universellement admise, et l'association de Neptune aux Nymphes dans un texte semblable, en un lieu renommé pour ses eaux thermales, rend évident le caractère de divinité protectrice qui lui était attribué par le consécrateur.

JUNON. — Nous avons vu cette déesse associée à Jupiter dans une inscription de Wiesbaden.

DIANE. — Un anneau de bronze trouvé à Vichy, présentant très probablement un caractère votif, porte l'inscription suivante, en lettres ponctuées, les mots séparés par des feuilles de lierre :

DEAE DIANA AVGVSTORVM SACRVM

DIANENSES DE SVO DONAVERVNT

Badenweiler. — A Badenweiler, dans le Grand-Duché de Bade, au milieu des ruines de l'établissement thermal, on a recueilli l'inscription suivante gravée sur une base de statue :

IN· II· D· D·

DEANAE· AB

NOBAE· CASSIA

NVS· CASATI

V· S· L· L· M

ET· ATTIANVS

FRATER· FAL

CON· ET· CLARO

COS

L'épithète qui accompagne le nom de la déesse « ABNOBA », est le nom même que Pline et Tacite donnent aux montagnes de la Forêt-Noire. Diane nous apparaît donc ici comme la déesse tutélaire des monts et des forêts de cette région, qui tirait elle-même son nom d'une divinité honorée par les premiers habitants du pays, à laquelle les Romains associèrent Diane, la protectrice des régions forestières, en les réunissant toutes deux sous une même dénomination (1).

Niederbronn. — Le nom de Diane semble bien apparaître dans le fragment d'inscription suivant, déchiffré par M. Siffer sur une pierre creusée en cuvette : DI·· AI·· IN· (2).

Baden-Baden. — Le nom de la déesse figure sur deux fragments d'inscriptions :

DIAN^Œ

C. I. L., XII, 6289.

· DIAN^Œ··

IVS MA

C. I. L., XIII, 6288.

Wiesbaden. —

ANTONIA

T· PORCI RVFI

EGXX PPF L

TE· PORCIAE RVFIANAE

FILIAE· SV IANAE· MT

ACAE VOTO

SIGNVM· POSV

Diane porte ici le surnom de *Mattiaca*, du nom de la station qu'elle couvrait de sa protection : *Aquæ Mattiacæ.*

Esculape. — Hygie. — Il semble que ces divinités médicales par excellence auraient dû avoir de nombreux dévots auprès des sources bienfaisantes, et que les traces de leur culte devraient s'y rencontrer en grand nombre. Nous ne pouvons cependant

(1) Le *Corpus I. L.* contient plusieurs inscriptions consacrées à la déesse Abnoba seule, notamment : t. XIII; nᵒˢ 6326, 6356 et 6357.

(2) *Revue des Sociétés savantes des départements,* 4ᵒ série, t. VI, 4867; 2ᵉ semestre.

en signaler qu'une, gravée sur une pierre au pied de la montagne du Godesberg, entre Bonn et Remagen, en un point où existent encore aujourd'hui des sources thermales :

FORTUNI[s]

SALVATARIBU[s]

AESCVLAPIO· HYGI[œ]

Q· VENIDVS· RVF[us]

MARIV[s] MAXIM[us]

CALVINIANV[s]

le G· LEG· I· MI

LEG AVG PP[pr]

PROVINC· CIIIC[iœ]

Cette inscription figure au *Corpus I. L.*, XIII, pars II, fasc. II, n° 7994, comme ayant été découverte *in arce Godesberg*. Il n'y est fait aucune mention de sources thermales voisines du lieu de la trouvaille. Du même lieu, provient une autre inscription (*Corpus, eod. loc.*, n° 7995), dédiée MATRONIS. Le nombre des inscriptions consacrées à ces divinités est si grand dans cette région des environs de Bonn qu'il semble difficile de leur donner ici un caractère particulier, relié à l'existence des sources thermales.

MINERVE. — Le nom de Minerve apparaît en relation certaine avec les sources, par son association avec les Nymphes, dans une inscription de *Baden-Baden*, rapportée au *Corpus I. L.*, XIII, 6295 :

MINERVAE

SACRVM

NYMPHEROS

plus trois lignes frustes où le *Corpus* lit :

L. Lolli? Corti | præf. coh. V | spanorum.

VULCAIN. — Nous ne trouvons le nom de ce dieu que sur une inscription tracée sur un cippe découvert à *Vénejean-sur-Mont-*

brun, au pied du Mont-Ventoux, dans le département de la Drôme :

D E O

VOLKANO

SACRUM

VALERI

SEXTIA ET

ICCIVS· CRA

TION EX

IVS· SV

Silvain. — Le dieu Silvain figure sur deux inscriptions du Mont-Dore : l'une, déjà rapportée, où il est associé à Hercule et à Mercure ; l'autre, où il figure seul :

IVLIA· SEVE

RA· SIL VANN[O]

V· S· L· M

L'association de Silvain à deux divinités qui étaient certainement honorées auprès des sources thermales, sa présence dans un temple qui, nous le verrons, était partie intégrante des thermes gallo-romains du Mont-Dore, suffiraient pour établir le caractère de divinité médicale de ce dieu, s'il n'y en avait pas des preuves plus démonstratives encore dans une figure donnée par Spon. (*Voir ci-dessous, p.* 218), dans laquelle Silvain est représenté avec Diane, Hercule et trois Nymphes, ainsi que dans la disposition d'un temple dédié à Esculape et à la Santé, découvert à Lambèse, auquel étaient adjointes deux chapelles circulaires, dédiées à Jupiter (*Jovi valenti*) et à Silvain (1).

Isis. — A Baden, en Suisse, les anciennes *Aquæ Helveticæ,* s'élevait un temple consacré à *Isis,* dont nous avons cité plus haut (*Voir p.* 94) l'inscription dédicatoire. Une statue d'Isis, qui aurait été trouvée près des sources thermales

_____

(1) Boissier, *l'Afrique romaine,* p. 114.

d'Encausse, un assez grand nombre de petits bronzes égyptiens découverts à Aix-les-Bains, quelques statuettes où l'on a voulu voir des représentations d'Isis, provenant notamment de Néris et de Vichy, etc., peuvent inspirer l'idée d'un certain culte rendu auprès des sources à la divinité orientale, peut-être sous l'influence de médecins venus d'Égypte ou imbus des traditions médicales et religieuses de ce pays (1).

PANTEO. — L'habitude d'adorer ensemble tous les dieux et toutes les déesses dans un temple commun amena la création d'une abstraction contenant la totalité des dieux, qui prit le nom de Pantheo, s'appliquant également à l'édifice voué à cette sorte de culte collectif. Nous avons déjà vu l'inscription du Mont-Dore, dans laquelle cette divinité Panthée est invoquée avec Hercule, Mercure et Silvain.

III

NYMPHES. — Au premier rang des divinités invoquées sous une dénomination collective, apparaissent les Nymphes, dont les attributions générales dans la religion romaine devaient naturellement faire les protectrices attitrées de nombre de sources médicinales (2). Aussi leurs noms se retrouvent-ils fré-

---

(1) Le caractère médical revêtu quelquefois par Isis semble bien évident dans l'inscription suivante, provenant de Grenoble :

AESCVLAPIO
SACRVM
M· COECVS
ISIDIS AEDIT

où la déesse est associée au dieu médecin par excellence. Citée par LOYS DU BOCHAT, *Mémoires pour servir d'éclaircissements sur divers points de l'histoire ancienne de la Suisse,* d'après CHORIER, *Histoire du Dauphiné,* t. I, p. 240.

(2) « C'est principalement autour des sources thermales que se développa et fleurit leur culte (des Nymphes). Bien plus encore qu'en Grèce, abondent dans le monde romain les inscriptions votives aux Nymphes

quemment sur des inscriptions exhumées dans les stations thermales, et c'est en ce qui concerne ces divinités que notre moisson épigraphique sera le plus riche.

Les Fumades. — Les inscriptions dédicatoires aux Nymphes, trouvées à la source des Fumades (Gard), présentent un intérêt tout particulier, en ce que plusieurs d'entre elles accompagnaient la représentation figurée de ces divinités (1). Les monuments sur lesquels elles figurent ont la forme d'autels carrés, de dimensions inégales, variant entre 0 m. 63 et 0 m. 17 de hauteur.

Au-dessous d'un grand bas-relief, représentant la déesse de la source, surmontée des bustes nus de trois nymphes, on lit l'inscription :

NYMP· QVINTINA· MAXIMI· F· V· S· L· M

Autre inscription, au-dessous de trois nymphes demi-nues sculptées en bas-relief :

NYMPHIS

CASVNIA· QVINTINA V· S· L· M

Trois cippes offrent les inscriptions suivantes :

N/YM/L· IVL· ASCANIVS

V·   S· .   /   M

NYMPHIS	NYMPHIS
L· LVCRETI	LVCIA· G· FIL
VS· EVPEPRES	AQVILINA
V S L M·	V· S· L· M

D'autres fouilles ont amené la découverte de deux portions incomplètes d'une inscription, où l'on a pu lire :

NYMPHIS   AVGVSTIS

guérisseuses : *Nymphis medicis, salutaribus, salutiferis.....* Souvent, dans les dédicaces, les Nymphes sont associées à quelque divinité supérieure avec lesquelles elles ont quelques attributions communes, par exemple à Jupiter, considéré comme dieu de la nature physique ; à Apollon, médecin ; à Diane, déesse des sources et des fontaines ; à Sylvain, etc. » — DAREMBERG et SAGLIO, *Dictionnaire des antiquités grecques et romaines.* V. *Nymphæ.*

(1) Voir p. 129.

Bagnères-de-Luchon. — Les thermes de Bagnères-de-Luchon nous ont conservé toute une série de petits monuments épigraphiques dédiés aux Nymphes, la plupart en marbre blanc de Saint-Béat, dont quelques-uns sont conservés à l'établissement thermal et les autres dispersés dans les musées de Toulouse, d'Auch, de Beauvais et dans des collections particulières.

<table>
<tr><td>

NYMPHIS
AVG
SACRVM
A
  E
S
V S L M
</td><td>

NYMPHIS
CASSIA
TOVTA
SEGVSIAV
V · S · L · M
</td></tr>
</table>

<table>
<tr><td>

NIMP
C · V · OPT
TATVS
V · S · L · M
</td><td>

NYMPHIS
T · CLAVDIVS
RVFVS
V · S · L · M
</td><td>

NIMPHIS
AVG
VALERIA
HELLAS
V · S · L · M
</td></tr>
</table>

<table>
<tr><td>

NYMPIS
LVCANVS
ET · EROTIS
V · S · L · M
</td><td>

NYMP///
NANV///
SACRA//
RVTAEN/
V · S · L · M
</td><td>

NYMPHIS
C · RVFONIVS
DEXTER
V · S · L · /
</td></tr>
</table>

<table>
<tr><td>

NIMPIS
MONTANA
MONTANI/
V · S · L · M
</td><td>

NYMPHI/
EBELO
FABI
V · S · L · M
</td><td>

NYM////
ANDEM//
NAMRONI ·
. . . .
V · S · L · M
</td></tr>
</table>

Bagnères-de-Bigorre. —

<table>
<tr><td>

NYMPHIS
AVG
SAGRVM
</td><td>

NYMPHIS
PRO · SALV
TE · SVA · SE
VER · SERA
NVS · V · S · L · M
</td></tr>
</table>

Lez (Val d'Aran). —

<table>
<tr><td>NYMPHIS</td><td>NYMPHIS</td></tr>
<tr><td>PRO SALVTE</td><td>IVLIA</td></tr>
<tr><td>LEXEIAE</td><td>IORTIF</td></tr>
<tr><td>V: S· L· M</td><td>PVLINA</td></tr>
<tr><td></td><td>V· S· L· M</td></tr>
</table>

Ces deux inscriptions sont signalée par Edw. Barry, dans une étude sur *les Eaux thermales de Lez à l'époque romaine* (1).

Artias (Val d'Aran). — M. Sacaze (2) a signalé la découverte, à Artias, d'un fragment de cippe portant les quatre lettres : NYMP, qui sont évidemment le commencement du mot « Nymphis », ayant dû faire partie d'une inscription qui n'était vraisemblablement pas sans rapport avec les eaux thermales existant dans ce pays.

Castera-Verduzan (Gers). — Un fragment d'inscription, qui semble avoir disparu, rapportée par Du Mège (3) et figurant au *Corpus I. L.*, XIII, 438, est ainsi conçu :

NYMPHIS AVG

SACRVM

Capvern. — Le mot *Nymphis* se lit également sur des ex-voto en terre cuite, trouvés dans cette station, et signalés par M. Du Mège (4).

A côté de ces monuments épigraphiques, dans lesquels les Nymphes figurent seules, rappelons les inscriptions déjà citées où elles sont associées à d'autres divinités : à Mercure, dans une inscription de Néris; à Apollon et à Sirona, dans l'inscription de Walsbronn; à Neptune, dans l'inscription de Balaruc, à Minerve, à Baden-Baden.

---

(1) *Revue archéologique*, 13e année, 1re partie, avril à septembre 1856.
(2) *Bulletin de la Société des Antiquaires*, 1883, p. 224.
(3) *Archéologie pyrénéenne*, t. III, p. 299.
(4) *Ibid.*, t. I, p. 494.

Gréoulx. — Une inscription trouvée à Gréoulx (Basses-Alpes), joint au nom des Nymphes un adjectif ethnique : *Griselicis*, qui les rattache intimement, comme divinités topiques, à cette station, dont le nom antique *Griselum* ou *Griselicum*, nous est révélé en même temps. Cette inscription, gravée avec beaucoup de négligence et en caractères peu profonds, présente des lacunes qui ont donné lieu à plusieurs lectures différentes. Ce texte a été étudié de la façon la plus complète par Greppo dans son savant ouvrage (1); je le donne ici tel qu'il figure au *Corpus I. L.*, XII, 361 :

FIL· FAVSTINA

T· VITRASI· POLL *i*

ONIS COS IĪ PRAET

AEST· IMP· PONTIF

proc   OS ·ASIAE

VXOR

NYMPHIS

GRISELICIS·

Cette inscription a une histoire assez curieuse. Un premier fragment, découvert par Peiresc, sous le maître-autel d'une ancienne église, au commencement du dix-septième siècle, présentait la disposition suivante :

XI

NYMPHIS

GRISELICIS

et les premiers commentateurs, prenant les deux premières lettres pour le chiffre XI, en avaient conclu que les thermes de Gréoulx devaient avoir onze sources, dont chacune possédait sa divinité particulière. Le complément de l'inscription fut trouvé en 1806, dans une écurie où elle avait été reléguée depuis qu'une crue d'eau l'avait fait reconnaître parmi les débris de la culée d'un petit pont, et permit de rétablir, à peu

(1) GREPPO, *op. cit.*, p. 119.

de chose près, le texte dans son intégralité. Walckenaër, qui n'avait vraisemblablement pas connu l'inscription complète et en était demeuré à la version première, y avait vu une indication itinéraire, qu'il commentait en ces termes : « Le chiffre XI qu'on lit dans cette inscription n'est point relatif au nombre des Nymphes ou des sources, comme l'a cru Papon ; mais il exprime la distance exacte entre *Reii*, Riez, et *Griselum*, Gréoulx, qui est juste de 8 milles géographiques $\frac{4}{5}$ de mille ou 8′ 48″ de degré, ou 11 milles romains. Ce chiffre XI est d'autant plus intéressant qu'il confirme à la fois la position de Reii et celle de Griselum (1). »

Un cippe découvert à Vaison, et signalé par Florian Vallentin (2) est dédié à des Nymphes ayant un caractère religieux et ethnique analogue à celui des Nymphes de Gréoulx :

NYMPHIS· AVG

PERCERNIBVS

T· GENGETIVS

DIONYSIVS

EX VOTO

« Elles seraient vraisemblablement, dit notre auteur, les génies protecteurs d'une station d'eau, et l'ex-voto doit être le témoignage de la reconnaissance d'un malade. Cet ex-voto présenterait plus d'intérêt s'il avait été découvert près de la source, dont il attesterait la vertu et l'emploi curatif à l'époque gallo-romaine, et surtout si le nom du lieu qui y était indiqué, *Percernes*, était connu. »

Deux inscriptions votives dédiées aux Nymphes, rapportées dans le même travail, ne sont peut-être pas sans rapport avec deux sources du département de la Drôme, celles de Vercoiran et du Rasteau, leurs provenances respectives.

____

(1) *Géographie ancienne historique et comparée des Gaules cisalpine et transalpine.*

(2) *Essai sur les divinités indigètes du Vocontium d'après les documents épigraphiques,* 1877.

L'inscription du Vercoiran, gravée sur un petit autel portatif, est ainsi conçue :

Nymphis / L. Carini / us Caru / s. v. l. m.

et celle du Rasteau :

Nymphis / Augustis / Maternus / v. s. l. m.

Rappelons, enfin, l'inscription *Nymphis Volpinis*, associées à Apollon, trouvée près de la source de Tönnistein.

Matres. — A Montbrun (Drôme), dans le quartier de Vic, un fragment d'autel, encastré dans un mur, présente un reste d'inscription incomplète où l'on a pu lire : Matribvs. Les *Matres*, dont nous nous occuperons plus complètement lorsque nous étudierons les statuettes ayant le caractère d'exvoto, semblent avoir eu des attributions assez multiples et un certain caractère médical qui pourrait motiver leur présence dans un pays fécond en sources médicinales.

Junones. — Sur une inscription encore existante à Néris (1):

NVMINIBVS

AVGVSTORVM

ET· IVNONIBVS

VICANI

NERIOMAGIENSES

Une autre inscription, découverte en 1784, donne le même texte en lettres abrégées :

NBS· AGM· ET· IBS· VNI· NGS.

Les *Junones* étaient des divinités d'origine latine, dont les attributions ne devaient pas être sans analogie avec celles des Matres.

(1) D'après M. Mowat (*Revue archéologique*, 35ᵉ vol., 1878), le mot *Augustorum* prouve que cette inscription ne saurait être antérieure à l'année 163, époque où, pour la première fois, deux empereurs, Marc-Aurèle et L. Verus, régnaient simultanément.

Dominae. — Sur une inscription trouvée à Aix-les-Bains :

DOMINIS

EXS VOTO ❦ S ❦ L ❦ M

M· CARMINIVS M`O

PRO SALVTE SVA ET

SVORVM

Allmer (1) considère les *Dominæ* comme des déesses champêtres, qui semblent avoir été les ancêtres des *Dames* du
moyen âge. D'après la teneur de l'inscription *pro salute sua et
suorum*, elles étaient invoquées comme divinités protectrices,
et la découverte de ce texte à Aix-les-Bains ne permet guère
de douter qu'elles y aient joué un rôle thermal.

Comedovae. — C'est également d'Aix que nous vient l'inscription suivante :

COMEDOVIS

AVGVSTIS

M· HELVIVS· SEVERI

FIL· IVVENTIVS

EX· VOTO

Les *Comedovæ* semblent avoir été également des divinités du
même ordre que les précédentes, occupant, comme elles, un
rang inférieur dans la hiérarchie mythologique. « Si le nom
est latin, comme il y a grande apparence, dit Allmer *(op. cit.)*,
il faudrait penser à des déesses champêtres mangeuses
d'œufs. »

Spon (2) avait déjà rapporté cette inscription qu'il commentait en ces termes : *Quodnam insuper barbarum Allobrogicumve
numen nobis obtrudat Marcus Helvius Severi filius Juventius, mirari
potius licet quam divinare.*

____

(1) *Les Dieux de la Gaule celtique. Revue épigraphique,* t. III.
(2) *Miscellanea eruditæ antiquitatis,* p. 97.

IV

Nous arrivons maintenant au groupe des véritables dieux des sources, les uns protecteurs d'eaux thermales en général, les autres attachés spécialement à une source ou à un groupe de sources déterminé. Ces divinités ont, nous le savons, des noms et des caractères indigènes, et vraisemblablement pré-romains bien marqués, et, bien que quelques-uns d'entre eux, comme Lussoius et Nerius, se soient habillés un peu à la romaine, on les reconnaît cependant comme les antiques patrons, les protecteurs nationaux, qui n'avaient pas lâché pied devant l'invasion des dieux latins, et qui, en face ou à côté des nouveaux venus, continuaient à couvrir de leur tutelle les eaux bienfaisantes auxquelles ils donnaient souvent leur nom.

Borvo ou Bormo. — *Aix-les-Bains*. — Inscription sur une longue bande de pierre, sciée en deux parties, provenant des bains antiques :

CVLIIIVS

CVTICVS

BORV VSLM

Également à Aix-les-Bains :

MILICINRVSO

BORMV VSLM

Aix-en-Provence :

DEXTER BORMAN

ITER· L· M

Corpus, I. L., XIII, 494.

Bourbonne-les-Bains :

BORVONI	DEO BOR	DEO BORVO
ET DAMO	VONI	ET DAMONAE
NAE	VITA	VERREA VERI
/XTILIA	LIA	NA LINGO
/XTI FIL	SAS	
MED	EX VO	
	TO	

BORVONI ET	BORMONI	AVG
MONAE· C· IA	ET· DAMON	BORVON
TINIVS· RO	IVL·TIBERIA	CVALENT
MANVS·IN	CORISILLA	CENSORI
G· PRO· SALV	CLAVD· CATONIS	NVS
ET· COCILLAE	LING	MVLLI· F
FIE· EX VOTO	V· S· L· M	EX· VOTO

BORVO	DEO BORVONI	BORVONI
IIT· DAMO	ET· DAMON	ET DAMON
FROT· L· V· S· F	MATVRIA· RVS	AEMILIA
	TICA	SEXTI· FIL
	V· S· L· M	MED

A ces monuments on peut joindre l'inscription *Deo Apollini Borvoni*, mentionnée plus haut. La plupart de ces inscriptions figuraient sur des petits autels de pierre ou de grès, trouvés dans les vases du puisard romain ou des galeries qui l'avoisinaient, ainsi qu'au cours des travaux entrepris en 1869-70, pour la construction du grand aqueduc d'écoulement des eaux thermales.

Bourbon-Lancy. — Trouvée en 1792 dans les fondations du château :

C· IVLIVS· EPOREDIRIGIS· F· MAGNVS

PRO· L· IVLIO· CALENO· FILIO

BORMONI· ET· DAMONAE

VOTO· SOL

////A· EST· SAC////·	///S SIMIS NV//
////SILICA· V////	///DEO BO//////
////RVONI· ET////	

Sur un fragment de marbre blanc, qui servit longtemps de seuil de porte à l'église de Bourbon-Lancy :

BORVONI ET DAMONAE

T· SEVERIVS MO

DESTVS NIB

H· N TI

Courtépée (1), l'historien de la Bourgogne, qui écrivait à la fin du dix-huitième siècle, et qui avait vu cette inscription plus complète et en meilleur état de conservation, en avait proposé une reconstitution, admise par Berger de Xivrey, et reproduite par Greppo (*op. cit.*, p. 56), sous la forme suivante :

Borvoni et Damonæ
T. Severius. Mo
destus. omnib
honoribus. et. officiis
apud. Æduos. functus
v. s. l. m

Cette restitution peut être très plausible, mais, étant donné l'état dans lequel le marbre nous est parvenu, il convient de ne l'accueillir qu'à titre purement hypothétique.

Aix-en-Diois. — Trouvée au commencement du dix-neuvième siècle, dans le cimetière d'Aix-en-Diois, à six kilomètres de Die :

BORMAN···

ET BORMAN

P· SAPRIN

EVSEBES· V· S

L·   M

Cette série de monuments épigraphiques (2) nous permet

(1) *Description du duché de Bourgogne*, t. IV, p. 380.

(2) On peut ajouter, pour compléter l'ensemble des monuments épigraphiques consacrés au dieu Borvo et à ses parèdres, deux inscriptions provenant de localités où il n'a vraisemblablement jamais existé de sources thermales ou minérales.

La première, sur plaque de cuivre, provient d'Entrains (Nièvre), et est ainsi conçue :

d'avoir une idée assez précise du dieu qui semble avoir été la principale divinité thermale des Gaules. D'après la distribution géographique de ces monuments, son culte n'était pas limité à une région déterminée, mais embrassait, au contraire, une aire extrêmement étendue. Le véritable nom semble bien avoir été Borvo, mais il apparaît aussi sous les formes Bormo et Bormanus, qui s'appliquaient évidemment à la même divinité. D'après M. d'Arbois de Jubainville (1) les formes Bormo et Borvo proviendraient de deux racines différentes : « Nous croyons pouvoir considérer comme ligures deux noms de sources divinisées, c'est-à-dire les deux noms du dieu Bormanus ou Bormo, qui présidait aux eaux thermales, et la racine *borm*, de laquelle dérivent les deux mots Bormanus et Bormo... En gaulois comme en latin, il n'y avait pas de racine *borm*, en sorte que dans la Gaule du sud-est, au premier siècle de notre ère, le nom du dieu Bormo n'offrait

AVG. SACRI. DEO
BORVONI. ET. CANDI
DO. AERARI. SVBCV
RA. LEONIS EMAR
CIANI EX VOTO R
AERARI. DONA

Borvo est associé dans ce texte à un dieu *Candidus*, sur le compte duquel nous sommes absolument réduits aux conjectures. Je me borne à transcrire l'explication ingénieuse donnée de cette inscription dans un *Bulletin de la Société nivernaise*, 2ᵉ série, t. V, p. 245 : « Des receveurs des deniers publics, dans la nécessité de recourir aux eaux thermales de Bourbonne-les-Bains et en ayant ressenti d'heureux effets, pour témoigner de leur reconnaissance, auront fait exécuter cet ex-voto en faveur de la divinité qui préside à ces eaux, Borvoni. Mais ils ne pouvaient oublier une autre divinité topique, Candido, à laquelle ils avaient adressé sans doute, antérieurement, leurs supplications, pour être délivrés de leurs souffrances. »

La seconde inscription a été découverte à Saint-Vulbaz (Ain), dont le nom ancien était Saint-Bourbaz, évidemment dérivé du nom de la divinité locale :

BORMANAE
AVG SACR
CAPRI
A///RATINVS
. . . . . .
SABINIANVS
D. S. D.

(1) *Les premiers habitants de l'Europe*, t. II, p. 117 et suiv.

aucun sens à l'esprit des populations. Mais il se trouvait en gaulois une racine *berv*, qui signifiait bouillonner, bouillir. La racine *berv* avait une forme secondaire : *borv*. Le populaire gaulois changea *bormo* en *borvo*, pour substituer à un mot inintelligible un mot qui voulait dire : le bouillant, le bouillonnant. »

« J'ai monté dans le glossaire gaulois, dit de son côté Roget de Belloguet (1), par lequel j'ai commencé la publication de mon *Ethnogénie gauloise*, que Bormo ou Borvo est identique à l'armoricain *bourbon*, *bourbounen*, ampoule, ébullition, bouillonnement : en gallois, *berw*, bouillonnement ; *bwrlymn*, faire glou-glou ; *brwmbwr*, murmure ; en irlandais, *borbhaim*, j'enfle ; *bearbhad*, bouillonnement ; en erse d'Écosse, *borb*, enfler, enflammer ; *borbhan*, murmure. L'idée de bouillonnement est donc celle qu'exprimait d'abord cette racine celtique. »

Le texte de l'inscription de Bourbonne : *Deo Apollini Borvoni et Damonæ*, a suggéré la pensée que notre dieu pourrait n'être autre chose qu'un Apollon gaulois, envisagé uniquement comme dieu guérisseur, protecteur des eaux bienfaisantes. « Si cette lecture est bonne, le dieu Borvo serait une des incarnations d'Apollon dans les Gaules (2). »

Comment doit être lu le texte qui nous occupe? Borvoni est-il un qualificatif d'Apollon, ou bien sommes-nous en présence d'une dédicace à trois divinités distinctes : Apollon, Borvo et Damona? Je penche tout à fait pour ce dernier avis, en remarquant que, dans toutes les autres inscriptions contenant son nom, Borvo figure sous ce seul nom, et nous apparaît comme un dieu d'origine franchement celtique, qui pouvait présenter des affinités avec un des caractères spéciaux attribués à Apollon, celui de dieu médical, mais qui n'en avait pas moins une existence propre et distincte de celle du grand dieu de l'Olympe gréco-latin.

Remarquons également, pour en terminer avec les rensei-

_____

(1) *Lettre au sujet du nom de Bourbon.*
(2) Héron de Villefosse, *Statue colossale d'Apollon assis trouvée à Enrains. Revue archéologique*, nouvelle série, 7e année, 31e vol., 1876.

gnements que nous fournissent nos textes, que dans les inscriptions de Bourbon-Lancy et de Bourbonne, Borvo figure avec une parèdre, Damona, et, à Aix-en-Diois, avec une divinité de même famille, qui jouait auprès de lui le même rôle, et devait porter le nom de Bormana (1).

Le nom de la grande divinité thermale gauloise, transformé dans le cours des siècles, est resté attaché à plusieurs de nos plus importantes stations : Bourbonne-les-Bains, Bourbon-l'Archambault et Bourbon-Lancy (2), et peut-être la Bourboule, qui semble bien dériver étymologiquement du même vocable celtique, ainsi que Barbotan-en-Armagnac, localité connue par ses eaux et ses boues minérales, dont le nom est une corruption de la forme ancienne et plus légitime : *Borbotan* (3).

(1) Sur les inscriptions de Bourbonne et le dieu Borvo, voir Cʜᴀʙᴏᴜɪʟʟᴇᴛ, *Notice sur des inscriptions et des antiquités provenant de Bourbonne-les-Bains*, suivie d'un catalogue spécial des monuments épigraphiques relatifs à Borvo et Damona. *Revue archéologique*, nouvelle série, 21ᵉ année, 39ᵉ volume, 1880, p. 18, 65, 129; et 41ᵉ vol., 1881, p. 292.

(2) La relation entre le nom du dieu Borvo et les noms de ces stations est trop évidente pour être sérieusement discutée. Je citerai cependant, à titre de curiosité, ce passage d'un écrivain que cette similitude n'avait pas convaincu et qui, à propos de Bourbon-Lancy, fournissait cette autre explication, au moins étrange : « Je ne crois pas que Bourbon-Lancy soit une autre position qu'*Aquis-Bormonis*, puisque cette ville possède une inscription : *Bormoni et Damonæ*, qui semble s'appliquer au propriétaire de ces thermes ou fondateur et à son épouse plutôt qu'à certaines divinités topiques dont personne n'aurait jamais entendu parler. Si dans deux mille ans d'ici des archéologues faisaient des recherches dans les ruines des thermes de Bourbon-Lancy, ils pourraient trouver une inscription à l'éloge de M. le marquis et de Mme la marquise d'Alègre, bienfaiteurs à notre époque de ces eaux, dont les statues figurent sur une fontaine au milieu de la place devant les thermes. Il pouvait en être de même à l'époque romaine de Bormanus et de Damona. » (X. Gᴀʀᴇɴɴᴇ, *Bibracte*, 1867, p. 198.)

(3) Le P. Aᴜʙᴇʀʏ, auteur d'un poème latin intitulé : *Borbotanum in Aremoricis (Borbotan en Armagnac)*, écrit vers 1640, fait dériver ce nom de la fatale aventure de la Nymphe armagnaçaise Botané, poursuivie par Phébus, et reçue dans les boues par les dieux Borbor : « Enfin, pris de pitié par les rudes fatigues de la Nymphe, le dieu Borbor vient au-devant d'elle et la reçoit dans ses bras. Ensevelie dans le gouffre, la chaste vierge exhala son âme parmi les flots imprégnés de bitume. Borbor, le vieillard bien connu dans le pays d'Armagnac, le dieu du marais noirâtre, ensevelit la morte dans une urne fangeuse. De son nom

DAMONA. — Le nom de cette divinité, compagne fidèle de Borvo, semble bien en rapport avec son caractère de divinité thermale. Le radical se compose d'une racine celtique *tum* ou *tomm*, qui signifie *chaud*, et la terminaison *ona* se retrouve dans un grand nombre de noms de sources ou de cours d'eau divinisés : Divona, Acionna, etc.

Aux inscriptions que nous venons de citer, dans lesquelles figure son nom, nous pouvons ajouter celle-ci, tracée au pointillé sur vase de bronze trouvé à Chassenay (Côte-d'Or), dans un puits dont l'eau était peut-être considérée autrefois comme douée de vertus curatives :

Aug(usto) sacr(um) deo Albio et Damonæ Sex. Mart(ius) Cociliani f(ilius) ex issu liu (s. v.) s. l. m.

La même déesse est invoquée seule dans une inscription provenant de Bourbonne-les-Bains, gravée sur une table de bronze conservée actuellement au Cabinet des médailles de la Bibliothèque nationale :

DAMONAE AVG

CLAVDIA· MOSSIA· ET· C· IVL

·SVPERSTES FIL

L· D· EX· D· D· V· S· L· M

SIRONA. — Nous avons vu, dans deux inscriptions de Luxeuil et de Nierstein, la déesse Sirona associée à Apollon, et, dans l'inscription de Walsbronn, à Apollon et aux Nymphes. Elle figure seule dans l'inscription suivante trouvée à Wiesbaden, dans un lieu, dit le *Corpus* (XIII, 7570), où sont des ruines de thermes :

SIRONAE

C· IVLI· RESTITVTVS

C· TEMPLI· D· S· P

Un autre monument épigraphique du plus haut intérêt, car il était surmonté de la représentation de la divinité, a été

et du nom de la vierge Botané, nos aïeux, de vieille date, créèrent le nom de Borbotan, que gardent encore et le lieu et le marais. » Traduction de L. Couture, *Revue de Gascogne*, t. XLI, 1900.

découvert près d'une source appelée la Sainte-Fontaine, située près du village de Merlebach, dans l'ancien département de la Moselle :

DEAE DIRONAE

MAIOR MA

GIATI FILIVS

V S L M

La déesse Sirona n'est connue que par les inscriptions ; aucun écrivain de l'antiquité ne mentionne son nom.

« Cette déesse, dit A. Maury (1), est visiblement une divinité des eaux minérales. La forme de son nom rappelle les noms de fontaine et de rivière, et les lieux où les ex-voto ont été découverts confirment ce caractère médical. Les Gallo-Romains paraissent avoir assimilé Sirona à Diane, et de là encore son association à Apollon (2). »

Bulliot pensait aussi que Sirona était une personnification particulière des sources.

Ch. Robert, dans l'étude particulière qu'il a consacrée à cette divinité, conclut du rôle de parèdre joué par elle auprès d'Apollon, qu'on ne doit pas en faire exclusivement une protectrice des eaux bienfaisantes, car Apollon était en Gaule non seulement le Dieu qui guérit, mais, comme à Rome, une personnification du soleil. Il ne conteste pas que Sirona, comme Apollon, ait présidé aux sources bienfaisantes, mais ce n'était là qu'une des faces de son rôle plus général de puissance fécondante favorisant les forces de la nature.

En résumé, quelle que soit l'étendue du rôle qu'on veuille assigner à Sirona, il semble hors de doute que la tutelle des sources médicinales faisait partie de ses attributions et qu'elle est en droit d'occuper une place au premier rang des divinités de notre Olympe thermal.

(1) *De l'Apollon Gaulois. Revue archéologique,* janvier 1860, p. 58 et suiv.

(2) Sur treize inscriptions relevées par Ch. Robert dans une étude sur Sirona (*Revue celtique,* t. IV), huit montrent cette déesse associée à Apollon.

Lussoïus ou Luxovius. — Le nom du dieu topique des sources de Luxeuil, présenté sous deux formes différentes et associé à une divinité féminine, nous a été transmis par deux inscriptions. La première, gravée sur une pierre, a été trouvée en 1779 près de l'établissement thermal :

SSOIO

ET BRICTAE

DIVIXTI

VS CONS

TANS

V S L M

Le deuxième texte relatif à la divinité protectrice de Luxeuil n'est connu que par un manuscrit du neuvième siècle, provenant de l'abbaye de Saint-Colomban. Il est ainsi rapporté :

LVXOVIO

ET BRIXIAE

C· IVL· FIMAR

IVS· V· S· L· M

D'après Desjardins *(op. cit.)*, la copie doit être infidèle : le copiste a dû mettre *Luxovium* parce que c'était le nom de la ville au neuvième siècle, et, d'autre part, le texte devait porter *Firmanus*, au lieu du mot barbare *Firmarius*. Le texte pourrait donc être ainsi rétabli :

LVSSOIO

, ET BRICIAE

C· IVL· FIRMA

NVS· V· S· L· M

Le nom du dieu figure encore sous une troisième forme dans l'inscription suivante, citée par Greppo *(op. cit.,* p. 126), qui aurait été découverte en 1780 :

D· NICARINO

D· LIXVI

D'après le savant abbé, Nicarinus aurait été un autre dieu topique des sources. Le *Corpus I. L.* (XIII, 1041, *Inscriptiones falsæ vel alienæ*), n'hésite pas à rejeter ce texte, disparu aujourd'hui et connu seulement par un rapport de Guin, suspecté d'être l'auteur de l'inscription fausse dont nous avons parlé : *Titulus aut fictus est, aut certe corruptus; propter orginem suspectam, inter falsos relegavi.*

BRICIA. — Deux des inscriptions qui précèdent portent le nom d'une divinité féminine, associée à Lussoius, et partageant avec lui la protection des eaux thermales. Qu'était cette divinité ? Walckenaër (1) fait dériver son nom du mot allemand *brücke*, pont, et rattache Bricia à *Brusche*, localité voisine de Luxeuil. Delacroix conclut de la présence à Luxeuil de deux sortes d'eaux parfaitement distinctes, les unes alcalines, les autres ferrugineuses, à l'existence de deux divinités ayant chacune sous sa protection spéciale l'une de ces sources.

L'opinion la plus probable voit dans Bricia la déesse personnifiant le cours d'eau appelé le *Breuchin*, qui coule à l'est de la ville.

Une autre inscription, qui porte le nom de Bricia seule, fut découverte, le 11 mai 1781, au bord d'une piscine romaine abandonnée, au nord du grand bain actuel. En voici le texte, qui a été l'objet des mêmes suspicions, et semble aussi peu digne de foi, que l'inscription de Labiénus :

DIVA AVXI

BRICIA REG

CAE AUG

COS

TIB ET· PIS

DEDICATV

TEMPLUM

dont la lecture, d'après l'idée de l'auteur du texte, serait la

(1) *Géographie ancienne des Gaules*, t. I, p. 320.

suivante : *Divæ auxiliari Briciæ regnante Cæsare Augusto consulibus Tiberio et Pisone dedicatum templum*.

Pour la critique de ce texte, nous renvoyons nos lecteurs aux savants travaux déjà cités de MM. Allmer et Desjardins, qui nous semblent établir de la façon la plus péremptoire la fausseté de ce document (1).

Nerius. — Une longue inscription, trouvée à Néris en plusieurs fragments qui ont pu être juxtaposés, nous a fait connaître le nom de la divinité qui présidait à ses eaux et peut-être aussi le nom de celle à qui était dédié l'établissement thermal.

Voici le texte, tel qu'il est reconstitué au *Corpus I. L.*, XIII, 1376 :

(1) Ces deux inscriptions plus que douteuses ont été placées dans une des salles de l'établissement thermal. « Comme les mânes du malin compère qui, au siècle dernier s'est amusé à fabriquer ces deux inscriptions, dit Allmer dans son *Mémoire*, ont dû sourire dans leur longue barbe lorsqu'on prit cette détermination. Comme, sous leur linceul, elles doivent tressaillir d'aise, chaque fois qu'errant à travers les corridors de l'établissement, elles y sont témoins de la fortune de son ingénieuse supercherie. »

Et, plus loin, il ajoute : « Constatons encore qu'en parcourant la monographie intitulée : *Bains de Luxeuil*, nous avons observé une autre fraude, ayant pour but également de prêter aux bains de cette petite ville une illustration factice dont cependant ils n'ont nullement besoin. La falsification consiste à avoir substitué un *T* à l'*L*, dans la formule *v. s. l. m.*, qui termine deux inscriptions antiques, afin de pouvoir interpréter *V. S. T. M.* par : *Votum solvit tempore medente*, et les traduire ainsi : *A rempli son vœu pendant le temps de son traitement*. Sans examiner de trop près si *tempore medente* veut dire *au temps de son traitement*, nous ferons remarquer qu'on n'écrivait en initiales que des formules bien connues, en sorte que si les Romains avaient voulu qu'on pût lire sur des inscriptions les mots *tempore medente*, ils y auraient écrit ces mots en toutes lettres, sous peine de ne pas être compris même de leurs contemporains. »

On retrouve un écho assez original de l'importance apportée au premier de ces textes suspects dans la note suivante, insérée au *Moniteur* du 8 juillet 1856, et qui ne fait pas honneur aux connaissances historiques de son auteur : « L'Empereur a fait hier une excursion à Luxeuil. Sa Majesté a été agréablement surprise de trouver au milieu d'une charmante petite ville un établissement de bains thermaux dont l'installation lui a paru remarquable. Ce qui l'a surtout frappé, c'est l'inscription romaine découverte en 1755 et qui porte *Lixovii thermas*..... Ainsi, dès cette époque, l'administration romaine semblait avoir été tellement centralisée qu'il fallait un ordre direct de l'Empereur pour réparer des bains dans un coin presque ignoré des Vosges. »

B A VG ET NERIO DEO V SIBUS Q R PB *it cub*
ESTER II VIR II FLAM· ROM ET· AVG ITEM QVE FLAMEN PI *etatis c*
IVLII EQVESTRIS FILII CIMBER ET EQVESTER FLAMIN *es*
ABERNAS PORTICUS QVIBUS FONTES NERI THERMAE *pie*
M OMNIBVS SVIS ORNAMENTIS OB HONO FIAM NIO

Quelques fragments plus petits ont fourni la partie finale des lignes, indiquée ci-dessus en italique.

En outre, un fragment d'une autre inscription, rapporté au *Corpus*, XIII, 1377, nous donne la répétition absolue de ce premier monument.

« Ce texte nous apprend, dit M. H. de Villefosse (1), la raison de la reconnaissance des habitants de Néris pour Julius Equester et pour ses fils Cimber et Equester. Ils avaient fait construire, autour des thermes et des fontaines du dieu Nerius, des portiques sous lesquels étaient installées des boutiques. » Et il ajoute : « La mention d'un *flamen Pietatis* est certaine; probablement il faut admettre aussi celle de *thermæ Pietatis*. Ces deux mentions s'expliquent d'ailleurs l'une par l'autre. S'il existait à Néris un *flamen Pietatis,* on ne doit pas s'étonner que l'établissement thermal ait été placé sous le vocable de la déesse Pietas. »

Trois pierres, ayant servi de couverture au grand aqueduc de Néris, portent les fragments suivants :

a	b	c
NENNERIO	OVII	VISSV

Les fragments b et c sont à peu près inexplicables, mais le nom du dieu topique figure certainement au fragment a.

Il en est de même du texte suivant, rapporté au *Corpus I. L.*, XII, 1371 :

CASSIA NEMIE F· NERIO VSVII

IBOSUS. — Ce nom figure sur une inscription dédicatoire DEO IBOSO, gravée au pointillé, en majuscules romaines, sur la panse d'un vase de bronze trouvé à Néris.

(1) Communication à la Société des Antiquaires de France. Séance du 20 juin 1900, *Bulletin,* 1900, p. 208 et suiv.

Pour M. Brugière de Lamotte (1), ce vase « aurait été consacré au dieu égyptien Ibis, dont le nom, comme l'indique l'inscription, s'était modifié et latinisé en *Ibosus* dans les temps gallo-romains. » M. Bertrand *(Musées de Néris)* y voit aussi un dieu topique égyptien déjà connu par une stèle gravée trouvée dans les Pyrénées.

L'Académie des Sciences, Inscriptions et Belles-Lettres de Toulouse (2), consultée en 1879 par M. Brugière de Lamotte à l'occasion de cette inscription, rapportée aux mémoires sous cette forme vicieuse DEO ZBOSO, s'est prononcée contre cette hypothèse d'un culte égyptien parvenu jusqu'à la vallée de l'Allier. Le fait en lui-même n'aurait rien d'extraordinaire, car on sait quelle extension prirent jusqu'en Gaule certains cultes orientaux, mais je crois que rien, sauf une certaine analogie de noms, ne permet de rattacher à ces religions le dieu Ibosus, qui me semble être purement et simplement une divinité locale de source.

J'ajoute, en ce qui concerne l'inscription pyrénéenne qui porterait le nom de ce dieu, que mes recherches à cet égard ont été vaines, et que je n'ai trouvé ce texte ni au *Corpus*, ni dans les ouvrages de Sacaze, qui a si particulièrement étudié les dieux et les inscriptions des Pyrénées.

Ivaus ou Ivaos. — Nous connaissons le nom du génie tutélaire des sources d'Évaux par une incription gravée au pointillé sur le manche d'une patère de bronze, découverte au cours de travaux exécutés près des sources en 1856 (3).

Cette inscription se lit ainsi :

```
            VIMPVRO· FIRMI
      ┌──────────────────┐
 LIB  │     STEPAPROD     │  IVAV
      └──────────────────┘
          V· S· L· M
```

---

(1) *Notice sur l'inscription votive « Deo Iboso » d'un vase en airain trouvé à Néris-les-Bains en 1876.*

(2) *Mémoires de l'Académie des sciences,... de Toulouse,* 8ᵉ série, t. I, 1879, p. 372.

(3) Voir p. 280.

Ivau est le datif celtique d'*Ivaus* ou *Ivaos*. Ici encore la station thermale a tiré son nom de la divinité protectrice de ses eaux.

ALBIUS. — L'inscription gravée sur le vase en bronze de Chassenay, qui a été rapportée plus haut (p. 194), associe le nom d'un dieu *Albius* à celui de la déesse Damona, compagne habituelle du dieu Borvo. Le caractère thermal de la divinité dont nous lisons ici le nom semble bien résulter de celui de sa parèdre.

DUNA. — Cette divinité, que nous trouvons associée à Mars Bolvinnus dans une des inscriptions de Bouhy précédemment rapportées (1), devait jouer auprès du dieu le rôle de parèdre et être invoquée, ainsi que lui, comme protectrice des eaux salutaires auxquelles son nom était attaché et auprès desquelles s'élevait l'autel qui lui était consacré.

La région des Pyrénées nous a transmis les noms d'un certain nombre de dieux topiques, dont la forme barbare semble bien indiquer la persistance d'anciens cultes, conservant leur place à côté des divinités nouvelles d'importation romaine, comme Ilixo à côté des Nymphes à Luchon, Agho à côté de ces mêmes déesses et de Mars, à Bagnères-de-Bigorre, ou continuant à régner seuls, peut-être dans certaines stations de moindre importance, où s'était fait sentir moins profondément l'influence des nouveaux occupants (2).

ILIXO. — Le nom de ce dieu nous est connu par la série d'inscriptions suivantes provenant de Bagnères-de-Luchon :

(1) Voir p. 173.
(2) « Les Aquitains avaient aussi leurs divinités propres, absolument distinctes des divinités celtiques et romaines, et c'est là le trait véritablement caractéristique de l'épigraphie religieuse des Pyrénées, ce qui donne à nos inscriptions, d'une forme si simple, un intérêt si grand au point de vue de nos origines nationales. » SACAZE, *les Anciens dieux des Pyrénées*, 1885.

ILIXONI

DEO

FAB FESTA

V· S· L· M

ILIXO

I· · · ·

V· S· L· M

ILIXO

M

V· S

DEO

I· IXO

ILIXONI

DEO

SECVNDI

NVS· VE/

ECVNDI/

En outre, un autel scellé au-dessus de la grande porte de l'établissement thermal porte cette inscription, que Sacaze (1) considère comme l'œuvre certaine d'un faussaire, et que nous n'indiquons que pour mémoire :

DEO

LIXONI

FABIA RVFI

F· PAVLINA

V· S· L· M

Les textes épigraphiques relatifs à la divinité qui nous occupe ont tous été rencontrés dans le voisinage des anciens thermes de Luchon, et devaient être certainement consacrés à un dieu topique, protecteur des sources qui les alimentaient, sorte de génie local dont le rôle protecteur ne s'étendait pas au delà de cette station.

Plusieurs épigraphistes ont admis que ce dieu portait indifféremment les noms de *Ilixo* ou de *Lixo*. Cela est inexact ; les

____

(1) *Épigraphie de Luchon.* Paris, 1880. — *Études sur Luchon.* Saint-Gaudens, 1887 : « Quant au cippe trouvé à Baren et placé dans une petite niche, au-dessus de la porte principale de l'établissement thermal, l'inscription qu'il porte n'est pas authentique et l'on connaît le faussaire V.-C. Il me semble à propos d'observer, encore une fois, que la divinité éponyme de Luchon se nomme Ilixon et non Lixon ; *L* est devenu la lettre initiale par la chute de *i*, comme Ilerda est devenu Lerida. »

lextes authentiques portent tous *Ilixo*, et c'est sous cette dénomination seule que le protecteur des eaux de Luchon doit prendre place dans la mythologie pyrénéenne. Un rapprochement s'impose entre le nom du dieu et celui de Luchon, qui semble en dériver incontestablement.

Lex. — Une inscription, gravée sur le champ d'un petit autel de marbre, conservé dans le vestibule de l'établissement de bains à Lez (Val d'Aran), d'où proviennent deux dédicaces aux Nymphes que nous avons rapportées plus haut, est ainsi conçue :

LEXI

DEO

C. SABI

HORT. F

« Voici, dit Edw. Barry, le nom du dieu Lex ou Lexis, inconnu jusqu'alors, et qui fait penser au nom du vicus gallo-romain où a été découvert ce petit autel. Il s'agit évidemment ici d'un dieu d'un caractère particulier, d'un dieu de source thermale, analogue à Lixò, Lixovius et Borvo (2). » Sacaze a élevé contre l'authenticité des trois inscriptions de Lez certains doutes, basés uniquement sur la forme des lettres, notamment des M. Cette seule considération ne nous semble pas décisive, et nous pensons jusqu'à nouvel ordre, avec M. Mérimée (2), qu'elle ne peut suffire à faire écarter des textes que, ni leur contexte, ni des circonstances particulières de leur découverte, ne peuvent faire suspecter d'autre part.

Arixo. — Sur le plateau de Sarrat-de-Peyra, dans la vallée du Louron, à côté du cippe dédié *Marti Arixoni* (V. p. 173),

---

(1) *Les eaux thermales de Lez à l'époque romaine. Revue archéologique*, 13ᵉ année, 1ʳᵉ partie, avril à septembre 1856.

(2) *Titulos ibi* (à Lez) *repertos Sacaze suspectos habet. At cum nihil præter litteræ* M *formam proferat, et ceteri multi de eorum fide non dubitaverint, inter spurios reponendos non censui.* (Mérimée, *De antiquis aquarum religionibus in Gallia meridionali, ac præsertim in Pyreneis montibus*, 1886.)

un autre cippe a été découvert, portant cette inscription :

ARIXO

DEO

. . . .

. . . .

V· S· L· M

Ce texte, où le nom d'Arixo figure seul, semble bien démontrer qu'il s'agit d'un dieu ayant son existence particulière, et non pas seulement, comme on pourrait l'inférer d'après l'autre inscription, d'une épithète locale ajoutée au nom du dieu Mars.

D'autre part, les nombreuses sources thermales qui jaillissent au pied du plateau permettent de supposer, sans trop de témérité, que le dieu qu'on y invoquait n'était pas sans avoir quelques rapports avec elles. Je dois ajouter cependant que Sacaze (*les Anciens dieux des Pyrénées*) voit plutôt dans Arixo une divinité gardienne du passage par le plateau, qui fait communiquer la vallée de Larboust avec l'Espagne.

Agho. — Ce dieu était invoqué à Bagnères-de-Bigorre, où son nom est mentionné dans les deux inscriptions suivantes (1) :

AGHONI	DEO
DEO	··GHONI
LABVSIVS	··AVLINI
V·S·L·M	··AVRINI
	V·S·L·M

Iluni. — Ce nom figure sur deux fragments de cippes trouvés à Cadéac-les-Bains (2) :

ILVNI	. . . .
MARIN	VNI· AXTO
	VRI· LIB
	V· S· L· M

(1) Au *Corpus I. L.* sous la forme *Ageioni* :

DEO	AGEIONI
GEIONI	DEO
. . . . . .	. . . . . .

(2) Sacaze, *Inscriptions inédites des Pyrénées. Bulletin épigraphique*, 1882.

Buaicorix. — Un marbre consacré :

DEO BVAICORIXE

a été découvert à Labarthe-de-Rivière, qui possède encore des vestiges de ses bains romains.

Aereda. — Un autel découvert au pied de la montagne de Gert, près du village de Siradan, porte la dédicace :

DEO

AEREDA

CVCVRVS

Du Mège (1), qui rapporte cette inscription, fait remarquer que les deux dernières lettres du nom de celui qui a fait le vœu sont peut-être, non pas la terminaison de celui-ci, mais les initiales votives V. S.

Ajoutons enfin qu'un autel trouvé à Luchon, conservé au musée d'Auch, n'est peut-être pas sans rapport avec les eaux minérales, bien qu'il soit dédié aux montagnes :

MONTI

BUS· Q· G

AMOBNUS

V· S· L· M

« Il paraît assez naturel, dit Greppo (*op. cit.*, p. 67), que l'on ait associé au culte des Nymphes des eaux les divinités des montagnes qui présidaient au berceau de ces sources salutaires. »

··iton·e· — Trois fragments épigraphiques, sur marbre blanc, trouvés à Saint-Honoré, dans les débris de l'ancienne église, dont un est conservé à l'établissement thermal (2) et un autre encastré dans le mur occidental de l'église, après avoir été étudiés et publiés séparément, ont été juxtaposés et

(1) *Archéologie pyrénéenne*, t. II, p. 142.
(2) Communication de M. V. Gueneau, *Mémoires de la Société éduenne*, x. s. t. V, 1876, p. 510.

reconnus par M. Mowat (1) comme se raccordant parfaitement et faisant partie d'une même inscription, dont la ligne
supérieure manque, à l'exception de deux lettres.

Voici cette inscription telle qu'elle figure reconstituée au
Corpus I. L., t. XIII, 2813 :

num IN *ib*· *aug*· et· *dœ*
··· ITONAE· *sac* ALBI*ll*VS
SILVIVS *albil* LI F QVI AEDEM
CUM SVIS OMNI*bus* ORNAMENTIS
DO*n*AVIT EX *voto* POSVIT

Cette inscription était évidemment la dédicace d'un temple,
qui devait être d'une certaine importance, si l'on en juge
d'après les dimensions de l'inscription.

M. Mowat ne lit pas *numinibus* à la première ligne, qui n'a
conservé que les lettres IN, il propose de lire ALISINCO, qui
aurait été le nom du dieu du temple. C'est en effet, dit-il, le
nom d'*Alisincum* que l'Itinéraire d'Antonin donne à la station
située entre Autun et Decize, qui a été identifiée avec Saint-
Honoré-les-Bains.

A la deuxième ligne, les lettres ITON·E lui donnent l'idée de
restituer RITONAE, nom d'une divinité connue par une inscription du Gard, et le début de l'inscription serait le suivant :

Alisinco deo et Ritonæ sacrum…

Il semble bien certain que ITON·E, sous la forme *Ritonæ* ou
une autre, était le nom d'une des divinités auxquelles était consacré l'édifice, et, probablement, d'une déesse topique thermale.
La restitution nous semble moins sûre en ce qui concerne le dieu
Alisincus, en présence des doutes qui peuvent encore subsister,
comme nous l'avons vu précédemment, à propos de la lecture
de ce nom sur la carte de Peutinger et sur son attribution à
Saint-Honoré-les-Bains. En présence de ce doute, nous adopte-
rons de préférence la leçon du *Corpus,* en n'attribuant à cette

(1) *Bulletin de la Société des Antiquaires.* 1895.

station que la divinité topique dont le nom nous est parvenu ainsi mutilé dans sa première partie.

J'indique seulement pour mémoire le travail de M. l'abbé Morillot, publié dans le tome V des *Mémoires de la Société académique du Nivernais*, et dans lequel les deux fragments sont examinés séparément, comme constituant deux inscriptions distinctes. L'auteur du mémoire croit y voir des monuments funéraires, et il pense que l'un d'eux, à raison du mot LVDIS qu'il lui a semblé y lire, devait être consacré à la mémoire d'un maître des jeux, à qui aurait été élevé un monument.

NISKA-NISKAT-NIKASA. — Ce nom, présenté sous ces différentes formes, a été lu à plusieurs reprises sur des inscriptions tracées sur des lames de plomb qui avaient été déposées dans une des sources d'Amélie-les-Bains, et que nous étudierons plus longuement au chapitre des ex-voto et offrandes(1). La répétition de ces mots, jointe à la présence de formules qui semblent avoir un caractère votif, ont suggéré à ceux qui ont tenté de déchiffrer ces textes assez énigmatiques la pensée que ces noms désignaient les divinités protectrices des sources thermales d'Amélie. La supposition semble très vraisemblable, mais, cependant, l'incertitude qui règne encore sur la véritable teneur et le sens précis de ces documents ne nous permet d'enregistrer cette attribution que sous une forme très hypothétique.

UCUETIS. — L'inscription gauloise suivante, gravée sur une dalle de pierre trouvée en 1839 sur le plateau d'Alise, l'ancienne Alesia, n'est peut-être pas sans rapport avec une ancienne divinité de source médicinale :

MARTIALIS· DANNOTALI

IEVRV· VCVETE· SOSIN

CELICNON ETIC

GOBEDBI· DVGIIONTIIO

VCVETIN

IN ALISI IA

(1) Voir p. 285.

Pour Allmer (1), la déesse ou le dieu Ucuetis est à chercher dans quelque particularité locale d'Alise, probablement dans quelqu'une de ses sources minérales. Après avoir exposé l'incertitude de toute interprétation de ce texte, le savant commentateur conclut ainsi : « Ne pourrait-on proposer, à tout hasard sans doute, ceci ou quelque chose d'approchant : « afin que (les dons) glorifient Ucuetis dans « Alise ? » Il s'agirait des dons ou actions de grâces de personnes guéries par la vertu des eaux de la fontaine adorée à Alise sous le nom d'Ucuetis, et rendue plus accessible par les améliorations de Martialis. Ce n'est ni plus ni moins aventuré que tout ce qui a été imaginé déjà, mais avec quelque chance cependant, en s'appuyant sur des particularités locales connues, de s'approcher peut-être davantage de la vérité. »

TUTELA-NEHA. — Une inscription de Dax est consacrée à la très sainte Tutèle :

TVTELAE

SANCTISS

CHRYSAN

Corpus I. L., XIII, 411.

Selon toutes probabilités, ainsi que le pense M. Jullian (2), la

---

(1) *Revue épigraphique*, n° 118, juillet 1905-juin 1906, p. 177. — Voir aussi *Pro Alesia. Revue mensuelle des fouilles d'Alise*, n° 5, novembre 1906, p. 71 et 77.

(2) *Note sur l'origine des Déesses Tutelles dans le sud-ouest de la Gaule.* Congrès archéologique tenu à Agen et Auch, 1901.

Pour M. Jullian, le culte des Tutelles doit son origine à la religion des sources.

Il cite, entre autres preuves, l'inscription suivante existant au Mas-d'Agenais :

TVTELAE· AVG

VSSVBIO· LABRVM

SILVINVS· SCI

PIONIS· F· AN

TISTES· D

Le monument consacré étant un *labrum*, un bassin, il est très vraisemblable que le dieu était un génie de source et de fontaine. Tel est aussi l'avis de Greppo (*op. cit.*, p. 141 à 143), qui reconnaît ici un dieu topique, Ussubius, protecteur d'une source qu'il place à la station d'Us-

divinité tutélaire d'*Aquæ Tarbellicæ* devait être la Fontaine-Chaude. La Tutela dacquoise s'identifierait ainsi avec la source divinisée.

Il faut tenir également pour à peu près certain, bien qu'aucun texte épigraphique ne nous en ait donné la preuve absolue, que la source chaude devait également porter le nom d'une divinité protectrice, *Neha*, analogue à la Tutèle. Ce nom se retrouve sans changement dans les documents latins du moyen âge, et, modifié dans sa terminaison, il a donné la dénomination Nèhe, sous laquelle la fontaine est encore connue aujourd'hui. « Que la Fontaine-Chaude soit curée, dit Taillebois (1), et on y trouvera des monuments votifs à la déesse guérissante. »

Le même auteur a fait justement remarquer que ce nom de Nèhe, avec toutes ses variantes : Nez, Néez, Nées, Nest, Né, Nay, s'applique partout à des cours d'eau, à des fontaines, à des endroits maritimes, et M. Jullian (2) l'a rapproché de celui de la déesse *Nehalennia*, adorée dans la région du Rhin, qui devait être une divinité de source.

Cernunnos. — Devons-nous comprendre dans notre Olympe thermal le dieu foncièrement gaulois *Cernunnos*, que nous voyons représenté, le chef orné de cornes de cerf, sur un certain nombre de bas-reliefs trouvés en divers points de la Gaule ? Il semble bien probable que ce dieu, comme beaucoup de ses congénères gaulois, était une divinité de sources,

subium, portée à l'Itinéraire d'Antonin, sur la voie de Bordeaux à Agen.

Une autre inscription à la déesse Tutelle, découverte récemment à Lourdes, et publiée dans la *Revue des Hautes-Pyrénées*, 1907, p. 60, est ainsi conçue : *Tutelæ pro salute. iustini. iul. pa(t)ris V. S. L. M.* « Il me paraît probable, dit M. Jullian (*Revue des Études anciennes*, t. IX, n° 2), que cette Tutelle était la source sacrée de Lourdes, non pas celle d'en bas, du Gave et de Bernadette, mais celle d'en haut, de la vieille ville. Voilà les deux cultes rivaux, païen et chrétien, face à face, celui-ci dans sa splendeur, celui-là dans ses ruines, et tous deux attachés à une source. »

(1) *Quelques mots sur le nom de Nèhe que porte la Fontaine-Chaude de Dax. Bulletin de la Société de Borda*, 2ᵉ année, 1887.

(2) *Note sur la topographie de Dax gallo-romain. Revue des Études anciennes*, 1901, p. 211 et suiv.

mais je ne crois pas qu'il ait été jusqu'à présent, découvert aucune de ses images auprès de fontaines à vertus médicales.

Un archéologue de Moulins, M. Pérot (1), a été plus loin et, se fondant sur la présence d'un personnage cornu sur un certain nombre de fragments de poteries rouges, provenant des officines de la vallée de l'Allier et trouvées à Vichy, Royat et Néris, le considère comme la représentation du *Cernunnos*, qui serait, d'après lui, « le génie des eaux minérales et thermales, le dieu populaire de nos antiques stations balnéaires. »

Cette assertion me semble, je l'avoue, singulièrement hasardée. Il y a lieu de se demander, d'abord, si des représentations de dieux indigènes ont jamais figuré sur les vases sigillés du centre et du sud de la France, exécutés avec des moules, ou sur des motifs et des dessins de provenance étrangère. Je remarque, en outre, que certains de ces personnages cornus portent le caducée de Mercure; que d'autres ont des jambes de bouc, détails qui semblent bien les identifier avec des divinités venues de l'autre côté des Alpes (2). En résumé, les preuves me paraissent trop peu décisives et les raisons de douter trop sérieuses pour que je puisse admettre, actuellement du moins, une relation aussi étroite entre les représentations en question et les sources thermales auprès desquelles ont été trouvés les fragments de vases qui les portent.

Épona. — De même la déesse Épona, qu'on représente à cheval et dont on a fait la protectrice des chevaux et des écuries, ne fut-elle pas aussi, dans une certaine mesure, une divinité de source? Cette terminaison *ona*, si fréquente dans les noms de fontaines et de cours d'eau, ne la rattache-

(1) *Revue médicale du Mont-Dore*, 7ᵉ année, nᵒ 4, avril 1906 (figures).

(2) M. Déchelette, dont le nom fait justement autorité en matière de céramique gallo-romaine, a bien voulu me donner son sentiment sur cette question. Pour lui, le pseudo-Cernunnos des vases de l'Allier est un Pan. « On ne trouve jamais, ajoute-t-il dans sa communication, la moindre divinité indigène sur les vases sigillés de cette région. Il n'y a d'exception que pour une fabrique de la vallée du Rhône et pour les vases en terre grise de la région du Nord. »

t-elle pas à notre groupe spécial de divinités? M. S. Reinach ne semble pas éloigné d'admettre cette hypothèse,
à laquelle il consacre un raisonnement des plus ingénieux (1) : « En Gaule, dit-il, comme en beaucoup d'autres
pays, la source jaillissante a été assimilée à un animal impé-
tueux et rapide, en particulier au cheval. Épona a été d'a-
bord, non la source du cheval, mais la source-cheval, représentée par une cavale. Avec les progrès de l'anthropomor-
phisme, on mit une femme sur le cheval et la source-cheval
devint la déesse équestre, protectrice des chevaux et de leur
multiplication. »

Si, comme je le pense d'ailleurs, la protection des sources
fut un des rôles dévolus à Épona, nous pourrions rattacher à
son culte, au point de vue thermal, un bas-relief découvert à
Luxeuil, un autre à Néris, et un groupe de même provenance,
(n° 31635 du musée de Saint-Germain), décrits dans les excellents catalogues d'Éponas donnés par M. S. Reinach dans
la *Revue archéologique* (1895, 1898, 1899 et 1902).

V

Nous résumons ci-dessous le chapitre précédent, en indiquant, pour chaque divinité, le nombre de textes épigraphiques, trouvés aux environs de sources ou dans les stations
thermales, qui mentionnent son nom, soit seul, soit accolé à
un surnom ou associé au nom d'autres divinités. Il est bien
présumable que quelques-unes des inscriptions relatives à ces
divinités protectrices des fontaines salutaires ont pu nous
échapper, mais le champ des recherches, en pareille matière,
est tellement étendu que des omissions de ce genre, dont nous
nous excusons par avance, sont à peu près inévitables.

____

(1) *Nouvelles Éponas. Revue archéologique*, 4e série, t. II, juillet-
décembre 1903, p. 348.

Apollon, seul.. 2

Apollon Toutiorige.. 1

Apollon, avec Borvo et Damona.............................. 1

Apollon, avec Sirona.. 2

Apollon avec Sirona et les Nymphes.......................... 1

Apollon, avec les Nymphes « Volpinis »...................... 1

Esculape, avec Hygie...................................... 1

Hercule, avec Silvain et Mercure.......................... 1

Jupiter, seul... 3

Jupiter Sabasius.. 1

Jupiter Beisiris.. 1

Jupiter Dolicocenus... 1

Jupiter, avec Junon... 1

Mars, seul.. 1

Mars Vorocius... 1

Mars Bolvinnus.. 1

Mars Bolvinnus, avec Duna................................... 1

Mars Arixo.. 1

Mars, avec Vénus et Mercure................................. 1

Mars, avec les Nymphes...................................... 1

Mercure, seul... 7

Mercure Alaunus... 1

Mercure Cissonius... 1

Mercure, avec les Nymphes................................... 1

Mercure, avec Mars et Vénus................................. 1

Mercure, avec Hercule et Silvain............................ 1

Neptune, seul... 2

Neptune, avec les Nymphes................................... 1

Panteo, avec Hercule, Mercure et Silvain.................. 1

Silvain, seul... 1

Silvain, avec Hercule et Mercure............................ 1

Vulcain, seul... 1

Diane, seule.. 4

Diane Abnoba.. 1

Diane Matliaca.. 1

Hygie, avec Esculape...................................... 1

Isis, seule... 1

Junon, avec Jupiter....................................... 1

Mère des Dieux, seule..................................... 2

Minerve, avec les Nymphes................................. 1

Comedovæ.. 1

Diis inferis.. 1

Dominæ.. 1

Junones	1
Matres	1
Nymphes, seules	24
Nymphes Griselicis	1
Nymphes Percernibus?	1
Nymphes Volpinis, avec Apollon	1
Nymphes, avec Mercure	1
Nymphes, avec Neptune	1
Nymphes, avec Mars	1
Nymphes, avec Minerve	1
Nymphes, avec Apollon et Sirona	1
Æreda	1
Agho	2
Albius, avec Damona	1
Arixo, seul?	1
Arixo, avec Mars?	1
Borvo, Bormo, Bormanus, seul	6
Borvo et Damona	11
Apollo Borvo et Damona	1
Borvo et	1
Bricia, avec Lussoius	2
Buaicoriæ	1
Damona, seule	1
Damona, avec Borvo	11
Damona, avec Apollo Borvo	1
Damona, avec Albius	1
Duna, avec Mars Bolvinnus	1
Ibosus	1
Ilixo	6
Iluni	2
Ivaus	1
Lex	1
Lussoius, avec Bricia	2
Nerius	4
Sirona, seule	2
Sirona, avec Apollon	1
Sirona, avec Apollon et les Nymphes	1
...*Iton.e?*	1
Niska?	1
Ucuetis?	1
Tutela?	1

CHAPITRE III

I. Représentations figurées des divinités des sources. — II. Lieux
de culte dans les stations thermales ou près des sources. — III. Temples
médicaux.

I

Si les inscriptions nous ont révélé en assez grand nombre
les noms des divinités protectrices de nos sources, nous
sommes loin d'être aussi bien partagés au point de vue de
leurs représentations figurées, qui sont, au contraire, d'une
excessive rareté. Les dévastations sauvages des Barbares, les
destructions systématiques des premiers chrétiens, désireux
d'abolir les traces matérielles d'un culte abhorré (1), ont été
funestes aux statues qui ornaient les édifices thermaux, ou
qui s'abritaient sous les voûtes des temples ou les toitures
légères des *sacella*. Puis est venue, plus tard, l'exploitation
plus ou moins méthodique des ruines que le hasard faisait
découvrir, avec la dispersion et la disparition souvent défini-
tive des œuvres d'art et des fragments les plus précieux qui
revoyaient la lumière.

Nous nous bornerons à signaler brièvement un certain
nombre d'effigies, existant encore ou disparues, de dieux de
la mythologie latine dont nous avons pu constater le caractère
médical, tout au moins occasionnel, en réservant quelques

(1) Alors même que les Pères recommandaient de conserver les temples
qui pouvaient être utilisés, ils ordonnaient la destruction des statues qui
y étaient contenues : « *Fana idolorum destrui minime debeant*, dit saint
Grégoire le Grand ; *sed ipsa, quæ in eis sunt, idola destruantur.* »

indications plus complètes pour les rares représentations de divinités où nous pouvons saisir un rapport plus direct entre le monument figuré et les attributions thermales de l'être divin dont il présentait l'image.

Néris ne possède plus que quelques fragments très frustes de sculptures, réunis sous le péristyle de l'établissement thermal. Parmi les anciennes œuvres d'art disparues, on a conservé le souvenir de deux statues en bronze : une Diane, en pied, accompagnée d'un chien, qui fut vendue, en 1780, à des officiers hollandais, et un Mercure portant le caducée, qui, vers la fin du dix-huitième siècle, passa au cabinet de l'Abbaye Sainte-Geneviève, à Paris.

Bourbon-Lancy devait posséder de véritables richesses artistiques. Outre une statue actuellement conservée au musée d'Autun, une autre qui aurait été envoyée au Louvre, au musée des Antiques, les anciens chroniqueurs parlent de douze statues, enlevées sur l'ordre de Richelieu, et de quatre autres, qui auraient été transportées de la piscine voisine du Bain Royal « à la maison royale de Fontainebleau ». Du même lieu, Greppo signale également, d'après le docteur Robert, un Mercure en bronze, de deux à trois pieds de hauteur, transporté à Autun, sur lequel je n'ai pu avoir aucun renseignement.

A Bourbonne, une ancienne tradition rapporte la découverte, au château, de deux statues en marbre blanc, représentant les divinités protectrices Borvo et Damona, mais le docteur Renard fait observer qu'il n'y a aucune preuve bien assise de la découverte de ces statues, dont la disparition est entourée d'autant de voiles que leur trouvaille elle-même.

Luxeuil devait abonder en œuvres sculptées, car le moine Jonas, dans *la Vie de saint Colomban* déjà citée, fait allusion à cette multitude de statues, *imaginum lapidearum densitas,* entourées par les païens d'un culte profane et honorées d'exécrables cérémonies. Les récits des fouilles ont mentionné la découverte dans cette station de quelques fragments de statuaire ayant pu appartenir à des représentations de divinités, entre autres, en 1763, un torse attribué à un Mercure gaulois, et, en 1784, des statues de personnages dont la tête était surmontée d'un croissant (?) (1).

Aix-les-Bains a fourni des fragments d'une statue d'Hercule en marbre blanc.

A Aix-en-Provence, Rouard signale la découverte, en 1766, d'une petite statue en bronze de Bacchus et d'un petit buste d'Apollon ; en 1839, d'une statue de Priape grandeur nature avec emblèmes ithyphalliques, et, en 1842, d'une statuette en marbre représentant vraisemblablement Esculape. La présence dans les thermes ou dans leur voisinage de plusieurs représentations phalliques dont nous parlerons tout à l'heure et le caractère spécialement médical d'Esculape permettent de supposer que les images de ces deux dernières divinités n'étaient pas sans quelque rapport avec les eaux thermales du lieu.

Parmi les représentations sculptées qu'on peut attribuer aux divinités des sources, une seule, celle de Sirona, nous est parvenue avec une garantie absolue de précision, par l'association de son nom et de son image. L'inscription que nous avons citée (2) figure au-dessous de la représentation, en bas-relief très méplat, d'un buste de femme, aux cheveux épars, le cou orné du *torques*, ayant une vague ressemblance avec l'Artémis orientale. La figure, d'une exécution assez grossière, est encastrée dans une sorte de niche (*fig.* 11). Ce cippe, découvert en 1751 à Sainte-Fontaine (3), près du village de Merlebach, passa de la collection de Schœpflin à la Bibliothèque de Strasbourg, où il fut détruit lors du bombardement de 1870. Il en existe des moulages au musée de sculpture comparée du Trocadéro et au musée de Saint-Germain.

Aux Fumades, les fouilles de 1876 ont mis au jour plusieurs représentations des Nymphes, dont le culte local nous est

(1) CHAPELAIN, *Propriétés physiques... des eaux de Luxeuil.*
(2) Voir p. 195.
(3) *Bulletin de la Société d'archéologie et d'histoire de la Moselle*, t. VII, 1864. Communication de M. Prost.

révélé par de nombreuses inscriptions. La plus importante figure en bas-relief sur un autel de 0 m. 63 de hauteur sur 0 m. 38 de largeur. Dans la partie inférieure, la déesse de la source est représentée sous la figure d'une femme demi-nue, accoudée, du bras gauche, sur une urne fluente d'où s'échappent les eaux salutaires. Au-dessus d'un cintre formant encadrement, des bustes nus de Nymphes, au nombre de trois.

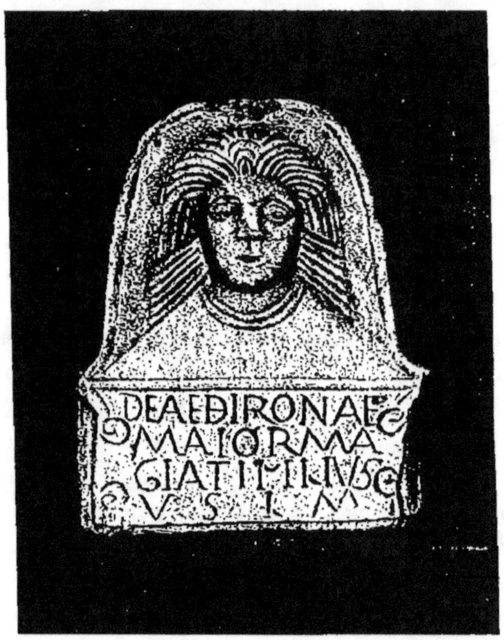

Fig. 11. — BUSTE DE SIRONA.
Photographie d'après le moulage du musée du Trocadéro.

Un autre autel affecte la forme d'un petit temple, avec pilastres et fronton. Dans ce cadre sont représentées debout trois Nymphes demi-nues, tenant chacune à deux mains au devant d'elle une vasque en forme de coquille cannelée. Leurs chevelures se déroulent sur leurs épaules et retombent en boucles au-dessus des seins ; leurs bras sont ornés de bracelets. Un troisième autel, anépigraphe, en forme d'édicule, est orné d'un bas-relief représentant trois divinités debout, ayant la plus grande analogie avec les *Matres*, dont on connaît de nombreuses images. « La figure centrale tient au-devant d'elle une vasque dans laquelle le personnage de gauche semble verser le contenu d'une urne, tandis que celui de droite porte, sur son bras gauche, une corne d'abondance et paraît aussi déposer, dans la vasque du personnage central, un objet qu'il tient à la main et dont il serait difficile de préciser la nature. Ces trois figures de femmes, coiffées d'abondantes chevelures et complètement vêtues de la tunique *(stola)* et de la toge, doivent aussi représenter les Nymphes des sources. » Si, par suite de l'analogie signalée plus haut, on veut reconnaître dans cette triade, non pas des Nymphes, mais des Matres, elles ne se rattachent pas moins au culte de la source, puisque ces dernières avaient certainement quelquefois le caractère de divinités protectrices des malades, ce qui permet d'admettre qu'elles jouaient quelquefois en Gaule un rôle analogue à celui des Nymphes dans la mythologie romaine (1) *(fig.* 12).

On peut utilement rapprocher ces représentations d'une figure donnée par Spon (2), d'après un bas-relief représentant six divinités : Diane, trois Nymphes, Sylvain et Hercule, facilement reconnaissables à leurs attributs. Les Nymphes sont représentées debout, nues jusqu'à la ceinture, et tiennent chacune une coquille qu'elles supportent de leurs deux mains. Au-dessous se lit l'inscription suivante :

TI· CLAVDIVS	ASCLEPIADES
ET CAECILIVS	ASCLEPIADES
EX VOTO	NYMFABVSD· D

La consécration de ce petit monument par deux Asclépiades ne permet guère de douter que les divinités invoquées n'eussent un caractère médical. Nous savons, d'ailleurs, que Diane, Hercule et Sylvain sont parmi les personnages sacrés dont on

(1) CHARVET, *les Fumades* : 2° *rapport. Mémoires et comptes rendus de la Société scientifique et littéraire d'Alais*, t. X, 1878.
(2) *Miscellanea eruditæ antiquitatis.* Art. VIII. *De Nymphis et fontium geniis.*

rencontre les noms autour des sources thermales. Sur un autre
monument figuré à la page 31 du même recueil, les Nymphes

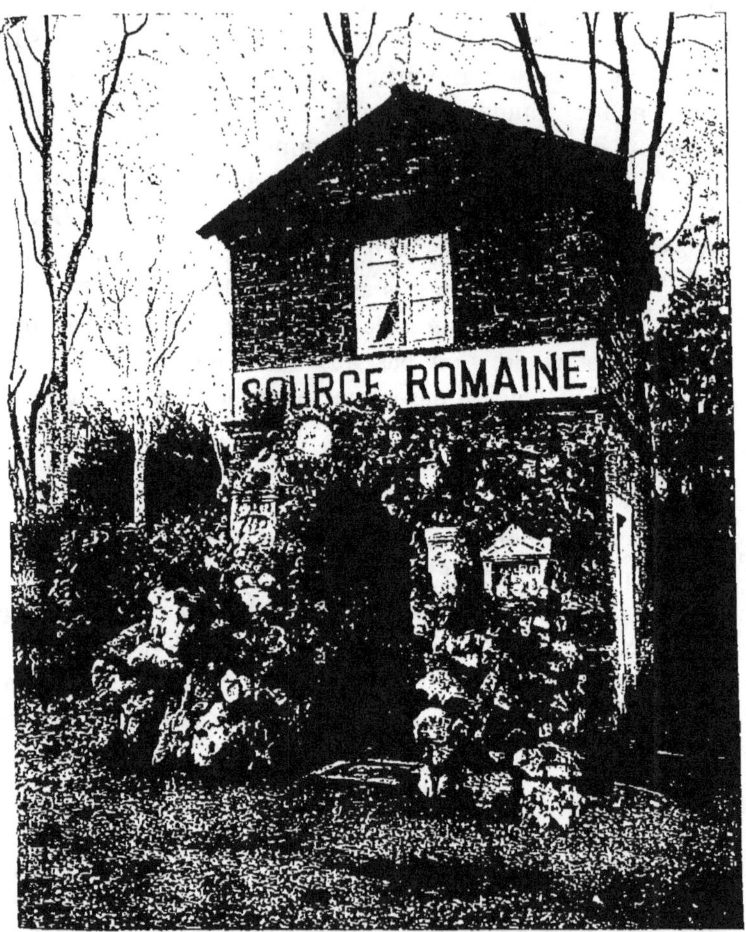

Fig. 12. — SOURCE ROMAINE, AUX FUMADES.
Plusieurs des petits monuments extraits du puits sont enchâssés
dans la rocaille.
Communiqué par M. le Directeur de l'établissement des Fumades.

sont également représentées au nombre de trois, tenant
d'une main une feuille de plante aquatique et de l'autre une
urne d'où s'écoule de l'eau. Les déesses sont encadrées d'un

côté par un serpent, de l'autre par une figure d'homme faisant une libation sur un autel. Au-dessous figure l'inscription suivante :

NVMINI· NYMPHARVM· AQVAR

AVGVSTALIS· AVG· G· GLIB

A Bourbonne, dans une des salles des thermes où se trouvait une piscine, existaient deux niches cintrées, peu profondes, dont une seule a été déblayée. On y a trouvé un buste

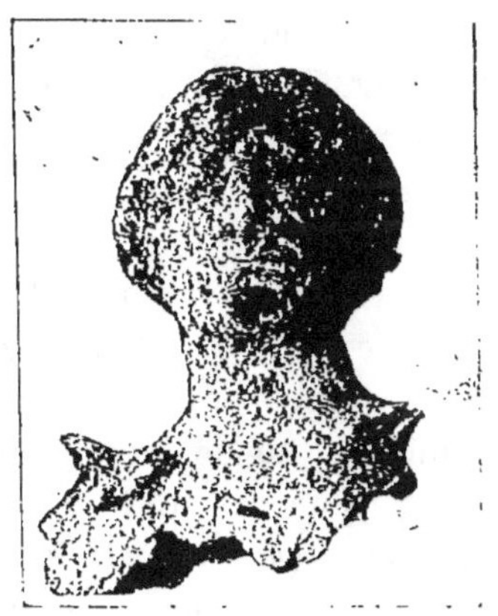

Fig. 13. — BUSTE DE DAMONA (?)
TROUVÉ A BOURBONNE-LES-BAINS.

Cliché de M. Gauvain.

de femme, à peu près grandeur nature, en bronze creux, portant des traces de dorure, fortement corrodé et d'un beau travail. Les cheveux, partagés en deux bandeaux sur le front, forment chignon sur la nuque (1). Sommes-nous là en présence de l'effigie de Damona, dont le nom revient souvent, dans les inscriptions de Bourbonne, associé à celui de Borvo, qui avait peut-être son buste dans l'autre niche, restée en dehors des fouilles? Toute supposition à cet égard est du pur domaine de l'hypothèse, mais il faut avouer que celle-ci n'a rien que de très vraisemblable (*fig.* 13).

A Gissy-le-Vieil, une statue découverte et décrite par M. Morelot (2) semble bien en rapport avec l'autel votif portant l'inscription à la déesse Rosmerta (V. p. 164). Le caractère de la statue, qui représente une femme couchée, demi-nue, à chevelure abondante, le lieu où elle se trouvait, près

---

(1) Le buste est conservé au Cabinet des Médailles et Antiques de la Bibliothèque nationale.

(2) *Compte rendu des travaux de l'Académie des sciences, arts et belles-lettres de Dijon, 1843-1844. Notice sur un autel votif, et sur la déesse Rosmlæ, trouvés à Grissey-le-Vieil, canton de Villeaux.*

des ruines d'un édifice qui semble avoir appartenu incontesta-blement à des thermes, et dans le voisinage de sources ancien-nement consacrées et restées l'objet de superstitions popu-laires, sont de fortes présomptions pour l'identifier avec une de ces divinités protectrices de sources salutaires. Nous savons, d'ailleurs, par ce que nous avons dit plus haut lorsque nous avons signalé l'inscription de Gissey, que Mercure et sa parèdre Rosmerta étaient devenus des divinités secourables, auxquelles les malades et les convalescents adressaient leurs vœux.

Sur la coupe d'Otancz (1), la source d'Umeri est représentée sous la figure d'une femme à demi couchée, ayant le torse nu, les jambes couvertes d'une draperie, et appuyée du bras gauche sur une urne d'où l'eau coule en bouillonnant sur un rocher.

Dans la cour de l'établissement thermal de Vittel, ont été recueillis quelques débris de sculptures provenant d'un édi-cule qui devait s'élever auprès de la source appelée aujour-d'hui *Source salée,* et notamment une statue de femme nue, dont le bras droit replié rappelle le geste des divinités sor-tant de l'onde et tordant leurs cheveux (*fig.* 14). Il est de toute vraisemblance que cette statue était celle de la divinité protectrice de l'onde minérale. « Sa nudité, dit le docteur A. Fournier (2), offusqua la pudeur d'une naïve religieuse qui la mutila ; puis cette malheureuse divinité servit de couverte à une fenêtre de maison en construction à Vittel ; c'est là que M. A. Bouloumié, directeur de l'établissement, alla la repren-dre, pour la placer dans la cour des bains, où on peut la voir avec d'autres restes de sculptures, provenant également du même monument. »

A Vichy, en 1858, on a rencontré, en fouillant un puits, un objet du plus haut intérêt : c'est un tronc à offrandes sur-monté d'un buste, le tout en terre cuite, conservé actuelle-

(1) Voir p. 33.
(2) *Vittel. Bulletin de la Société philomatique des Vosges,* 23ᵉ année, 1897-1898.

ment au musée départemental de Moulins, et dont il existe un moulage au musée de Saint-Germain-en-Laye. Le tronc est formé par un coffret, décoré d'arcatures sur sa face antérieure et portant à sa face postérieure une petite porte pour retirer

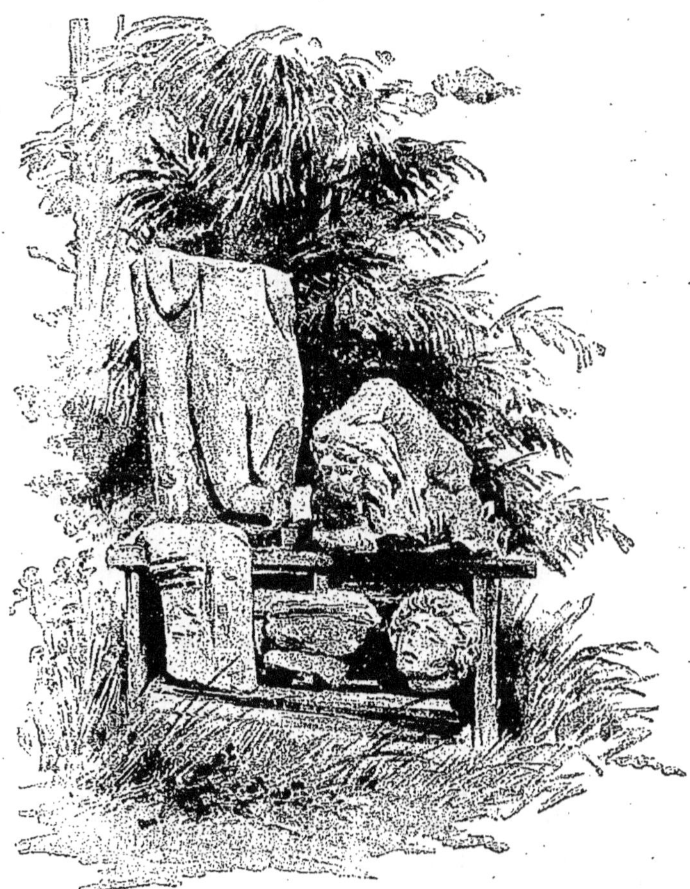

Fig. 14. — ANTIQUITÉS TROUVÉES A VITTEL.
Communiqué par la Société générale des Eaux minérales de Vittel.

les pièces de monnaie, qu'on introduisait par une petite fente placée à l'une des extrémités de la partie supérieure. A côté de cette fente, sur une base circulaire, s'élève un buste de jeune dieu, à figure souriante, les épaules couvertes d'une draperie et la tête ceinte d'une couronne de lotus (*fig.* 15). Il est très vraisemblable qu'il faut voir dans cette figure un Apollon guérisseur, dont la présence se lie aux eaux thermales du lieu. La couronne de lotus « plante sacrée qui se montre à la surface des eaux lorsque le soleil se lève, et s'y replonge quand l'astre passe à l'horizon », semble bien désigner le dieu de la lumière, dont la mythologie gallo-romaine avait fait aussi le dispensateur de la santé. Tudot (1), Blanchet (2), Pérot (3) adoptent cette identification. Toutefois, M. de Longpérier (4) y voit plutôt l'hommage rendu à un jeune César, dont l'image aurait été consacrée et admise parmi les divinités tutélaires. L'attribution à Apollon, dieu médical, nous semble infiniment plus vraisemblable, mais, quoi qu'il en soit, il s'agit là bien certainement d'une divinité à laquelle s'adressaient des vœux et qui recevait des offrandes. L'association du buste et du tronc démontre que cette image ne faisait pas partie d'un laraire privé, mais bien d'un édifice où le public était admis et apportait ses dons ; aussi ce n'est pas aller trop loin dans le champ des conjectures que de voir dans cette élégante

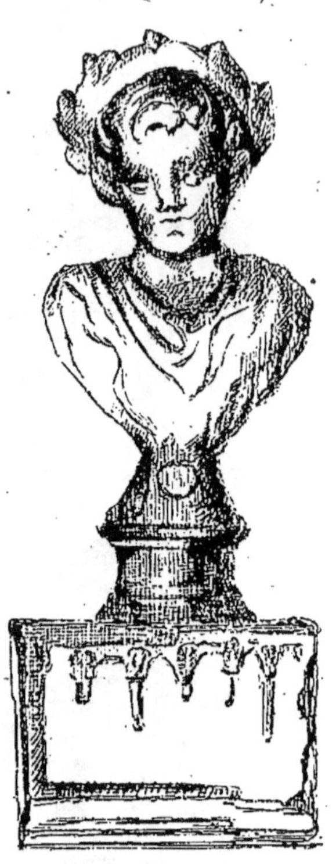

Fig. 15.

BUSTE D'APOLLON SUR TRONC.

Dessin de Piébourg, d'après une photographie.

figurine la représentation d'un protecteur divin, dont le sanc-

---

(1) *Collection de figurines en argile, œuvres premières de l'art gaulois.*

(2) *Étude sur les figurines en terre cuite de la Gaule romaine,* 1891.

(3) *Apollon, dieu tutélaire de Vichy. Le Centre médical et pharmaceutique,* 1er septembre 1897.

(4) *Recherches sur les récipients monétaires. Revue archéologique,* 1868-1869.

tuaire était établi près de la source thermale, et où les malades venaient implorer leur guérison et déposer leurs offrandes.

Dans son ouvrage sur les figurines en argile que nous avons déjà cité, Tudot donne le dessin d'une statuette en terre cuite, trouvée à Beaune, près de Montluçon, conservée au musée de Moulins, et la décrit ainsi : « C'est une nymphe qui tient un vase d'où s'échappe une source d'eau... Trois petits génies l'accompagnent : l'un est penché sur son épaule et s'occupe des ornements de la coiffure ; l'autre, dont le corps est en grande partie brisé, ajustait sans doute le vêtement ; le troisième se tient aux pieds de la déesse, il semble heureux de la félicité de cette nymphe bienfaisante. » Tudot voit dans cette statuette la figure allégorique de la source de Néris, « de cette déesse dont la puissance réparatrice des forces usées était surtout vénérée dans la vallée du Cher. »

Cette interprétation peut sembler hasardée, car la disposition de cette petite composition la fait ressembler singulièrement aux groupes connus sous le nom de « Toilettes de Vénus », et dont M. Blanchet a publié notamment un exemplaire du plus haut intérêt, provenant précisément de la station thermale de Saint-Honoré.

Même incertitude pour un autre bas-relief trouvé à Néris, représentant un homme assis, avec un bandeau sur la tête, accosté d'une figure demi-nue, qui s'appuie contre lui et lui pose la main sur la tête. L'homme a dans sa main droite une bourse pleine et retient de la gauche un serpent à tête de bélier. M. de Laigue (1) semble incliner à identifier ce personnage avec un dieu local des eaux, ayant pour attribut le serpent consacré aux divinités médicales, et associé à une parèdre semblable à l'Épione ou à l'Hygie dont on voit souvent Esculape accompagné. Dans cette hypothèse, la bourse pleine aurait représenté le *stipes* consacré aux sources bienfaisantes.

(1) *Mémoire sur plusieurs antiquités trouvées à Néris. Mémoires de la Société des Antiquaires*, t. XLIX, 1889.

Pour M. A. Bertrand (1), ce serait tout simplement un Mercure, le serpent à tête de bélier étant un des attributs de la divinité gauloise identifiée à Mercure par les Romains.

M. Coudert-Lavillatte, dans son étude sur les Bains d'Évaux (2), signale une petite statue mutilée, trouvée au milieu des ruines des thermes, et représentant une femme, dont il ne reste plus que le buste, couchée sur un lit de repos, une main posée à côté de la tête. « On n'aurait pu, dit-il, donner une attitude plus convenable à la divinité des baigneurs »; aussi pense-t-il que cette image a pu représenter la déesse *Ovahana* qui, d'après Barailon, était très vénérée au centre des Gaules, surtout à Evahon. L'hypothèse semble ici se donner trop librement carrière, et, jusqu'à nouvel ordre, c'est au dieu Ivaus, dont nous connaissons authentiquement le nom, que nous réserverons le titre de divinité protectrice des sources d'Évaux.

Dans l'ordre des simples présomptions, nous placerons encore une statue découverte à Bourbon-l'Archambault, à laquelle manquent la tête et les pieds, et qui représente un homme vêtu d'une penula étroite, relevée dans les mains pour soutenir des fruits. Est-ce le dieu Borvo ou l'un de ses génies bienfaisants, comme le pensent quelques archéologues; ou bien le dieu Pan, comme le croient MM. Barbier de Montault et l'abbé Clément? Aucune des deux attributions proposées ne peut s'appuyer sur rien de bien concluant.

A Chassenay, le puits où a été découverte l'inscription sur un vase de bronze consacrée au dieu Albius et à Damona (3), contenait également des débris d'une statue de marbre représentant un personnage dont le bras était entouré d'un serpent (4). Il s'agit évidemment là de divinités ayant un caractère médical, mais cette statue représentait-elle l'une des

(1) *L'autel de Saintes et les Triades gauloises. Revue archéologique*, 40e vol., 1880, p. 14, figure, p. 16.
(2) *Mémoires de la Société des Sciences naturelles et archéologiques de la Creuse.* 1838-1847.
(3) Voir p. 194.
(4) ALLMER, *les Dieux de la Gaule celtique. Revue épigraphique*, t. III.

divinités protectrices que nous révèle l'inscription, ou bien un Esculape ou une Hygie dont l'image se trouvait dans le temple consacré à Albius et à Damona ? Rien ne peut nous éclairer sur ce point. Le serpent est l'attribut général d'Esculape et d'Hygie, mais il n'est pas impossible que cet emblème ait été également attribué à des divinités de sources, dont l'aide était invoquée pour la guérison des maladies (1).

Allmer (2) mentionne également la découverte dans la source thermale de Maizières, à 5 ou 6 kilomètres de Chassenay, d'une statuette en bronze représentant un personnage assis sur un rocher, peut-être l'image de la source divinisée.

Bégin (3), parle d'un autel à quatre faces, trouvé à Niederbronn, portant les figures de Mercure, Apollon, Minerve et Hercule, ou peut-être, ajoute-t-il, de divinités topiques inconnues.

Enfin, mentionnons en terminant des représentations symboliques d'une nature particulière, découvertes à Aix-en-Provence dans le voisinage des bains.

La première, trouvée en 1705 dans les décombres d'anciens thermes, était « un bas-relief en pierre, d'environ 3 pieds de long sur 2 de hauteur, représentant un autel, sur lequel le symbole de Priape est étendu, chargé de ces trois lettres : I · H · C ; au plan de cet autel s'élève de chaque côté une espèce de flamme » (4).

Plus tard, en 1818, on découvrit, dans un jardin voisin des bains, un piédestal en pierre, sur le devant duquel était sculpté en demi-relief un phallus soutenu par deux pieds de bouc (5).

---

(1) Une statue en pierre, grandeur naturelle, provenant du Temple des sources de la Seine, nous présente aussi l'image d'un homme, ayant à sa gauche un serpent, et un arc dans sa main droite, généralement identifié avec un Apollon guérisseur.

(2) ALLMER, *les Dieux de la Gaule celtique. Revue épigraphique*, t. III.

(3) *Histoire médicale du sud-est.*

(4) L. J. M. ROBERT, *Essai historique et médical sur les eaux thermales connues sous le nom d'Eaux de Sextius.* 1812.

(5) L. P. D. S. V., *Description des antiquités, monuments et curiosités de la ville d'Aix.* 1818.

Comme nous avons pu le constater déjà, d'après des ex-
voto trouvés près de certaines sources, la guérison de la stérilité et de l'impuissance devait être au nombre des faveurs
qu'on venait solliciter de leurs divinités protectrices. Les eaux
de ces sources étaient vraisemblablement l'objet d'un véritable culte spécial, qui se traduisait par l'offrande d'images
phalliques, sur lesquelles nous aurons à revenir lorsque nous
nous occuperons des offrandes à caractère médical. Cependant
ces phallus d'Aix, et peut-être aussi l'objet du même genre,
en marbre blanc incrusté dans du marbre rouge, qui fut découvert, en 1854, dans les ruines d'une chambre souterraine des
thermes d'Aix-les-Bains, ne nous paraissent pas avoir ce
caractère d'objets votifs et seraient plutôt, pour nous, des
représentations figurées, sous forme symbolique, d'une divinité à attributions particulières invoquée auprès de certaines
sources.

II

Les vestiges des temples découverts dans les anciennes cités
thermales ne présentent rien de bien particulier au point de
vue spécial qui nous occupe, sauf au Mont-Dore, et peut-être
à Bourbonne et à Montbouy, où la situation de ces édifices les
lie d'une façon directe et intime aux thermes eux-mêmes.
Dans les autres stations, on ne peut établir entre les sources
et les lieux de culte d'autres rapports que ceux que permet
d'admettre la vraisemblance de la consécration, dans ces mi-
lieux spéciaux, des édifices sacrés, ou de quelques-uns d'entre
eux tout au moins, aux divinités des sources thermales. Nous
nous bornerons donc à résumer ce que nous savons sur ces
édifices en quelques mots, que nous placerons ici, afin de
réunir en un seul chapitre tout ce qui a trait à la religion et
au culte pratiqué dans les cités thermales ou auprès des
sources.

Au *Mont-Dore*, le temple se présente comme accolé à l'édifice thermal, auquel il était relié par sa partie antérieure (1). C'est dans le cours de l'année 1824 que ses restes furent découverts sous des maisons particulières que l'on venait de démolir. L'édifice était orienté de l'est à l'ouest; on y accédait par cinq marches, et, lors de la découverte, plusieurs tronçons de colonnes et les murs de la *cella* étaient encore debout sur une hauteur de près d'un mètre. La pierre angulaire du fronton, plusieurs pierres de l'entablement, un aigle aux ailes éployées et les débris d'une statue équestre furent recueillis dans les ruines. Une mosaïque en pierres de taille a été placée à fleur de terre à la place qu'occupait le monument, pour en indiquer les contours et la distribution (2).

Le temple du Mont-Dore était un Panthéon, consacré à tous les dieux. D'anciens registres terriers du quinzième siècle parlaient déjà de ce monument.

Un médecin, le docteur J. Màte, qui écrivait en 1616 (3), le signalait en ces termes : « Plusieurs sources d'eaux chaudes qui ont été adjencées pour se baigner... depuis le temps que les Romains, sous l'empire des Césars, subjuguèrent les Gaules, ainsi que... les pierres tout entières çà et là éparses du vieux Panthéon le tesmoignent assez, et mesme de toute mémoire on a appelé le Bain-Bas la Croix du Panthéon. » Jusqu'en 1789, un quartier du Mont-Dore avait conservé le nom de *Ténement du Panthéon*. Enfin, l'inscription DIVO PAN TEO, que nous avons citée plus haut, nous renseigne complètement sur le culte qui était pratiqué dans cet édifice.

A *Bourbonne*, l'union était peut-être encore plus intime et le sanctuaire était placé au cœur même de l'établissement thermal, entre des salles renfermant des piscines et des étuves mises à jour lors de fouilles importantes exécutées en 1874 (4).

(1) Voir le plan, p. 401.
(2) BERTRAND, *Note sur les antiquités découvertes au Mont-d'Or. — Le Mont-Dore historique et archéologique.*
(3) *L'Entelechie des eaux chaudes du bourg de Bains, près du Môt-d'Or.* Tulle, 1616.
(4) Voir le plan, p. 460.

« C'était une grande construction, de forme rectangulaire, ayant, dans œuvre, 30 mètres de long et 25 mètres de large. Cette salle était partagée en trois parties par deux rangées composées chacune de cinq colonnes... Dans chaque rangée, les trois colonnes de l'est mériteraient plutôt le nom de pilastres; les deux autres étaient montées sur piédestaux et taillées en forme de cœur (1). » Une porte cintrée donnait accès dans cette pièce, qui présentait une mouluration très soignée et dont le sol était pavé de grandes dalles de grès sur une mince couche de béton fin, avec réserve de petits canaux d'assainissement. Bien que la situation de cette salle, par rapport aux piscines et aux étuves, permette peut-être d'y voir simplement une sorte d'atrium, de vaste vestibule, sa disposition architecturale semble bien confirmer l'hypothèse de M. l'ingénieur Rigaud, qui y voyait un temple. En outre, un tronc en grès, présentant des traces de scellement au plomb, a été découvert au pied du dernier pilier, à l'est. Une ouverture creusée dans la partie supérieure formant couvercle permettait d'introduire les pièces de monnaie qu'on apportait comme offrandes aux divinités protectrices des sources thermales (2) (*fig.* 16).

A *Montbouy* (Loiret), où l'on retrouve vraisemblablement l'Aquæ Segestæ de la Table de Peutinger, s'élevait, attenant presque à l'édifice balnéaire dont il n'était séparé que par un espace de 2 mètres (3), un bâtiment de 13 mètres carrés, que M. Dupuis décrit ainsi : « Extérieurement, ce bâtiment est orné de colonnettes engagées, formées de briques rondes et de pierres taillées. Le mur offre quatre entrées, dont deux à l'est et deux à l'ouest. Dans cette première enceinte est contenu un batiment ayant six ouvertures, deux au sud, deux au nord, une à l'est et une à l'ouest. Le milieu est complètement vide; elle était dallée de larges pierres dont quelques-unes

____

(1) Rigaud, *Notice sur les travaux exécutés à Bourbonne-les-Bains. Annales des Mines,* 7ᵉ série, t. XVII, 1880.

(2) Plusieurs tronçons de colonnes dressées sur leurs socles, ainsi que le tronc à offrandes, ont été placés dans le jardin des bains.

(3) Voir le plan, p. 478.

restent encore. De grandes pierres de taille carrées et reposant l'une sur l'autre, comme les marches d'un escalier, fondent les panneaux du mur extérieur, dont l'appareil est d'une régularité et d'une solidité parfaite (1). » Pour l'auteur, il est difficile de voir là autre chose qu'un temple, des plus simples d'ailleurs, qui formait un accessoire, une dépendance de l'établissement thermal. M. Vachez (2) estime que cette attribution n'est rien moins que certaine, parce qu'on pourrait croire, avec autant de vraisemblance, qu'il y avait là tout simplement une pièce destinée aux baigneurs privilégiés.

Dans un autre mémoire publié en 1862 (3), M. Dupuis signale la découverte des fondations d'un édifice où l'on remarque, dans la pièce centrale, un massif de maçonnerie ayant 2 mètres en tous sens, derrière lequel sont alignées six grosses pierres plates taillées, presque appuyées au mur.

De Caumont (*Abécédaire d'archéologie. Ère gallo-romaine,* p. 246) classe cet édifice parmi les temples incertains, M. Dupuis incline plutôt à le considérer comme un prétoire.

Aix-les-Bains possède encore les restes d'un édifice, compris autrefois dans l'ancien château des marquis d'Aix, devenu aujourd'hui l'Hôtel de Ville. Cette construction formait un rectangle de 11 m. 94 sur 9 m. 32, dont il reste actuellement trois côtés. Elle était élevée en pierres de grand appareil, taillées avec soin et placées par assises, sans autre liaison que des crampons de fer dont on voit encore la place. Un petit appareil de marbre formait le revêtement intérieur et la muraille était couronnée d'un entablement d'ordre ionique (4).

---

(1) DUPUIS, *l'Aquis Segeste de la carte de Peutinger doit être placé à Montbouy.* Orléans, 1852.

(2) *Note sur les bains romains de Monbouis.* Congrès archéologique, Auxerre, 1850.

(3) *Nouvelles découvertes à Montbouis. Bulletin monumental,* 1862.

(4) Général comte DE LOCHE, *Recherches historiques sur les monuments romains d'Aix-en-Savoie. Mémoires de la Société royale académique de Savoie,* t. III, 1828. — Comte DE LOCHE, *Histoire de la ville d'Aix-les-Bains. Mémoires de l'Académie des sciences, belles-lettres et arts de Savoie,* 4ᵉ série, t. VII, 1889.

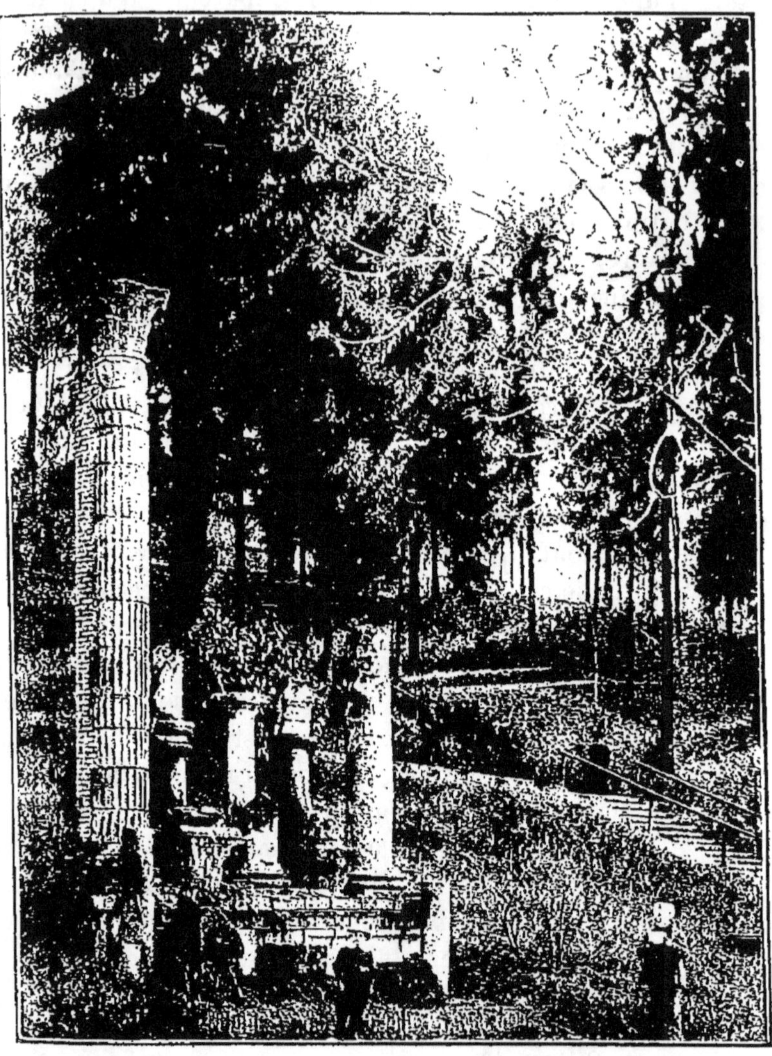

Fig. 16. — TRONC ET FRAGMENTS D'ARCHITECTURE
PROVENANT DES ANCIENS THERMES DE BOURBONNE.
Cliché de M. Humbert.

Abauzit croit que le temple était dédié aux divinités *Come-dovis*. Il dit avoir vu en 1729 l'inscription rapportée page 187, qui aurait été tirée « d'un autel qui subsiste encore, joignant un ancien temple romain, qui fait aujourd'hui partie du château, et qui apparemment était dédié à ces divinités ».

Le général de Loche invoque, pour répondre à la même question, la tradition locale qui a constamment attribué l'édifice à Diane. C'est sous cette dénomination, qui ne repose, comme on le voit, sur aucune base sérieuse, qu'il est encore désigné aujourd'hui.

Le temple, dont quelques vestiges subsistent encore à *De-saignes* (Ardèche), semble bien avoir été en corrélation avec une source minérale, dont l'utilisation à l'époque galloromaine ne peut faire aucun doute. Il est nécessaire d'avoir recours à d'anciennes descriptions pour se former une idée de ce qu'était cet édifice, bâti en forme de carré long, en pierres d'appareil liées entre elles par du mortier. Les murs étaient renforcés extérieurement par seize contreforts. Une voûte en berceau terminait l'édifice, qui possédait à l'intérieur une autre voûte occupant toute sa largeur, et seulement le tiers de sa longueur. A la hauteur de cette voûte, une suite de pierres de 5 pieds de saillie sortaient du mur et paraissaient avoir été destinées à supporter le plancher d'une sorte de galerie (1).

Il ne reste de cet antique édifice, presque entièrement détruit en 1822, lors de la construction d'un temple protestant, qu'un des murs latéraux avec ses quatre contreforts, et une partie d'un autre mur, pourvu également d'un contrefort, dont on avait fait, au moyen âge, une tour, transformée depuis en clocher.

Aucun indice n'a pu faire soupçonner à quelle divinité était consacré ce monument. On y a vu : un temple des druides ; un des deux temples élevés à Mars et à Hercule par Fabius Maxi-

___

(1) A. MAZON, *Notice historique sur Desaignes*, 1903. Dans cette notice, M. Mazon donne deux figures du temple, ainsi que trois descriptions : du comte de Tournon, vers 1750 ; de l'abbé Soulavie, vers 1780 ; de Boissy-d'Anglas, en 1788.

mus, après sa victoire sur Bituit; un temple de Diane. « En résumé, dit l'érudit historien de l'Ardèche, M. Mazon (*op. cit.*), sans nous arrêter plus longtemps à des considérations plus ou moins ingénieuses, où chacun peut prendre ce qui lui convient, nous conclurons simplement, comme étant le résultat de l'examen des lieux et de toutes les données connues, que le monument en question est bien un ancien temple romain, mais d'une époque indéterminée, et dont la destination particulière au culte de Diane aurait besoin d'être appuyée sur un témoignage moins incertain que celui des traditions locales. »

Certaines substructions découvertes à *Luxeuil* ont paru appartenir à des temples, dont les attributions cultuelles reposent sur des données assez vagues. En 1763, on mit au jour, sur la place du Marché, les restes d'un édifice dont on fit un temple du Mercure gaulois, à la suite de la trouvaille au même lieu d'un torse de dieu, avec la bourse et le caducée. Plusieurs fragments de statues de personnages dont la tête était surmontée d'un croissant, firent considérer des substructions découvertes en 1784, dans la cour de l'abbaye, comme les débris d'un temple de Diane. Enfin, d'après Chapelain (1), une quantité de colonnes et de chapiteaux retrouvés place de la Baille font présumer l'existence en ce lieu d'un troisième temple.

Néris, où l'ampleur des ruines atteste l'existence d'une cité considérable groupée autour des sources, possédait certainement plusieurs sanctuaires dédiés à leurs génies tutélaires. Une statue de Diane, en bronze, d'un mètre de hauteur, trouvée au milieu de débris de colonnes et de tables de marbre, avait fait supposer à Barailon que cette déesse avait un temple devant la façade de l'établissement thermal (2).

L'abbé Renault, curé de Néris à l'époque de la Révolution, avait signalé l'existence probable d'un temple, proche du

(1) CHAPELAIN, *Propriétés physiques, chimiques et médicinales des eaux minéro-thermales de Luxeuil, avec quelques recherches historiques*, 1857.
(2) BARAILON, *Recherches sur les peuples Cambiovicenses de la Table théodosienne. Sur l'ancienne ville romaine de Néris, département de l'Allier*, 1806.

chemin de Commentry, où aurait été placée l'inscription *Numinibus Augustorum...* (1), et dont l'autel, élevé de 1 m. 04, et large à sa base de 0 m. 32, avait été retrouvé. La statue de la divinité à qui l'autel était consacré était fixée au sommet par une tige de fer plombée, et celle-ci avait été visiblement brisée, pour renverser la statue ou l'enlever pour sa valeur métallique (2). Les fondations de ce temple furent reconnues lors de fouilles faites en 1867. « Ce temple, à en juger par les dispositions des fondations composées de maçonnerie scellant à distances égales des blocs de grande dimension, semblait être un de ceux formés par une enceinte de colonnes à jour, sans *cella*. Une fouille faite au centre de cette enceinte, et descendue jusqu'au terrain primitif, a confirmé cette prévision (3). »

D'autres temples de stations thermales sont infiniment plus hypothétiques, et nous ne les mentionnerons, en quelque sorte, que pour mémoire.

Antérieurement aux découvertes faites à Bourbonne en 1874, M. Dugas de Beaulieu, dans un *Mémoire sur les antiquités de Bourbonne-les-Bains* (4), déclarait avoir constaté dans cette ville l'existence de trois temples. Le premier, à l'extrémité nord-est de la colline du château, ne présentait plus que deux tronçons de colonnes en granit des Vosges, ce qui n'empêchait pas l'auteur de le consacrer à Borvo et Damona, dont les statues, disparues par la suite, auraient été trouvées fort mutilées en creusant un puits dans l'enceinte du château. Il ne restait du second édifice que deux tronçons de colonnes en pierre calcaire, et du troisième qu'un chapiteau corinthien dans l'église paroissiale.

Ce sont là des éléments d'attribution un peu succincts, et je partage à cet égard le scepticisme du docteur Renard, lorsqu'il écrit : « M. de Beaulieu, dont l'écrit sur Bourbonne est antérieur aux dernières découvertes, aurait été conduit peut-être

(1) Voir p. 186.
(2) Forichon, *Monuments de l'antique Néris. Coup de balai aux légendes sans cesse débitées pour son histoire.* Néris, 1859.
(3) Esmonnot, *Néris. Vicus Neriomagus. Recherches sur ses monuments.*
(4) *Mémoires de la Société des Antiquaires de France,* t. XXV.

à modifier ses appréciations sur ce qu'il appelle *nos temples* et leurs emplacements présumés. Trois temples, ce serait beaucoup, et il vaut mieux croire que les débris de colonnes trouvés près de nos sources faisaient partie des bâtiments consacrés à l'usage des bains, sur les points qu'ils occupent encore aujourd'hui (1). »

Alet, dans l'Aude, l'ancienne *Electa*, chef-lieu du *pagus Electensis*, aurait possédé un temple de Diane, dont certains fragments subsisteraient encore dans l'abside de sa vieille cathédrale. L'examen attentif du monument ne permet pas de s'arrêter à cette idée. Le style est bien inspiré de l'antique, mais l'exécution générale et quelques détails trahissent le moyen âge. Telle était déjà, d'ailleurs, l'opinion de Mérimée : « Tous les détails examinés à part, dit-il, ont une physionomie antique, mais l'ensemble date certainement d'une époque postérieure au dixième siècle. »

Signalons, enfin, près de Montbrison, à *Moind*, qui fut peut-être l'antique *Aquæ Segetæ* de la Table de Peutinger, l'existence hypothétique d'un temple de Cérès, sur les ruines duquel aurait été élevée la chapelle dédiée à sainte Eugénie.

De la Mure rapporte que, de son temps, on voyait au frontispice de cet édifice une faucille, et Dulac dit qu'en 1789, il y avait une statue tenant une faux (2). Les fouilles pratiquées à une époque plus récente n'ont pas permis d'établir avec certitude l'ancienne destination de ces substructions, qui appartenaient plus vraisemblablement peut-être aux anciens thermes. Il est cependant intéressant, si l'on admet l'identification de Moind avec Aquæ Segestæ, de noter, avec M. Vincent Durand (3), combien il est curieux de trouver en pareil lieu le souvenir d'un temple antique dédié à Cérès, et la croyance à un culte rendu à la déesse des moissons.

<hr>

(1) *Bourbonne. Son nom. Ses origines. Ses antiquités gallo-romaines. Ses établissements thermaux*, etc. *Mémoires de la Société historique et archéologique de Langres*, t. II, p. 309 et suiv.

(2) RIMBAUD, *Excursions foréziennes. Annales de la Société d'agriculture*, etc., *du département de la Loire*, t. XIX, 1875.

(3) *Bulletin de la Diana*, t. VII, 1893-1894, p. 386.

Les temples que nous venons de passer en revue appartenaient à des agglomérations de population constituant de véritables villes thermales, comme Aix, Bourbonne, Néris, Luxeuil
nous apparaissent dans les temps antiques. Mais, bien souvent, l'eau bienfaisante jaillissant en pleine campagne ou à
proximité d'une mince bourgade, son génie tutélaire se contentait d'un culte moins suivi et d'un sanctuaire plus restreint.
A côté du point d'émergence s'élevait un modeste *sacellum*, une
petite chapelle, où la statue divine s'abritait sous un toit supporté par quelques colonnes.

Des représentations figurées empruntées à l'antiquité nous
permettent d'imaginer ce que devaient être ces édicules bâtis
près des sources sacrées, qui présentaient sans doute une certaine analogie avec les petits sanctuaires auxquels on donnait
le nom de Nymphées (1).

A *Vittel*, des travaux exécutés auprès de la *Source salée* ont
mis à jour des substructions et des fragments de colonnes appartenant, selon toute vraisemblance, à un petit temple de ce
genre, de forme carrée, qui servait d'abri à une statue de
femme nue, sorte de Vénus Anadyomène, divinité protectrice
de l'eau jaillissante (2).

Aux environs de *Saint-Dié*, dans un puits qui devait être alimenté par une source salée, on a retrouvé une tête de femme
en grès rouge, une base de colonne et un morceau de fût en
grès rouge, qui provenaient fort probablement d'un édicule
semblable (3).

Quelquefois même l'édifice sacré, plus simple encore, ne
comportait qu'un simple toit de tuiles posé sur des poteaux

(1) *Nymphæum* : Monument plus ou moins somptueux, généralement
orné d'une abside, qui contenait une fontaine jaillissante consacrée aux
Nymphes. C'était une construction moitié religieuse, moitié profane, qui
servait à la fois de sanctuaire, de château d'eau et de lieu de réunion ou
de repos. (DAREMBERG et SAGLIO, *Dictionnaire des antiquités grecques et
romaines.*)

(2) *Bulletin de la Société des Antiquaires*, 1883, p. 245. — Docteur FOUR-
NIER, *Vittel. Bulletin de la Société philomatique vosgienne*, 24ᵉ année,
1897-1898.

(3) Gaston SAVE, *Monuments gallo-romains des environs de Saint-Dié.
Bulletin de la Société philomatique vosgienne*, 13ᵉ année, 1887-1888.

de bois, ou une petite construction de briques, comme l'*attegia tegulata*, dont l'inscription gravée sur le rocher de Wasembourg, près de Niederbronn, nous a déjà fait connaître la consécration au dieu Mercure (1).

III

En dehors de ces édifices purement religieux et consacrés uniquement au culte des divinités à qui ils étaient dédiés, il en existait d'autres, dans lesquels des préoccupations d'ordre médical, sans doute même, dans certain cas, des soins donnés ou des traitements institués, se mêlaient plus ou moins intimement aux rites sacrés et aux cérémonies religieuses.

Il nous paraît impossible de passer complètement sous silence cet ordre de monuments, dont quelques-uns, d'ailleurs, situés près de sources minérales, comportaient une véritable exploitation de ces eaux et rentrent par là même dans le cadre de nos études. En outre, les ruines de ces temples ont fourni une abondante récolte de ces offrandes à caractère médical, d'un intérêt tout particulier pour nous, que nous étudierons spécialement dans un prochain chapitre.

De nombreux textes anciens ont fait allusion aux conditions particulières que devait remplir ce genre d'édifices. Vitruve, notamment (2), après avoir indiqué qu'il faut choisir pour l'emplacement de tous les temples les endroits où l'air est le plus salubre et l'eau des sources la plus saine, ajoute ces conseils, empreints d'un certain scepticisme à l'égard de la puissance des divinités auxquelles les croyants allaient demander la guérison de leurs infirmités : « Cette précaution est surtout nécessaire pour les temples qu'on bâtit au dieu Esculape, à la

(1) Voir page 168.
(2) *De l'Architecture*, lib. I, chap. II.

déesse Santé (Saluti), et aux autres divinités par qui l'on croit généralement que les maladies sont guéries. Car le changement d'un air malsain en un air salubre, et l'usage de meilleures eaux, rendent plus prompte la guérison des malades; ce qui augmentera beaucoup la dévotion du peuple, qui attribuera à ces divinités des guérisons dues à la nature salutaire du lieu. »

Les prêtres attachés à ces temples étaient, en même temps, médecins, et s'occupaient, comme interprètes du dieu, des conseils et des soins à donner aux malades.

Les traitements auxquels ceux-ci étaient soumis devaient se ressentir de ce double caractère. La croyance à la sainteté du lieu, les rites religieux qu'on était tenu d'observer, agissaient comme une véritable suggestion; quelquefois même le dieu apparaissait en songe au malade endormi dans le temple et lui prescrivait les remèdes à prendre ou le régime à suivre. D'après Marc-Aurèle, Esculape lui-même aurait ordonné aux malades de se baigner dans l'eau froide et de marcher nu-pieds. L'hydrothérapie et la méthode Kneipp pourraient ainsi se réclamer d'une origine divine (1).

D'autre part, les traitements indiqués s'inspiraient de principes rationnels, communs d'ailleurs avec la médecine séculière : la diète, souvent prescrite au début du traitement; l'influence de l'air pur due au choix judicieux des emplacements, l'usage de l'hydrothérapie, ainsi que l'emploi des eaux minérales, quand il en existait dans le voisinage (2).

(1) Docteur GAUTHIER, *Recherches historiques sur l'exercice de la médecine dans les temples chez les peuples de l'antiquité*, 1844. — DAREMBERG et SAGLIO, *Dictionnaire des Antiquités grecques et romaines. Verbis : Asklepeion. Medicus.*

(2) ALBERT, *les Médecins grecs à Rome*, 1894, p. 263 : « D'une part, la crédulité des malades, de l'autre, les travaux des médecins laïques, les découvertes qu'ils font, les livres qu'ils écrivent, les recettes qu'ils publient, les instruments qu'ils inventent, tous matériaux précieux, soigneusement recueillis dans les bibliothèques sacrées, permettent aux ministres du dieu de connaître la médecine, de la pratiquer secrètement, de se servir d'elle pour produire des phénomènes en apparence surnaturels, en un mot de la réintégrer dans les temples d'où, jadis, ils l'avaient laissé sortir. A l'origine, la religion était la base de la médecine; elle en est aujourd'hui la contrefaçon et l'appoint. »

A leur départ, les fidèles laissaient à la divinité protectrice des offrandes proportionnées aux grâces qu'ils en avaient obtenues et à l'importance de leurs ressources. A l'offrande venait souvent se joindre le don d'un ex-voto en pierre ou en métal, représentant la partie du corps qui était le siège de l'affection dont on était venu chercher la guérison, manifestation particulière d'un état d'esprit et d'une dévotion qui ont traversé les siècles et subsistent encore aujourd'hui.

Parmi ces temples, il en était qui comprenaient seulement l'édifice consacré à la divinité et les dépendances nécessaires aux logements des desservants et aux besoins du culte. Les malades ne faisaient qu'y passer; ils y venaient, pour ainsi dire, en consultation et s'en retournaient après avoir accompli les rites obligés, bu l'eau de la source sacrée et quelquefois passé la nuit dans le sanctuaire, pour pratiquer la cérémonie de l'incubation, au cours de laquelle le dieu se manifestait directement au fidèle. On peut citer comme édifices probables de ce genre le temple du Mont-Martre près d'Avallon, celui du Mont-de-Sène, près de Santenay (Côte-d'Or), et celui de la forêt d'Halatte, aux environs de Senlis. Les deux premiers avaient dans leur voisinage des sources abondantes; celles de Santenay ont même des vertus minérales très caractérisées et les découvertes de monnaies faites dans leurs environs (1) attestent bien leur utilisation à l'époque romaine et permettent de supposer que l'emploi de ces eaux n'était pas sans rapport avec l'édifice sacré qui s'élevait dans leur voisinage.

Le temple du Mont-Martre (2), découvert en 1822, s'élevait sur une colline voisine d'Avallon. Il formait un carré régulier, comprenant un cloître ou galerie couverte entourant les quatre côtés d'une cour intérieure, à ciel ouvert, séparée de la galerie par une colonnade. L'entrée était précédée d'un escalier de quelques marches. Au devant s'étendait une espla-

(1) GINAULT, *Archéologie de la Côte-d'Or*, 1823. — DE LONGNY, *Notice archéologique sur Santenay. Mémoires de la Société éduenne*, nouvelle série, t. XII.

(2) *Le Temple du Mont-Martre, à Avallon. Bulletin de la Société des sciences historiques et naturelles de l'Yonne*, 58ᵉ vol., 1904, p. 318 et suiv.

nade, séparée par un aqueduc d'une grande construction qui devait servir de logement aux desservants du temple (*fig.* 17).

Le temple était dédié à Mercure, comme l'indique une plaque dédicatoire en marbre blanc, portant cette inscription :

DEO MERC.

EX STIPIBV

CVRAIV

Deux statues à peu près intactes et de nombreux fragments de sculpture provenant des ruines sont conservés au musée d'Avallon.

Outre de nombreuses monnaies éparses, on a retrouvé cent quarante pièces réunies dans une sorte de cachette, devant la porte d'entrée. La série allant de Trajan à Valentinien Ier, on a pu dater approximativement à l'année 375 la destruction de ce sanctuaire, qui a dû disparaître dans un violent incendie.

Sur le flanc de la montagne qui porte le temple, prennent naissance deux sources, la Fontaine de Belle et la Fontaine des Fées, près desquelles des fouilles pratiquées en 1778 ont remis au jour des tuiles, des carreaux, des pavés, des débris de corniches en marbre, provenant de bains qui devaient être d'une certaine richesse.

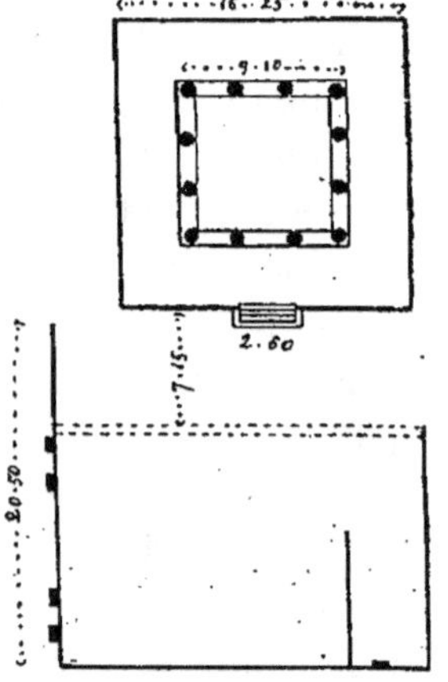

Fig. 17. — TEMPLE DU MONT-MARTRE.

Croquis d'après le plan figurant au *Bulletin de la Société des sciences.... de l'Yonne.*

Le temple du Mont-de-Sène présente la disposition assez singulière de deux oratoires juxtaposés, semblables dans leurs dispositions et séparés par une sorte de couloir. Bulliot (1) pense que l'un des deux compartiments devait être consacré

---

(1) *Le Temple du Mont-de-Sène, à Santenay. Mémoires de la Société éduenne*, nouvelle série, t. III.

à Mercure, dont le nom se trouve sur une inscription (1) découverte en 1872, et l'autre au génie de la fontaine sacrée qui coule au pied des rochers. Tout près du temple on a retrouvé l'habitation du prêtre, dont le plan et les dispositions étaient encore très visibles et faciles à saisir. « Ces appartements ainsi que le temple lui-même, dit Bulliot, étaient peu luxueux; le marbre, les calcaires polis y faisaient défaut; les carrelages d'une simplicité extrême ne différaient guère, si rien n'a été enlevé, de ceux des plus modestes maisons; mais ils nous donnent le spécimen complet de l'habitation du desservant d'un temple de campagne vers la fin de l'Empire, et à ce titre le plan mérite l'attention (*fig.* 18). »

Une case rectangulaire isolée, du côté opposé au logement, renfermait un nombre considérable de débris de statuettes votives. Peut-être était-ce là une sorte de débarras, où l'on rejetait, lorsque le temple commençait à en être encombré, le trop plein des ex-voto, brisés au préalable, afin qu'ils ne puissent être recueillis par des mains cupides et, après avoir appartenu au dieu, être remis dans la circulation commerciale.

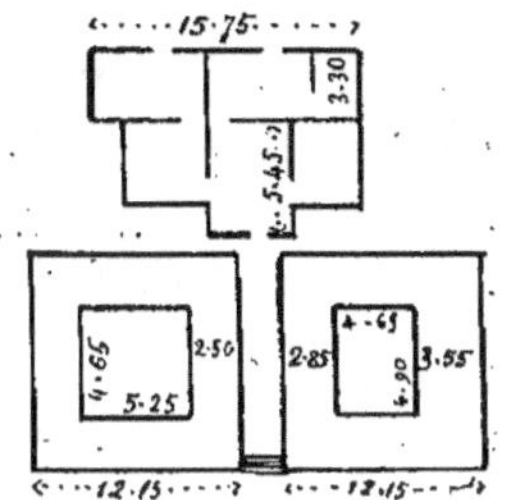

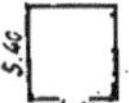

Fig. 18.

TEMPLE DU MONT-DE-SÈNE.

Croquis d'après le plan joint au mémoire de Bulliot.

Le Temple, signalé en 1867 et fouillé en 1873, dans la forêt d'Halatte, aux environs de Senlis, était incontestablement un temple médical (2). On n'a trouvé, il est vrai, aucune trace de

(1)

<table>
<tr><td>(a)</td><td>VG SACR</td></tr>
<tr><td></td><td>MERCVRIO</td></tr>
<tr><td>(ce)</td><td>NSORINVS</td></tr>
<tr><td>(p)</td><td>AVLLINI FILIVS</td></tr>
<tr><td></td><td>EX VOTO</td></tr>
</table>

(2) DE CAIX DE SAINT-AYMOUR, *le Temple de la forêt d'Halatte et ses ex-voto* (avec figures). — FAUTRAT, *les Temples d'Halatte et d'Essarrois* (avec plan). Congrès archéologique de France, LXXIIᵉ session, tenu à Beauvais en 1905.

fontaine sacrée dans le temple ni dans ses environs immédiats. En existait-il une dans l'antiquité? On l'ignore. Mais le caractère des ex-voto découverts dans l'enceinte consacrée, et dont nous parlerons plus loin lorsque nous nous occuperons des offrandes, ne permet aucun doute à cet égard (1).

L'édifice religieux se composait essentiellement de trois parties : le sanctuaire ou sacellum proprement dit; un mur d'enceinte extérieur; un petit bâtiment appuyé à ce mur extérieur et formant avant-corps dans l'intérieur de la cour. La cella était précédée d'un portique à colonnes, dont on a retrouvé des fragments considérables.

Derrière le mur du fond de la cella s'étendaient deux autres murs parallèles, séparés par une distance de 0 m. 40, dont la destination est assez problématique. M. de Caix de Saint-Aymour pense que ces doubles murs constituaient une chambre secrète destinée à rendre les oracles aux malades. On ne voit guère, en effet, d'autre explication plausible à cette disposition.

Aux deux angles N.-E. et S.-E. du mur d'enceinte, des amas de tuiles et des fondations en maçonnerie indiquent qu'il a existé sur ce point deux petits bâtiments couverts, annexes du sanctuaire.

La petite construction accolée au mur d'enceinte devait être une maison d'habitation, logement du prêtre ou du gardien du temple (*fig.* 19).

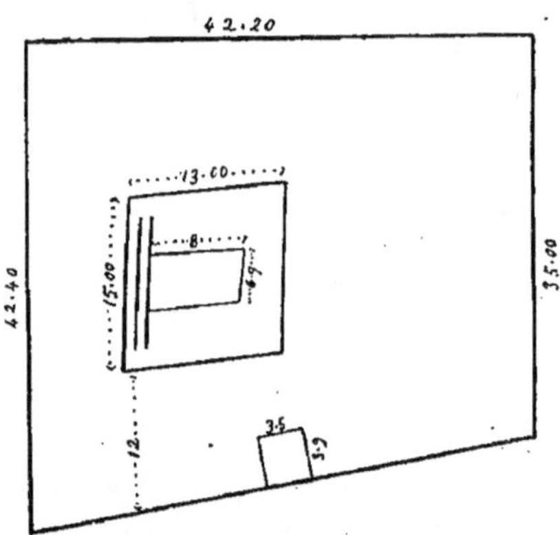

Fig. 19. — TEMPLE D'HALATTE.
Croquis d'après le plan joint au mémoire de M. Fautrat.

(1) La divinité protectrice d'Halatte n'était pas seulement invoquée pour les êtres humains, mais aussi pour les animaux domestiques. Parmi les ex-voto figurent un certain nombre de représentations animales, bœufs, chevaux, porcs, qui ont été spécialement étudiées dans une brochure technique par M. Cagny, vétérinaire à Senlis.

Aucune inscription n'est venue révéler le nom de la divinité protectrice de ce sanctuaire. M. de Caix de Saint-Aymour incline à penser, d'après certains indices, qu'il avait pour patron quelque Mercure topique.

D'autres temples de même nature semblent avoir comporté des aménagements bien plus vastes et des dépendances destinées à d'autres usages. On y trouve quelquefois de véritables thermes juxtaposés au sanctuaire ; des substructions révélant l'existence d'annexes beaucoup plus considérables que ne l'aurait comporté le seul service du temple ; des dispositions intérieures difficilement explicables dans l'hypothèse d'un édifice purement religieux. On peut admettre que, dans les édifices de ce genre, certains malades ne se bornaient pas à venir, en passant, implorer le dieu ou consulter son prêtre ; qu'ils y faisaient, au contraire, un séjour plus ou moins prolongé, soit pour suivre un traitement, soit pour obtenir un accueil favorable du dieu, qui ne se révélait pas toujours du premier coup aux suppliants.

C'étaient, en somme, de véritables maisons de santé, ayant quelque analogie avec nos modernes *sanatoria*, où les malades, les infirmes, les convalescents et les surmenés de l'époque gallo-romaine venaient chercher le repos, l'air pur et les eaux salubres, avec, pour les esprits dévots et croyants, l'espèce de suggestion produite par le caractère sacré du lieu et la communication intime avec les divinités secourables, dispensatrices de la santé et maîtresses des guérisons. Le développement des bâtiments et les dispositions particulières auxquelles nous venons de faire allusion étaient ainsi commandées par l'exercice de certaines pratiques imposées aux malades, et par la nécessité de loger ces derniers, ainsi que le personnel assez nombreux que nécessitait une semblable installation.

Deux de nos temples, situés dans la Côte-d'Or, à Essarrois et aux sources de la Seine, riches tous deux en ex-voto médicaux, peuvent être cités comme exemples, du moins très probables, d'édifices de ce genre.

Le temple dont on a retrouvé les vestiges près du village

d'Essarrois, en un lieu dont nous ignorons le nom antique, était situé au fond d'une sorte de petit cirque, près de la source importante de la Cave. L'eau y jouait certainement un grand rôle. D'après les indications résultant des fouilles, le sanctuaire et sa cella étaient contigus à un bâtiment dont les dispositions semblent accuser nettement diverses parties constitutives de thermes (*fig.* 20). Dans les parties des fondations les plus rapprochées du ruisseau, on a retrouvé des naissances de voûtes annonçant que l'eau était conduite dans l'édifice sacré, après avoir été captée dans des aqueducs en pierre qui se dirigeaient vers l'édifice et dont on a retrouvé des restes sur le monticule de la cascade, et dans le sable du ruisseau, près de la source (1). De là l'eau passait dans le compartiment voisin, probablement consacré à la balnéation et à des pratiques hydrothérapiques. Des cendres, du

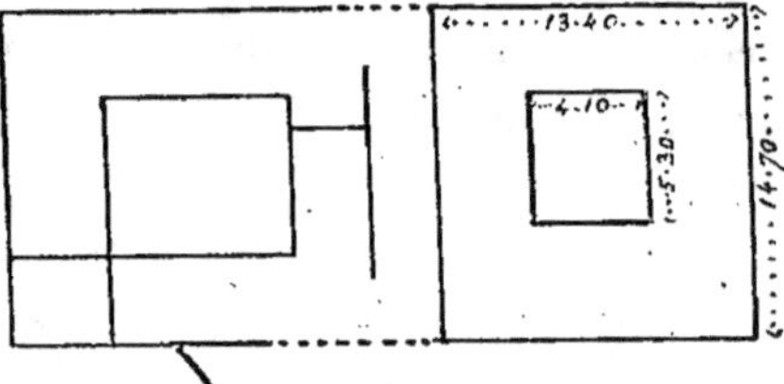

Fig. 20. — TEMPLE D'ESSARROIS.
Croquis d'après le plan joint au mémoire de Mignard.

charbon, des briques et des fragments de tuyaux de chaleur trouvés dans cette partie des ruines permettent de conclure à l'existence d'un hypocauste.

A dix-sept mètres environ de cette partie de l'édifice, des fondations ont été mises à jour, annonçant la présence autour des bâtiments principaux de constructions annexes assez considérables, dont le déblaiement complet ne semble pas avoir été opéré.

D'après les inscriptions retrouvées dans les ruines, dont l'une notamment est tracée sur un genou votif, le lieu était sous la protection d'un dieu nommé *Vindonnus* (2), iden-

(1) MIGNARD, *Historique d'un temple dédié à Apollon, près d'Essarrois.* *Mémoires de la Commission d'Antiquités de la Côte-d'Or,* t. III, 1853.
(2) THÉDENAT, *Mémoires de la Société des Antiquaires,* t. XLIX, 1888, p. 211 et suiv.

tifié sur un des monuments épigraphiques à Apollon :

DEO APOLLINI VINDON *no* URBICI

VS FLACCVS V *s l m*

C. I. L., XIII, 5644.

et associé dans une autre aux sources bienfaisantes où les malades venaient chercher la santé :

Deo Apollini Vind ONNO ET FONTIBVS

p RISCI· V· S· L· M

C I. L., XIII, 5645.

Aux sources de la Seine, les fouilles commencées en 1836 et continuées jusqu'en 1844 ont mis à découvert les restes d'un édifice considérable, en forme de quadrilatère, ayant 57 mètres de longueur, avec façades orientées aux quatre points cardinaux. L'intérieur était divisé en compartiments rectangulaires, de dimensions variables. Dans l'une de ces salles, où l'on a retrouvé en place quatre bases de colonnes, l'eau sacrée sortant de la source s'écoulait dans une rigole de pierre recouverte de dalles (1). Des tronçons de colonnes, chapiteaux, débris de marbres, fragments de mosaïques et d'enduits couverts de peintures à fresque indiquent que l'édifice devait être considérable et décoré avec un

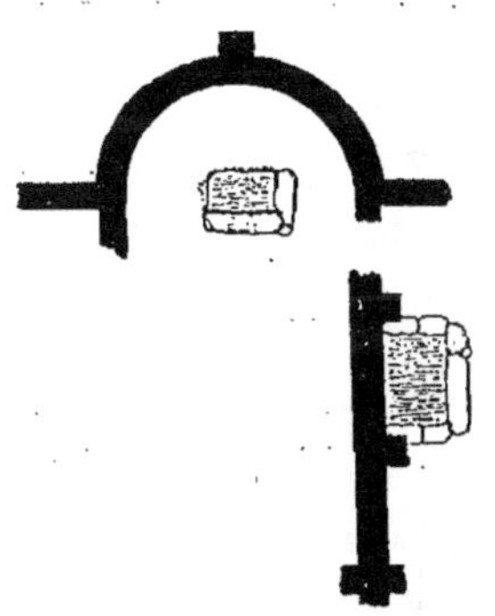

Fig. 21. — PLAN DES RUINES DE LA CHAPELLE DE N.-D. DE LA FONTAINE, A GALLARDON.

D'après un plan de Sauvageot, reproduit par l'abbé Métais : *Églises et chapelles du diocèse de Chartres*, t. II.

___

(1) Cette relation étroite de la source avec le temple, dans l'enceinte même duquel elle prenait naissance, se retrouve encore dans certains édifices religieux du moyen âge, héritiers directs des anciennes traditions à cet égard. Nous donnons ici (*fig.* 21) le plan des ruines de la chapelle de Notre-Dame-de-la-Fontaine, à Gallardon (Eure-et-Loir), où la source sortait de terre sous l'autel et venait se déverser au dehors, dans un bassin carré situé au pied de l'un des murs de la nef, surmonté d'une arcade en tiers point en forme de niche. Cette chapelle, située dans un

certain luxe (1). Il renfermait certainement un temple consacré à *Sequana*, divinité protectrice de la source, dont le nom se retrouve sur plusieurs objets exhumés des ruines, et notamment sur un autel votif où la déesse est invoquée comme dispensatrice de la santé, *pro salute*, dans l'inscription suivante :

AVG SAC

DEAE SEQ

FL FLAVIA

PRO· SAL

/ / / / VNA

NEP· SVI

EX VOTO

V S· L· M

Un simple coup d'œil jeté sur le plan (*fig.* 22), permet de reconnaître combien il s'écarte des données habituelles en

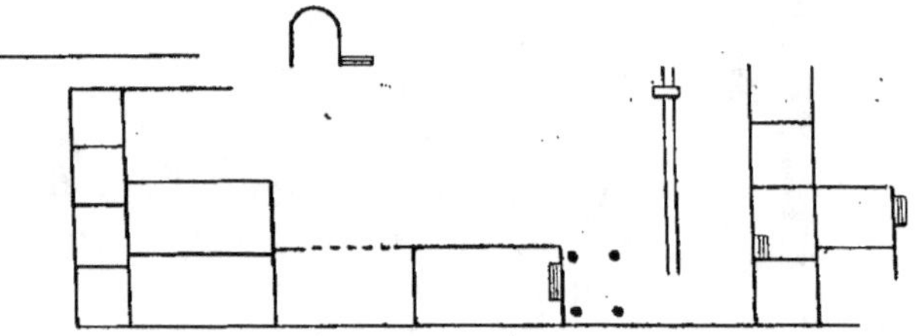

Fig. 22. — TEMPLE DES SOURCES DE LA SEINE.
Croquis d'après le plan joint au mémoire de Baudot.

matière d'édifices religieux. Bien que, comme nous le savons, les temples élevés dans les Gaules soient loin d'être toujours conformes aux données classiques de l'architecture et qu'on y trouve des dispositions s'en écartant même de fort loin, le plan du temple des sources de la Seine semble révéler une construction répondant à des besoins particuliers. C'est ce qu'a fort

faubourg qui fut le berceau de la petite ville de Gallardon, a dû certainement succéder à un édifice plus ancien et perpétuer un culte et des rites remontant à une haute antiquité.

(1) BAUDOT, *Rapport sur les découvertes archéologiques faites aux sources de la Seine. Mémoires de la Commission d'antiquités de la Côte-d'Or,* t. II, 1844.

bien fait ressortir Flouest (1), en rapprochant de l'usage des
eaux et des pratiques médicales dans les édifices religieux les
particularités qui nous occupent. « Envisagé sous ce jour nouveau, dit-il, le plan du temple de la Seine, si anormal et si
étrange au point de vue des traditions romaines, devient aisément explicable, et il n'est plus aussi embarrassant de trouver
une destination plausible aux dix ou douze locaux différents
qu'on avait juxtaposés au sanctuaire de la déesse... Si je ne
m'abuse, notre temple ne justifiait guère cette appellation, s'il
faut la prendre dans son sens spécifique et traditionnel. Dans ma
pensée, il devait offrir quelques traits de la physionomie de
nos modernes maisons de santé, où se rencontrent tant de
salles et d'appartements divers, et où la chapelle, si elle joue
un rôle considérable sous le rapport moral, n'intervient plus
que pour une part assez restreinte dans l'ensemble des constructions. »

(1) *Le Temple des sources de la Seine*, 1870.

CHAPITRE IV

I

Que les eaux auprès desquelles s'élevaient les temples eussent des vertus médicinales, ou qu'elles fussent seulement l'objet d'un culte purement religieux, la vénération dont on les entourait se traduisait toujours par des offrandes, dont la naïve piété des dévots, ou la reconnaissance des malades soulagés de leurs maux remplissaient les bassins des sources ou tapissaient les parois des sanctuaires. Dans une lettre à son ami Romanus, Pline le Jeune donne d'un de ces temples bâtis à l'origine des cours d'eau une description charmante, qui, dans ses traits généraux, s'applique également à certains sanctuaires hydro-médicaux, qui font plus spécialement l'objet de nos études :

« N'avez-vous jamais vu la source du Clitumne ?... Du pied d'une colline, chargée d'un bois de cyprès fort touffu, est une fontaine dont les eaux, répandues par plusieurs veines inégales, forment un grand bassin pur et si clair que l'on y peut compter les pièces d'argent que l'on y jette et les cailloux que l'on y voit reluire...

« Près de là est un temple aussi respecté qu'ancien. Le dieu du fleuve lui-même y paraît vêtu d'une robe. C'est un dieu fort secourable, et qui prédit l'avenir, ainsi que le témoigne tout l'appareil qu'on y voit, et qui est propre à rendre des oracles. Autour de ce temple sont répandues des chapelles en grand nombre : chacune a son dieu, chacune est célèbre, chacune est distinguée par quelque dévotion particulière. Quelques-unes même ont leurs fontaines ; car, outre la principale, et qui est comme la mère de toutes les autres il s'en trouve encore plusieurs dont la source est différente, mais qui se perdent dans le fleuve.

« ... Vous pouvez même y étudier ; vous y lirez une infinité d'inscriptions gravées sur toutes les colonnes, par toutes sortes de personnes, à l'honneur de la fontaine et de la divinité. Vous louerez les unes, vous vous moquerez des autres; ou plutôt, selon que je connais votre bonté naturelle, vous ne vous moquerez d'aucune (1). »

Lettrées ou naïves les inscriptions ont suivi les murailles et les colonnes dans leur chute ; disparues aussi les tablettes de bois fixées aux parois, et sur lesquelles étaient inscrits des noms, des formules votives ou reconnaissantes, ou quelquefois même, dans les sanctuaires des divinité médicales, des indications de maladies ou des récits de guérisons, accompagnés de l'indication du traitement suivi (2). Mais d'autres ex-voto de divers genres ont traversé les âges et sont parvenus jusqu'à nous : autels et stèles votifs; inscriptions sur pierre et sur marbre ; monnaies et objets en métal, dissimulés dans des cachettes ou demeurés au fond des bassins et des sources; statuettes en terre cuite, à qui leur peu de valeur a permis d'échapper aux pillages et aux dévastations, etc. Nous allons examiner de plus près ces diverses classes d'offrandes, en étudiant d'abord celles qui dérivent surtout d'un sentiment

---

(1) Pline, *Épist.*, lib. VIII, ép. viii.

(2) Strabon, *Géographie*, liv. VIII, chap. vi, 15. *Traduction Tardieu*, t. II, p. 171 : « Épidaure est aussi l'une des principales villes du pays; elle le doit surtout au prestige du nom d'Esculape et à la croyance généralement établie que ce dieu peut guérir toutes les maladies, ce qui fait qu'ici, comme à Cos et à Tricca, son temple est toujours plein de malades et de tableaux votifs indiquant le traitement suivi. »

purement religieux, et, ensuite, celles qui se présentent à nous avec un caractère médical nettement accentué (1).

II

La première classe d'offrandes : autels, stèles, tablettes votives, nous a donné le plus grand nombre des inscriptions trouvées dans les débris des établissements élevés autour des sources. C'étaient là des objets représentant déjà une certaine valeur et qui devaient être consacrés par des dévots de marque, ou en reconnaissance de précieuses guérisons.

Ils se présentent sous la forme de tablettes de pierre ou de marbre, qu'on fixait aux parois par des scellements ou des crampons de métal, de stèles plus ou moins ornées, ou de petits autels en forme de blocs à peu près cubiques, qu'on disposait dans la cella du temple du dieu guérisseur, sous le portique élevé autour du sanctuaire ou près de la source elle-même. Sur la pierre ou le marbre étaient gravées les dédi-caces contenant le nom de la divinité à qui l'offrande était faite, celui du consécrateur et une formule votive, composée soit de sigles comme v· s· l· m· (*votum solvit libens merito*), soit d'une mention plus précise du but recherché, comme les ins-criptions pro salvte, invoquant la divinité pour le rétablisse-ment de la santé du donateur ou de celle d'un être qui lui était cher (*fig.* 23).

(1) Ces modes d'offrandes sont restés traditionnels dans notre pays, et nous n'indiquerons comme témoignage de cette survivance qu'un pas-sage du poème latin du P. Aubery, sur Barbotan-en-Armagnac, dans lequel le poète s'exprime ainsi, après avoir parlé des bains de boue et des sources auxquelles on va ensuite se laver : « Les uns boivent les eaux ; d'autres croient suffisant de s'y plonger. Les sources ont presque la même vertu que les lacs boueux. Des ex-voto suspendus dans le temple sacré qui s'élève au milieu de la vallée, sur une hauteur modique toute voisine des eaux, témoignent de la santé recouvrée dans les sources elles-mêmes. » *Traduction L. Couture. Revue de Gascogne,* t. XXXXI, 1900.

Outre l'inscription dédicatoire, les autels et les stèles étaient quelquefois ornés de figures ou d'ornements, empruntés le plus souvent aux accessoires des sacrifices, sculptés en bas-reliefs sur leur face antérieure ou leurs faces latérales.

Des monuments de ce genre ont été retrouvés sur presque

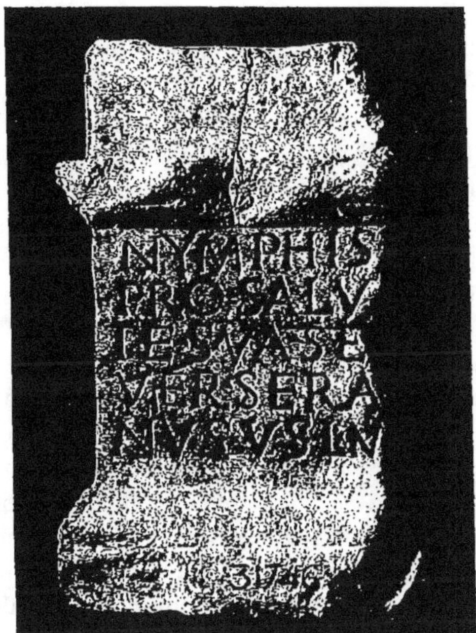

Fig. 23. — STÈLE DE BAGNÈRES-DE-BIGORRE.

tous les points présentant des vestiges de l'utilisation gallo-romaine des sources ; nous ne pouvons en donner l'énumération qui nous obligerait à répéter à peu près tout ce que nous avons dit, lorsque nous nous sommes occupés des divinités protectrices des sources thermales. Nous nous bornerons à rappeler deux stations où les monuments de ce genre, découverts en nombre considérable, permettent d'affirmer que ce genre d'offrandes était d'un usage extrêmement répandu. C'est, tout d'abord, Bagnères-de-Luchon, où l'on a pu recueillir

toute une série de petits autels et de stèles votifs, remarquables souvent par leurs proportions et leur élégance, dont les
uns sont conservés à l'établissement thermal et d'autres dans
les musées de Toulouse et d'Auch, ou des collections particulières. C'est, ensuite, la station des Fumades, où dans un
puits, gisaient vingt-quatre petits monuments du même genre,
en forme d'autels carrés, de dimensions inégales, variant
entre 17 et 63 centimètres de hauteur, et dont plusieurs
étaient ornés de bas-reliefs.

Luxeuil a fourni une série de stèles à personnages sculptés
en bas-relief, qui avaient été employées comme fondations lors
de la construction des remparts de la ville, en 1229. Ce sont
là, indiscutablement, des monuments funéraires qui, à ce
titre, semblent étrangers au cadre de nos études, mais nous
devons cependant en dire quelques mots, car un certain
nombre d'entre eux représentent des personnages porteurs d'attributs qui « paraissent avoir un rapport direct avec le caractère, religieux peut-être, mais assurément curatif des eaux...
Nous voyons, en effet, figurer sur un certain nombre de tombeaux romains des personnages des deux sexes, mais surtout
des femmes, tenant un *cyathus*, le plus souvent de la forme d'un
de nos verres à boire, de la main droite, et, fréquemment, de la
main gauche, un vase plus grand qui semble destiné à remplir le verre, et affectant la forme d'amphores, de flacons, de
seaux, de carafes même semblables aux nôtres. D'autres personnages n'ont pas de verre de la main droite, et semblent
fermer avec cette main l'orifice du flacon, comme s'ils se pro-
posaient de transporter l'eau en la préservant du contact de
l'air extérieur » (1).

Il est cependant difficile d'affirmer que ces représentations
soient inspirées par l'emploi ou le culte des eaux de Luxeuil,
car il s'en est rencontré un grand nombre d'analogues sur
d'autres points de l'ancienne Gaule, absolument dépourvus

(1) E. DESJARDINS, *les Monuments des thermes romains de Luxeuil.
Bulletin monumental*, 1879-1880, avec la représentation d'un certain
nombre des monuments décrits.

d'eaux médicinales. Montfaucon, dans son *Antiquité expliquée*, pensait que ces vases étaient placés dans les mains des Gaulois de certaines régions pour apprendre aux générations futures que leur pays était fertile en excellents vins.

« D'après le respect des Gaulois pour l'eau, disait X. Girault (1), l'un des plus grands principes de leur système religieux, principe de bonté et de protection, ce n'est présumer rien de trop que de regarder ces gobelets dans les mains des défunts comme la divinité bienfaisante elle-même, représentée par l'eau supposée contenue dans ce gobelet. »

Pour M. Graillot (2), le vase et le flacon sont bien des symboles. Les stèles gallo-romaines représentent, dans l'iconographie funéraire des anciens, la suprême dégénérescence des scènes figurées de banquets funèbres.

En résumé, l'interprétation de ces figures reste encore quelque peu dans le domaine de l'hypothèse. Leur présence sur des monuments consacrés à des défunts ne permet guère d'y voir un témoignage de reconnaissance pour les vertus curatives des eaux du pays. Il semble bien qu'elles n'aient été que le symbole d'une idée purement religieuse. « On pourrait croire, dit M. Desjardins (*op. cit.*), que la superstition des habitants, et sans doute aussi celle des visiteurs, les amenait à se munir de cette eau salutaire, et à l'emporter avec eux dans des vases fermés. Peut-être pensaient-ils que, si elle n'avait pas eu la vertu de les guérir de leurs maux physiques, elle possédait du moins le mérite d'adoucir le passage suprême et de leur servir, en quelque sorte, de viatique aux approches de la mort; en un mot, la dévotion aux sources sacrées de Luxeuil aurait été surtout un acte religieux. »

-----

(1) *Opinion sur les gobelets mis dans les mains des personnages représentés sur les monuments funèbres. Mémoires de la Société des Antiquaires,* t. II, 1820, p. 358 et suiv.

(2) *Poculum et lagena. Un type de stèles funéraires du pays éduen. Revue éduenne,* 1902, p. 251 et suiv., avec figures et catalogue des stèles avec figures tenant le gobelet et le flacon conservées à Autun.

III

Le mode d'offrande le plus répandu, celui qui, à défaut de débris monumentaux, a permis de constater l'emploi antique du nombre de sources et dont les traces n'ont pas encore disparu de la superstition populaire, consistait à jeter dans les piscines ou dans le bassin même d'émergence des sources, des pièces de monnaie, qui constituaient une sorte de tribut payé à la divinité protectrice dont on venait implorer le secours (1). Ces pièces conservées dans les boues et les vases des sources sont d'un précieux secours pour permettre de dater, tout au moins approximativement, les périodes d'exploitation des eaux thermales ou minérales. Le bronze abonde dans la composition de ces trésors monétaires; l'argent y est infiniment plus rare et l'or ne s'y rencontre que tout à fait exceptionnellement.

La plus importante trouvaille de ce genre a été faite à Bourbonne, dans le puits antique, dit le « Puisard romain », dont les boues ont fourni plus de 4,000 médailles, dont 4 en or, 265 en argent et le reste en bronze. Au-dessous du niveau où ces pièces se trouvaient en abondance, une couche de conglomérat en renfermait encore d'autres, dont certaines avaient disparu, en laissant leurs empreintes, pour donner naissance à diverses substances minérales.

(1) Le *Bulletin de la Société nationale des antiquaires*, 1904, p. 184 et 187, contient l'analyse d'une discussion sur le point de savoir si l'usage de jeter des pièces de monnaie dans les lacs ou cours d'eau est ou non celtique. M. Blanchet a fait remarquer que les monnaies recueillies dans les sources et gués de la Gaule sont, en majorité, des monnaies romaines, et que les monnaies gauloises qui sont mêlées aux autres dans ces découvertes sont généralement d'époque très basse. On ne peut donc affirmer que la coutume est celtique.

Pour M. Toutain, ce rite existait sans aucun doute possible en Italie, mais il était aussi populaire chez les populations celtiques et germaniques.

A Saint-Honoré, découverte de nombreuses médailles, dans les sources, notamment au fond du puits Marquise.

Aux Fumades, les fouilles de 1865 avaient amené la découverte de trois pièces dans la piscine antique; en 1876, dans le puits où gisaient les petits monuments votifs, on en recueillit un millier environ, dont une douzaine en or et les autres en bronze. Quant aux pièces d'argent, dont il devait exister une certaine quantité, elles ont été complètement anéanties par suite de leur séjour prolongé dans l'eau sulfureuse.

A Menthon, trouvaille dans le bassin d'un certain nombre de pièces, placées pour la plupart dans des vases.

A Saint-Alban, toutes les opérations de curage des puits amenèrent la découverte de médailles antiques : 35, en 1834; 250, en 1859; 11, en 1896, lors de la mise à découvert du fond des quatre puits.

A Coren (Cantal), 149 monnaies de cuivre ont pu être réunies et conservées, parmi celles, certainement plus nombreuses, qui avaient été recueillies dans ou sous une cuve en bois placée sur les griffons de la source, et qui servait à son captage.

A Bully-sur-l'Arbresle (Rhône), trouvaille, dans les restes de piscines antiques, de 28 médailles, dont 6 en or et 22 en bronze.

A Saint-Amand, la tradition signale la découverte de médailles impériales dans les boues et dans le bassin de la source, et, aux environs de Bagnols-sur-Cèze (Gard), l'intérieur d'un bassin présentant l'aspect d'une œuvre romaine avait fourni, lors de son déblaiement, un plein boisseau de pièces anciennes.

A Desaignes, une assez grande quantité de médailles romaines fut découverte dans la fissure même du rocher par laquelle jaillit l'eau minérale.

Dans une note manuscrite rapportée par M. l'abbé Clément, Esmonnot signalait l'existence d'une citerne antique, servant au captage d'une source minérale d'eau froide, à deux kilomètres de Bourbon-l'Archambault, dans laquelle on avait trouvé des médailles romaines très frustes de différentes époques.

Au Mont-Dore, une quarantaine de monnaies ont été extraites de la grande piscine.

La région de l'Est a également fourni son contingent de trouvailles du même genre :

A Plombières, lors d'une fouille pratiquée en 1848, des monnaies ont été recueillies dans un puits d'eau chaude, auquel on a donné le nom de *Puisard des médailles*.

A Bains, en 1752, on découvrit environ 600 médailles « les unes bien conservées, les autres collées par la rouille », sous la colonne cylindrique qui donnait issue à l'eau minérale.

A Niederbronn, le curage des bassins antiques, en 1592, procura plus de 300 monnaies de bronze.

Enfin, sur les bords du Rhin, à Nierstein, on a retrouvé dans le bassin une suite de monnaies qui avaient été déposées dans la source thermale et qui se présentaient entourées de globules de gypse.

Comme on le voit par cette longue nomenclature, nos sources thermales et minérales contenaient de véritables trésors monétaires, mais il est cependant permis de supposer que toutes les offrandes monnayées ne prenaient pas le même chemin. On devait certainement en déposer entre les mains des ministres du culte ou dans ces récipients analogues aux troncs de nos églises, dont nous avons déjà signalé un exemple à Vichy, à la base d'un buste de jeune dieu, et dont un autre spécimen existe encore à Bourbonne (1). Ce dernier,

---

(1) Il existe plusieurs autres exemples de récipients monétaires du même genre. Le docteur Petit (*Recherches sur la découverte à Royat des substructions d'un établissement thermal gallo-romain*) dit avoir vu une tirelire en terre micacée entre les mains des terrassiers. — A Vertault (arrondissement de Châtillon-sur-Seine), l'antique Vertillum, on a trouvé un groupe en pierre calcaire, représentant deux personnages assis sur un banc, entre lesquels est pratiquée une fente communiquant avec une cavité creusée dans l'intérieur du bloc. — On peut voir au Cabinet des Antiques de la Bibliothèque nationale (n° 689) une statuette en bronze d'Épona, trouvée à Loisia, dans le Jura, reposant sur une base carrée

taillé dans du grès, comportait une partie inférieure en forme
de petite cuve rectangulaire, et un sommet, en forme de pyramide tronquée, avec une ouverture de 0 m. 06 de long sur
0 m. 15 de large. La rusticité du travail de ce tronc a suggéré
à M. l'ingénieur Rigaud l'idée que c'était une œuvre postérieure à la belle époque de l'empire romain, et qu'elle avait
pris place dans le temple lorsqu'avait disparu l'usage de jeter
des pièces de monnaie dans les sources.

Ces offrandes formaient, à la longue, de véritables trésors,
qui ont été, pour la plupart, la proie des diverses hordes
dévastatrices qui se sont acharnées sur les sanctuaires du
paganisme. Il en est un, cependant, qui est parvenu jusqu'à
nous dans l'état où il avait été laissé par les prêtres, désireux
de le soustraire à la rapacité de quelque bande d'envahisseurs.

En 1842, le 23 août, on découvrit dans les fouilles du
Temple des sources de la Seine, dans la Côte-d'Or, une
amphore de terre cuite, de 54 centimètres de hauteur, qui
renfermait un nombre considérable de petites tablettes votives
en bronze que nous étudierons par la suite, et un autre vase
plus petit contenant environ 800 médailles de bronze. La
partie supérieure de l'amphore était fermée par une lame de
plomb, rabattue sur les bords de façon à former couvercle,
et, sur le col du vase, on lisait, grossièrement tracée à la
pointe, l'inscription suivante :

DEAE SEQVANA RVFVS DONAVIT

C'était là, à n'en pas douter, le modeste trésor de ce temple
campagnard, mis à l'abri au moment d'une alerte qui fut
suivie probablement de la destruction totale de l'édifice et du
massacre ou de la disparition de ses serviteurs (1).

dans laquelle a été pratiquée une entaille permettant d'y introduire des
pièces de monnaie. Enfin, de Longpérier (*Recherches sur les récipients
monétaires. Revue archéologique*, 1868-1869), signale un autre tronc en
pierre, découvert en 1775 dans les fouilles du Châtelet, près de Saint-
Dizier.

(1) LARRIBE, *Notice historique sur le monument érigé par la ville de
Paris aux sources de la Seine, en 1867-1868.* Copie du procès-verbal des
fouilles, ouvert le 10 août 1842, clos le 30 juillet 1844.

IV

Parmi les nombreux débris sculptés dans la pierre ou le marbre, trouvés dans les ruines de nos édifices thermaux, ou dans leur voisinage, il en est certainement qui ont appartenu à des statues ou à des bustes ayant un caractère votif, et dédiés au dieu secourable par la piété ou la reconnaissance de malades dont ils offraient l'image. Ce caractère est assez difficile à déterminer quand il s'agit d'effigies ne présentant rien de particulier dans les gestes ou l'attitude. Il se précise plus nettement dans un certain nombre de monuments, trouvés principalement auprès des sources voisines de temples médicaux, où les personnages sont figurés portant dans leurs bras ou ayant à leurs pieds des fruits, des corbeilles, des lapins ou autres petits animaux, représentations symboliques des dons offerts aux divinités bienfaisantes.

On a trouvé à Rennes-les-Bains (Aude), un avant-bras complet avec une main tenant un œuf, une main tenant un serpent dans une patère et une autre main tenant un linge, tous trois en marbre blanc. Cette dernière est intéressante à rapprocher d'une main aux doigts ornés de bagues, tenant également un morceau d'étoffe, trouvée, avec plusieurs autres mains portant divers objets, dans les ruines du Temple des sources de la Seine (1).

Les mains de Rennes, comme celles du Temple, sont considérées comme ayant appartenu à dès statues brisées. Il est possible également qu'elles aient toujours existé à l'état isolé, car on connaît un certain nombre d'exemples de mains tenant et offrant des objets, qui ne sont certainement pas des membres détachés de statues, mais des œuvres complètes par elles-mêmes.

(1) *Mémoires de la Commission des antiquités du département de la Côte-d'Or. Rapport sur les découvertes faites aux sources de la Seine*, pl. IX, 12.

V

La fabrication des statuettes en terre cuite eut une grande importance dans la Gaule romanisée. Bien que certains auteurs, entre autres Tudot (1), qui a fait de ces figurines une étude toute spéciale, leur attribuent une origine purement gauloise, il semble certain que la fabrication n'en commença en Gaule que postérieurement à la conquête, probablement sous les premiers empereurs (2).

Les principaux centres de fabrication se rencontrent dans l'ouest de la France, dans la vallée du Rhin et surtout dans la vallée de l'Allier, où des ateliers importants ont été reconnus notamment à Toulon-sur-Allier, Saint-Remy, Lezoux et Vichy, et dont les produits, d'une argile blanchâtre, se reconnaissent du premier coup d'œil.

Ces statuettes, fabriquées en quantités considérables dans des moules en terre bien cuite et devenus d'une grande dureté, représentent des sujets extrêmement variés : divinités, bustes d'enfants, d'hommes et de femmes, femmes drapées, figures caricaturales, traités le plus souvent d'après des types empruntés à l'Italie, à la Grèce ou même à l'Orient, plus rarement d'après une inspiration personnelle ou un génie local.

La véritable destination de ces figurines de terre cuite dans l'antiquité a été et est encore l'objet de vives discussions dans lesquelles nous ne pourrions entrer sans nous écarter singu-

(1) *Collection des figurines en argile, œuvres premières de l'art gaulois.*
(2) D'après les conclusions d'un article de M. Déchelette sur l'officine de Saint-Remy (*Revue archéologique*, janvier-juin 1901), la fabrication des figurines d'argile aurait débuté en même temps que celle des premiers vases moulés, entre la fin du principat d'Auguste et le milieu du premier siècle.

M. Pottier pense également qu'il est peu probable qu'il y ait eu des fabriques d'ex-voto religieux ou funéraires avant la conquête de César. (*Les Statuettes de terre cuite dans l'antiquité*, 1890.)

lièrement de notre sujet. Bornons-nous à dire que nous adoptons entièrement sur ce point les conclusions de M. Pottier (1), qui n'admet pas que les statuettes aient eu une seule destination, aient répondu à un besoin unique, mais qui considère, au contraire, qu'elles n'avaient aucune destination spéciale dans l'esprit de celui qui les façonnait : « C'est l'acheteur, dit-il, qui leur donnera une signification précise, en les plaçant dans une maison, dans un temple, dans un tombeau. Ces images seront un cadeau d'amitié, une idole protectrice du foyer, un ex-voto pieux, une offrande funéraire, suivant l'intention du donateur. »

En nous inspirant de ces idées, nous pouvons tenir pour certain que, parmi ces statuettes découvertes dans les stations thermales, il en est qui y furent apportées et déposées à titre d'ex-voto. Il est bien évident qu'il ne faut pas attribuer ce caractère à toutes les figurines recontrées dans les

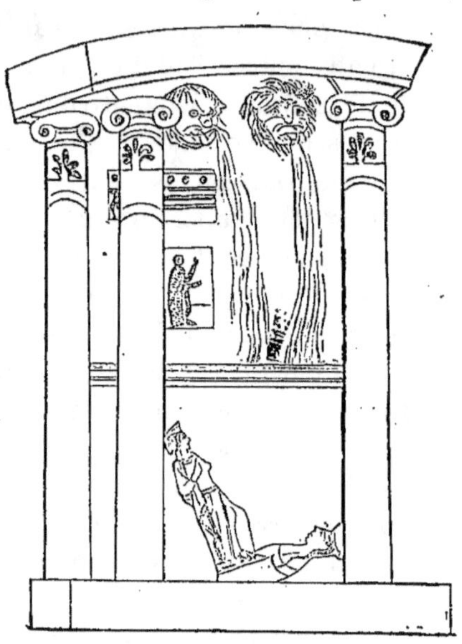

Fig. 24. — STATUETTES VOTIVES PRÈS D'UNE SOURCE.
D'après une peinture de vase antique.
Dictionnaire des Antiquités grecques et romaines.
Hachette, éditeur.

centres de population qui s'étaient formés autour des sources, surtout lorsque, comme à Vichy, par exemple, il y existait des ateliers de fabrication céramique. Mais je crois que ce caractère apparaît nettement lorsqu'il s'agit de découvertes faites dans les ruines des bâtiments environnant les sources, autour de celles-ci ou dans leurs bassins mêmes. Nous savons, d'ail-

____

(1) *Les Statuettes de terre cuite dans l'antiquité.*

leurs, par des monuments figurés que ce rite de la consécration par le dépôt près des sources était usité dans l'antiquité.
Il existe notamment des peintures de vases qui nous montrent, placées auprès des fontaines à l'eau jaillissante, des
statuettes dont une idée votive peut seule expliquer la situation en semblable place (*fig.* 24).

Trois types principaux, fournis fréquemment par les sta-
tions thermales, et quelquefois par les sources ou les piscines elles-mêmes, semblent avoir eu un rapport direct avec les eaux médicinales, les vertus qu'on leur attribuait et les hommages qu'on avait coutume de leur rendre. Ces trois types sont les Vénus, les Déesses-Mères et des représentations assez énigmatiques d'enfants à la figure souriante.

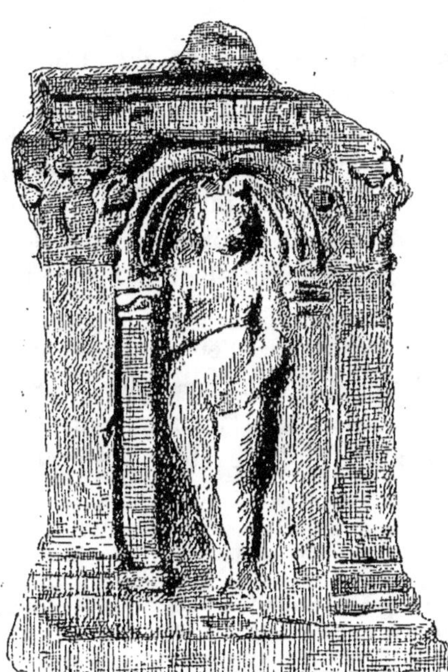

Fig. 25. — STATUETTE DE VÉNUS.
Dessin de Piébourg, d'après une photographie.

VÉNUS. — La déesse est représentée nue, debout sur un petit socle, les bras pendants le long du corps, ou l'un d'eux replié sur la poitrine et tenant une fleur ou une pomme; certaines ont la pose de la Vénus pudique, voilant de sa main ou d'un léger voile certaines parties de son corps, ou celle de la Vénus Anadyomène, tordant ses cheveux au moment où elle vient de sortir de l'onde.

Dans un certain nombre de sujets, la déesse est placée dans une sorte de niche peu profonde, disposée au centre d'un petit édicule orné d'un fronton et de pilastres, disposition très particulière, et qui ne se retrouve qu'exceptionnellement pour les autres divinités (*fig.* 25).

A Saint-Honoré, on a découvert, en 1891, en même temps que deux statuettes de Vénus Anadyomène, un groupe en terre cuite : la toilette de Vénus, dans lequel la déesse est représentée debout, entourée de trois Éros et d'un quatrième personnage féminin, qui la regarde en lui tendant de la main droite un miroir muni d'un manche (1).

D'autres découvertes de statuettes de Vénus ont été faites à Vichy, qui possédait, nous le savons, des fabriques de terres cuites et où il en a été trouvé un nombre considérable ; à Néris (2), où elles abondaient également ; à Montbouy, dans les ruines de l'établissement balnéaire qui fut probablement celui d'Aquæ Segestæ ; près du temple médical qui existait aux sources de la Seine ; à Bourbonne-les-Bains, Bourbon-Lancy, Ydes, etc.

Cette abondance des représentations de Vénus auprès des sources thermales peut s'expliquer par quelques-unes de ses nombreuses attributions : protectrice de la jeunesse, dispensatrice de la fécondité (3), ainsi que de la beauté et des grâces

---

(1) BLANCHET, *Statuette en terre cuite et bronze trouvée à Saint-Honoré-les-Bains*. *Revue archéologique*, 3º série, t. XXI, janvier-juin 1893.

(2) Le musée Guimet et les musées de Saint-Germain et de Moulins, notamment, possèdent de nombreuses statuettes en terre cuite provenant de ces deux stations.

(3) Certains édicules entourant les statuettes de Vénus sont couronnés d'un fronton portant pour décoration une série d'S affrontés, séparés par des bâtonnets. Cet ornement a été considéré par certains archéologues comme ayant un sens symbolique ou hiératique, en relation avec l'idée de fécondité et de vitalité. Flouest, dans un mémoire intitulé : *Deux stèles de laraire* (*Revue archéologique*, 1886, t. I), a cru reconnaître dans cette double volute « l'image de la vrille ou gemmule, qui est la manifestation première de la vie expansive de la graine. » Ce sont là, à propos d'un détail ornemental, de bien subtiles théories, qui ne reposent que sur de fragiles conjectures, et dont M. Déchelette nous semble avoir fait justice en remarquant que si le signe en S est commun dans l'art gaulois, c'est simplement que cet art avait une prédilection marquée pour tous les motifs curvilignes, et qu'il préférait aux lignes droites les tracés onduleux, les enroulements, les méandres serpentins et les volutes. (*Congrès archéologique de France*, LXXIᵉ session, Le Puy, 1904, p. 237.)

de la femme, etc. Peut-être aussi certains types, comme celui
de l'Anadyomène, étaient fréquemment choisis à cause de leur
rapport direct avec les sources, dont ils personnifiaient la
divinité tutélaire. Les anciens représentaient fréquemment les
divinités des eaux sous les traits de femmes tordant leurs cheveux pour en exprimer l'eau ; je n'en citerai comme exemple
que la figure sculptée sur un autel à deux faces trouvé en
pays éduen, sur le plateau du Mesvrin, figure qui présente le
même type que nos statuettes de terre blanche et dans laquelle
Bulliot (1) reconnaissait « la fée » de l'un des bras du ruisseau.

C'était, en quelque sorte, un symbole thermal, comme l'indique très bien M. Mazard (2) : « Une figure, connue par tradition et peut-être acceptée simplement en raison de sa composition pour celle d'une femme sortant de l'eau, Anadyomène,
ne pouvait être mieux choisie comme divinité d'un établissement thermal, dont elle personnifiait et protégeait les sources
et symbolisait les effets bienfaisants. Sans avoir rien de commun avec la Vénus classique, que d'être des reproductions
d'une de ses images, ces statuettes, consacrées comme ex-voto
sur le lieu même, emportées comme souvenir de guérison
pour figurer dans les laraires, devaient être très recherchées,
se répandre au loin et devenir sans doute l'objet d'imitations,
puisqu'on les retrouve en bien des localités. »

En résumé, ces statuettes, considérées comme ex-voto, pouvaient répondre, suivant l'intention des donateurs, à deux
ordres de pensées très différentes, idée abstraite de jeunesse,
de fécondité, de beauté, etc., ou bien représentation matéria-
lisée, sous une forme convenue, de la divinité dont l'appui
secourable donnait à l'eau de la source ses vertus bienfaisantes et salutaires.

Déesses-Mères. — Après les Vénus, les figurines qui se ren-

(1) *Le Culte des eaux sur les plateaux éduens.*
(2) *La Céramique. Musée des antiquités nationales de Saint-Germain-en-
Laye, 1873.*

contrent le plus fréquemment près des sources sont celles qui
représentent une femme assise dans une sorte de fauteuil, et
allaitant un ou quelquefois deux enfants. On en a trouvé,
notamment, à Vichy, à Royat, à Bourbon-Lancy, à Montbouy,
à Néris, etc. (*fig. 26*).

Quelques archéologues ont voulu y reconnaître Lucine ;
d'autres Latone **nourrissant**
Apollon et Diane; d'autres encore l'Isis des Gaules allaitant
Horus et Typhon. Mowat (1) se
demande s'il ne convient pas
d'attribuer ces images à la
déesse de la nativité, *Fortuna
primigenia* ou *Natio*. Je pense
qu'il faut plutôt y voir des
représentations individuelles de
ces Déesses-Mères, *Matres* ou
Mairæ, si vénérées en Gaule, où
on les rencontre généralement
groupées, quelquefois par deux,
plus souvent par trois, et portant dans leurs mains des fruits
ou des cornes d'abondance. Ce
culte, peut-être d'origine celtique, semble avoir eu pour berceau la Gaule, d'où il se serait
répandu dans la Germanie occidentale (2).

Ces divinités, ancêtres de
nos Fées et de nos Dames du
moyen âge, étaient regardées comme des génies tutélaires

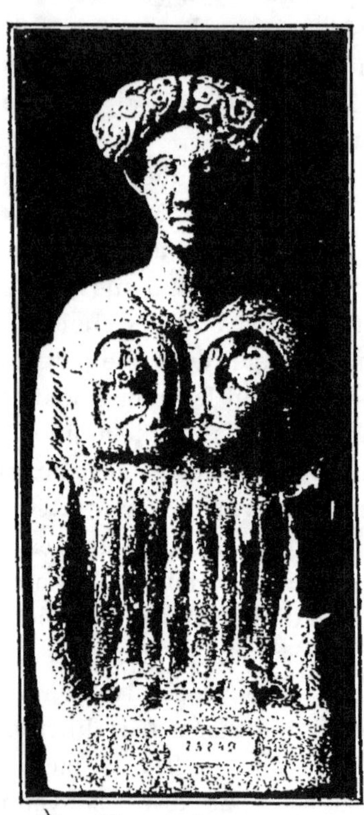

Fig. 26. — DÉESSE MÈRE.

(1) *Bulletin de la Société des Antiquaires*, 1884, p. 245.
(2) ALLMER, *les Dieux de la Gaule celtique*, art. *Matres* : « M. Ch. Fried-
rich, qui vient de publier à Bonn une monographie intitulée : *Matro-
narum monumenta*, constate que les *Matres* se rencontrent à peu près
partout dans les provinces du Nord, mais font complètement défaut dans
la Haute-Italie. On trouve là à leur place, dans la Cisalpine orien-

des familles, des bourgs et des villes ; comme des esprits
protecteurs dont l'empire s'étendait sur la campagne et sur
les bois. Leur caractère bienfaisant et secourable explique
facilement qu'elles aient joué le rôle de *deæ medicæ*, auxquelles
on adressait des vœux pour la guérison des malades, et qu'on
remerciait de leur intervention. « Les médecins, dit Florian Vallentin (1), les vénéraient aussi comme de saintes patronnes (2).
Divers monuments, recueillis auprès des fontaines qui avaient
des propriétés médicinales, indiquent que ces déesses, considérées comme génies aquatiques, devenaient les amies bienfaisantes de l'homme, calmaient ses douleurs, lavaient ses
blessures et guérissaient ses maladies. »

Auprès des sources, leur rôle semble avoir eu, dans la
Gaule, une profonde analogie avec celui que jouaient les
Nymphes dans la religion romaine. Cette similitude apparaît
frappante aux Fumades, où, sur les autels sculptés dont nous
avons déjà parlé, on a rencontré, figurant par triades, des
Nymphes demi-nues, tenant devant elles des vasques en forme
de coquilles ainsi que des divinités dont le costume, l'attitude
et les attributs sont en tout point semblables aux représentations connues que nous possédons des Mères Augustes.

Indépendamment de la conception abstraite d'une divinité
d'essence particulière, il est très possible que cette effigie
d'une mère qui allaite son enfant, perdant tout caractère symbolique, ait semblé l'ex-voto le plus convenable pour les
nourrices, les femmes stériles qui venaient demander aux

tale, des *Junones*, et dans la Cisalpine occidentale ainsi que dans les
Germanies, des *Matronæ*. A la Gaule lyonnaise appartiennent presque
exclusivement les autels où les noms des mères apparaissent au datif
sous la forme *Matris*. Cette orthographe est fréquente aussi dans la
Narbonnaise. Le nominatif n'est pas connu ; c'est par induction qu'on
a supposé *Matræ*. »

(1) *Le Culte des Matræ dans la cité des Voconces, d'après les monuments
épigraphiques*, 1880.

(2) Voir notamment une inscription de Lyon, figurant au-dessous d'un
bas-relief représentant trois Matres assises, avec des fruits sur leurs
genoux : *Mat[ris] Aug[ustis] Phlegon med[icus]*. ALLMER, *Revue épigraphique*, t. IV, p. 44. Le bas-relief et l'inscription sont figurés dans les
Documents pour servir à l'histoire de la médecine à Lyon, du docteur
PONCET.

eaux l'espoir d'une maternité prochaine ou les mères cherchant la guérison ou le soulagement de maladies consécutives à l'accouchement.

BUSTES D'ENFANTS. — Le troisième ordre de représentations auquel nous avons fait allusion comprend des bustes de jeunes enfants à la figure souriante, les uns la tête nue, complètement chauve ou couverte de cheveux, d'autres coiffés d'une sorte de capuchon. Néris, Saint-Honoré, Bourbon-Lancy,

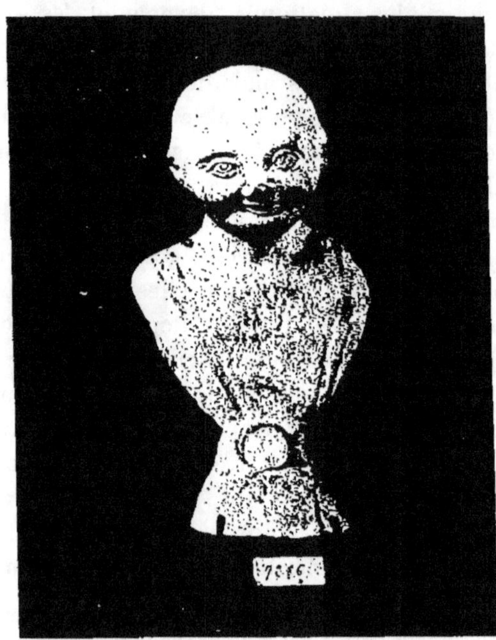

Fig. 27. — BUSTE D'ENFANT.
Terre cuite provenant de Néris.

Vichy, le Temple des sources de la Seine, etc., en ont fourni un certain nombre de modèles (*fig.* 27).

Nombre d'attributions ont été proposées pour cette énigmatique figure. Tudot (1) y voyait « une figure symbolique, une

(1) *Collection de figurines en argile, œuvres premières de l'art gaulois.*

allégorie provoquant l'hilarité et répondant très bien à l'esprit fin et railleur des Gaulois... Comme nous tenons à désigner par un nom ce personnage, nous le nommerons le dieu Risus. » M. Blanchet (1), tout en reconnaissant que l'hypothèse de Tudot ne repose sur aucune base bien certaine, admet provisoirement sa dénomination, qui est commode. M. S. Reinach la repousse absolument ; pour lui, l'origine de cette statuette serait un motif alexandrin, devenu une transformation gauloise du type d'Horus (2), dans laquelle on pourrait reconnaître quelquefois un dieu-enfant de la santé, qui, en Gaule, aurait répondu à une conception analogue à celle du petit dieu gréco-romain de la convalescence, l'enfant Télesphore (3).

Pour M. Pérot (4), ces bustes sont de simples représentations d'enfants gaulois de l'Arvernie. Quelques archéologues en font des jouets d'enfants, qu'on plaçait quelquefois dans leurs tombeaux, et M. Mazard (5) y voyait « la personnification de l'enfance, consacrée comme objet votif, ou invoquée comme génie tutélaire des premières années ».

Là encore, tout au moins dans le domaine particulier qui nous intéresse, l'intention seule du donateur fixa peut-être la véritable signification de l'objet offert. Jouets consacrés par des enfants malades ; images d'enfants guéris par les eaux, laissées en souvenir par leurs parents ; symboles de convalescence, toutes ces idées sont admissibles et toutes peuvent, à des points de vue divers, expliquer la présence auprès des sources des figurines qui nous occupent.

---

(1) *Étude sur les figurines en terre cuite de la Gaule romaine.*
(2) *Catalogue des bronzes du musée de Saint-Germain*, p. 14.
(3) Bégin (*Lettres sur l'histoire médicale du sud-est de la France. Mémoires de l'Académie royale de Metz*, 1840), cite Télesphore au nombre des divinités médicales, comme dieu de la convalescence. « On adorait Télesphore sous le toit domestique plutôt que dans les temples; il figurait au nombre des Lares; c'était un espèce d'ange gardien que les dames romaines portaient avec elles, surtout lorsque des motifs de santé leur faisaient entreprendre un voyage aux eaux thermales. »
(4) *Notice sur un ex-voto gallo-romain. Centre médical*, mars 1898.
(5) *La Céramique (op. cit.).*

Divers autres types de statuettes éparses dans des centres thermaux, Hercule, Mercure, etc., ont pu, sans qu'on puisse l'affirmer avec certitude, y être également déposés à titres d'offrandes.

Certains bustes, n'offrant pas le caractère de représentations religieuses, y figuraient peut-être comme des sortes de portraits de malades consacrant aux sources bienfaisantes leur effigie particulière en témoignage de reconnaissance. Les ruines des thermes d'Évaux ont fourni un petit buste d'argile blanche d'une femme vêtue d'une tunique fermée sur la poitrine et coiffée d'une abondante chevelure partagée sur le milieu du front, encadrant les joues et relevée au-dessus de la tête par un gros nœud. Les figurines de ce genre, représentant des dames gallo-romaines, étaient fabriquées en nombre par les mêmes procédés que les autres et ne constituaient certainement pas de véritables portraits des donateurs ; mais leur impersonnalité même permettait de leur donner ce caractère par la consécration qu'on en faisait à la divinité.

Les ruines de Bourbon-Lancy ont fourni plusieurs statuettes en terre représentant des bébés emmaillotés, serrés dans leurs langes par des bandelettes. Le rapport de ces figures avec le traitement de maladies infantiles ne semble pas faire de doute, ou peut-être faut-il y voir des images évoquant des idées analogues à celles inspirées par les Déesses-Mères, souvent représentées portant entre leurs bras, des nourrissons du même genre.

Du Mège (1), a signalé la découverte à Capvern d'offrandes céramiques d'une nature particulière. C'étaient des ex-voto en terre cuite, ayant la forme d'une main tenant tantôt un serpent, tantôt une patère. On y voyait sur un élégant cartouche et en caractères romains, le mot NYMPHIS, imprimé dans l'argile avant sa cuisson. Au-dessous était le nom de la personne qui avait fait le vœu, et celui-ci paraît avoir été tracé

____

(1) *Archéologie pyrénéenne*, t. I, p. 494.

avec un instrument très pointu ; une bélière servait à suspendre cette sorte d'ex-voto.

Enfin c'est également en terre cuite qu'étaient modelés des fruits, des noix et des œufs, ainsi que des animaux : coqs, paons, pigeons, cygnes, chiens, chevaux, singes, moutons, etc., trouvés sur nombre de points du territoire des Gaules, et parfois en assez grande quantité dans le voisinage des sources thermales. Royat, Néris, Vichy, Coren, Bourbon-Lancy, etc., en ont notamment fourni d'intéressants spécimens. Certains de ces petits objets pouvaient être des jouets d'enfants, analogues à ceux dont nous avons eu déjà à constater l'existence. D'autres, et principalement ceux qui représentaient des animaux chers à une des divinités honorées près des sources, étaient déposés comme des simulacres d'offrandes que la pauvreté des fidèles ou des impossibilités matérielles ne permettaient pas d'apporter en nature. Le sacrifice de l'animal était remplacé par le don d'une image d'argile, et si la divinité ou ses terrestres représentants n'y trouvaient pas leur compte, le dévot convalescent quittait les eaux, satisfait d'avoir accompli à peu de frais le rite traditionnel, et honoré, comme il convenait, la divinité protectrice.

VI

Ainsi qu'il arrive pour tous les points où des centres de population ont existé à l'époque gallo-romaine, les abords des sources thermales ou minérales abondent en débris de poteries de toute espèce, en terre blanche, grise, rouge, noire, jaune, avec ou sans couvertes, lisses ou ornées de sujets moulés, etc. La nomenclature des lieux où ont été faites des trouvailles de ce genre comprendrait à peu près toutes les stations anciennes relevées dans notre pays, et n'offrirait aucune espèce d'intérêt, car, sauf à Vichy où l'on peut constater l'existence de coupes assez spéciales (1), destinées à l'usage des buveurs d'eau, rien, dans ces débris qui font en quelque sorte partie du *substratum* de tout établissement antique, ne peut être considéré comme ayant un rapport direct et particulier avec des emplois thermaux.

Nous voulons seulement retenir ici, de la présence souvent constatée de débris de poteries dans les bassins ou les sources mêmes, l'idée d'un rite traditionnel qui consistait à jeter dans la source, comme une sorte d'offrande à la divinité qui y manifestait sa puissance, le vase ou les fragments du vase dont on s'était servi. A Montbouy, à Vichy, à Saint-Honoré, dans nombre d'autres stations encore, les sources nous ont révélé l'existence de ces témoignages particuliers de dévotion ou de reconnaissance. A Coren, dans le Cantal, où existent des eaux qui furent très vraisemblablement employées pour des maladies du jeune âge, les débris recueillis semblent tous appartenir à des vases de proportions minuscules comme de la vaisselle d'enfant. Dans la Savoie, à Menthon, cette idée d'offrande est prouvée de la façon la plus nette, car plusieurs des récipients rencontrés dans la vase qui remplissait le fond du bassin antique contenaient encore des pièces de monnaie.

Ce rite n'a, d'ailleurs, pas disparu avec la civilisation gallo-romaine, et nous avons déjà vu qu'on pouvait en suivre la survivance auprès de ces sources entourées de la vénération populaire, qui ont apporté jusqu'à nous, à travers les siècles, les souvenirs du culte rendu à la Dwy celtique et à la Nymphe romaine. Je ne puis m'étendre davantage sur ce sujet, très étudié par les nombreux auteurs qui se sont occupés de nos sources sacrées, et je me bornerai à citer de ce maintien de l'ancien usage un seul exemple, emprunté à M. Du Mège, parlant d'une fontaine, dite de Sainte-Marie, située près des murs de Toulouse, dont les eaux étaient considérées comme un remède contre les fièvres intermittentes : « Afin d'obtenir une guérison, chaque malade observe les pratiques suivantes : il doit

(1) Voir p. 32.

faire neuf fois le tour de la fontaine en répétant des prières; à chaque tour, il boit de l'eau de la source dans un vase neuf; il laisse ensuite tomber dans le bassin, en signe d'offrande, quelques pièces d'argent; il brise le vase dans lequel il a bu et en jette les fragments dans les eaux (1). »

Les rites, on le voit, sont tout à fait semblables, et le Toulousain de la fontaine Sainte-Marie accomplissait, en 1814, absolument le même geste que le dévot d'Aquæ Calidæ ou d'Aquæ Segetæ au deuxième siècle de notre ère.

VII

Autant les statuettes en terre cuite, votives ou autres, abondent sur nombre de points où la civilisation gallo-romaine marqua son empreinte, autant, au contraire, sont rares les objets en bois appartenant à la même époque (2). Peut-être cette industrie ne fut-elle pas aussi florissante dans la Gaule romaine que la statuaire qui participait à cet art de la terre, si répandu et si prospère, et dont les produits étaient arrivés à une réelle perfection; peut-être aussi la rareté excessive des objets sculptés en bois provient-elle uniquement des nombreuses causes de destruction, incendies, séjour dans les

---

(1) *Archéologie pyrénéenne*, t. II, en note, p. 326.

(2) En dehors des objets dont nous allons parler, on peut citer, parmi les très rares échantillons de la sculpture sur bois gallo-romaine : Une statuette en bois de chêne, de 0^m,54 de hauteur, représentant une déesse-mère assise sur un escabeau, découverte dans un puits funéraire au Bernard (Vendée), en 1871. L'enfant que la déesse tenait dans les bras fut brisé par mégarde au moment de la trouvaille, (BAUDRY et BALLEREAU, *Puits funéraires gallo-romains du Bernard*, p. 180.) Une tête de femme en bois dur, découverte à Vienne (Isère), dont le bois noirci a pris l'aspect de l'ébène. (DE LAURIÈRE, *Une sculpture en bois de l'époque gallo-romaine. Bulletin monumental*, 44ᵉ vol., 1878, p. 677.) Une statuette d'Épona à cheval, appartenant au musée de Saintes, trouvée dans un puits voisin des thermes, et étudiée par M. Dangibeaud. (*Revue des études anciennes*, t. VII, nᵒ 3, juillet-septembre 1905.)

terrains humides, etc., qui peuvent atteindre cette matière et amener sa disparition.

C'est à Luxeuil qu'a été faite, en 1865, au cours des travaux de captage de la source dite du Pré-Martin, la moisson la plus abondante d'objets de cette nature (1). On trouva là un amas considérable de figurines en bois de chêne, représentant des têtes de personnages, la plupart coiffés d'un capuchon, quelques-uns tête-nue et portant pour collier le grand anneau ouvert à bouts renflés, caractéristique du torque gaulois (*fig.* 28). « Certaines de ces statuettes, au dire d'un auteur (2) qui écrivait au lendemain de leur découverte, étaient tellement noircies et endommagées par le ravage des siècles, qu'elles tombaient en les touchant et s'écrasaient sous les doigts. »

Faut-il voir dans ces statuettes des ex-voto d'un âge antérieur à la conquête romaine, déposés là par la dévotion des anciens habitants du pays?

Elles présentent certaine-ment des caractères : capuchons, torques, allongement exces-sif de la tête, qui leur donnent un aspect nettement gaulois. Le sol dans lequel elles ont été découvertes est à un niveau inférieur aux fondations d'importantes constructions romaines.

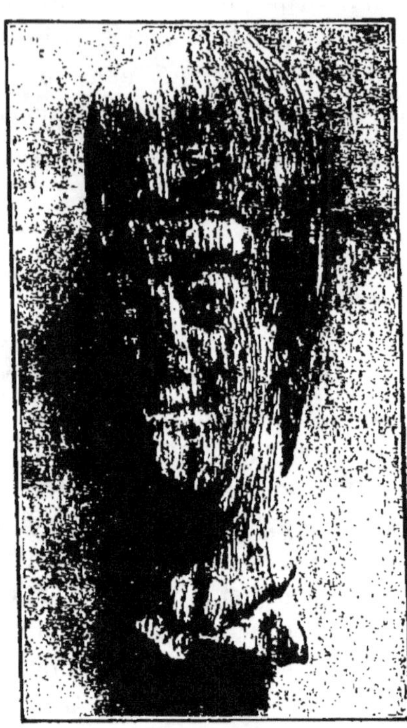

Fig. 28.

(1) La plupart de ces objets sont conservés à l'établissement thermal de Luxeuil. Il en existe également au musée de Besançon.
(2) Ch. DUHAUT, *Luxeuil ancien et moderne*, 1865.

D'autre part, le terrain dans lequel elles reposaient renfermait une médaille d'Auguste et quelques poteries romaines.

Il est assez difficile de se prononcer sur la question, et peut-être ne faut-il pas rejeter l'idée de Delacroix (1), qui pensait qu'il s'agissait là d'un dépôt d'ex-voto d'un âge ancien qui avait été conservé et recouvert d'une couche de sable protectrice lorsqu'on avait établi au-dessus des constructions, à une époque postérieure.

Dans la Côte-d'Or, à Essarrois, auprès d'une source qui, si elle n'était pas minérale, n'en avait pas moins un caractère médical nettement indiqué par la nature des objets qui ont été découverts dans ses environs, on a trouvé deux figures en chêne (2) de 1 m. 50 et 1 m. 16 de hauteur, grossièrement taillées, sans bras et absolument frustes. Mignard (3) les décrivait ainsi : « (La plus grande) est un long spécimen de statue sans bras ; et, pour marquer les jambes, on a scié, coupé ou tailladé le bois en l'arrondissant, mais sans lui donner la moindre forme finie. Une boule oblongue et certaines saillies pour les joues indiquent la tête. Un grand compas, dont les branches seraient un peu ouvertes, serait seul capable de donner une idée de ce singulier monument. Entre ce soliveau dégrossi et une autre statue plus petite, il y a déjà progrès, et sans les ravages de la carbonisation et de l'action de l'air, qui effrite, pour ainsi dire, le bois de chêne dont cette statue est faite, on distinguerait les linéaments de la figure ; les jambes se terminent avec un certain art, et l'on peut remarquer le long de la jambe droite comme la frange d'un vêtement. Une saillie plate indique le bras droit, qui s'arrondit en s'infléchissant contre la poitrine, contre laquelle il tient le *poculum*. »

Mignard voit dans cette statue et ce poculum la première

(1) *Luxeuil. Ville; Abbaye; Thermes. Mémoires de la Société d'Émulation du Doubs*, 4ᵉ série, vol. III, 1867.

(2) Actuellement au musée de la Commission des Antiquités de la Côte-d'Or, à Dijon.

(3) *Historique d'un temple dédié à Apollon, près d'Essarrois. Mémoires de la Commission des antiquités de la Côte-d'Or*, t. III, 1853.

formule du culte des eaux au vieux temps de l'époque gauloise. Nous ne pouvons, sur cette question, que renvoyer à ce que nous avons dit plus haut (1) à propos des stèles de Luxeuil, où figurent des personnages portant de même un vase ou une bouteille à la main.

Quelques figures, grossièrement sculptées, dont les unes représentent des jambes et des bras, d'autres des têtes, séparées ou sculptées à l'extrémité d'une sorte de planche rappelant vaguement un corps sans bras, proviennent des ruines de l'établissement balnéaire de Montbouy (2), où nous croyons devoir placer la station d'Aquæ Segestæ de la Table de Peutinger (3).

Le docteur Collin (4) a mentionné très brièvement la trouvaille à Saint-Honoré, dans la vase d'un bassin déblayé vers 1864, d'une tête de bois grossièrement sculptée qu'il avait cru d'origine gauloise et qui, d'après M. Bulliot, appartiendrait à l'époque gallo-romaine, ainsi que quelques fragments de poterie qui l'accompagnaient.

Parmi les objets trouvés dans le bassin de la source minérale de Coren figuraient deux statuettes de bois de hêtre, de 0 m. 22 de haut, dont une seule a pu être conservée. « Elle représente, dit M. Marcellin Boudet (5), un être humain à face imberbe et bouffie, entièrement enveloppé dans une sorte de robe, de chemise ou de lange sans manches, tombant jusqu'aux pieds qu'elle recouvre, et montant jusqu'au double menton sous lequel le vêtement fait des plis ; à peine distingue-t-on à un pli la place du bras gauche ; l'épaule manque du côté droit. La coiffure ressemble à une barrette de moine, à

<hr>

(1) Voir p. 253.

(2) *Les ex-voto gallo-romains en chêne trouvés par M. Dupuis. Bulletin monumental*, 1861, figures p. 350.

(3) Ces objets sont actuellement conservés au Musée archéologique d'Orléans.

(4) *Etudes médicales sur les eaux sulfureuses de Saint-Honoré.* Congrès scientifique d'Autun, 1876.

(5) *La Source minérale gallo-romaine de Coren et son trésor.* Figure en face de la p. 18. Extrait du *Bulletin de l'Académie des sciences, belles-lettres et arts de Clermont-Ferrand*, 1889.

une capuche de vieille femme ou à un bourrelet d'enfant.
Tout compte fait, la figure me paraît représenter un poupard
entouré de ses langes plutôt qu'autre chose (*fig.* 29). »

Cette hypothèse est tout à fait vraisemblable, puisque tout semble prouver que la source de Coren était surtout employée pour les maladies de l'enfance. La dévotion des mères consacrait à la divinité des eaux des images ayant la forme rudimentaire d'un bébé au maillot, on jetait peut-être dans l'onde salutaire un jouet, le poupard grossier, semblable à celui dont s'amuse encore aujourd'hui la simplicité ingénue de nos enfants.

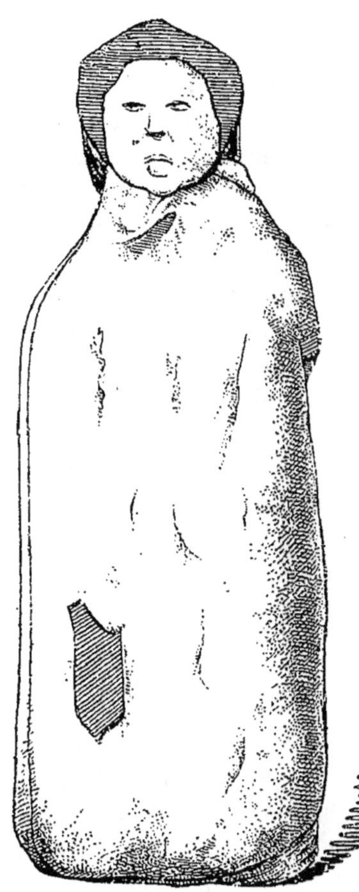

Fig. 29.

STATUETTE EN BOIS, DE COREN.

Figure jointe au mémoire de M. Marcellin
Boudet.

VIII

Plusieurs de nos stations gallo-romaines ont fourni en plus ou moins grande quantité des statuettes en métal, mais ni leur nombre, ni les sujets représentés, ni les conditions particulières de leurs découvertes ne permettent en général de leur attribuer d'une façon bien certaine le caractère d'ex-voto et de les associer intimement au culte des sources voisines. La nomenclature de ces trouvailles serait sans intérêt dans l'ordre d'idées qui nous occupe, et nous nous bornerons à signaler quelques-uns de ces objets dont l'attribution thermale peut sembler moins hypothétique.

A Uriage, trois statuettes de bronze ont été découvertes en 1836. Une première représente un personnage légèrement drapé, tenant de la main droite un objet globuleux qui peut être une éponge; une seconde, un personnage complètement nu, tenant de la main droite un strigile, attributs qui peuvent convenir à des divinités protectrices d'une station thermale. La troisième représente un enfant. Ses formes sont altérées par des aspérités arrondies et volumineuses qui recouvrent presque tout le corps avec une sorte de régularité, et ont fait penser à certains observateurs que c'était la représentation d'un personnage atteint d'une maladie de peau. Il n'en est rien, et un examen plus minutieux a démontré qu'il n'y avait là aucun fait intentionnel, ces taches ayant été simplement produites par une altération chimique de la surface du métal (1).

M. Dulac (2) a signalé la découverte à Moind de trois petites figurines en bronze représentant l'une un soldat, les deux autres des divinités. Il les regarde comme des ex-voto, mais sans appuyer d'aucun motif cette hypothèse, d'ailleurs, parfaitement vraisemblable.

Nous pouvons, avec plus de certitude, donner le caractère d'offrande à divers objets en bronze, parmi lesquels deux têtes de serpents et deux petites statuettes représentant des danseuses, provenant de Bourbonne, car elles étaient enfouies dans la vase du puisard romain, au fond duquel on a trouvé le trésor de monnaies dont nous avons parlé plus haut.

C'est également dans le bassin d'une fontaine qu'avait été découvert à Saint-Amand, en 1698, un Mercure en bronze

<hr>

(1) Vulfranc GERDY, *Étude sur les eaux minérales d'Uriage*, 1849.
(2) *Les Ruines de Sainte-Eugénie, à Moingt. Annales de la Société d'agriculture... du département de la Loire*, t. XX, 1876

conservé dans le cabinet d'un amateur de curiosités de Douai (1).

Enfin, en 1902, il a été découvert à Saint-Honoré, dans des fouilles opérées sur l'emplacement d'un ancien temple, une statuette d'argent représentant une femme drapée debout, la main droite, ouverte, levée à la hauteur de l'épaule, la main gauche supportant un attribut qui a disparu avec elle. La statue est composée d'une feuille d'argent battue dans un moule, rapprochée par derrière et soudée. Le bras qui reste est en bronze plein, originairement argenté. Pour M. H. de Villefosse (2), cette statuette est celle d'une divinité, et, quoi-qu'elle ne porte aucune inscription, son caractère votif n'est pas douteux. Il est assez naturel, ajoute-t-il, de supposer que la statuette de Saint-Honoré-les-Bains provient d'un temple où elle avait été consacrée par un dévot du pays ou par un ma-lade venu aux eaux d'Alisincum.

IX

Certains objets destinés à la parure, les bagues et anneaux notamment, étaient offerts aux divinités comme témoignages de vénération ou de reconnaissance. Quelques découvertes de ce genre ont été faites auprès de nos sources, mais les objets recueillis ne portaient aucune mention dédicatoire, ou étaient en trop petit nombre pour qu'on puisse affirmer qu'on se trouve là en présence d'objets qui n'ont pas été égarés, aban-donnés ou perdus, mais bien déposés avec une intention rituelle. Bornons-nous à citer à cet égard les trouvailles : au

(1) BOTTIN, *Notice historique sur l'établissement des eaux et boues ther-males et minérales de Saint-Amand. Mémoires de la Société royale des Antiquaires*, t. I, 1817.

(2) *La statuette d'argent de Saint-Honoré-les-Bains*, 1904. Extrait du *Recueil des mémoires publiés par la Société des Antiquaires de France, à l'occasion de son centenaire* (avec photogravure).

Mont-Dore, d'un anneau et de chaînettes d'or et d'une intaille représentant un faune; à Luchon, de bagues et d'anneaux; à Moind, d'une magnifique agathe; à Bains, d'un grenat gravé en creux, représentant la tête de Caracalla; à Vic, près Ydes, de bagues et d'anneaux; à Bourbon-Lancy, d'une intaille montée en bague et figurant deux aigles dont les serres reposent sur le globe, etc.

Cependant, il a été extrait du puits minéral de Coren des petits objets dont la valeur est nulle, mais que leur nombre indique bien avoir été déposés là intentionnellement et en vertu d'un usage consacré. Ce sont huit bracelets ronds de fillettes, en fil de laiton de cuivre extrêmement ténu, les uns fermés, les autres ouverts et amincis aux deux extrémités très rapprochées l'une de l'autre, bout à bout, à la façon gauloise (1). Beaucoup d'autres ont pu être emportés par le courant ou gisent encore au fond du ruisseau dans le lit duquel émergent les sources minérales de Coren; mais ce qui a pu être recueilli de ces ornements suffit à démontrer l'existence d'un rite particulier d'offrandes, motivé, sans doute, par l'emploi de ces eaux pour la guérison des maladies des enfants.

Les autres objets que nous allons successivement passer en revue portent des inscriptions dédicatoires ou ont été retrouvés en abondance telle que leur caractère d'ex-voto témoignant d'un culte particulier ne peut faire l'objet d'aucun doute.

Patères d'Évaux. — En 1856, il fut extrait, lors du curage d'un des anciens puits thermaux de cette station, trois patères en cuivre tourné, semblables comme forme, matière, dimension et main-d'œuvre. « A leurs rebords s'adaptaient des manches plats, munis à leur base d'oreillettes contournées en volutes et percées à leur extrémité d'un tréfeuille. Ce dernier accessoire faisait défaut, par suite de brisures, à deux des

(1) Marcellin Boudet, *op. cit.*

coupes, dont l'une cependant conservait encore un morceau
du manche, sur le plat duquel était un commencement d'inscription (1). »

La patère restée entière se rapproche beaucoup comme
forme de celles qu'on voit suspendues à la ceinture des
légionnaires dans les bas-reliefs de la colonne Trajane. Elle
portait sur son manche l'inscription en pointillé, dédicatoire
au dieu Ivao (*fig.* 30), que nous avons rapportée précédemment, ainsi que l'estampille du fabricant, STEPAPROD, gravée
dans un cartouche, en sens inverse de la première inscription, et appliquée sur le bronze au moyen d'un poinçon

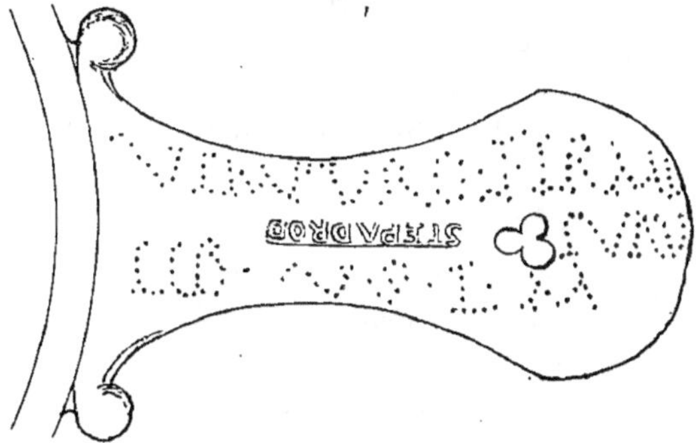

Fig. 30. — MANCHE DE PATÈRE D'ÉVAUX.

métallique gravé en creux et à rebours. C'est évidemment le
nom et la marque de l'ouvrier tourneur en cuivre qui a
fabriqué la patère.

M. Mowat (2) pense que le T a été lu fautivement pour un I
et propose la lecture : SIEPAPROD, *Ansii Epaproditi*. Il fait
remarquer qu'on ne connaît pas moins de cinq patères de
bronze, provenant de Pompéi, et portant l'estampille : *Ansi
Epaphrodi...* Les Ansii paraissent avoir eu leur centre de
fabrication à Pompéi et à Herculanum, d'où leurs produits

(1) A. FILLIOUX, *les Thermes d'Évaux. Société des sciences naturelles et
archéologiques de la Creuse*, t. IV, 2e *Bulletin*. Guéret, 1873.

(2) *Marques de bronziers sur objets antiques trouvés ou apportés en
France. Bulletin épigraphique de la Gaule*, t. III, p. 261.

pénétraient jusqu'en Gaule, et il ne serait pas invraisemblable que l'estampille d'Évaux ne fût qu'une variante de celles de Pompéi.

Cette pièce, du plus haut intérêt, puisqu'elle a été trouvée dans l'endroit même où coulait la source dont elle nous a révélé le protecteur, est conservée actuellement au musée de Guéret (1).

Vase de Néris. — Le vase de Néris, portant sur la panse, à la naissance du col, l'inscription Deo Iboso, fut trouvé dans un ancien puits, en 1876. Il est en bronze, couvert d'une belle patine verte, avec col étroit et allongé, terminé par un goulot trilobé. L'anse qui l'ornait primitivement a disparu. Ce vase, qui était, selon toute apparence, destiné à des ablutions religieuses, est conservé à l'établissement thermal de Néris.

Vase de Chassenay. — C'est également dans un puits que fut découvert le vase de bronze de Chassenay, consacré au dieu Albius et à Damona. La présence de cette deuxième divinité semble bien indiquer un culte rendu à une fontaine douée de vertus curatives, peut-être celle même qui alimentait le puits dont le vase a été extrait, d'autant mieux, dit Allmer (2), que, parmi les autres objets extraits du puits où gisait le vase, on a trouvé des débris d'une statue de marbre dont un des bras était entouré d'un serpent, vraisemblablement statue d'Esculape ou d'Hygie placée dans un temple consacré à Albius et à Damona.

----

(1) On peut rapprocher de cet ex-voto : 1° Une patère en bronze provenant de Luxeuil, dont parle Greppo (*op. cit.*, p. 129), à qui elle avait été signalée par le colonel de Fabert, et qui portait, gravée sur son manche, une inscription ainsi rapportée : M.NV / MEPILLA·INOC / V. S. L. M;

2° Deux patères-casseroles en bronze, découvertes dans le voisinage d'Alise-Sainte-Reine, portant sur la partie plate de leurs manches des dédicaces au dieu *Alisanos*, vraisemblablement le protecteur du Mont-Auxois et de la région environnante. — Héron de Villefosse, *Antiquités romaines trouvées à Alise-Sainte-Reine. Mémoires de la Société nationale des Antiquaires de France*, t. LXV, 1906.

(2) *Les Dieux de la Gaule celtique. Revue épigraphique*, t. III.

Anneaux de Vichy. — Les deux anneaux de Vichy, dont l'un a été découvert en 1883, alors que l'autre, trouvé depuis une douzaine d'années environ, figurait au musée de Lyon, sont en bronze, en forme de tore, d'un diamètre intérieur de 0 m. 113 et d'un poids légèrement supérieur à deux kilogrammes (1).

M. Mowat, se fondant sur l'absence d'une formule explicitement votive dans l'inscription qui figure sur celui des anneaux le plus anciennement découvert, offert à la déesse Diane par ses adorateurs, les Dianenses (2), y avait vu « moins un ex-voto proprement dit qu'un instrument servant dans quelque cérémonie du culte.., un *foculus* mobile qu'on plaçait sur la table de l'autel pour retenir les charbons incandescents destinés à la combustion de l'encens au moment de la célébration du sacrifice ».

M. Héron de Villefosse considère, au contraire, cet anneau comme un véritable ex-voto (3). Aucun doute, d'ailleurs, ne peut exister pour le second, qui porte une dédicace nettement votive au dieu Mars Vorocius, avec les lettres V· S· L· M· (4). Cet anneau devait être suspendu le long du fût d'une colonne, surmontée d'un chapiteau corinthien très fruste, qui a été retrouvée dans la même fouille. Une large trace d'oxydation qui a fait disparaître plusieurs lettres de l'inscription, marque la trace de la bandelette de fer fixant l'anneau au chapiteau sur lequel se dressait, paraît-il, une statue de bronze de 0 m. 80 de hauteur, qui semble avoir disparu sans avoir pu être utilement examinée (5). On aurait donc retrouvé là, si l'on peut considérer comme certaine cette dernière partie de la trouvaille, l'ensemble à peu près complet du monument consacré à ce *Mars Vorocius*, dont le nom figure sur l'anneau votif.

(1) Moulages au musée de Saint-Germain.
(2) Voir p. 176.
(3) *Bulletin de la Société des Antiquaires*, 1883, p. 261 et suiv.
(4) Voir p. 172.
(5) Bertrand, *Anneau votif et statue en bronze découverts à Vichy dans un puits antique. Société d'Émulation de l'Allier*, t. XVII, p. 307 et suiv.

FEUILLES D'ARGENT DE VICHY. — A une trentaine de mètres de l'endroit où furent découverts les anneaux, on avait mis à jour, pendant l'hiver 1864-65, une autre trouvaille précieuse : une série de feuilles d'argent, dont l'une porte l'inscription votive à Jupiter Sabasius (1). On en avait d'abord rencontré quatre-vingts, à 0 m. 80 de profondeur, réunies et entourées d'une série de moellons ; sept autres furent trouvées quelque temps après. La majeure partie de ces pièces se trouve au musée des Antiquités nationales, à Saint-Germain ; quelques-

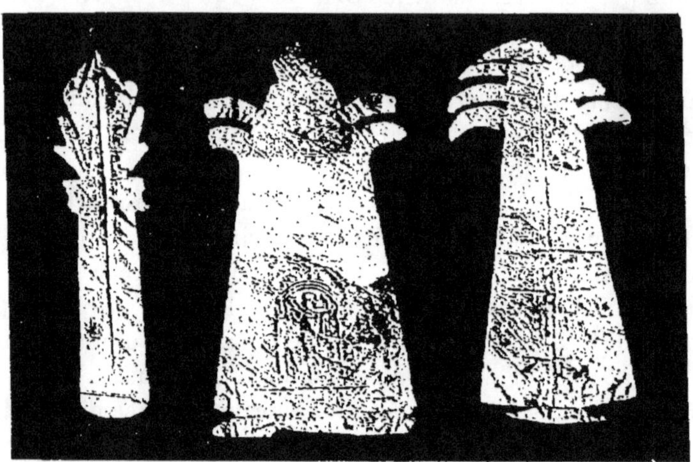

Fig. 31. — FEUILLES D'ARGENT DE VICHY.
Photographie d'après les originaux, au musée de Saint-Germain-en-Laye.

unes sont restées à Moulins. Ces lamelles se composent de très minces plaquettes d'argent, découpées en formes grossières d'arbres ou de feuilles et légèrement estampées de quelques traits géométriques. Quelques-unes de ces feuilles sont ornées de sujets. L'une d'elles présente un buste de Phœbé ; une autre celui de Vénus et de Junon. Sur les autres sont des figures de Jupiter, debout sur le seuil d'un édicule arrondi ou triangulaire. Une seule des lamelles porte une inscription : celle du dévot Carassonus à Jupiter Sabasius (*fig.*31).

(1) Voir p. 171.

MM. Rossignol et Bertrand, qui ont fait une étude particulière de ces feuilles votives (1), voient dans cette forme un souvenir du culte immémorial des Gaulois pour les arbres, que la conquête n'avait pu supprimer (2).

De nombreux débris retrouvés dans les mêmes fouilles appartenaient sans doute à l'édicule décoré des lamelles votives, qui furent détachées et enfouies avec soin au moment où Vichy était menacé de quelque invasion qui ne devait laisser derrière elle que des ruines.

Plaque votive de Plombières. — On conserve au Cabinet des Médailles de la Bibliothèque nationale une plaque votive en bronze, ayant la forme d'un cartel accosté à droite et à gauche de queues d'aronde, percées de trous de suspension, et portant une dédicace à Neptune (3). L'apothicaire Rouvray, chargé par le duc de Lorraine Léopold de faire remettre en état les étuves et bassins de Plombières, avait signalé la découverte de cette plaque, trouvée, d'après lui, avec plusieurs autres dans le lit du ruisseau de l'Eau-Gronne.

Oreille de patère de Bondonneau. — Le musée du Louvre possède, dans la salle des bijoux antiques, une oreille de patère en argent, d'un travail très artistique, trouvée en 1841, à Bondonneau, près de Montélimar, et « représentant Vénus

(1) *Notice sur les découvertes faites à Vichy, et en particulier sur les bractéoles votives d'argent. Bulletin de la Société d'Émulation de l'Allier*, t. XVIII.

(2) M. Pérot (même *Bulletin*) signale une série de bractéoles en or, ayant la plus grande affinité avec celles de Vichy, placées au musée d'Orléans et provenant de l'île de Chypre. — En 1743, on en a trouvé un grand nombre en Angleterre, près de Barkway et de Stony-Stratford. — Le *Bulletin de la Société des Antiquaires*, 1890, p. 289, signale une plaque d'argent en forme de feuille, avec lettres et bretteleures au repoussé, portant l'inscription suivante : DEO·IN / IVICTO / GERMAN / SOL, trouvée dans des fouilles à Deneuvre, près Baccarat. M. Héron de Villefosse fait remarquer que cet objet rentre dans la classe des offrandes religieuses symboliques. — On a trouvé une feuille analogue en métal estampé à Feuchères (Marne). Plusieurs autres figurent au musée du Louvre et proviennent du trésor d'argenterie de Notre-Dame d'Alençon, près Brissac (Maine-et-Loire).

(3) Voir p. 175.

relevant sa chevelure, assise dans une coquille soutenue au-
dessus des flots par des centaures, escortée de deux Eros ailés
debout sur des dauphins ». Bien que Vénus soit, nous le
savons, une des divinités dont le nom et les effigies se retrouvent auprès des sources thermales, il serait téméraire d'affirmer que cette pièce a fait partie d'un objet offert à la déesse à
titre d'ex-voto ; mais cependant le fait de la découverte simul-
tanée de cet objet et de restes de bassins et de piscines,
permet d'admettre, sans trop entrer dans le domaine de l'hypothèse, une certaine corrélation entre cette représentation
de la déesse et les eaux minérales du lieu.

Lames de plomb d'Amélie-les-Bains. — En 1845, au cours de
travaux entrepris pour augmenter le débit d'une des sources
thermales d'Amélie-les-Bains, un escarpement pratiqué dans
la roche livra passage à une masse d'eau, qui expulsa avec
elle un certain nombre d'objets antiques, parmi lesquels des
monnaies de bronze, deux objets indéterminés, en plomb,
ayant l'aspect de boutons de vêtements, de petits disques de
métal, convertis pour la plupart en sulfate, et une certaine
quantité de lames de plomb, très minces, roulées et aplaties
en quatre ou cinq doubles. Ces objets avaient dû être intro-
duits par une ouverture assez grande, naturelle ou artificielle,
au-dessus de l'orifice de la source, et à laquelle on n'avait
porté aucune attention quand on avait procédé à l'escarpement de la roche (1). Ces feuilles ayant été déroulées, on
put voir qu'elles avaient été lissées grossièrement pour présenter une épaisseur uniforme, ou simplement amincies par
un battage au marteau. Elles étaient couvertes de caractères
cursifs, malheureusement très altérés par l'oxydation et la
pression faite en roulant et pliant les feuilles. « Quant aux
caractères, il semble qu'une main délicate, une main de
femme, vient de les tracer avec la pointe d'une épingle. Les

(1) Henry, *Revue archéologique*, 4ᵉ année, 1ʳᵉ partie (1847), p. 409 et
suiv. (avec planche reproduisant les lames de plomb et leurs inscriptions).

lignes suivent à peu près les contours irréguliers du morceau
de plomb qui, évidemment, n'a subi aucune préparation (1). »

L'interprétation des inscriptions tracées sur les plombs
d'Amélie, qui, malheureusement, ont été perdus, a exercé la
sagacité de plusieurs chercheurs, mais, ainsi que dit M. Mérimée (2), elles attendent encore leur Œdipe.

M. l'abbé Greppo (3) y avait reconnu un singulier mélange
de lettres grecques et romaines et pensait avoir lu les mots :
Nvmene Maximie et Ma..imina; Rogat, Rosam et Ramos, qui se
seraient rattachés à l'idée d'offrandes de rameaux et de roses,
et Kanta et Nimfa, qui pourraient se rapporter à la divinité
invoquée.

Le Comité historique des Arts et Monuments, prié d'examiner ces écritures, dont les fac-similés lui avaient été envoyés,
se borna à l'avis suivant, inséré dans le *Bulletin* de 1846 :
« M. Letronne avait cru voir des lettres grecques dans ces
inscriptions. M. Mérimée croit qu'il n'y a que des lettres et
des mots latins. Ces lames de plomb paraissent avoir été
jetées dans la source comme des ex-voto, ou pour se rendre
favorable la divinité de cette fontaine. »

M. de Bonnefoy (4), après avoir étudié les plombs et donné
les lectures qui lui semblent certaines, conclut ainsi : « En
attendant une explication qu'on nous donnera peut-être un
jour, nous considérerons les plombs d'Amélie comme des
ex-voto, des invocations à la divinité tutélaire de la source
thermale. A travers nos lectures pleines d'hésitation, nous
remarquerons *Niskat, Nikasa, Niskat*, nom du génie de ces
eaux, ainsi qu'on l'a conjecturé; *rogamos, rogamus, rogmos*,
partie d'une formule d'imploration et quelques noms propres.

(1) *Procès-verbal authentique de la découverte des plombs,* dans une lettre
écrite le 24 juin 1845, à M. Pierre Puiggari, par son neveu, officier du
génie, chargé de la direction des travaux de l'hôpital militaire.

(2) *De antiquis religionibus in Galliâ meridionali ac præsertim in Pyre-
næis montibus.*

(3) *Op. cit.,* p. 293.

(4) *Épigraphie roussillonnaise. Société agricole, scientifique et littéraire des
Pyrénées-Orientales,* 14ᵉ vol.

Il peut s'y trouver des mots grecs, mais l'écriture est romaine. Quant au gaulois ou aux termes barbares, les experts en cette matière aviseront. »

Ces derniers s'étaient, d'ailleurs, déjà occupé de la question. Morin, dans ses *Monuments des anciens idiomes gaulois* (1861), avait cru reconnaître sur l'un des plombs une prière gauloise en vers rimés sur l'assonnance I. Il concluait à la nullité à peu près complète du résultat de ses recherches, et ajoutait que la seule confidence qu'il put encore faire était que Niskas et Rosamos étaient peut-être le dieu et la déesse d'Amélie-les-Bains.

De Belloguet (1) pense qu'outre les caractères grecs et romains, il devait y en avoir quelques-uns d'hispaniques. Pour lui, « quelques mots de ces *graffiti* sont certainement romains. Il est peu probable que ceux qui n'appartiennent pas à cette langue soient gaulois ; nous sommes à Amélie-les-Bains, dans un pays qui était presque entièrement ibérique, et nous avons à peine rencontré dans les fragments deux ou trois mots qui paraissent celtiques, comme *ema* et *rosamos*. »

M. Mérimée (*op. cit.*) tire également quelques conclusions de ses lectures : « In tribus incipientibus diversorum foliorum « fragmentis, eadem verba eodem fere ordine inscribuntur : « in frag. 1 : *Kantas. niskas / rogamos et de... / recamus vos ?... /* « in frag. 2 : *niskas aquis../ rogamus... /* in frag. 7 : *Dom... /* « *niskas rog../ mus et de / camus /....* Hæc adeo incerta aliis « interpretenda permittemus ; tamen si quid in universum « dicere fas est, carmen nescio quod solenne latere videtur, « verbis ad impetrandum aliquid accomodatis. »

M. Nicholson (2) a vu dans les tablettes des invocations sous une forme métrique, en un langage mélangé de gaélique et de latin. Le mot *Niska,* rencontré à plusieurs reprises, lui semble appartenir à un génie des eaux, *water-spirit,* et *Niskas Aquises,* déchiffré sur une des tablettes, lui paraît donner le

---

(1) *Ethnogénie gauloise,* t. I, p. 330 et suiv.
(2) *Keltic Researches. Studies in the history and distribution of the ancient Goidelic language and peoples,* 1904.

« nom original » d'Amélie, qui aurait été *Aquisa*. Sous la domination romaine, ce nom serait devenu *Æmilia*, du triumvir M. Æmilius Lepidus, qui, en 44, gouvernait la Narbonnaise.

En résumé, l'interprétation littérale semble devoir nous échapper toujours, mais il est évident que ces lames avaient un caractère votif, et nous font apercevoir une ancienne pratique religieuse du plus haut intérêt : l'inscription du vœu sur une tablette qui était déposée au point où la divinité tutélaire exerçait son empire (1). Peut-être aussi y avait-il un rapport étroit entre ces lamelles et les pièces de monnaie retrouvées à leurs côtés; il est permis de supposer que les fidèles, en même temps qu'ils consignaient leurs souhaits sur les lames de plomb, et cela vraisemblablement d'après des formules rituelles qui expliqueraient les répétitions de mots constatées par les divers lecteurs, jetaient dans la source une offrande qui était en quelque sorte la rémunération anticipée de l'intervention divine.

Marteaux et ornements en plomb d'Uriage. — Le château d'Uriage renferme un certain nombre de petits objets en plomb, trouvés dans les ruines des anciens thermes, qui avaient incontestablement, étant donné leur nombre, un caractère votif; mais dont le sens symbolique est encore entouré d'obscurité. Ces objets, de sept à huit pouces de longueur, présentent la forme de marteaux ou de haches; le relief est placé sur la face, le derrière est plat, comme si la pièce était destinée à être appliquée contre un mur. Quelques-uns de ces marteaux sont percés pour donner passage au clou d'attache.

Greppo (*op. cit.*, p. 262), les considérait comme représentant un des attributs de Vulcain, le dieu forgeron, le dieu du

(1) « C'était l'usage dans l'antiquité gréco-romaine, de confier non seulement à des tombes, mais à la mer, aux fleuves et mêmes aux sources des puits les tablettes adressées aux divinités infernales et sur lesquelles les dévots avaient tracé leurs souhaits et leurs exécrations. Sans doute la source amenait les vœux à leur destination souterraine. » Jullian, *Inscription gallo-romaine de Rom. Revue celtique*, 1898, p. 169.

feu, le dieu des mines, qui pouvait très naturellement aussi être le dieu des sources minérales et thermales.

On peut rattacher surtout ces objets au culte du dieu gallo-romain barbu, à la tête olympienne et si fréquemment représenté tenant dans la main un maillet à long manche. Ce dieu occupait un rang important dans les traditions religieuses de la Gaule. On y voit généralement une incarnation de Taranis, le dieu de la foudre, une des divinités mentionnées dans un passage souvent cité du poète Lucain (1). « Cette assimilation (avec le dieu de la foudre), dit M. Gaidoz, n'est pas sans raison d'être pour les eaux sulfureuses. N'est-ce pas une remarque de tous les jours que la traînée de la foudre laisse derrière elle une odeur de soufre (2)? »

Pour M. Allmer (3), l'image de la foudre, aux mains du dieu celtique, était non un maillet, mais une roue. Selon lui, il résulterait manifestement d'un ensemble de monuments, que le maillet à court ou à long manche était un attribut de Silvain. La présence de ce dieu auprès de sources thermales n'aurait rien qui pût nous surprendre, car nous avons pu la constater déjà au Mont-Dore, et signaler en même temps les affinités de Silvain avec des divinités essentiellement médicales.

Peut-être faut-il même, pour interpréter les singuliers ex-voto d'Uriage, remonter plus haut dans le passé, et les considérer comme une survivance des pratiques traditionnelles dont les haches ou marteaux en silex étaient l'objet aux temps préhistoriques. Ces instruments furent certainement entourés d'un culte fétichiste, dont le symbolisme possible nous échappe, mais dont les preuves apparaissent jusqu'à l'évidence dans les sculptures des dalles mégalithiques du Morbihan et des grottes sépulcrales de la Champagne.

(1) *Pharsale*, I, 446.
(2) *Taranis, A propos des marteaux d'Uriage. Revue celtique,* t. VI, 1883-1885, p. 457. — Flouest, *le Dieu gaulois au maillet sur les autels à quatre faces. Revue archéologique,* 3º série, t. XV, janvier-juin 1890. — Gaidoz, *le Dieu gaulois au maillet. Les autels de Stuttgart.* Même volume.
(3) *Les Dieux de la Gaule celtique. Revue épigraphique.*

Ces différentes hypothèses ont toutes leur part de vraisemblance et, seules, des découvertes épigraphiques pourraient permettre une solution indiscutable, en révélant le nom de la divinité qui présidait aux eaux d'Uriage (1).

Les haches-marteaux se retrouvent également dans la composition d'un ornement en plomb, retrouvé à Uriage dans les fouilles de la source thermale, et conservé au musée du château. Il est décrit ainsi par Allmer (*Inscriptions de Vienne*, t. IV), cité par le docteur Doyon dans son ouvrage sur *Uriage et ses eaux minérales* (1884) : « Petite plaque oblongue en plomb, faisant partie d'une armature de même métal, qui probablement enveloppait un cippe. L'inscription est imprimée en relief et entourée d'un filet cordelé : M· RVF· MARCIAN· VF·

M. Rufus Marcianus a, de son vivant, fait ce tombeau.

« La plaque de plomb sur laquelle se lit cette inscription appartient à un ensemble de débris qui méritent d'être décrits. Ils représentent la façade, découpée à jour, d'une sorte de petit temple, dont la plaque en question sert de soubassement et sert d'appui à deux colonnes supportant une autre plaque pareille qui constitue l'entablement de l'édifice, terminé au faîte par une hachette à deux tranchants. Une hachette semblable est placée sur le soubassement, et une autre encore est emmanchée dans chacune des deux colonnes à laquelle elle fait une espèce de chapiteau bizarre, grossièrement disproportionné. D'autres débris du même genre indiquent, quoique moins complets, la répétition du même sujet,

(1) Nous ne citons que pour mémoire l'interprétation suivante, figurant dans une note de M. Pilot, *Bulletin de la Société de statistique du département de l'Isère*, séance du 3 mai 1841 : « L'inscription d'Uriage : L: SCR· MARTINVS· AC· F, nous apprend le nom du fondateur des bains d'Uriage. Il est à croire que ce Scribonius était de la célèbre famille Scribonia. Ce qui semblerait le prouver, et qui expliquerait en même temps la cause d'une cinquantaine de plaques de plomb, représentant chacune un marteau, et trouvées dans les anciens bains d'Uriage, ce seraient à la fois le surnom de Martinus et ces mêmes marteaux dont on n'a point encore trouvé ni l'usage, ni le motif. Le marteau était un emblème des Scribonius, que l'on voit sur la plupart de leurs médailles, et qu'ils adoptèrent à cause d'un Scribonius qui, étant préteur, avait fait clore le Forum d'une charpente. »

et font présumer une armature appliquée sur les quatre faces d'un petit cippe, qui n'était autre qu'un tombeau.

« Un vase gardé par deux griffons affrontés, sur la plaque supérieure, met hors de doute la destination funéraire du monument, et donne lieu de reconnaître des figures de l'*ascia* dans les hachettes dont il vient d'être parlé. »

Champollion-Figeac (1) avait déjà signalé cette plaque comme paraissant avoir fait partie d'un petit bas-relief en plomb, représentant un trépied avec un griffon de chaque côté, sujet ordinaire de consécration à Apollon.

Greppo (*op. cit.*, p. 263), dit ne pouvoir trouver d'autre interprétation aux deux lettres qui terminent l'inscription que *Votum Fecit*, et voit dans l'ensemble de ses débris les restes d'un monument qui devait être certainement votif.

Tel est aussi l'avis de M. Gaidoz, rapporté par le docteur Doyon dans son ouvrage que nous venons de citer.

X

Les offrandes que nous allons maintenant passer en revue sont nettement en rapport avec l'intervention salutaire qu'on sollicitait de la divinité de la source, en représentant les parties du corps sièges des maladies dont on venait demander la guérison, ou l'image même, plus ou moins grossièrement figurée, des manifestations extérieures de ces maladies. La plupart des ex-voto de ce genre que nous décrirons proviennent de temples médicaux, voisins, le plus souvent, de sources sacrées. C'est ainsi que les temples des sources de la Seine, d'Essarrois, de Sainte-Sabine et d'Halatte (2) nous ont fourni

(1) Cité dans un *Rapport sur les antiquités et les bains d'Uriage*, *près Grenoble, par* Berriat-Saint-Prix. *Mémoires de la Société des Antiquaires*, t. VIII (1829), p. 291 et suiv.

(2) La majeure partie des objets trouvés aux temples de la Seine et

des documents nombreux et importants au titre médical. C'est
à ce point de vue que nous les avons retenus, quoiqu'ils ne
se rattachent pas absolument aux sources thermales, mais le
caractère en est si proche que nous avons cru pouvoir le conserver dans le même esprit. Il en a, d'ailleurs, été découvert
également un certain nombre dans les anciennes stations
thermales. Greppo signale, entre autres, des bras votifs en
terre cuite, provenant de Vichy, et des ex-voto de même matière : têtes, pieds, mains, oreilles, trouvés à Aix-en-Provence
et conservés au musée de cette ville.

Certains de ces ex-voto sont d'un intérêt tout particulier à
raison de leur mode de fabrication : ce sont de minces lames
de bronze, quelquefois doré ou argenté, représentant, découpées au ciseau ou repoussées au marteau, différentes parties du corps humain. Cent vingt-deux feuilles de ce genre
ont été recueillies aux sources de la Seine, dans le grand vase
aux médailles dédié à la déesse Sequana ; il en a aussi été découvert un certain nombre à Essarrois.

Un auteur signale également la trouvaille, aux bains de
Bondonneau de « métaux figurant diverses parties du corps,
offrandes des baigneurs débarrassés des maladies qui affectaient ces parties » ; mais je n'ai pu avoir aucun renseignement
plus précis sur ces objets (1). Enfin, nous avons vu au musée
archéologique de Senlis deux petits seins en bronze d'un
travail délicat provenant du temple d'Halatte.

Il semble que ce mode d'offrande ait été de tradition ancienne dans notre pays. Au dire de Grégoire de Tours, les
habitants de la Gaule représentaient en bois ou en bronze les
membres dont ils souffraient et dont ils sollicitaient la guérison, et les plaçaient dans les temples. Ce même usage n'a
pas, d'ailleurs, complètement disparu ; il subsiste encore dans

d'Essarrois figure au musée archéologique de Dijon. Quelques-uns sont
au musée archéologique de Semur. Les objets provenant du temple
d'Halatte sont conservés au musée archéologique de Senlis.

(1) Rappelons également les jambes d'airain et d'étain trouvées près de
la fontaine sacrée de Léomont. (Voir p. 162.)

certains pays, notamment en Espagne, où l'on nous a signalé, auprès de certains sanctuaires vénérés, l'existence d'ex-voto composés de minces lames d'argent estampé ou gravé, façonnées en forme de membres humains.

Beaucoup de statues et de bustes en pierre découverts dans les ruines de ces temples, où ils avaient certainement été déposés à titre d'offrandes, ne présentent aucun caractère spécial; ils sont, selon toute apparence, le tribut de la reconnaissance de gens atteints de maladies internes. Les affections purement médicales n'ont pas de caractère d'extériorisation, si ce n'est, chose rare, l'expression de souffrance ou les modifications d'attitude que l'artiste a pu donner à son sujet. Ces manifestations constituent alors de précieux documents; en l'absence de données écrites, elles nous fournissent une indication précise sur les affections traitées dans la station.

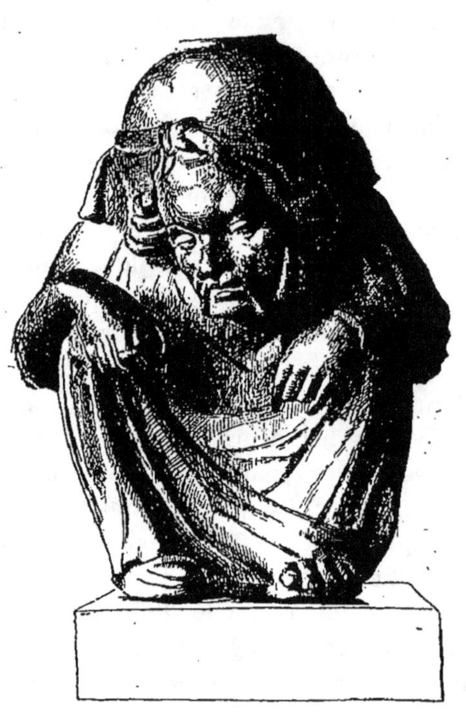

Fig. 32.

BUVEUR EN BRONZE PROVENANT DE VICHY.
Dessin de Piébourg, d'après nature.

Un des plus beaux exemples de ce genre est la statuette en bronze, trouvée à Vichy dans un puits funéraire, et acquise en 1895 par le musée du Louvre, où elle figure dans la salle des Bronzes antiques (*fig.* 32). Nous ne pouvons mieux faire que d'accompagner notre dessin de la description suivante, empruntée au docteur Poncet (1) :

« Ce bronze est de l'époque de la bonne sculpture romaine, il est très habilement travaillé et modelé. Haut de 10 à 12 centimètres, large de 6 à 7, il représente un baigneur accroupi, vêtu d'une robe et la tête protégée par une coiffure qui redescend en col sur les épaules et devait être imperméable, ce qui fait songer à la douche. Notre baigneur a les deux mains placées sur chaque genou; les avant-bras sont d'une maigreur extrême, les mains, au contraire, énormes, noueuses, les doigts tuméfiés; la main droite tient un verre.

« Les jambes cachées dans les plis de la robe montrent un pied nu; l'autre, malade, est garni d'une pantoufle. La figure est un chef-d'œuvre d'expression; la tête est celle d'un homme de cinquante ans, le nez droit et effilé; mais la physionomie est si parfaite de douleur, les joues sont si pendantes de maigreur après leur embonpoint perdu, le cou est si ridé, le buveur a l'air si à plaindre, si misérable, qu'il en est risible.

« Sans aucune contestation ce petit bronze, unique jusqu'ici, établit mieux que tous les textes possibles la présence des buveurs podagres à Vichy du temps des Romains. L'artiste a coulé dans le métal ce que nos peintres modernes ont confié au crayon; mais la ressemblance du type est frappante à 1,800 ans de distance. »

Cette statuette peut être rapprochée d'une autre, trouvée dans l'Aisne et décrite par M. A. de Longpérier (2). Haute de 11 centimètres, elle a les jambes recouvertes d'une draperie, un pied est chaussé, l'autre nu, les bras et le torse nus sont d'une maigreur extrême, la tête a une remarquable expression de douceur et de souffrance. Très certainement cette pièce était un ex-voto destiné à un temple.

Dans la grande et belle salle des Pas Perdus de l'établissement du Mont-Dore où M. Camut, l'architecte distingué et très

_____

(1) *Annales de médecine thermale*, 5 octobre 1889.
(2) *Revue archéologique*, 1844, t. I, p. 457.

regretté de ce monument, a disposé comme motifs décoratifs
les antiques débris de l'établissement romain, se trouve un
buste en lave grise du pays, s'arrêtant au bassin, haut d'environ 0m. 90. Il représente un personnage aux cheveux courts,
taillés en calotte et vêtu d'une toge artistement drapée (*fig.* 33).
Voici comment le décrit le professeur Landouzy, dans la remarquable leçon qu'il a faite au Mont-Dore, en 1904, aux nombreux
médecins qui firent à cette époque le voyage d'études médicales aux eaux minérales, si heureusement organisé par le
docteur Carron de la Carrière. « A ce point de vue (de l'antique spécialisation du Mont-
Dore) il n'est pas sans intérêt
d'arrêter nos regards sur le
buste du *Vieux romain* dont la
tournure est bien faite pour
retenir notre attention. Avec
ses épaules soulevées, son ster-
num bombé, sa poitrine vous-
surée, ses yeux saillants, est-ce
que le personnage ne se présente pas avec l'habitus de
l'asthmatique emphyséma-
teux, au cou court par remon-
tement du thorax ? N'est-ce
pas cette impression que donne
la vieille statue en pierre ba-

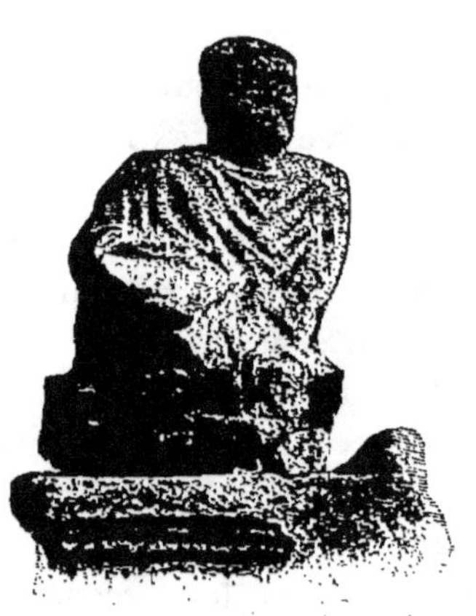

Fig. 33. — BUSTE DU MONT-DORE
DIT « LE VIEUX ROMAIN ».

saltique décorant aujourd'hui la grande salle de l'établissement moderne, comme elle ornait, voilà bien des siècles, les
luxueux thermes gallo-romains ? S'il est permis de discuter, au
point de vue archéologique, sur la signification de l'arme
sphérique placée en sa dextre, et considérée aujourd'hui comme
un attribut d'origine arienne, symbolisant la force récupérée,
le fait à noter, au point de vue médical, c'est que parmi les
nombreuses statues retrouvées dans les hydropoles anciennes
de la France et de l'étranger, celle du Mont-Dore est la seule
à laquelle le sculpteur, chargé de la décoration des thermes,

a donné les traits caractéristiques du bronchitique emphysé-
mateux. »

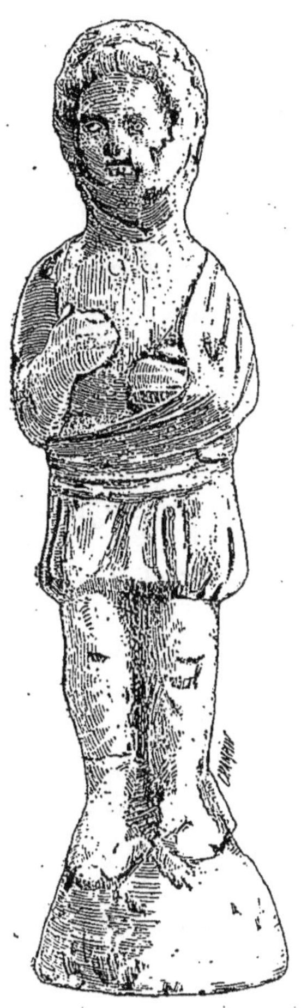

Fig. 34. — STATUETTE EN
TERRE CUITE, PROVE-
NANT DE VICHY.

Collection de M. Pérot. Dessin de
Champion, d'après une photographie de l'ouvrage de MM.
Mallat et Cornillon : *Histoire
des Eaux minérales de Vichy.*

Une statuette en bronze, provenant d'Uriage, à surface érodée, a été
signalée comme un spécimen d'affection cutanée. Un examen attentif a
montré que les taches provenaient de
l'altération du bronze et n'étaient
pas voulues.

Une autre statuette d'un très haut
intérêt, à caractère médical ou chirurgical très marqué, est celle qui a
été trouvée à Vichy et dont la description suivante a été donnée par
son propriétaire, M. Francis Pérot (1):
« Parmi les figurines trouvées à Vichy, nous possédons une charmante
statuette représentant un homme barbu, la tête nue; il repose sur un
piédouche sphéroïdal; il est vêtu
d'un sagum court et plissé par devant, serré à la taille par une double
corde, et descendant jusqu'aux genoux; il porte la *braye*, le bras gauche
est coudé et porté en écharpe par le
vêtement qui se croise en biais sur
la poitrine, ne laissant voir que l'extrémité des doigts, tandis que le bras
droit est nu, replié et portant la
main sur le sein (*fig.* 34). » Le bras
immobilisé et tenu en écharpe fait
aussi bien penser à un blessé qu'à un
malade atteint d'une affection gout-
teuse ou rhumatismale chronique.

Si les œuvres à caractère médical sont rares, plus abon-

(1) *Centre Médical,* 1897-1898, p. 178.

dantes sont celles qui présentent un côté chirurgical. Les
mains, les pieds, les jambes sculptés dans la pierre ont été
recueillis en grand nombre à Halatte, à Essarrois, aux sources

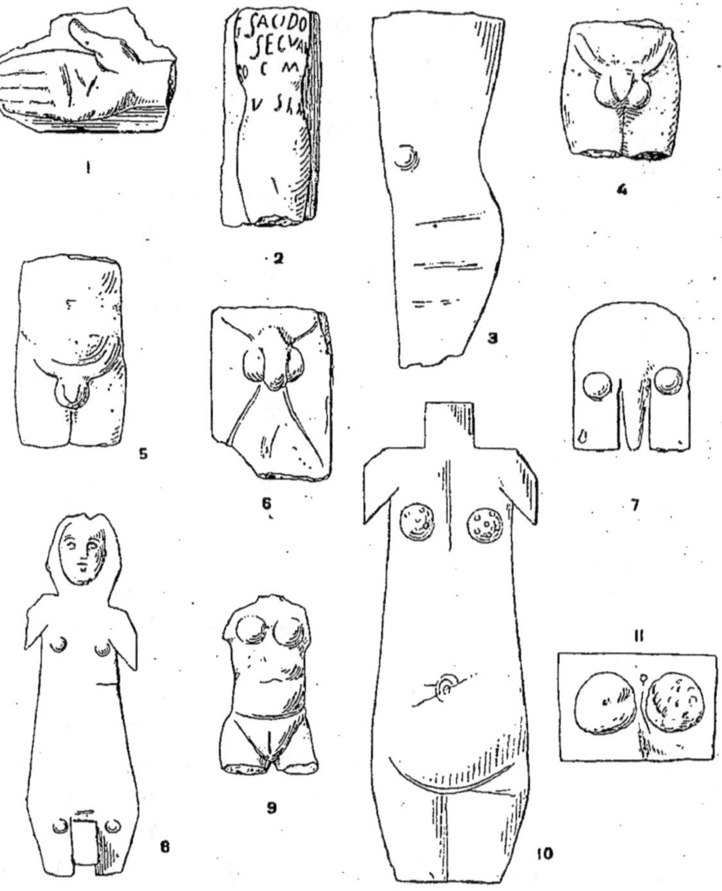

Fig. 35.

EX-VOTO PROVENANT DU TEMPLE DES SOURCES DE LA SEINE.
Dessin de Champion, d'après les planches jointes au mémoire de Baudot.

de la Seine. Nous ne parlons pas ici, bien entendu, de membres détachés ayant appartenu à des statues mutilées, mais
des morceaux faits spécialement dans un but dédicatoire, que

leurs formes ou le mode particulier de leur présentation permettent de reconnaître assez facilement.

Nous nous bornerons à en citer quelques-uns, parmi les plus caractéristiques provenant du temple des sources de la Seine : une main votive placée sur un fond formé d'une petite dalle de pierre (*fig*. 35, 1), un bas-relief représentant trois paires de jambes, ex-voto familial probablement unique en son genre ; une jambe reposant sur un fond, dont l'angle supérieur a été brisé, emportant la première partie d'une inscription dont il ne reste dans le bas que la formule sacramentelle : v· s· l· m.

Une autre jambe, reposant également sur un fond, porte à la partie inférieure de la cuisse et dans la région du genou une dédicace à la déesse Sequana (1) (*fig*. 35, 2).

Au nombre des ex-voto en feuilles de métal se trouve un membre inférieur comprenant le bas de la cuisse, le genou et la partie supérieure de la jambe ; à la région du genou se trouve marquée une tumeur arrondie (*fig*. 35, 3).

Au musée de Senlis, parmi les objets provenant du temple d'Halatte, on voit une main embrassant par la partie supérieure un genou tuméfié, présentant les apparences d'une arthrite chronique (*fig*. 36, 1). Au musée de Dijon se trouve aussi un genou séparé.

Un des objets les plus curieux provenant du même temple d'Halatte est certainement un cœur en pierre (*fig*. 36, 2). C'est là aussi, croyons-nous, un spécimen unique.

On a reconnu un certain nombre de statues d'enfants, les uns ayant au cou la *bulla*, d'autres tenant dans leurs mains des oiseaux, des chiens, etc. A Essarrois, on a trouvé une main portant un enfant qu'elle semble présenter à la divinité.

Plus nombreuses encore sont les représentations, en pierre ou en terre cuite, d'enfants au maillot ; on en a rencontré à

(1)   AVG· SAC· DOA
PRO· SECVAN
PRO· OM
V· S· L· M

Essarrois, à Saint-Seine, à Halatte, à Sainte-Sabine, à Vichy, à Bourbon-Lancy, etc. Ces enfants ont la tête couverte et sont hermétiquement enveloppés du maillot, maintenu par une bande circulaire ou par des tresses se croisant méthodiquement (*fig*. 36, **3**).

M. P. Guillemot (1) pense que les statuettes de ce genre,

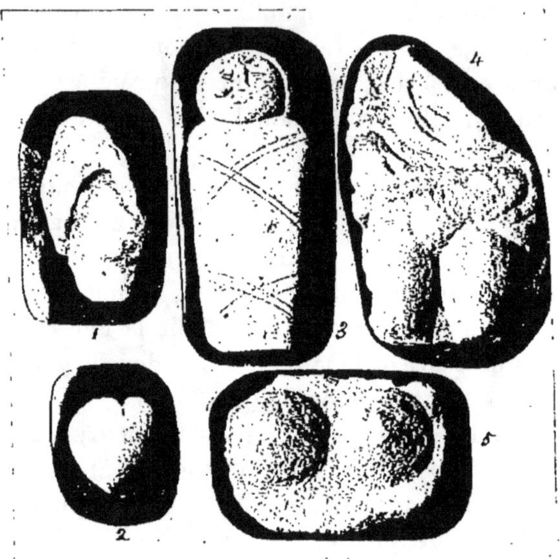

Fig. 36. — EX-VOTO EN PIERRE PROVENANT DU TEMPLE D'HALATTE.

découvertes dans le temple de Sainte-Sabine, au nombre de vingt environ, représentaient des malades enveloppés de vêtements ou de draperies serrées par des cordons ou des bandelettes. Il voit dans cette représentation la preuve que les prêtres médecins du Dieu Bélénus, auquel était probablement consacré le temple (2), provoquaient, pour la guérison des malades, d'abondantes transpirations.

(1) *Antiquités de Sainte-Sabine*, 1861.
(2) Un fragment d'inscription sur une colonnette destinée à supporter des statuettes votives donne les mots BEREMO CICETIVS. Il est très probable que c'est là une orthographe vicieuse du mot Belenus, dieu guérisseur, dont le nom se rencontre tantôt seul, tantôt associé à celui d'Apollon.

Nous n'avons pas vu les statuettes de Sainte-Sabine, mais la description qu'en donne M. Paul Guillemot nous fait penser qu'il s'agit là aussi d'enfants au maillot. En tout cas il ne peut y avoir de doute pour ceux qui proviennent des autres stations. Ce sont bien des enfants emmaillotés. La forme du maillot n'a pas changé dans beaucoup de nos provinces, notamment en Auvergne, où le maillot actuel est la reproduction exacte du procédé d'enveloppage des enfants en bas-âge usité chez les Gallo-Romains.

Les maladies paraissant dominantes, si nous nous en rapportons au nombre relatif des ex-voto masculins ou féminins, sont celles des organes génitaux.

Aux sources de la Seine un certain nombre de torses sont, à ce point de vue, caractéristiques. Sur une des deux figures dont nous donnons la reproduction, on remarque un développement anormal des organes et un double bourrelet inguinal; sur l'autre un bourrelet identique est très marqué à gauche (*fig*. 35, 4 et 5).

Quelle est la signification de ce bourrelet, qu'on retrouve également sur d'autres torses?

A première vue on pense à un bandage herniaire, mais l'absence de pelote et le manque de continuité du bourrelet en arrière ne permet pas de s'arrêter à cette idée. On a voulu y voir des liens soutenant une sorte de suspensoir dont on ne voit pas de trace. Il paraît probable qu'on a cherché à représenter, soit des pointes de hernies, soit, plus vraisemblablement, des adénites inguinales.

Une autre pièce montre des organes de dimensions exagérées reposant sur un fond, qui constitue une sorte de schéma de bassin et de hauts de cuisses (*fig*. 35, 6).

Beaucoup de nos ex-voto en feuilles de métal représentent des organes génitaux masculins; l'un porte de chaque côté des grosseurs buboniques (*fig*. 35, 7) un autre nous montre un homme portant les même tumeurs et ayant un développement des seins qui tout d'abord fait penser à une poitrine de femme (*fig*. 35, 8). Est-ce, comme on l'a cru, un cas d'hermaphrodisme?

Au musée de Senlis on est frappé du nombre de torses présentant des parties génitales d'aspect pathologique. Beaucoup nous montrent un développement des bourses dû à des hydrocèles, des sarcocèles ou simplement à des hernies. Un certain nombre sont caractéristiques par le mouvement du patient qui relève son vêtement, pour présenter à la divinité les parties malades dont il implore la guérison (*fig.* 36, 4).

Au même ordre d'idées se rapportent peut-être les phallus isolés trouvés dans les stations thermales, à Bourbon-Lancy, à Aix-les-Bains, à Aix-en-Provence. A Sermaise, des phallus sur plaques ont été recueillis dans la source même.

Quelques-uns ont des trous pour laisser passer des chaînettes, ou reposent sur des plaques percées de trous. On peut donc penser que ce sont là des bijoux ou amulettes du genre de ceux qu'on a trouvés dans nombre de ruines romaines. Mais la présence de ces objets dans la source, ainsi que les phallus d'Aix-en-Provence sculptés sur pierre et celui d'Aix-les-Bains, en marbre blanc incrusté dans du marbre rouge, trouvé dans les ruines d'une des chambres souterraines des thermes, sont la preuve du culte spécial que leurs vertus particulières avaient fait naître auprès de quelques sources.

Certaines eaux minérales avaient une réputation d'excitant génésique, et, en dehors de quelques affections dont nous avons vu plus haut les manifestations, il est probable qu'un certain nombre de malades allaient demander aux eaux le rétablissement de leur vigueur ou la guérison de leur impuissance. Ainsi on a trouvé des phallus à Sinuessa dont les eaux jouissaient autrefois d'une grande réputation contre la stérilité.

Et c'est sans doute aussi pour invoquer la guérison de la stérilité ou de maladies internes qu'étaient déposés dans les temples les torses féminins qu'on voit à côté des torses d'hommes dont nous avons parlé. Les uns n'offrent à la vue rien de spécial ; les autres montrent des parties génitales manifestement malades ; c'est le cas d'un ex-voto en pierre provenant des sources de la Seine, où le gonflement du bas ventre est tel que, n'était la ligne vulvaire, on pourrait croire à la présence d'une sorte de ceinture hypogastrique (*fig.* 35, 9).

Les seins fournissent une ample moisson de spécimens, seins en pierre (*fig.* 36, 5), séparés ou par paires; seins en bronze, (on en voit un bel exemplaire traité avec beaucoup d'art dans une vitrine du musée de Senlis); seins sur des feuilles métalliques. Deux de ces feuilles, au musée de Dijon, représentent, l'une un torse de femme avec tête, l'autre un torse seul montrant chacune deux seins porteurs d'élevures mamelonnées qui font penser à une série de petites tumeurs ou à une tumeur mamelonnée (*fig.* 35, 10) (1). Une autre expose deux seins dont l'un est normal tandis que l'autre porte des traces d'indurations (*fig.* 35, 11).

Un torse tronqué, de la même provenance, a été regardé

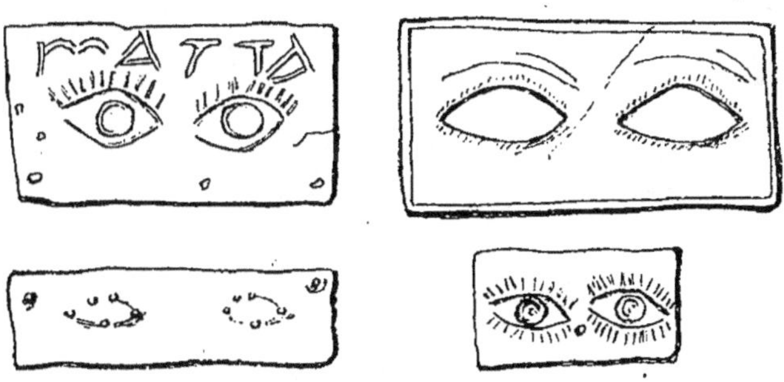

Fig. 37. — FEUILLES DE MÉTAL REPRÉSENTANT DES YEUX
PROVENANT DU TEMPLE DES SOURCES DE LA SEINE.

comme celui d'une femme tenant un objet rond, contre son sein droit. En l'examinant de près, nous avons acquis la conviction qu'elle soutenait ou montrait de sa main droite son sein, siège d'une vaste ulcération.

Enfin, les ex-voto sur feuilles de métal recueillis à Essarrois et aux sources de la Seine, dont les temples devaient avoir une réputation spéciale pour les organes de la vue, offrent de nombreuses représentations d'yeux, où sont figurées sur la plu-

(1) M. MIGNARD (*Historique d'un temple dédié à Apollon, près d'Essarrois*) signale, mais sans être très affirmatif à cet égard, deux fragments de verre qui sembleraient offrir des saillies comme des seins.

part des indications de pupilles et de cils. Peu de choses à relever ici pour le médecin.

Sur l'une de ces images, le tracé des yeux est fait par des lignes marquées de place en place par des points en élevures, qui peuvent vouloir représenter des chalazions (*fig.* 37).

Sur une autre est gravé le nom de MATTA; on y remarque que la cornée ne porte pas l'indication de l'ouverture de la pupille. Cette omission est-elle volontaire pour indiquer la cécité? Cette indication semble apparaître plus nette encore dans une autre figure, dont les yeux sans vie donnent bien l'impression de la cécité absolue.

QUATRIÈME PARTIE

ÉTUDE PARTICULIÈRE DES SOURCES ET STATIONS GALLO-ROMAINES

Après ces premiers chapitres, dans lesquels nous avons examiné à divers points de vue la Gaule thermale prise dans son ensemble, nous allons consacrer notre dernière partie à l'étude particulière de chaque source ou station, étude limitée, bien entendu, à ce qui peut être relatif à son antique passé médical ou balnéaire. Les sept premiers chapitres seront relatifs à la France et à l'Alsace-Lorraine. Dans le huitième, nous donnerons sur les principales sources ou villes d'eaux anciennes de la Suisse, de la région du Rhin et de la Belgique quelques notions nécessairement beaucoup plus sommaires, figurant ici bien plus à titre d'indications que d'études approfondies. Nous franchirons quelquefois les anciennes limites de la Gaule pour pénétrer dans la Germanie; mais nous avons voulu donner un aperçu complet de l'intensité de la vie thermale d'autrefois dans nos régions, plutôt que nous enfermer dans la rigueur d'un cadre géographique inflexible.

CHAPITRE PREMIER

Région des Alpes et Provence.

Menthon. — Sur la rive orientale du lac d'Annecy près du village de Menthon, où est encore exploitée une source sulfureuse froide, des fouilles successives ont mis à jour un véritable établissement balnéaire, voisin d'un groupe d'habitations, dominé par le roc de Chère, sur lequel, en 1786, on avait reconnu des vestiges d'un camp ou d'une redoute antique. Une tradition constante dans le pays rapportait que Menthon avait eu jadis des thermes fameux, et le nom de *Bains romains* avait toujours été conservé à d'anciennes constructions, enfouies en grande partie.

Vers 1840, on avait déjà pu suivre des quadrilatères de maçonneries, reliés les uns aux autres, et pour la plupart, entourés de canaux, et ramené au jour des tuiles à rebords, des plaques de marbre blanc et des tuyaux de briques noyés dans du ciment. La disposition générale des lieux ne permettait pas de mettre en doute leur destination; aussi, dans une lettre adressée à l'abbé Greppo et reproduite par lui dans son ouvrage (p. 309), Monseigneur l'évêque d'Annecy s'exprimait ainsi : « Les murs, les assises, le ciment, tout est romain. Les piscines parfaitement dessinées, au nombre de quatre, les aqueducs pour l'arrivage et le départ des eaux, tout indique de la manière la plus évidente que c'était un établissement de bains. »

A cette époque encore la source minérale qui devait alimenter ces bains était restée introuvable, et ce n'est qu'en 1865 qu'elle fut découverte par un chercheur de sources,

Borda-Bassana, ancien guide au Grand Saint-Bernard (1). Deux bassins anciens furent alors reconnus. « L'un, en petit appareil régulier, forme un puits carré, séparé de l'autre par un massif plein d'environ un mètre d'épaisseur. L'autre, situé au nord-est, dessinant un polygone irrégulier, ne montra d'abord que de gros blocs calcaires, largement appareillés, sur une hauteur approximative de 1 m. 50. Ensuite on découvrit une étroite corniche, et enfin un large bassin profond de plus de 4 mètres, se pliant comme l'orifice en parallélogramme irrégulier, se terminant en cône à angles très obtus et revêtu de belles plaques de marbre de couleur foncée, sauf pour quelques parties où l'on avait mis à profit la roche elle-même. Trois ouvertures y ont été constatées : la première était bouchée par un morceau de sapin ; la seconde au-dessous de la corniche, contenait encore un conduit en plomb, et la troisième, au-dessus de cette même corniche, n'offrait pas de caractères particuliers (2). »

C'est dans la terre d'alluvion qui avait comblé le grand bassin que furent trouvés les vases votifs dont nous avons déjà parlé, ainsi qu'un certain nombre de monnaies appartenant, sauf une, aux deux premiers siècles, et quelques instruments en fer, dont un strigile.

De nouvelles fouilles opérées vers 1893 aboutirent à la découverte d'un canal en ciment qui recueillait les eaux pour les déverser dans le lac, de nouveaux murs et de débris divers.

Nous donnons un croquis des substructions de l'établisse-

(1) Cette trouvaille avait été relatée dans l'inscription suivante, gravée sur une plaque de marbre qui doit être replacée à l'entrée des bains nouveaux :

BAINS ROMAINS
PERDUS EN L'AN 64 DE L'ÆIRE CHRETIENNE
RETROUVÉS ET 1865
PAR LE MONTAGNARD BORDA BASSANA
EX GUIDE DU GRAND Sr BERNARD
AVEC LE CONCOURS DE
MR L'AVOCAT DESPINES.

(2) Alphonse DESPINE, *Notice historique sur Menthon-les-Bains et ses thermes.* Annecy, 1865.

:ment balnéaire, établi d'après le plan joint à un mémoire de
MM. Marteaux et Le Roux (1), à qui j'emprunte également les
indications suivantes, nécessaires pour l'intelligence de ce travail (*fig.* 38) : « Il existait deux corps de bâtiments séparés par
un intervalle ou une allée M et divisés en un certain nombre de

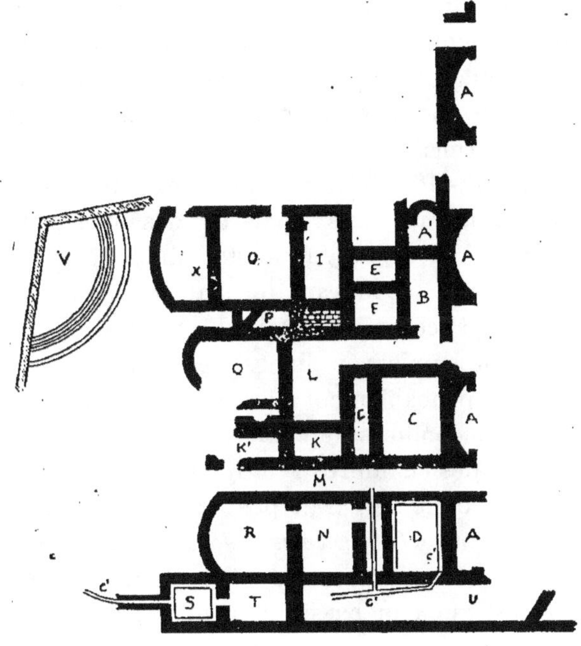

Fig. 38. — PLAN DES THERMES DE MENTHON.
D'après le plan joint au mémoire de MM. Marteaux et Le Roux.

pièces. Dans la partie est-sud, et suivant un alignement
nord-sud, on a découvert des fondations en hémicycle qui
devaient faire partie des piscines circulaires (probablement
des *frigidaria*). Le corps de bâtiment sud était divisé en
pièces, dont trois H, R, N communiquaient entre elles par des
portes dont le seuil était formé de grosses pierres de taille

(1) *Voie romaine de Boutæ à Casuaria. Revue savoisienne*, 1903, p. 175
et suiv.

élevées de 0 m. 30 environ au-dessus du sol. Un réseau de distribution pour les eaux c′, suivant parfois le contour des murailles, était constitué par des canaux d'où l'on a sorti les conduits en terre à section rectangulaire du *vaporarium*.

« Une partie très importante, découverte dernièrement comme nous l'avons dit, est un *frigidarium*. Cette pièce détruite en partie est coupée à angle obtus par le retour d'un mur construit à une époque bien postérieure après la destruction des thermes.

« Les chambres P et K′ ont montré des conduits de chaleur ou de fumée pratiqués dans l'épaisseur des murs et en relation avec les fourneaux de l'hypocauste, un pont en carrelage J sur un souterrain recouvrant probablement le *præfurnium* communiquant avec le fourneau. Enfin, les pièces X, Q, R avaient l'une de leur parois disposée en demi-cercle surbaissé : c'étaient très probablement des *caldaria,* ou des *laconica* chauffés par les conduits de chaleur creusés dans l'épaisseur des murs près des chambres P et K′. »

Tout cet ensemble ne paraît pas avoir entièrement disparu aujourd'hui, car le *Guide Joanne de la Savoie* signale encore, dans un verger au-dessous du village, des restes des bains romains, ainsi que leur bassin de captage, entouré d'un mur cimenté.

THONON. — A deux kilomètres de Thonon, surgissent les eaux minérales de la Versoie, dont l'exploitation a été reprise à la suite de travaux exécutés en 1882.

Au cours des fouilles pratiquées à cette occasion, on découvrit, à un mètre au-dessous du sol, un captage fait au moyen de briques romaines, et d'où partait une canalisation en briques de forme spéciale, que mutilèrent et brisèrent malheureusement les outils des terrassiers. Cette canalisation se composait d'une tuile plate à rebords faisant fond et d'une tuile de forme légèrement ogivale, cimentée à ses deux points d'appui contre les rebords de la tuile de fond, dont le vide était de 0 m. 20 environ.

Aux abords du captage et de la canalisation furent trouvés plusieurs fragments de poteries gallo-romaines, ainsi qu'un certain nombre de monnaies de bronze des Antonins, Marc-Aurèle, Claude, Valère et Postume.

Les objets provenant de ces fouilles ont été placés au musée de Thonon, où fut déposé également un plan, malheureusement disparu aujourd'hui, paraît-il, qui donnait une idée très nette de la disposition du captage et de la canalisation gallo-romaine des eaux de la Versoie.

BROMINES. — Une source sulfurée sodique qui y est employée en boisson, douches, bains d'eau et de vapeur, était déjà connue et exploitée à l'époque romaine. En août 1851, on a découvert près de la source des débris d'anciennes maçonneries, des médailles et des poteries, dont trois petits vases, de provenance gallo-romaine, qui sont conservés au musée d'Annecy.

LE PETIT-BORNAND. — M. V. Barbier, dans son ouvrage : *la Savoie thermale et minérale*, publié en 1878, signale des restes de bains gallo-romains qu'on remarquait encore, quelques années auparavant, auprès des sources sulfureuses et alcalines du Petit-Bornand. Je n'ai pu avoir sur cet ancien établissement et ses vestiges de renseignements plus complets.

LA CAILLE. — Les eaux sulfureuses de la Caille avaient également fixé l'attention des Romains. Les travaux de déblaiement qui furent exécutés en 1847 y firent découvrir des restes de thermes qui ne peuvent laisser aucun doute à cet égard.

La position spéciale de ces eaux, enfouies au fond d'une gorge pittoresque où la rivière des Usses coule à une grande profondeur, leur a peut-être permis d'échapper à la dévastation qui signala d'une manière générale les invasions barbares en Occident, car on a rencontré à la Caille, dit M. V. Barbier *(op. cit.)* des constructions qui semblent prouver que les bains survécurent à la domination romaine.

AIX-LES-BAINS. — Les nombreuses découvertes de débris et
de substructions antiques qu'ont rendus à la lumière les travaux exécutés dans le sol de cette station thermale attestent
l'existence d'une cité gallo-romaine, dont quelques édifices
subsistent encore au-dessus du sol, mais dont il faut chercher
sous terre les vestiges au point de vue spécial des installations
thermales.

C'est en 1772 que les restes des bains romains, dont le souvenir s'était à peu près perdu, et sur lesquels s'élevaient

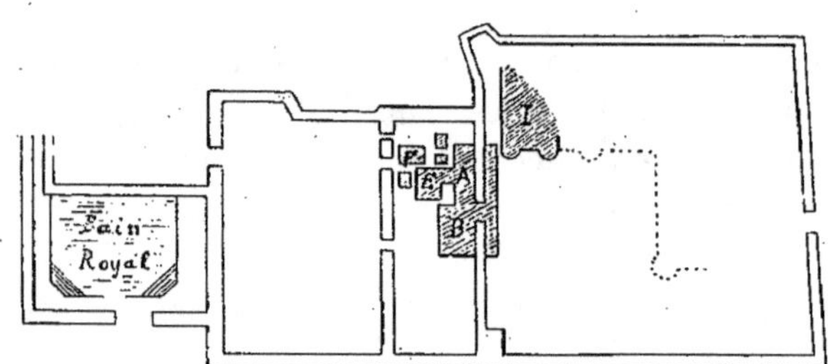

Fig. 39. — CHAMBRES SOUTERRAINES D'AIX-LES-BAINS.
(Les murs en blanc indiquent des constructions modernes.)

certains quartiers de la ville du moyen âge, furent retrouvés
au hasard d'une fouille, par un ouvrier creusant les fondations
d'une muraille. D'autres découvertes eurent lieu par la suite,
en 1803 et en 1852, notamment, et permirent d'étudier un
certain ensemble de chambres souterraines, décrites par
Albanis Beaumont (1), le général comte de Loche (2), Constant Despine (3) et M. le comte de Loche (4), à qui nous avons
emprunté la majeure partie des détails qui vont suivre.

En se reportant au croquis exécuté d'après le plan joint au
mémoire du général de Loche (*fig.* 39), on voit en A et en B
des pièces souterraines, dans lesquelles l'eau thermale circulait

<hr>

(1) *Description des Alpes Grecques et Cottiennes*, an XI.
(2) *Mémoire sur les souterrains des anciens bains d'Aix-en-Savoie.*
Mémoires de la Société royale académique de Savoie, t. V, 1831.
(3) *Manuel de l'étranger aux eaux d'Aix-en-Savoie*, 1834.
(4) *Histoire de la ville d'Aix. Mémoires de l'Académie des sciences,
belles-lettres et arts de Savoie*, 4e série, t. VII, 1899.

entre des piliers de briques assemblées avec du ciment, qui
supportaient le plancher de chambres supérieures, où se
rendaient les vapeurs d'eau, au moyen de tubes quadrangulaires de briques d'une seule pièce, percés vers le milieu de
leur longueur d'une et quelquefois deux ouvertures rectangulaires. En E, était un bain d'immersion n'ayant pas de
cheminées, et qui devait recevoir de l'eau ayant déjà circulé
et considérablement attiédie. En F, diverses pièces en ruines
présentaient également des bases de cheminées en briques et
des restes de piliers quadrangulaires.

La pièce située en I offrait un intérêt tout particulier à
raison de sa structure et de sa conservation. Elle renfermait
un bain d'immersion, formé d'une lourde maçonnerie d'environ deux pieds d'épaisseur dans laquelle était établi un bain
de forme octogonale, et qui reposait sur un nombre considérable de piliers en briques plates, circulaires, de 0 m. 50 de
hauteur. Le sol du bain était composé de briques plates, puis
de ciment romain et d'un revêtement de marbre. D'après
Despine, certaines parties des revêtements de marbre sont
recouvertes d'un espèce de mastic mélangé de fragments de
briques, qui devait avoir pour but d'empêcher la filtration des
eaux sur des points où les marbres étaient détériorés. Un
banc également revêtu de marbre, régnait autour du bain, où
l'on descendait par deux escaliers. Une sorte de socle, vraisemblablement destiné à recevoir une statue, s'élevait à un
point du bassin vers lequel le plancher présente une certaine
inclinaison; une ouverture pratiquée au pied de ce socle
devait servir à l'écoulement de l'eau contenue dans le
bassin (1).

Cet ensemble, auquel on donnait le nom de *Vaporarium* et de
Bain de César, ainsi que plusieurs autres bains trouvés, d'après
Despine, sous les maisons voisines, étaient alimentés par l'une
des deux sources d'Aix, dite fontaine d'Alun. L'eau se rendait
ensuite dans une grande piscine, connue successivement sous

(1) Un dessin de ce bain est donné dans l'*Histoire de la ville d'Aix*, op.
cit., en face la page 366.

les noms de *Bain royal, Bain des chevaux* et *Bains des pauvres ou de l'hospice* (1). Au milieu de ce bassin s'élevait un piédestal, qui portait sans doute la statue de quelque divinité. Un conduit en plomb apportait directement de l'eau chaude à la piscine et permettait de réchauffer ainsi celle qu'avait trop refroidie son passage dans le *vaporarium* et le *bain de César*. De cette piscine, l'eau était conduite hors de la ville par des conduits souterrains.

En 1854, Despine (2) signala la découverte récente de trois chambres souterraines, faisant suite au *vaporarium*. Ces pièces carrées, communiquant ensemble, avaient leurs parois intérieures revêtues d'un enduit épais de briques concassées et de chaux vive, et, sur le plancher inférieur en briques, étaient établis des piliers carrés de 2 mètres de haut, dont quelques-uns existaient encore intacts au moment de la découverte. A l'est de ces trois pièces, on reconnut une galerie voûtée de 7 mètres de long, sur 2 m. 50 de haut et 1 m. 50 de large, coupée à angle droit par une autre galerie aboutissant à un réservoir où se rendait un filet d'eau thermale à 35 degrés.

Enfin, en 1879, lors des fouilles faites pour asseoir un bâtiment annexe de l'établissement thermal, on trouva les restes d'une piscine romaine, de 12 mètres de diamètre, dont le sous-pied était en mosaïque, des débris de bains, fûts de colonnes, chapiteaux, etc.

Cet important ensemble de constructions, ainsi que tout un dédale de voûtes et canaux reconnus, mais inexplorés, à moitié enfouis, et dans lesquels circule encore un peu d'eau chaude, sont les indices certains de l'existence d'un vaste établissement antique, où l'on utilisait les deux sources d'Aix, eaux de soufre et eaux d'alun, et qui s'étendait sur un périmètre bien plus étendu que celui de l'établissement actuel. Une notable partie des édifices thermaux doit encore être

----

(1) Un dessin de cette piscine, qui a disparu à une époque relativement assez récente, est donné dans l'*Histoire de la ville d'Aix*, op. cit., en face la page 404.

(2) *Mémoires de l'Académie royale de Savoie*, t. II, 1854.

enfouie sous le sol ; d'autre part, les fouilles opérées ne semblent pas avoir été conduites avec assez de soin et de méthode pour qu'on puisse en dégager un plan d'ensemble des bains à l'époque romaine.

Albanis Beaumont (1) en avait cependant donné un, tout en avouant lui-même que ce travail pouvait être considéré comme idéal : « cependant, ajoute-t-il, j'ose avancer que l'écart ne peut être que très léger, ou qu'il existe encore plusieurs parties de ces thermes analogues au dessin. » Les découvertes successives faites à Aix démontrent, au contraire, que le plan de Beaumont doit être considéré comme une œuvre de pure imagination, qui prêtait à l'édifice ancien une correction et une symétrie qu'il n'a jamais eues. « Les Romains, dit M. le comte de Loche (2), firent probablement ce qu'on fit depuis plus de cent ans, c'est-à-dire additionnèrent leurs thermes à mesure des besoins, mais ne construisirent pas d'établissement aussi grandiose et aussi régulier que semble le croire de Beaumont ; du moins, rien ne le fait supposer. »

Plus favorisées que la plupart des établissements similaires, les chambres souterraines des anciens thermes d'Aix n'ont pas été détruites ou remblayées, et elles subsistent encore dans le sous-sol d'une maison voisine de l'établissement moderne.

Les catastrophes qui ont fait disparaître totalement la superstructure des thermes d'Aix ont laissé debout deux monuments, d'ordres tout à fait différents, appartenant également à l'époque gallo-romaine. C'est, d'abord, l'édifice connu sous le nom de Temple de Diane, dont nous avons parlé dans une autre partie de ce travail, et, ensuite, l'Arc dit de Campanus, qui s'élève sur la place des Bains, en face de l'établissement thermal.

Son architecture appartient aux ordres dorique et toscan. L'arc est surmonté d'un attique élevé sur un socle, et deux pilastres décorent la façade ouest. Sur la frise sont creusées

(1) *Op. cit.*, pl. XVII et p. 240, t. I.
(2) *Histoire de la ville d'Aix.*

huit niches, dont quatre de forme carrée et quatre autres arrondies dans leur partie supérieure. Quatre inscriptions sont gravées au-dessous des niches, et l'inscription suivante, gravée sous l'architrave, nous donne le nom du fondateur du monument :

L᷍ POMPEIVS· CAMPANVS· VIVVS· FECIT

Je considère comme inadmissible l'opinion qui voit dans cet édifice l'entrée monumentale des thermes, en même temps qu'un témoignage de reconnaissance élevé par L. P. Campanus aux membres de sa famille qui avaient contribué à leur construction ou à leur restauration.

A mon avis, la destination funéraire de ce monument n'est pas douteuse. « Ce qui fait son intérêt, dit M. Desjardins (1), c'est qu'il n'a pas un caractère public, et qu'il nous montre une famille obscure, mais opulente, au premier siècle de notre ère, élevant sur une place centrale, en face de l'établissement des thermes, une sépulture dont cet arc était évidemment le somptueux portail. Il était détaché et formait l'accès d'un *columbarium*, dont la partie supérieure devait avoir, comme les *columbaria* de Rome, sur la voie Appienne, un édicule richement décoré, par lequel on descendait dans le caveau où étaient disposées les urnes cinéraires dans des niches. Il devait y en avoir quatorze, comme l'indiquent les inscriptions gravées sur le portail. »

En dehors des thermes proprement dits, et de ces deux grands édifices, les recherches pratiquées sur divers points de la ville ont permis de constater l'existence de nombreux vestiges de la cité antique. Des fouilles faites en 1869, notamment, dans la région qui s'étend au levant de l'hôtel de ville, amenèrent la découverte d'un grand nombre de murailles rapprochées les unes des autres, et qui semblent avoir été les fondations d'un groupe d'habitations romaines. On trouva aussi des canaux de mortier ou de briques plates, dans la

____

(1) *Sur quelques monuments épigraphiques d'Aix-les-Bains. Bulletin épigraphique de la Gaule*, novembre-décembre 1882.

direction du levant au couchant, prenant leur origine du côté du *vaporarium*, et aboutissant à ce groupe d'habitations. (Comte de Loche. *op. cit.*) Il semble résulter de cette constatation qu'il devait exister dans cette région un annexe de l'établissement thermal, ou des bains particuliers alimentés ainsi directement par l'une des sources thermales.

Des blocs de pierre taillés avec soin, des débris de chapiteaux, de colonnes, d'entablements, des fragments de mosaïque, des morceaux de marbres étrangers ou du pays débités en lames plus ou moins épaisses, sont autant de témoignages de l'ancienne magnificence et de la splendeur des thermes et des habitations privées de la cité d'Aquœ, qui devait être dans l'antiquité ce qu'elle est encore de nos jours, une ville de luxe et de plaisir.

Il est impossible d'énumérer les objets de toute nature découverts dans le sol d'Aix : fragments de statues, statuettes en métal, outils divers, poids en plomb, vases et débris de vases en terre et en verre, etc., objets étudiés et décrits par le comte de Loche aux pages 306-318 de son *Histoire de la Ville d'Aix*. Nous nous bornerons à citer cependant une horloge solaire, qui servit peut-être à indiquer les heures aux baigneurs gallo-romains, car elle fut trouvée en 1804, aux thermes romains. Elle se composait « d'un bloc de pierre de forme cubique, dont la surface supérieure, recoupée par un angle rentrant, présente une cavité conique dans laquelle on voit les traits formant trois lignes parallèles traversées par d'autres lignes convergentes entre elles. Au-dessus, on aperçoit un creux dans lequel avait été plantée une verge de fer fixée avec du plomb, ce qui indique assez un cadran solaire antique » (1).

La Bauche. — L'existence de travaux anciens auprès de cette source, située entre le lac d'Aiguebelette et les Échelles,

____

(1) Ce cadran a fait l'objet d'une étude spéciale de M. de Rey-Pailhade, dans le *Bulletin de la Société archéologique du midi de la France*, séance du 29 janvier 1895.

est établie par les indications suivantes données par M. Calloud dans un mémoire inséré dans la *Revue Savoisienne* (1).

Dans le courant de l'été dernier (1862), dit l'auteur, des recherches furent faites près d'un filet d'eau ferrugineuse, coulant dans un pré, non loin du château de la Bauche. « Les fouilles pour trouver un captage fixe amenèrent, dès la profondeur de 1 m. 20 à 2 m. 60 au-dessous du niveau du sol, la découverte de quelques briques rouges à rebords, à argile siliceuse, à pâte fine, d'une cuisson parfaite, telles que savait si bien les faire l'art céramique des anciens; d'un pavé dallé, d'une auge, de pieux et autres pièces en bois que leur tannin et l'eau ferrée avaient teintes en noir violet et conservées en partie, et enfin d'un mur de soutènement à ailes, parfaitement conservé, de 1 m. 15 d'épaisseur sur 4 mètres de long, dans l'enceinte duquel jaillissaient deux sources, dont l'une, plus abondante, y était amenée par un canal.

« ..... Il résulte de ces constatations :

« 1° Que là existe et existait jadis une fontaine d'eaux minérales ferrugineuses, froides, alcalines, terreuses, bi-carbonatées et crénatées et un peu ammoniacales ;

« 2° Que ces eaux avaient attiré l'attention de quelques dévots à la Nymphe des eaux minérales, peut-être de quelques vétérans des légions romaines, usés par la fatigue des combats, et qui savaient apprécier, pour cause, l'utilité des eaux minérales ferrugineuses pour la cicatrisation des plaies, l'étanchement des blessures, et à l'intérieur, pour la réparation d'un sang appauvri et d'un tempérament débilité. »

Le site de la Bauche a été proposé comme ayant pu être la station de Labisco, située sur la voie de Milan à Vienne, mais il est plus probable que c'est avec les Échelles qu'il convient d'identifier cette dernière station.

Les sources savoisiennes que nous venons de passer en

____

(1) *Antiquités et source minérale de la Bauche. Revue savoisienne,* 15 décembre 1862.

revue ont certainement été l'objet d'une utilisation plus ou moins complète à l'époque gallo-romaine. La question est beaucoup plus douteuse pour trois autres stations, que nous nous bornons à étudier brièvement.

Dans le voisinage de Saint-Jean-de-Maurienne, à l'Échaillon, existait un établissement de bains dès le quatorzième siècle. Une charte de 1344 nous l'apprend, et des fouilles faites au commencement du dix-neuvième siècle ont amené la découverte, à dix pieds de profondeur, d'un ancien bassin de pierre ayant 7 à 8 pieds de longueur sur 4 de profondeur.

La présence d'une voie romaine, taillée dans la montagne, qui passait à très courte distance de la source, permet de supposer que celle-ci n'était pas restée inconnue des Romains et que sa première utilisation pourrait être contemporaine de de la construction de la route.

La découverte fréquente de débris de voies pavées et de constructions antiques dans la plaine de Salins démontre d'une façon certaine l'existence sur ce point d'une ville ancienne, située sur une voie qui partait de Vienne en Dauphiné pour aboutir au Petit Saint-Bernard. Ses eaux salées étaient certainement utilisées au point de vue de la récolte du sel depuis une haute antiquité, et les nombreux débris de vases romains, ainsi que les médailles retrouvées près des sources sont la preuve que cette exploitation était en pleine activité à l'époque qui nous occupe. Mais si l'utilisation industrielle des sources ne fait pas de doute, leur emploi au point de vue médical est tout à fait hypothétique. L'abbé Garin (1) rapporte une tradition d'après laquelle des bains auraient existé anciennement à l'*Ile Verte*, à environ 500 mètres au midi du village actuel de Salins et n'auraient été entièrement détruits qu'en 1653, par la même inondation qui faisait disparaître ceux de Brides.

Pour le docteur Laissus, à qui on doit de remarquables travaux sur Brides et Salins, « on ne sait rien de certain sur

(1) *Notices historiques sur Salins et ses eaux salino-thermales. Mémoires de l'Académie du Val d'Isère*, t. I, séances de 1886 et 1887.

l'utilisation thérapeutique de ces eaux dans les temps anciens, et on peut s'étonner à bon droit que l'on n'ait pas encore trouvé à Salins quelques vestiges des monuments balnéaires que les Romains aimaient à construire dans toutes les stations minérales importantes ; ce qu'il faut attribuer, croyons-nous, aux cataclysmes et aux éboulements nombreux et considérables qui ont dévaté Salins anciennement, exhaussé le lit du Doron et enseveli les sources thermales à 8 mètres au-dessous du sol actuel (1). »

A BRIDES, pas plus qu'à Salins, aucun débris de contructions romaines n'a permis d'établir avec quelque certitude une antique existence thermale. Je me borne à emprunter à l'abbé Pont, l'historiographe de la Tarentaise (2), les quelques indications qui suivent, faibles indices d'une occupation possible à l'époque qui nous intéresse :

L'origine des eaux de Brides, connues anciennement sous le nom d'*Eaux du Bain,* remonte à une époque reculée. Une vieille tradition qui s'est perpétuée d'âge en âge dans le pays; la dénomination de *Hameau des Bains,* que porte de temps immémorial le village actuel de Brides, ainsi que la découverte faite en 1817, près des sources thermales, d'une médaille sur laquelle on voyait, d'un côté, l'effigie d'une impératrice avec le mot *Faustine* et, de l'autre côté, le dieu Esculape assis et appuyé sur une urne d'où s'écoulait une source, sont des indices non douteux de l'existence d'anciens thermes que des inondations et des accident de terrain ont dû faire disparaître.

Une copie d'un manuscrit fort ancien contient les lignes suivantes : « L'année suivante (l'an 211 de l'ère chrétienne), nous eûmes à pleurer la mort de trois de nos amis. D'abord celle du vieux Agatha, peu après celle de la veuve de Vitellius, enfin celle de l'intéressante Julia. Transportée dans une maison près d'une source chaude qui se trouve dans une petite plaine traversée par le Doron, à deux mille au-dessous

<hr>

(1) *Les Eaux thermales de Brides-les-Bains et de Salins-Moûtiers,* 1881.
(2) *La Tarentaise historique, monumentale, orographique et pittoresque,* 1876.

de la colonie (Bozel), l'usage de cette eau parut d'abord calmer ses douleurs; cependant elle y mourut, laissant Sempronius dans la plus profonde désolation. »

URIAGE. — Uriage, dont nous ignorons le nom à l'époque gallo-romaine, possédait certainement un vaste établissement, dont les ruines, recouvertes d'une couche assez mince de terre végétale et d'alluvions, s'étendaient d'après le Dr Bernard (1), sur la pente de la montagne et au fond du ravin, couvrant un espace de près de quatre cents mètres. Des fouilles successives entreprises pour la construction de l'établissement thermal actuel et la recherche plus profonde des eaux minérales ont remis au jour une série de bâtiments nombreux et dispersés, témoins de cette antique exploitation dont le souvenir ne s'était peut-être pas effacé complètement, car Guétard, dans sa *Minéralogie du Dauphiné*, rapportait, en 1779, qu'il existait à Uriage une source minérale, anciennement renfermée dans un bâtiment qu'on prétendait dans le pays avoir été édifié par les Romains.

Les premières fouilles, commencées vers 1821, mirent à découvert un aqueduc voûté, enduit à l'intérieur d'une espèce de stuc très résistant, sept piscines en béton de chaux, briques pilées et petits cailloux, revêtues d'un ciment rougeâtre qui conservait encore tout son poli, et dont l'une avait son plancher en béton soutenu par deux rangs de petites colonnes, une quantité de murs dont il était difficile de connaître l'usage, des tronçons de colonnes, des tuyaux en terre cuite à section rectangulaire portant le nom de CLARIANVS, des médailles et les divers objets en plomb que nous avons précédemment étudiés (2). Ces restes avaient disparu dès 1829, « à l'exception, dit M. Berriat-Saint-Prix, d'une chambre de bains qui se trouve encore aujourd'hui au niveau du sol. Cette chambre a environ trois mètres de longueur sur un mètre et demi de

(1) *Mémoire sur les Eaux d'Uriage. Bulletin de la Société de statistique du département de l'Isère,* t. II; séance du 12 avril 1842.
(2) Voir p. 288.

largeur ; on y descend par trois marches placées à l'une de
ses extrémités. Le mur du pourtour est revêtu d'une couche
d'environ un pouce d'épaisseur d'un ciment extrêmement dur
et poli à sa surface. Cette chambre pouvait contenir une douzaine de personnes (1). »

En 1837, on découvrit une galerie d'aqueduc, dont l'entrée
correspondait à la source minérale. Des ouvertures cintrées
pratiquées dans ses parois donnaient accès dans des cabinets
ou des galeries adjacentes. Sur la partie latérale de cette
galerie se trouvait un fourneau de deux pieds de large sur un
peu plus d'un pied de profondeur dont la voûte était soutenue
par de petites colonnes en briques. Des cendres et des débris
de bois en partie consumé restaient encore sur le foyer, qui
avait dû vraisemblablement servir à chauffer l'eau minérale.

Depuis cette époque, on exhuma encore les murailles, en
partie conservées, de plusieurs cabinets, dans l'un desquels
était un bain de deux mètres de long sur un de large,
revêtu, à l'intérieur, de belle pierre polie.

D'autres constructions, parmi lesquelles un bain et plusieurs
piscines, furent ensuite reconnues dans le voisinage des deux
premières galeries ; l'intérieur du bain, carré de deux mètres
en tous sens, était revêtu de marbre blanc. Une des piscines,
de forme carrée, avait environ huit mètres de côté et l'une
des parois était encore visible, avec son revêtement de ciment
romain, à peu de distance de l'entrée de la seconde galerie
dont elle formait une des parois.

Enfin, au point où jaillissait la source pure, on retrouva
encore des travaux romains consistant en une espèce de barrage composé de pièces de sapin et un massif de béton considérable et très dur (2).

Au cours de fouilles pratiquées en 1844, on se trouva en
présence d'une construction d'un intérêt tout particulier : un

____

(1) *Rapport sur les antiquités et les bains d'Uriage. Mémoires de la
Société des Antiquaires*, t. VIII, 1829.
(2) Vulfranc GERDY, *Études sur les eaux minérales d'Uriage*, 1849. —
Docteur DOYON, *Uriage et ses eaux minérales*, 1884.

chauffoir destiné à élever la température de l'eau minérale,
dans lequel deux planchers à des hauteurs différentes étaient
chauffés par un seul foyer et par la circulation de la flamme
et des gaz chauds (*fig.* 40).

« Ce chauffoir se composait essentiellement d'une grande
pièce d'environ dix mètres de longueur sur huit de largeur,
dans le milieu de laquelle était un bassin circulaire de 4 m. 70 de diamètre, où l'on descendait par deux gradins ayant 0 m. 35 de haut sur autant de large. Ce bassin circulaire avait pour fond un plancher en ciment de 0 m.25 d'épaisseur; au-dessous était un vide haut de 0 m. 75, et ayant une aire pavée. Le plancher était soutenu, au-dessus de ce vide, par des piliers en

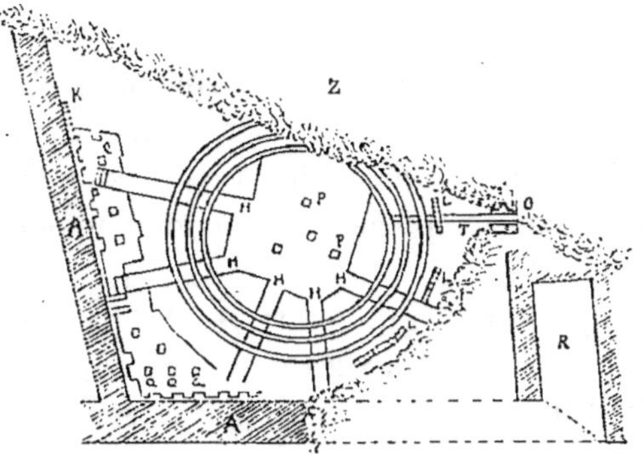

Fig. 40. — CHAUFFOIR D'URIAGE.

A. A. Murs de l'enceinte en briques.
P. P. Piles en briques supportant le plancher infé-
rieur.
Q. Q. Piliers en briques supportant le plancher supé-
rieur.
H. H. Cheminées conduisant la flamme et l'air chaud
sous le plancher supérieur.
K. Briques par lesquelles on suppose que s'échappait
la fumée.
L. L. Autres briques creuses noyées dans la maçon-
nerie.
Z. Emplacement présumé du foyer.
O. Canal en maçonnerie.
T. Tuyau en plomb faisant communiquer le fond du
bassin avec le canal.
R. Piscine romaine voisine du chauffoir.

briques de 0 m. 22 de côté. Le vide situé au-dessous de ce
plancher recevait l'action de la flamme, ainsi que le prouve
avec évidence le noircissement des portions encore conservées
et les cinq cheminées indiquées sur le plan.

« La pièce, au centre de laquelle se trouvait le bassin circulaire, avait aussi un plancher en ciment, moins épais que
le précédent, et soutenu comme lui au-dessus d'un vide par
des piliers en briques. L'inspection du plan montre comment

la flamme et la fumée, après avoir frappé le plancher du bassin circulaire, passaient par les conduits horizontaux des cheminées pour venir chauffer le dessous du second plancher, et s'échapper ensuite par une ouverture ménagée à l'un des angles de la pièce (1). » L'eau chaude s'écoulait par un tuyau de plomb de huit centimètres de diamètre, placé vers le fond du bassin, et se rendait dans un canal en maçonnerie qui la distribuait dans la série des petites piscines.

Enfin, d'après une note d'un correspondant, une nouvelle piscine aurait été mise à découvert il y a une quinzaine d'années, mais aucune précaution n'ayant été prise pour en assurer la conservation, les intempéries l'ont complètement détruite.

Ainsi qu'on peut en juger par ce rapide exposé, les thermes gallo-romains d'Uriage présentaient un développement important, dont il est cependant difficile, faute d'un plan d'ensemble que j'ai vainement cherché, de reconstituer les grandes lignes.

Là, comme partout où les établissements romains ont eu quelque importance, il a été fait de nombreuses découvertes d'objets et de débris d'objets de tous genres, dont un certain nombre figurent dans les collections du château. Nous nous abstiendrons de les énumérer, ayant dit quelques mots, dans un chapitre précédent, de ceux d'entre eux (statuettes, marteaux et ornements en plomb), qui peuvent avoir quelque intérêt au point de vue de nos études spéciales.

La Motte-les-Bains. — Les sources thermales de La Motte jaillissent au bord du Drac, et sont utilisées de nos jours dans un établissement situé à 300 mètres plus haut, sur la pente de la montagne.

Les Romains avaient certainement effectué près de ces sources, sur la rive droite de la rivière, des travaux dont les

____

(1) Communication de M. de Saint-Ferréol à la Société de Statistique du département de l'Isère. *Bulletin de la Société,* t. III. — Général Morin, *Note sur les appareils de chauffage et de ventilation employés par les Romains dans les thermes à air chaud.* Mémoires présentés à l'Académie des Inscriptions et Belles-Lettres, t. VIII, p. 347.

restes portaient encore le nom de *Bains Romains* et consistaient
en fragments de tuiles et quelques débris de murailles sans
caractère. « Mais ces restes, dit M. Gariel cité par Greppo (1),
suffisent à constater l'exploitation des eaux de La Motte par
les Romains ; car il est impossible de supposer qu'ils aient
construit dans le lieu où coulent les sources pour une autre
destination. L'aspect de cette gorge sauvage est là pour qu'il
ne soit pas besoin d'autres preuves. »

Des recherches faites en face des sources, sur l'autre rive
du Drac, ont mis à découvert, à trente mètres au-dessus du
lit de la rivière, les traces d'un établissement qui devait être
d'une certaine importance, consistant en deux aqueducs de
construction différente, de deux restes de murailles placées
en face l'une de l'autre sur chacun des flancs du ravin dans
une zone inférieure aux aqueducs et de nombreux débris de
tuiles et de briques romaines. L'un des aqueducs, fort simple,
était construit à l'aide de deux rangées de tuiles creuses,
disposées l'une sur l'autre en forme de tuyau. L'autre est une
sorte de construction épaisse et solide, faite entièrement avec
un béton de chaux, de gravier et de brique rouge concassée,
sans aucune pierre d'appareil. La couverture était formée de
grandes pierres de schiste noir.

« Il est donc constant, dit M. Chevrier, à qui nous empruntons ces détails, que les constructions gallo-romaines étaient
établies sur les deux rives du Drac, dans le voisinage des
sources, et que, sur la rive gauche particulièrement, les constructions étaient étagées à différentes hauteurs (2). »

Allevard. — Il semble hors de doute, tout au moins dans
l'état actuel des découvertes, que les eaux d'Allevard sont
demeurées inconnues des conquérants de la Gaule. Une notice
de M. Guerre, citée par Dupasquier (3), pourrait cependant

(1) *Op. cit.*, p. 253.
(2) *Notice sur les restes d'antiquités gallo-romaines trouvés à la Motte-
les-Bains. Bulletin de la Société de statistique du département de l'Isère,*
2° série, t. 1, 1854.
(3) *Histoire chimique, médicale et topographique de l'eau d'Allevard.*
1841.

laisser supposer le contraire, mais les conclusions de cet auteur, dénuées de tout fondement sérieux, ne reposent que sur de pures hypothèses : « L'origine du bourg d'Allevard, dit-il, remonte à une haute antiquité ; c'est du moins ce que semble prouver la découverte toute récente qu'on a faite de plusieurs médailles ou monnaies de l'empereur Trajan tout près du bourg... Et lors même que cette preuve n'existerait pas, ne devrait-on pas le présumer en considérant que son charmant vallon, si riche en minerai de fer, et si voisin de la communication de l'Italie avec la France par la Maurienne, n'a pu échapper à l'attention des Romains, maîtres des Gaules. »

A ces suppositions, M. O. Billaz (1), qui a tout particulièrement étudié l'histoire d'Allevard et de sa région, répond par une négative formelle : « Quant aux Romains, s'ils avaient, comme on le répète sans preuve, exploité les richesses minérales d'Allevard, ils auraient laissé des monuments sur notre sol... Ainsi, pendant plusieurs siècles, la civilisation romaine a fleuri dans les vallées voisines du val d'Allevard, dans la vallée de la Rochette, dans celle de l'Oisans, dans celle du Graisivaudan. Cependant, on n'a trouvé à Allevard aucun vestige d'une occupation romaine de quelque importance : pas un débris de voie ou de pont, pas une inscription, pas une pierre. Je crois que tout homme sérieux en conclura, sans hésiter, que les Romains ne sont pas venus à Allevard, et qu'à l'époque de leur domination, c'est-à-dire jusqu'à la fin du cinquième siècle après Jésus-Christ, ou bien notre val était désert, fréquenté seulement par des bûcherons et des chasseurs, ou bien il ne renfermait que de misérables hameaux de paysans barbares, non assimilés à la civilisation romaine. »

BONDONNEAU. — Les sources froides de Bondonneau, qui jaillissent à quatre kilomètres de Montélimar et sont encore exploitées aujourd'hui, furent utilisées par les Gallo-Romains,

____

(1) *En Allevard. Essai descriptif et historique sur un canton des Alpes françaises*, 1907, p. 81 et 83.

qui y élevèrent un établissement d'une assez grande importance.

Les premières découvertes semblent remonter à 1825, époque à laquelle, en mettant des terres en culture, on rencontra huit à dix grandes piscines rangées sur une même ligne, une grande quantité de tuyaux de plomb et une série de murs et de décombres en deçà et au delà des bassins. De nouvelles fouilles, en 1833, firent apparaître d'autres piscines sur le même alignement que les premières, des fondations de murs, des mosaïques et plus de dix quintaux de tuyaux de plomb. En 1844, on trouva un puits romain, un reste de bassin dont le ciment reposait sur des briques et sur un massif de maçonnerie et d'autres piscines. « D'après M. Espanet [1], le plan des thermes consiste en une rangée de piscines et de bassins, au nombre de plus de quinze. Ces piscines ont six mètres de long sur trois mètres de large, et il n'en reste que le fond en ciment impérissable. Chacune d'elle était isolée et alimentée par des tuyaux de plomb. D'autres piscines de deux mètres de long sur trois mètres de large formaient derrière les premières une seconde rangée. En résumé, les thermes romains de Bondonneau s'étendaient sur un espace d'un hectare environ, et les débris de murs et de mosaïques, tout comme les décombres retrouvés en deçà et au delà des bassins, accusent certainement des vestiaires, salles de bains, salons, séchoirs et autres appendices des établissements du même genre [2]. »

Indépendamment de débris de construction tels que des chapiteaux de colonnes et des fragments de bas-reliefs en marbre, les fouilles de Bondonneau ont fourni une quantité de médailles des deuxième, troisième et quatrième siècles (lors des fouilles de 1833, un seul coup de pelle avait ramené vingt-cinq pièces d'or), des débris de poterie, et une foule d'objets de toute nature, parmi lesquels une casserole d'argent portant les traces du feu, une oreille de vase en argent

---

[1] *Le Touriste aux eaux minérales de Bondonneau.*
[2] LACROIX, *l'Arrondissement de Montélimar*, 1868, t. I, p. 83 à 91.

représentant la naissance de Vénus, et des objets en métal, signalés par M. Espanet (1), « figurant les diverses parties du corps, offrandes des baigneurs débarrassés des maladies qui affectaient ces parties, espèces d'ex-voto païens, retrouvés dans les ruines de plusieurs autres thermes. »

Cette même région, comprise aujourd'hui dans le département de la Drôme, présente encore quelques traces, moins certaines, mais très probantes encore, de l'emploi antique de quelques autres sources minérales.

Un autel portant une dédicace Bormano et Bormana (2) a été découvert à Aix-en-Diois, à peu de distance de Die, presque sur le bord de l'importante voie romaine de Valence à Gap. F. Vallentin (3) pense que ce lieu, appelé *Aquis*, *Acques*, au moyen âge, devait porter autrefois le nom d'*Aquæ Bormani*. Il n'y a pas actuellement d'eaux thermales à Aix-en-Diois, mais, d'après Allmer (4), il existe au lieu dit « les Fontanelles » des sources d'eau salée qui auront été divinisées dans l'antiquité sous les noms que nous connaissons.

Aux environs de Montbrun, où sont exploitées deux sources sulfatées calciques, on a trouvé de nombreux débris de tous genres, monnaies, statuettes, colonnes, urnes funéraires, sceaux de médecins et formules médicales, témoignant d'une vie intense à l'époque romaine. Là encore ont été découverts le petit monument portant l'inscription *Deo Volcano* et le fragment d'inscription où l'on n'a pu lire que le mot *Matribus*, divinités dont la présence n'a pas lieu de nous surprendre auprès de sources médicinales (5).

----

(1) *Légende des Saintes-Fontaines.*
(2) Voir p. 190.
(3) *Essai sur les divinités indigènes du Vocontium d'après les documents épigraphiques*, 1877.
(4) *Revue épigraphique*, t. III, p. 382.
(5) Le *Bulletin de la Société nationale des Antiquaires* (1903, p. 262 et suiv.), signale d'importantes découvertes d'objets provenant d'une nécropole, au quartier Vénejean, près Montbrun. A noter, entre autres, une série de minuscules ustensiles de ménage en étain, ayant dû faire partie d'un ménage de poupée et provenir d'une tombe d'enfant.

Enfin, dit F. Vallentin (*op. cit.*) d'autres stations thermales ou minérales existaient probablement dans le Vocontium. Deux inscriptions votives dédiées aux Nymphes indiquent, d'après leur provenance respective, les sources de *Vercoiran* et du *Rasteau*, dont les vertus médicinales avaient rétabli la santé de Lucius Carinius et de Maternus (1). Vercoiran est situé dans le canton de Buis, non loin de l'Ouvèze et le Rasteau dans le canton de Vaison.

LE MONÊTIER-LES-BAINS. — Le Monêtier, situé à quatorze kilomètres de Briançon, possède deux sources thermales : la Font-Chaude et la source de la Rotonde. De temps immémorial on se baigne à la Font-Chaude ; la tradition prétend même que les Romains l'avaient utilisée dans des thermes, mais aucun vestige de construction n'a permis de constater l'existence d'un édifice de ce genre (2).

Je signale cependant ce point, car il est à peu près certain qu'il fût occupé par les Romains et qu'il figure sur la carte de Peutinger, sous le nom de *Stabatio*, entre Briançon et le Villard d'Arène, sur la voie qui menait de Brigantio à Vienne, par le col du Lautaret, la vallée de la Romanche, Vizille et Grenoble. « Le tracé et la direction de cette voie dans l'Oisans, dit F. Vallentin (3), a été, de ma part, l'objet d'explorations minutieuses, et j'ai pu, dans tout ce parcours, retrouver l'assiette de la chaussée. »

Bien que l'absence de toute découverte de débris antiques ne permette aucune affirmation, il n'est peut-être pas téméraire de penser que ces eaux chaudes, situées sur le parcours d'une voie importante qui dut être souvent parcourue par les troupes romaines, ne restèrent pas inconnues et furent vraisemblablement l'objet d'une utilisation quelconque.

DIGNE. — Les témoignages de divers auteurs et l'inscription

(1) Voir page 186.
(2) GRAS, *Note statistique sur les eaux minérales des Hautes-Alpes. Bulletin de la Société de statistique de l'Isère*, t. II.
(3) *Les Alpes Cottiennes et Graies*, 1883.

que nous avons citée plus haut (1) nous ont fait connaître
l'existence et le nom anciens de Digne, mais c'est à peu près
tout ce que nous savons sur la ville antique. Son emplacement exact n'est même pas déterminé d'une manière certaine.
Les sources minérales chaudes (42° à 45°), riches en sels de
magnésie et en gaz acide sulfhydrique, employées contre les
blessures d'armes à feu, les maladies de la peau et les rhumatismes, qui jaillissent dans un vallon proche de la ville,
furent-elles utilisées par les colons de Dinia ? Les données
qu'on rencontre à cet égard dans les auteurs sont extrêmement vagues. Papon dit dans son *Histoire de Provence* (1777) :
« *(Les Romains)* profitaient avec soin de toutes les eaux thermales qu'ils trouvaient dans les provinces conquises : celles
d'Aix, de Gréouls et de Digne étaient précieuses pour
eux. »

Et Achard dans sa *Géographie :* « Il y a apparence que l'usage
de ces eaux était connu du temps des Romains... Peut-être les
eaux chaudes d'Aix firent-elles diminuer l'affluence des
malades à Digne. »

Un auteur plus récent, Garcin (2), s'exprime ainsi : « Les
Romains connurent cette fontaine. On ignore s'ils firent construire les premiers bains, ou si ç'a été longtemps après eux. »
Tout cela est bien peu précis, et les indications positives dues
aux découvertes font complètement défaut. Je trouve cependant dans un travail de M. Arnoux (3) la brève indication suivante qui pourrait jeter quelque lumière sur la question :
« Si l'on a pu dire qu'en eaux minérales il faut toujours
remonter aux Romains, il est probable que ceux-ci, qui
avaient à Riez une colonie importante, ont fait usage de ces
eaux sulfureuses. A côté de la grande douche, il y a une
voûte d'un caractère nettement romain, comme l'a remarqué
M. Léon Palustre. »

(1) Voir p. 97.
(2) *Dictionnaire historique et topographique de la Provence ancienne et
moderne,* 1833.
(3) *Étude historique sur les bains thermaux de Digne,* 1886.

Gréoulx. — L'inscription *Nymphis Griselicis* que nous avons étudiée plus haut, nous a appris que la station de Griselum, située sur la voie Sixtienne, qui reliait les colonies d'Aix et de Riez (*Reis Apollinaris*) (1), devait être réputée aux temps gallo-romains et recevait la visite de malades de marque, attirés par les vertus bienfaisantes de ses eaux. Le voisinage de Riez, qui fut certainement un centre considérable, même avant la domination romaine, avait dû faire des eaux de Gréoulx l'une des stations les plus anciennement fréquentées. En dehors de ce texte épigraphique, quelques restes de constructions conservent seuls le souvenir de cet obscur passé. « Un éboulement de terre qui a eu lieu près du Verdon, dit M. Henry (2), à quelques pas de la maison des bains, a mis à découvert des débris de maçonnerie antique qui appartenaient sans doute à l'ancien établissement thermal. » Puis, après avoir cité le fragment suivant d'une autre inscription trouvé dans les ruines de la maison des bains :

BALNEA· VI

CORPORA· SA

le même auteur ajoute : C'est la première partie d'une inscription que les Romains avaient l'habitude de placer dans tous les établissements thermaux :

> *Balnea, vina, Venus corrompunt corpora nostra,*
> *Corpora sana dabunt balnea, vina, Venus.*

Ainsi que le faisait déjà observer Greppo (3), l'assertion de M. Henry semble assez gratuite, et il lui aurait probablement été difficile de citer un seul exemple à l'appui. Sans chercher à tenter un essai de restitution, il nous suffira d'avoir cité ce fragment, dont le premier mot prouve bien que l'inscription était en rapport avec l'exploitation thermale.

(1) J.-J.-M. Ferrand, *Histoire, géographie et statistique du département des Basses-Alpes*, 1861.

(2) *Recherches sur la géographie ancienne et les antiquités du département des Basses-Alpes*, 1842.

(3) *Op. cit.*, p. 120.

Deux autres auteurs font allusion aux travaux anciens exécutés à Gréoulx. « Les Romains, dit Garcin (1), en firent la recherche (des eaux minérales) en creusant un puits très profondément, et la source très abondante sortit du fond en bouillonnant... Nombre de Romains opulents recouvrèrent la santé en faisant usage des eaux de Gréoulx. Aussi enrichirent-ils celui ou ceux qui en étaient propriétaires, au point qu'on y fit construire un bel hôpital dont on croit reconnaître encore les vestiges, et un temple dont on a retrouvé les débris qui annonçaient un monument de bon goût. »

Et un ancien *Traité des eaux minérales de Gréoux, en Provence*, sans date ni nom d'auteur, signale de vieilles masures sur lesquelles on bâtit la maison des bains, des inscriptions latines en vieux caractères romains trouvées dans les ruines de ces masures et celles d'un vieux temple qui était tout auprès.

Je crois qu'il n'existe plus rien de ces restes antiques, et que les constructions les plus anciennes encore visibles à Gréoulx remontent aux treizième et quatorzième siècles, à l'époque où les Templiers tirèrent les eaux de l'oubli et fondèrent près de la source un établissement important.

Aix-en-Provence. — Les anciens établissements thermaux qui existaient dans cette cité thermale célèbre entre toutes aux temps antiques semblent avoir été disséminés, et s'être fondés aux différents points où surgissaient des sources chaudes. Les vieux auteurs qui s'en sont occupés n'hésitaient pas à attribuer des fondateurs à ces différents bains. D'après Robert (2), il était à peu près certain que Sextius avait fait construire les premiers bains d'eau chaude près le Palais, et qu'il les alimentait avec la source dite des Bagniers, qui coulait sur le Cours. Il citait des vestiges d'anciens bains romains dans tous les environs de la Poissonnerie, ainsi que sous les fondements des maisons voisines et dans tout le quartier du Palais. La découverte de la grande source, appelée ensuite de l'Obser-

(1) *Dictionnaire historique et topographique, etc.*
(2) *Essai historique et médical sur les eaux thermales d'Aix, connues sous le nom d'eaux de Sextius, 1812.*

vance, était attribuée à Marius, qui aurait fait construire de magnifiques bains dont on voyait encore, en 1704, quelques ruines consistant en frises, chapiteaux, tronçons de colonnes et pavés à la mosaïque.

Robert avait pu étudier par lui-même d'autres bâtiments thermaux encore intacts, reconnus en 1803, rue des Étuves, dans le voisinage de l'Observance, et dont il donne la description dans son *Essai historique*, pages 100 et 101. Après avoir indiqué les particularités de construction qui décèlent l'origine romaine de ces constructions souterraines, il ajoute : « Le premier bain, qui forme un quarré long, a une banquette tout autour, et peut permettre à quarante personnes de s'y baigner toutes à la fois. La chaleur qu'on y éprouve est très forte, quoique ce bain soit à sec ; on le prendrait pour une étuve, tant sa construction a été ingénieuse et bien entendue. En sortant de ce bain, on descend, par la droite, dans un second qui porte la même physionomie antique. Il est beaucoup plus petit que le premier ; mais la particularité qui le distingue, c'est qu'on découvre, à sa partie moyenne et orientale, du côté de l'Observance, un aqueduc de deux pieds en quarré, de construction romaine ; et, du côté opposé, vers le midi, un conduit tortueux, destiné sans doute à diriger les vapeurs humides et la chaleur dans une salle supérieure, et à y former ce que les anciens appelaient le *tepidarium*... Ces deux bains avaient plusieurs soupiraux à la partie supérieure de leur voûte. »

Le même auteur signale ensuite, dans une maison voisine, une salle voûtée, reposant « sur un réservoir voûté rempli d'eau chaude. On ignore si ce réservoir est un ancien bain et quelle en est l'étendue souterraine ; aurait-il été destiné à échauffer la salle supérieure, comme un autre *tepidarium* » ?

Toute la rue qui porte le nom caractéristique de rue des Étuves, recélait dans son sous-sol de nombreuses sources thermales. Au dire de Roux-Alphéran (1), plusieurs caves des

(1) *Les Rues d'Aix, ou Recherches historiques sur l'ancienne capitale de la Provence*. MDCCCXLVI.

très vieilles maisons qui la bordaient étaient des bains antiques, dont la construction romaine ne saurait être révoquée
en doute (1).

Un autre édifice thermal intéressant semblait, d'après un
ancien historien d'Aix, Pitton (2), avoir existé sur l'emplacement de la place aux Herbes, sous une fontaine « qui n'avait
été construite sur une petite élévation que pour conserver une
salle de bains antiques » (3), Garcin (4), après Pitton, décrivait ainsi cette dernière : « Cette salle est une rotonde dans
le pourtour de laquelle sont pratiquées seize niches contenant chacune un siège de marbre et deux tuyaux, dont l'un
devait servir pour l'eau chaude et l'autre pour l'eau froide ;
mais depuis plusieurs années on en a fait murer l'entrée. »
Des travaux entrepris vers 1840 pour abaisser cette place au
niveau des rues voisines en mirent à découvert le sous-sol. On
ne trouva pas de bassin, de niches, ni de sièges en marbre,
mais on reconnut l'existence incontestable de restes ayant
appartenu à d'antiques édifices thermaux : une salle voûtée,
vers laquelle semblaient se concentrer les eaux de trois anciens
aqueducs, et, tout auprès, les débris d'un pavé antique de
marbre gris et blanc, ayant appartenu sans doute à une salle
dépendante des bains romains (5), dont l'existence sur ce
point était reconnue par la tradition.

Dans un de ses rapports à la Commission d'archéologie
d'Aix, sur les fouilles exécutées dans cette ville en 1841,
Rouard signalait la mise au jour d'un établissement qui

(1) « Non loin des bâtiments des bains d'eau thermale, dit de Saint-
Vincens, mais au-dedans des murs de la ville, on voit les restes de plusieurs bains bâtis par les Romains. La bâtisse des murs et des voûtes en
est considérable, et peut faire juger de la manière dont les bâtiments
étaient construits dans les premier, deuxième et troisième siècles de l'ère
chrétienne. » (*Description des antiquités, monuments et curiosités de la ville
d'Aix*, 1818.)

(2) *Histoire de la ville d'Aix*, p. 24.

(3) *Aix ancien et moderne*, 1823 (sans nom d'auteur).

(4) *Dictionnaire historique et topographique de la Provence ancienne et
moderne*.

(5) Rouard. *Commission d'archéologie d'Aix*. Rapport sur les fouilles
faites en 1843 et 1844.

devait avoir été destiné à des thermes publics, si on en jugeait par le nombre des bassins ou réservoirs, des bains et particulièrement des hypocautes qui y avaient été reconnus. Des dallages en mosaïques blanches à bordures noires, de nombreux débris de poteries et de vases en verre et quelques aiguilles en ivoire pour les cheveux furent trouvés dans les décombres, au milieu des cendres et terres calcinées qui témoignaient de l'incendie dans lequel avait dû sombrer l'édifice.

Il semble qu'il reste actuellement peu de chose de toutes ces anciennes constructions balnéaires, si l'on s'en réfère à la réponse donnée à une question posée en 1866 au Congrès scientifique tenu à Aix (1). Au point de vue thermes, y fut-il dit, il ne reste en fait de constructions romaines qu'un bain antique ayant appartenu aux thermes romains, et qui est situé entre les récentes constructions de l'établissement thermal actuel et la piscine nouvellement installée. Ce bain voûté est bâti en moellons de petit appareil, et offre de chaque côté un banc en pierre qui était destiné aux baigneurs. Il forme un réservoir au fond duquel naît une des sources des eaux sextiennes.

PIOULE. — Les eaux minérales de Pioule (Var), dont la mise en exploitation est assez récente, ont été très probablement l'objet de certains travaux de captage, à l'époque où la voie Aurélienne, toute voisine, était la grande artère, toujours sillonnée de voyageurs et de troupes en marche, dans le midi de la Gaule. Des fouilles pratiquées en 1882 ont mis à jour des restes de constructions dans lesquels on retrouve plusieurs traits caractéristiques des thermes antiques : massif bétonné ressemblant au fond d'un bassin ou d'une piscine, pièce dans laquelle se trouvait un bassin carré ou cuve, au milieu de débris de murs couverts d'enduits, de fragments de mosaïques et de sections de colonnes en terre cuite.

(1) *Congrès scientifique tenu à Aix-en-Provence*, 33e session, 1866, 2e volume.

Les sources minérales surgissent sur l'emplacement même des ruines. Les bains étaient alimentés par leurs eaux, captées dans un puits voisin qui porte le nom de Puits des Romains, et qui n'était qu'un des puits d'émergence de la nappe souterraine mise au jour par des travaux plus récents (1).

Ces substructions ont-elles appartenu à un établissement thermal ; ou, comme on l'a pensé, n'y faut-il voir autre chose qu'une villa, dont le propriétaire aurait employé pour son usage personnel les eaux qu'il rencontrait dans son terrain même (2) ? La question restera probablement toujours douteuse, mais l'hypothèse d'un établissement public n'aurait cependant rien de surprenant, étant donné que les sources de Pioule étaient situées dans le voisinage de la grande voie, et tout près d'un centre important de population, dont on a retrouvé de nombreuses traces au Luc, localité moderne où il faut très probablement placer la station antique de Forum Voconii.

San Salvadour. — Dans cette même région, on trouve au bord de la mer, au fond de la baie de Carqueiranne, au pied du massif de Costebelle, les restes importants d'une ville, qui fut vraisemblablement la station de relâche des galères indiquées dans l'Itinéraire Maritime sous le nom de *Pomponiana* (3). Les ruines comprennent une citadelle, un nombre considérable de substructions diverses, des puits, des citernes, des magasins voûtés, des cales pour les navires, les débris d'une jetée, etc. Cette ville maritime et militaire avait aussi ses thermes, avec une salle dans laquelle on descendait par deux escaliers de trois marches placés dans des angles, une baignoire séparée, un hypocauste avec ses piliers de briques et

(1) Docteur JAPHET, *les Eaux minérales de Pioule*, 1885.
(2) *Les Fouilles de Pioule (Var). Bulletin monumental*, 1883, p. 374. — *Bulletin de la Société des Antiquaires*, 1885, p. 112 et suiv.
(3) Cette station est placée dans l'*Itinéraire* entre *Telo Martius* (Toulon) et *Alconis*, dont il faut chercher le site au fond de la vaste rade de Bormes.

trois dégorgeoirs qui laissaient écouler dans la mer l'eau dont
on s'était servi (1).

L'emplacement de ces bains au milieu de la cité, à peu de
distance de la mer, semble bien indiquer que c'étaient là des
bains publics. Ils étaient alimentés, au moins en partie, par
une source minérale, appelée aujourd'hui *source de San-Salva-
dour*, dont les propriétés sont, paraît-il, analogues à celles de
l'eau de Contrexéville, et qu'on commence à utiliser en boisson. La source, située à une certaine distance et à un niveau
plus élevé que les thermes, y était conduite par un aqueduc
en pierres, où l'eau coulait dans un canal de 0 m. 20 de section, dont la direction a pu être nettement déterminée lors
de travaux exécutés en 1903-1904, qui l'ont mis à jour sur
plusieurs points de son parcours.

(1) Denis, *Promenades pittoresques à Hyères*, 1853.

CHAPITRE II

Région du Sud-Ouest et Pyrénées.

Périgueux. — Certains vestiges mis à jour, à Périgueux, aux environs d'une source, la Font-Chaude, aujourd'hui disparue et comblée, semblent indiquer qu'elle eut autrefois une utilisation qui n'est peut-être pas complètement étrangère à l'objet de nos recherches. Sur un ancien plan de Périgueux indiquant l'emplacement des édifices gallo-romains, reproduit dans l'*Abécédaire d'archéologie* de de Caumont, *Ère gallo-romaine*, p. 344, cette fontaine figure près de la rivière d'Isle, non loin des restes de deux voies antiques. La légende du plan porte : *Font-Chaude. Bains de César. Puits antique.*

L'abbé Audierne (1) rapporte que les eaux de cette source, dont le nom seul indique un certain degré de thermalité, étaient minérales, et que certains vieux pharmaciens les comparaient à celles de Barèges. Le nom de *Bains de César* qu'elle a porté pouvait déjà faire supposer l'existence d'un établissement antique où ses eaux étaient utilisées, supposition rendue plus probable par la découverte dans ses environs de pierres de taille avec des fragments de marbres, de ciments, de briques, de baignoires et d'autres débris antiques.

Dax. — L'ancienne capitale des Tarbelliens, la ville honorée de la visite d'Auguste, où, d'après les anciennes traditions, Julie, la fille de l'empereur, serait venue rétablir une santé compromise par les désordres de sa vie, avait conservé, jusqu'à une date très récente, des restes importants de son

(1) *Le Périgord illustré*, 1851.

passé antique. En 1856, Dax était encore entouré de son enceinte complète de murailles gallo-romaines, construites en petit appareil, avec chaînages de briques, reposant sur des fondations où s'entassaient au hasard les débris de colonnes et de chapiteaux, les autels votifs et les fragments de frises, comme dans tant d'autres ouvrages du même genre élevés en hâte, sous la menace des invasions du quatrième siècle (1). D'après quelques auteurs, cette enceinte en aurait remplacé une autre, moins développée, dont les substructions ont été retrouvées à différentes reprises, et dans laquelle auraient été renfermés les anciens établissements thermaux, dont les hasards des fouilles ont remis au jour de nombreux restes. M. C. Jullian croit à l'existence d'un vaste établissement thermal et est d'avis que cette muraille continue, signalée autour de la source, était l'enclos de pierre renfermant les thermes et leurs dépendances (2).

Si aucune découverte n'est venue appuyer la tradition qui veut que, longtemps avant la venue des Romains, les populations indigènes aient eu déjà recours aux eaux salutaires de la *Fontaine-Chaude*, les témoignages ne manquent pas pour l'époque qui nous intéresse. En 1568, André de Serres constatait déjà l'existence de toute une série de bains où l'on utilisait l'eau bouillante des sources : « Le bastiment et autres commoditez desdits bains sont merveilleusement belles, estant divisez en trois bains, à savoir : le grand bain en sa source fort grande et abondante... Ceste source et grand bain est fort bien basty, de haute muraille, bien large, en quarré. A l'un cousté de ladite source par des canaulx ladite eau bouillante passe et se rend fort tempérée dans un beau grand lieu et long basty exprès de pierre de taille, où les hommes se baignent et nagent facilement comme dans une rivière. De l'austre côté

----

(1) De Caumont, *Lettre sur les monuments de la ville de Dax. Bulletin monumental*, t. XXII, 1856. — Pottier, *les Remparts gallo-romains de Dax. Bulletin monumental*, 1879. — Blanchet, *les Enceintes romaines de la Gaule*, 1906.

(2) *Note sur la topographie de Dax gallo-romain. Revue des études anciennes*, 1901, p. 211 et suiv.

par semblables canaulx passe ladite eau de ladite source dans quatre plus petits bains, bastis en quarré de pierres de taille, qui sont fort beaux et bien recommandez. »

Au seizième siècle également un commentateur d'Ausone, Élie Vinet, signalait des piscines destinées aux baigneurs, avec les sièges en gradins sur lesquels on s'asseyait, le tout en marbre : *Vetusta solia marmorea*, preuve, dit-il, que : *fontem Aquensem olim fuisse celeberrimum.*

Les thermes romains étaient situés dans le voisinage immédiat de la Fontaine-Chaude. Le sol avait été recouvert d'une couche épaisse de béton, supportant les fondations des constructions disposées autour de la source et dont il a été retrouvé de nombreux débris : baignoires, fûts de colonnes, corniches et entablements en marbre blanc, carreaux en marbre gris et blanc, débris de marbres de toutes les couleurs, mosaïques, etc. D'après MM. Dufourcet, Taillebois et Camiade (1), tout ce quartier voisin de la source abonderait en restes antiques, et chaque fouille y amènerait des découvertes, parmi lesquelles je me bornerai à signaler les suivantes, qui peuvent avoir été en rapport direct avec des établissements thermaux : rue des Pénitents, restes importants de thermes, colonnes de briques, conduites en briques et fragments de colonnes en marbre blanc ; rue du Bain, voûte bâtie sur pilotis et enceinte circulaire pavée de mosaïque ; place de la Fontaine-Chaude, dallage en tuiles à rebords, et, à côté, dallage en mosaïque ; rue de la Fontaine-Chaude, débris de murs et de voûtes, conduite d'eau, nombreux fragments de marbres.

En résumé, l'ensemble de ces découvertes établit de la façon la plus certaine l'existence, autour de la source de la Nèhe, d'établissements considérables, qui semblent avoir été décorés avec un véritable luxe, et vient corroborer les données que nous possédions déjà sur l'antique splendeur des *Aquæ Tarbellicæ.*

---

(1) *L'Aquitaine historique et monumentale. — Les remparts de Dax. — Anciens plans de Dax. Bulletin de la Société de Borda*, 15e année, 1900.

TERCIS. — Je dois à l'obligeance de M. le docteur Massie, propriétaire et directeur de l'établissement thermal de Tercis, près de Dax, quelques renseignements qui semblent bien établir que ces eaux chaudes, certainement fréquentées au moyen âge, ne furent pas oubliées à l'époque romaine.

A l'étymologie du nom même de Tercis (*Tertiis Leucis* (?) à trois lieues de Dax), qui révélerait une origine romaine, et qui peut être fort douteuse, viennent s'ajouter des indices plus probants : l'existence jusqu'à une époque récente d'une borne romaine sur la route de Tercis à Dax ; le caractère très ancien du captage d'une des sources, non utilisée aujourd'hui ; enfin, la présence de substructions importantes d'antiques établissements rencontrées un peu partout au cours des travaux exécutés par le propriétaire actuel autour des thermes qui datent du dix-huitième siècle.

Il semble bien probable, en présence de ces constatations que ces eaux chaudes, si peu distantes de Dax, durent aussi avoir leur part de vogue à l'époque où les eaux Tarbelliennes attiraient de toutes parts les visiteurs et les malades.

On peut rattacher au groupe du sud-ouest les sources de Castéra-Verduzan, autrefois Castéra-Vivent, et de Barbotan, situées dans le département du Gers, sur le territoire des Auscii. Peut-être faudrait-il voir dans ces eaux celles dont parle Strabon, lorsque, après avoir parlé des thermes Onésiens et de leurs sources, il ajoute qu'il en existe aussi de belles chez les Auscii. Je ne fais que hasarder cette proposition, car certains commentateurs n'appliquent pas aux thermes et aux sources le dernier membre de phrase de Strabon, et le rapportent au sol de l'Aquitaine, dont il est question au commencement de la même phrase (1).

(1) Telle est l'interprétation de M. TARDIEU, *Géographie de Strabon*, t. I, p. 314. Voici la traduction complète qu'il donne de cette partie du texte du géographe grec : « Dans les plaines de l'intérieur, ainsi que dans la partie montagneuse, le sol de l'Aquitaine est de meilleure qualité ; il est notamment fertile dans le voisinage du mont Pyréné, chez les Convènes, ou, comme nous dirions en grec, chez les Synélydes, peuple

Le hameau de BARBOTAN, où s'exploitent encore aujourd'hui des eaux et des boues, était déjà signalé par M. Jacquot (1) comme une localité très ancienne, où l'on avait trouvé, en fouillant le sol, des médailles et des constructions qui prouvaient qu'à l'époque de l'occupation romaine les sources étaient déjà exploitées.

À la fin de l'année 1902, des découvertes assez importantes furent faites à peu de distance de Barbotan, au cours des travaux de construction de la ligne de Nérac à Mont-de-Marsan. Ces découvertes consistèrent en un certain nombre de chapiteaux corinthiens et de socles de colonnes, que l'on a cru reconnaître comme ayant appartenu à un temple ou à un établissement thermal, et en pièces de bois en décomposition, placées dans une position horizontale, assemblées et semblant former un grillage, au milieu duquel étaient épars des moellons bruts et un fragment de béton de brique et de mortier (2).

CASTÉRA-VERDUZAN n'a pas fourni de traces aussi nettement probantes de son existence antique, mais on y a rencontré un fragment d'une inscription dédicatoire : *Aux Nymphes augustes,* que nous avons eu l'occasion de citer au nombre des textes épigraphiques dédiés à ces divinités, et qui ne doit pas être sans rapport avec les eaux minérales qui sont encore utilisées aujourd'hui dans ce lieu.

Dans la région du Béarn, à l'entrée de la belle vallée d'Aspe, qui fut de tout temps une des grandes voies de communication entre les deux versants dés Pyrénées, la petite station de SAINT-CHRISTAU n'avait pas été négligée par les Romains. Les traces monumentales de cette fréquentation ont disparu au cours des invasions qui ont si souvent emprunté

dont la capitale se nomme Lugdunum, et qui possède les thermes Onésiens, sources magnifiques donnant une eau excellente à boire. Le territoire des Auscii est également d'une grande fertilité. »

(1) *Description géologique, minéralogique et agronomique du département du Gers,* 1870, 1re partie, *Description géologique,* p. 132.

(2) *Revue de Gascogne,* t. XXXIV, 1893, p. 269.

ce chemin, mais de nombreux débris : monnaies, médailles, fibules, agrafes et autres menus objets ont été trouvés dans les sources lorsqu'on en refit le captage en 1897.

En ce qui concerne les EAUX-CHAUDES et les EAUX-BONNES, aucune découverte n'est venue, jusqu'à présent du moins, confirmer la réputation d'antiquité qu'avaient voulu leur conférer quelques érudits. « On n'a rencontré jusqu'à ce jour, dit M. Soulice (1), aucune trace des travaux que les Romains, si soucieux de tout ce qui concernait les thermes, n'auraient pas manqué de faire pour capter les sources, et si les bâtiments avaient disparu dans quelque cataclysme, comme à Aulus par exemple, il serait au moins resté certains vestiges des routes qui y conduisaient. »

BAGNÈRES-DE-BIGORRE. — Nous savons, d'après nos études précédentes, que Bagnères-de-Bigorre était connu à l'époque gallo-romaine sous le nom de Vicus Aquensis, et que les tributs de reconnaissance laissés par des malades sous forme d'inscriptions votives aux Nymphes attestaient l'ancienne renommée de ses eaux, auxquelles présidait vraisemblablement, à côté des divinités officielles de l'Italie, un dieu topique indigène nommé Agho. Des découvertes, sur lesquelles je n'ai pu trouver que des indications assez sommaires, ont mis à jour d'importants fragments des anciens thermes, fragments qui ne semblent pas avoir été conservés (2).

Ce fut, tout d'abord, « une immense piscine à gradins de marbre rose, qui fut exhumée lorsqu'on construisait, en 1823, l'établissement actuel, et qui se développait sous une portion

(1) *Notice historique sur les Eaux-Chaudes et les Eaux-Bonnes. Bulletin de la Société des sciences, lettres et arts de Pau*, 2º série, t. VI, 1876-1877.

(2) BORDEU, dans un ouvrage assez rare intitulé : *Lettres contenant des essais sur l'histoire des eaux minérales du Béarn et de quelques-unes des provinces voisines,... adressées à M*ᵐᵉ *de Sorberio, à Pau en Béarn.* Amsterdam. M.DCC.XLVI, faisait allusion en ces termes à l'antiquité d'une des sources de Bagnères : « Dumoret le vieux est fort ancien, il date du temps des Romains. On y voit avec plaisir des tuyaux remplis de concrétions pierreuses de plus de deux mètres d'épaisseur, et en couches de différentes couleurs : on sait par tradition que ces tuyaux furent les premiers que l'on mit à la source. »

du pavillon nord des Thermes, sur toute la largeur de la place et une partie de la maison Jalon. La conservation était parfaite, et malgré les réclamations de bien des gens, les prières de bien d'autres, l'architecte ne voulut rien entendre et posa son moellon neuf sur le marbre antique (1). »

En 1868, M. Vaussenat (2) releva deux piscines romaines, dans le voisinage d'une source dont il venait d'opérer le captage et qui émergeait à une distance intermédiaire entre les deux. Ces piscines devaient être établies avec un certain luxe, car on y a recueilli un assez grand nombre de tranches sciées de marbre blanc.

Dans le mémoire cité plus haut, M. Dumont a signalé également l'existence de pompes en briques à l'aide desquelles les eaux étaient captées, ainsi que d'aqueducs nombreux dont des fouilles anciennes ou récentes avaient révélé l'existence. L'espace très considérable (près de 300 mètres) sur lequel ont été trouvés des restes d'ouvrages anciens le portait à croire qu'il avait existé à Bagnères plusieurs établissements distincts : « Il ne nous paraît pas possible de supposer, avec les restes découverts, un bâtiment de trois cents mètres de longueur. Une construction de cette importance aurait laissé plus de traces. »

CAUTERETS. — L'existence de cette station à l'époque gallo-romaine semble encore très problématique et les indications recueillies dans les écrits des auteurs qui se sont occupés de son histoire ne permettent guère de remonter avec certitude au delà des premiers temps du moyen âge.

D'après MM. Lequeutre et Wallon (3) : « Sans parler de la visite légendaire de Jules César, ni même de l'hypothèse de la venue de l'empereur Auguste à Cauterets, il est certain que les Romains avaient établi des bains à Cauterets ; ils faisaient usage des sources de César et de Pause. Tous les historiens

(1) DUMONT, *Bagnères devant le Congrès d'hydrologie. Notes historiques. Bulletin de la Société Ramond*, 1887.
(2) *Bulletin de la Société Ramond*, séance du 6 avril 1868.
(3) *Guide de Cauterets*, 1895.

de la célèbre station sont d'accord pour affirmer que le nom de César, que portait déjà, au début même de l'époque moderne, l'une des sources les plus anciennes et les plus en renom ; une inscription placée sur la porte de la piscine antique dans laquelle les malades devaient primitivement se plonger ; l'ordre même des constructions archéologiques mises à jour par les fouilles et les aménagements contemporains ne peuvent laisser aucun doute. »

Le docteur Miquel-Dalton (1) parle également de cette inscription, qui aurait été relevée en 1821, par Ch. Labbat dans des *Notes manuscrites sur Cauterets;* mais il m'a été impossible, malgré toutes mes recherches, d'en connaître, même approximativement, la teneur.

Le même auteur signale aussi la découverte d'un tuyau de plomb, trouvé à une grande profondeur (26 pieds), lors de fouilles entreprises à la source de Bruzaud, et il tire argument d'une charte du comte Raymond, de 945, où il est question de la conservation des maisons destinées aux bains, pour déclarer : qu'il est difficile de croire que, du cinquième au neuvième siècle, dans les temps troublés où partout les Barbares bouchaient les sources thermales avec de grosses pierres, dans l'espoir de les refouler dans le sol, ait commencé la fortune de la station... et qu'il est donc amené à conclure que les bains donnés en 945 dataient au moins de l'ère relativement paisible de l'occupation romaine.

Mais, d'autre part, M. Reveil (2) est d'avis que, bien qu'une des sources les plus importantes de Cauterets porte le nom de César, aucune inscription, aucune trace n'indiquent que les eaux aient été exploitées à l'époque gallo-romaine. L'ancien bain de César se rapporterait, par son ordonnance et par sa construction, à la fin du quatorzième siècle, époque à laquelle un grand nombre de maladreries furent fondées près des sources minérales.

(1) *Cauterets dans le passé,* 1890.
(2) *Analyse chimique des eaux de Cauterets. Annales de la Société d'hydrologie de Paris,* t. VI, 1859-1860.

Telle paraît être également l'opinion du docteur Lahil-lonne (1), pour qui un voile épais couvre l'histoire primitive de Cauterets jusqu'à l'époque de Charlemagne.

Un texte semble, cependant, consacrer l'existence antique de Cauterets et lui attribuer des thermes construits ou visités par un des maîtres de l'Empire. Brugeles (2) parle des ravages d'une invasion des Normands et des Danois, de 840 à 844, et cite dans les *Preuves de la première partie,* p. 9 et 10, le passage suivant, tiré du *Cartulaire de Bigorre,* par Nicolas Bertrandi : « Post hæc maximâ furiâ invecti ad nobilissimum oppidum Aquis, *quod nunc dicitur Cauteres,* tunc latum et pingue, nunc satis debile, afflati, illorum malas mentes exagitaturi, rabiem cum magno impetu exercent... Dani vero Barbari, cum se victores esse conspexissent, ad dictum oppidum demoliendum cum festinatione properant : cujus speciosissima ædificia detrahentes ad ima, thermas imperiales Balneorum habéntes usum, et venas salutiferas quæ ibi antiquitùs constructæ fuerant demoliuntur. »

Les thermes dont il s'agit dans ce texte sont-ils bien, en réalité, ceux de Cauterets? Bertrandi le pensait et exprimait par sa phrase incidente *quod nunc dicitur Cauteres* cette opinion, suivie par d'autres savants, notamment par M. Degert (3).

Je préfère cependant l'attribution du texte de la Chronique à Dax, ce qui semble avoir été admis par Brugeles lui-même qui, dans le texte auquel se réfère la note figurant aux *Preuves,* donne le nom d'*Aqs,* et non de Cauterets, à la cité détruite par les Barbares du Nord. Aqs, ancien nom de Dax, correspond bien d'ailleurs au mot latin Aquis. En outre, l'itinéraire des envahisseurs indiqué par les textes est le suivant : Bordeaux, Bazas, Sos, Lectoure, *Aquis,* Bayonne, Oloron, Lescar et Tarbes. Une pointe sur Cauterets, entre Lectoure et Bayonne,

(1) *Histoire des fontaines de Cauterets,* 1877.
(2) *Chroniques ecclésiastiques du diocèse d'Auch,* MDCCXLVI.
(3) *Saint Vincent, évêque de]Dax. Revue de Gascogne,* 1899. *(En note).*
« Dans cette excursion des Normands, il s'agit des Cauterets, non de Dax. »

semble bien singulière et improbable, tandis qu'au contraire Dax se trouvait sur le chemin des Danois allant de la première à la seconde de ces deux villes.

En résumé, devant toutes ces contradictions il semble prudent de n'admettre Cauterets au nombre des stations gallo-romaines que sous de très expresses réserves.

Bagnères-de-Luchon. — La station thermale qui s'intitule « la Reine des Pyrénées » eut certainement aux temps antiques une grande réputation, dont témoignent les nombreux gages de reconnaissance dédiés aux divinités protectrices et retrouvés autour des sources. Les inscriptions nous ont montré qu'on y venait de loin, du pays des Rutènes comme de celui des Ségusiaves, par cette belle route, jalonnée de bornes milliaires, où les ingénieurs modernes se sont bornés à suivre la voie tracée par leurs collègues de l'ancienne Rome.

Au pied de la montagne de Superbagnères jaillissaient les sources sulfureuses qui accomplissaient ces merveilleuses guérisons. Recueillies aujourd'hui dans un savant réseau de galeries qui s'enfoncent au cœur de la montagne, elles sortaient alors des atterrissements et venaient au jour après avoir imprégné des terrains meubles, dépôts glaciaires et éboulis, déjà imbibés par les eaux superficielles (1).

C'est dans ces conditions qu'elles étaient exploitées par les Romains, dans un établissement dont les premières traces semblent avoir été révélées lors des fouilles entreprises en 1711 par d'Orbessan, gouverneur du duc du Maine. D'autres découvertes, signalées en 1736 par un curé, M. Bordage, furent faites sur ce même point, et d'importants restes d'antiquités romaines furent rendus au jour au cours des travaux commencés en 1763 par l'Intendant de la généralité de Gascogne, Mégret d'Étigny, qui avait résolu « de tirer ces eaux, déjà célèbres sous les Romains qui y avaient des thermes

____

(1) Docteur Garrigou, *les Sources et les galeries de captage de Bagnères-de-Luchon*. Études sur Luchon, 1887.

somptueux, de l'obscurité dans laquelle elles étaient demeurées depuis tant de siècles ». Mais ce fut lors des travaux entrepris de 1805 à 1807, pour la fondation d'un premier établissement, et de 1848 à 1855, pour la construction des thermes actuels, que furent découverts à peu près dans leur intégralité les vestiges des thermes antiques, qui avaient presque les dimensions du monument actuel, et dont j'emprunte à Lambron (1), la description, reproduite dans l'*Histoire ancienne de Luchon*, de Sacaze (2).

Premières fouilles. « On découvrit deux bassins peu éloignés et placés sur la même ligne, au pied de la montagne. Le premier, mis à découvert en 1805, n'avait que 1 m. 75 en largeur, longueur et profondeur. Le second, trouvé deux ans plus tard, en 1807, était carré, et avait, avec la même profondeur, 6 m. 50 sur chacun de ses côtés. Il régnait dans le pourtour de l'un et de l'autre un gradin qui, sans doute, servait de siège. Toutes leurs faces étaient revêtues de dalles en marbre blanc usées par les eaux, mais si artistiquement maçonnées que les jointures en étaient presque imperceptibles et qu'on ne pût les détacher qu'en les brisant. Le plus petit de ces bassins paraissait avoir été alimenté par une source minérale qui fut enfouie sous l'aile droite de l'établissement, ne pouvant être utilisée dans cette construction à cause de la profondeur à laquelle elle se trouvait. »

Deuxièmes fouilles (dont il existe un plan dressé à mesure de la mise à découvert des substructions romaines) (*fig.* 41). « On a trouvé trois piscines P P P superposées l'une à l'autre et plusieurs réservoirs R R R, qui servaient sans doute à refroidir l'eau nécessaire à alimenter ces bassins. Le bassin inférieur était une véritable piscine de natation. Sa forme était celle d'un quadrilatère ayant 7 mètres de large sur 10 mètres de long. Toutes ses parois, même le fond, étaient revêtues de marbre blanc. On a trouvé dans les débris qui le remplissaient

(1) *Les Pyrénées et les eaux thermales sulfurées de Bagnères-de-Luchon*, t. I, 1863.
(2) *Revue de Comminges*, t. III, année 1887. ..

des fragments de poterie d'une couleur brune, recouverte de l'émail le plus brillant et le plus solide, puisqu'il n'avait été altéré ni par le temps, ni par un long enfouissement, ni par l'action corrosive des eaux sulfureuses... Le bassin qui dominait presque immédiatement la piscine de natation était plus petit; il n'avait que 4 mètres sur 5 mètres, et il était revêtu simplement de dalles ordinaires du pays. Le troisième, le plus petit des trois, puisqu'il n'avait que 2 m.50 sur 3 mètres, était le plus élégant. Ses murs étaient enduits d'une forte couche de ciment sur lequel le marbre blanc se trouvait appliqué. Il pouvait aisément contenir huit ou dix personnes à la fois.

« Les réservoirs, où les eaux venaient se refroidir, étaient construits partie en ciment, partie en briques d'une très forte épaisseur et d'une admirable conservation. Le nombre et la disposition de ces réservoirs semblent démontrer que les Romains ne faisaient point usage de l'eau froide. M. Chambert, en effet, n'a trouvé aucune disposition propre à introduire la source froide dans les bassins. Ils étaient alimentés par quatre sources, presque toutes captées avec du béton et des cloisons de bois. Ces sources étaient amenées soit par des tuyaux de plomb, par des conduits en bois, soit plus simplement par des caniveaux, faits avec des tuiles plates et à rebords, cimentées avec du béton. Le réservoir supérieur

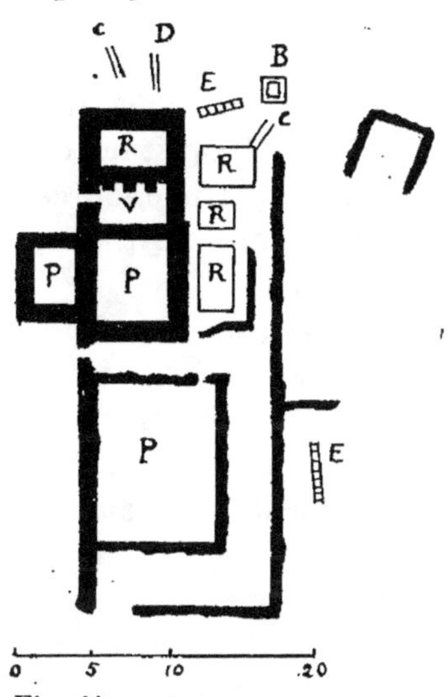

Fig. 41. — PLAN DES THERMES DE BAGNÈRES-DE-LUCHON. D'après le plan joint à l'ouvrage de Lambron.

B. Source romaine captée par du béton et par une cloison en bois.
C. C. Conduits en plomb des eaux chaudes.
D. Captage d'une source avec tuyaux en bois.
E. E. Conduits des eaux au moyen de canaux en tuiles.
P. P. Bassin des bains ou piscine.
R. R. Réservoirs.
V. Étuve (hypocauste).

recevait sans doute les sources les plus chaudes, car il fournissait à la salle des vapeurs obtenues par une disposition des plus simples et des plus remarquables, par le passage des eaux sous une voûte percée de trous nombreux et soutenue par de petites colonnes en terre cuite.

« Les bassins non seulement étaient alimentés par ces réservoirs, mais leur disposition superposée permettait aux deux petits de déverser leur trop plein dans la piscine de natation. Le plus petit paraît avoir été desservi par une source spéciale qui y arrivait au moyen de trois siphons en brique, dont l'un a été retrouvé parfaitement intact...

« L'importance de ces thermes ressort donc du grandiose même de leurs dispositions balnéaires. Mais les fouilles ont encore démontré que les habitations pour loger les baigneurs y étaient annexées. On a trouvé, en effet, du côté du nord, des vestiges de murailles, des détritus de bois, du charbon, des débris de plusieurs ustensiles de ménage. »

Comme on peut s'en rendre compte par cette longue citation, les thermes de Bagnères-de-Luchon étaient très complets et devaient présenter un intérêt de premier ordre à raison de leurs dispositions au point de vue balnéaire. Là comme partout, malheureusement, aucun effort de conservation n'a été tenté, et les fondations des nouveaux thermes sont venues recouvrir les ouvrages anciens dont toutes traces ont disparu.

La Barthe-de-Rivière. — A peu de distance de Saint-Gaudens, la Barthe-de-Rivière, qui possède encore un petit établissement de bains, fut certainement une station thermale à l'époque romaine. MM. Morel et Gautier (1) y signalent l'existence d'une ancienne chaussée, d'une pile itinéraire et d'une voûte de construction romaine recouvrant une source savonneuse, et, d'après M. A. Couget (2), on conserve aux bains

(1) *Voie romaine ab Aquis Tarbellicis et routes qui venaient s'y souder*, 1874.

(2) *Excursion en Comminges. Revue de Comminges*, t. VIII, 1893, p. 202.

une piscine romaine et des substructions antiques. En outre,
le musée de Toulouse posséderait un certain nombre de cippes
funéraires et d'autels votifs découverts aux alentours.

Encausse. — Je signale les eaux d'Encausse surtout parce
qu'elles naissent dans une région fertile en vestiges de l'occupation gallo-romaine, mais sans avoir de preuves bien con-
vaincantes de leur existence reconnue à cette époque. Du
Mège, cité par Greppo (*op. cit.*, p. 246), était porté à croire que
ces eaux avaient été connues des Romains, par suite de la
découverte d'inscriptions et d'urnes en marbre dans les lieux
qui l'environnaient. D'autre part, une statue d'Isis aurait été
trouvée près des sources thermales (1).

Sacaze (2) est loin d'être affirmatif à cet égard : « Les eaux
d'Encausse, dit-il, furent-elles utilisées par les Romains?
Aucun texte, aucune découverte archéologique ne nous permet de l'affirmer ; cependant quelques débris romains ont déjà
été trouvés dans le voisinage. »

Les indications qui m'ont été fournies sur cette station
n'ont fait que confirmer cette pénurie de renseignements et
cette incertitude.

Certaines autres stations des Pyrénées, sans présenter de
vestiges certains d'édifices ayant un rapport direct avec les
thermes, ont cependant fourni des inscriptions desquelles il
est permis d'inférer qu'elles n'étaient pas restées ignorées
lors de l'occupation romaine. A Lez, à l'entrée du val d'Aran,
dans une région qui relève aujourd'hui de l'Espagne mais
qui faisait alors partie du territoire des Convènes et appartenait à la Gaule romaine au même titre que toutes les vallées
situées sur le versant septentrional de la chaîne, on a découvert des inscriptions consacrées aux Nymphes et au dieu Lex
ou Lexi. D'après M. Barry (3), et bien que cet auteur dise

(1) Docteur Grasset, *Revue médicale*, 19 août 1903.
(2) *Revue de Comminges*, t. IV, 2ᵉ trimestre, p. 298 et suiv.
(3) *Les Eaux thermales de Lez à l'époque romaine. Revue archéologique*, 13ᵉ année, 1ʳᵉ partie, 1856.

n'avoir pu obtenir que des renseignements très vagues sur les fouilles opérées en 1834-1835, des débris de divers genres : tuiles, poteries, amphores, etc., auraient été découverts au milieu de substructions antiques lors de la reconstruction de l'établissement thermal.

À CADÉAC-LES-BAINS, village de la vallée d'Aure, le séjour des Romains est bien établi par toute une série de petits autels votifs en marbre, que l'on avait sciés, écornés ou taillés pour en composer l'arceau d'un porche latéral de l'église (1).

Dans la vallée du Louron, au plateau de SARRAT DE PEYRA, voisin d'abondantes sources thermales sulfureuses, on a trouvé deux cippes dédiés au dieu Arixon, et un autre cippe, consacré aux Nymphes, a été découvert, avec quelques monnaies romaines, dans le Val d'Aran, aux thermes d'ARTIAS, où plusieurs sources sulfureuses chaudes sont encore exploitées aujourd'hui (2). Deux autres fragments d'autels votifs ou de cippes funéraires trouvés, l'un près d'Artias, l'autre au village tout proche de *Gesa*, établissent d'une façon certaine l'existence d'établissements romains dans ces parages (3).

Les ex-voto en terre cuite, dédiés aux Nymphes, trouvés à CAPVERN par Du Mège, ainsi que des médailles romaines, sont des indices certains de l'antique exploitation des eaux thermales ou froides, sulfatées calciques et ferrugineuses de cette station. Nous savons même que certains auteurs ont voulu y voir les Aquæ Convenarum de l'Itinéraire d'Antonin. On a prétendu que, lorsqu'on fouilla, dans les premières années du dix-neuvième siècle, le sol d'une maison voisine de l'établissement actuel, on découvrit des fondations en forte maçonnerie, de caractère antique ; mais ces rapports, dit M. Curie-Scimbres (4), faits de souvenir, sont vagues et contestables.

(1) *Mémoires de l'Académie des sciences, inscriptions et belles-lettres de Toulouse*, 6e série, t. VI, 1868.
(2) *Bulletin de la Société des Antiquaires*, 1883, p. 224.
(3) DE LAURIÈRE, *Promenade archéologique dans le Val-d'Aran*, 1887.
(4) *Capbern historique, ses antiquités, son état actuel, ses eaux thermales*, 1871.

Amélie-les-Bains. — La petite ville thermale d'Amélie, autrefois connu sous le nom d'Arles-les-Bains ou d'Arles-sur-Tech, possède des restes fort considérables de thermes romains, qui occupaient toute la partie inférieure du bassin des sources et n'ont jamais été reconnus dans leur entier. Dans ses *Notes d'un voyage dans le midi de la France*, Mérimée leur avait consacré ces quelques lignes : « Le village d'Arles-les-Bains a conservé quelques souvenirs du séjour des Romains qui avaient reconnu les propriétés de ses sources thermales. La salle où l'on prend les bains est un ouvrage antique, qui d'ailleurs n'est remarquable que par sa grandeur, l'épaisseur et la solidité de sa voûte. »

La salle dont parlait Mérimée, voûtée en plein cintre, à murs très épais ornés de niches demi-circulaires, était creusée à son centre d'une piscine profonde de près de deux mètres, dont le fond était composé de petites briques posées de champ, et où l'on descendait par cinq marches qui régnaient le long des quatres faces et pouvaient servir en même temps de sièges aux baigneurs.

A côté de cette salle, et en communication avec elle, il en existait une autre que des travaux de déblaiement postérieurs ont permis de reconnaître dans tous ses détails. Au sud-est de cette salle on voyait deux puits hexagonaux, de deux mètres de hauteur environ, construits en béton aggloméré, alimentés par des courants d'eau chaude. Ce devaient être là des sortes de bains de vapeur, justifiant le nom d'*estufs* qu'un ancien acte donnait à cette salle (*fig.* 42).

« A la suite de ces appareils, dit M. Rolin (1), existaient plusieurs baignoires en marbre blanc, de très grandes dimensions, trois mètres de long sur deux mètres de largeur ; elles présentaient à la partie sud deux échancrures demi-cylindriques où le malade pouvait venir se reposer. On descendait

(1) *Notice sur les anciens et les nouveaux thermes d'Amélie.* Perpignan, 1867. — Sur Amélie-les-Bains, voir aussi : Greppo, *op. cit.*, p. 290 et suiv. — Henry, *Extraits d'une histoire inédite du Roussillon. Mémoires de la Société des Antiquaires*, t. X, 1834, p. 208 et suiv. — Congrès archéologique, 35e session, 1868.

dans cette baignoire par deux marches pratiquées dans la pierre entre ces échancrures. Cette baignoire était précédée d'un bassin rectangulaire placé entre les deux parties cylindriques dont j'ai parlé plus haut. Il fallait donc entrer dans cette baignoire rectangulaire avant d'entrer dans la seconde. La température de ces deux bains devait être différente ; c'était probablement une médication hydrothérapique... On n'a trouvé qu'une baignoire comme celle que j'indique ; peut-

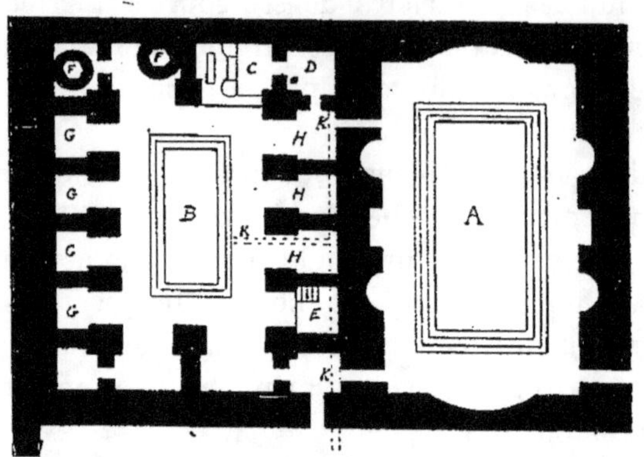

Fig. 42. — THERMES D'AMÉLIE-LES-BAINS.

A. Grande piscine. — B. Petite piscine. — C. Cabinet avec baignoire. — D. Cabinet avec baignoire. — E. Cabinet avec petite piscine. — F. F. Puits en maçonnerie formant réservoirs d'eau thermale. — G. G. Cabinets dont on n'a retrouvé que la base des piliers. — H. H. Cabinets retrouvés avec leurs voûtes. — K. K. Canaux de vidange des eaux.

être en a-t-il existé d'autres, comme la disposition des thermes semble le faire supposer. »

De chaque côté de cette salle existaient des enfoncements, qui devaient constituer des cabinets séparés, et, au milieu, s'étendait une piscine de dix mètres sur quatre, pavée en petites briques liées par un ciment très fin.

Un luxe assez grand régnait dans ces thermes, car on y a constaté l'usage général des placages en marbre blanc. Les voûtes étaient établies avec des briques de grandes dimensions, alternant avec des pierres calcaires faciles à tailler et les eaux étaient conduites au moyen de grandes tuiles creuses formant tuyaux par leur superposition en sens inverse.

En dehors de ces deux édifices principaux, d'autres constructions étaient en rapport certain avec les thermes. Des murs de soutènement renversés et quelques fondations reconnues près de la source du Gros-Escaldadou prouvent que les Romains l'avaient utilisée dès son point d'émergence en l'entourant de constructions. Greppo cite, d'après M. Jaubert de Passa, un grand aqueduc à arcades, en briques, qui recevait les eaux de la source principale et les versait dans les deux piscines.

Des échancrures pratiquées dans les rochers de la rive du torrent du Mondoni, et dont l'une est encore utilisée aujourd'hui comme piscine naturelle, semblent devoir être attribuées également aux Romains, ainsi que le mur de barrage, connu dans le pays sous le nom de *Mur d'Annibal*, qui forme digue au point où le Mondoni sort d'une gorge rocheuse aux parois à pic de plus de 100 mètres de hauteur (*fig.* 43). Les eaux froides de la rivière étaient amenées aux thermes par un canal creusé en partie dans la roche vive et dont, au dire de M. Henry (*op. cit.*), on voyait encore de grands vestiges.

Las Escaldas. — Ces eaux, thermales ou froides, sont situées dans un hameau de la commune de Villeneuve, à peu de distance de la frontière espagnole, dans les Pyrénées-Orientales. Cette région reculée et d'abord peu facile fut le centre d'une sérieuse occupation romaine; la petite ville espagnole de Llivia, peu distante des Escaldas, portait le nom de *Julia Livia*, et était la capitale de la province *Ceretania Juliana*. Les eaux voisines des Escaldas, dont le nom rappelle singulièrement la dénomination d'Aquæ Calidæ, n'avaient pu rester ignorées des Romains (1), qui y avaient élevé des thermes,

(1) Toute cette région présente des traces nombreuses de son passé antique. A quelques minutes des Escaldas, à Angoustrine, on a trouvé souvent des médailles romaines, et, dans le cimetière, en 1838, un cippe en pierre portant l'inscription suivante :

I. O. M

C. P. POLI

BIVS

V. S. L. M

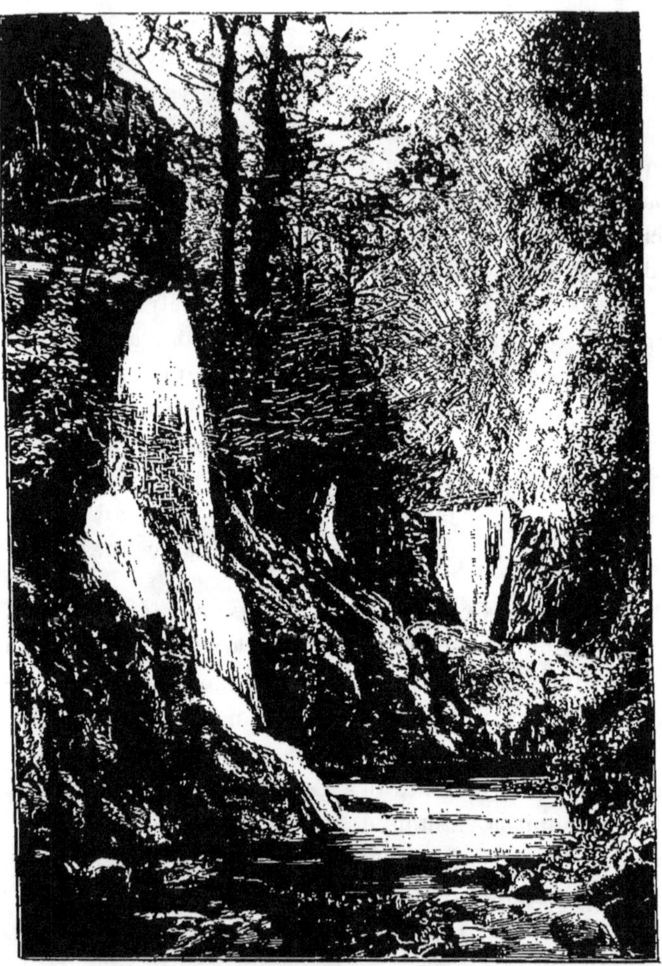

Fig. 43. — CASCADE D'ANNIBAL, A AMÉLIE-LES-BAINS.

Cliché communiqué par le Syndicat d'initiative d'Amélie-les-Bains.

dont il restait encore au dix-septième siècle des vestiges importants. (MARCA, *Histoire du Béarn*). Le docteur Carrera, auteur d'un *Voyage en Roussillon*, publié en 1787, y avait encore vu un *lavacrum* de 8 m. 76 de long sur 4 m. 50 de large et 0 m. 76 de profondeur, pavé en larges pierres de taille, par-dessus une charpente qu'on avait découverte en soulevant une de ces dalles. On descendait dans ce lavacrum par trois marches de marbre blanc qui en faisaient le tour. A la même époque, on voyait encore les restes du *sudato-rium* (1).

Tout cela a disparu aujourd'hui dans la reconstruction de l'établissement thermal.

AULUS. — L'une des sources thermales d'Aulus, la source Darmagnac, fut certainement utilisée par les Romains dans un petit établissement qui, d'après sa forme présumée, ne devait être qu'une sorte de buvette.

En 1845, en travaillant au premier captage de la source, on découvrit, à deux ou trois mètres de profondeur, « un plancher de forme carrée qu'on avait établi avec d'épais madriers de chêne, joints par de fortes chevilles en fer. Au centre se trouvait une ouverture circulaire percée dans l'axe du griffon. C'est par cette ouverture qu'on puisait l'eau. Une balustrade également en bois de chêne entourait le plancher. Il est probable que cette construction était abritée par un toit de chaume ou d'ardoises soutenu par des colonnes fixées aux quatre angles du carré… Quand les diverses pièces eurent été enlevées, on recueillit, au-dessous de l'ouverture circulaire qui occupait le centre du plancher, plusieurs débris de verre et de poteries (2). »

De nouveaux débris du même genre furent découverts en 1872, lors de nouveaux travaux de captage, ainsi qu'un morceau de bois de chêne travaillé paraissant avoir appar-

(1) J. HENRY, *Extraits d'une histoire du Roussillon. Mémoires de la Société des Antiquaires*, t. X, 1834.
(2) A. D'ASSIER, *Aulus-les-Bains et ses environs*, 1884.

tenu à une rampe ou à une balustrade et trois médailles du premier siècle de notre ère, qui peuvent nous servir à dater ce modeste édifice, probablement élevé par quelque colonie militaire chargée de la garde d'un des passages des Pyrénées.

RENNES-LES-BAINS. — Les bains de Rennes, où sont exploitées cinq sources minérales, dont trois thermales et deux froides, étaient jadis connus sous le nom de Bains de Montferrand. Là s'élevait probablement autrefois la cité de *Redda* ou *Redæ*, qui a donné son nom à la région environnante, le *Reddesium* ou *Razès* (1). Si le nom ancien peut faire doute, il n'en est pas de même de l'existence sur ce point, à l'époque qui nous occupe, d'un groupement qui dut même avoir une certaine importance. Les menus objets, indices certains d'une occupation gallo-romaine : monnaies, fragments de tuiles et d'amphores, débris de poteries diverses, etc., y ont été recueillis en grand nombre, ainsi que divers objets en métal, des statuettes et deux roues de char, en bronze, à cinq rais, conservées actuellement au musée de Toulouse.

Outre les débris d'une maison romaine, écrasée par l'éboulement d'une masse rocheuse détachée de la montagne, et qui furent découverts en 1841, on a reconnu, sur plusieurs points du village actuel, des substructions et des débris de mosaïques, appartenant à des édifices divers, ayant dû faire partie d'une ville assez étendue. L'inscription suivante, gravée sur un autel en marbre :

C· POMPEIVS

QVARTVS

I· A· M

SVO

(1) « Je crois qu'il faut placer cette ville au village de Rennes, à quatre lieues de Limoux, qui est célèbre par ses bains. La situation convient, car le village de Rennes est dans le Razez; le nom est le même, car Rennes vient de *Redenæ*, diminutif de *Redæ*. Enfin, on a trouvé et on trouve tous les jours près de ce village beaucoup de médailles, qui prouvent qu'il y a eu autrefois en cet endroit quelque ville considérable. » (ASTRUC, *Mémoires pour l'histoire naturelle de la province du Languedoc*, p. 190, 1737.)

n'était peut-être pas sans rapport avec les thermes, car « elle avait été autrefois tirée des anciens bastiments qui étaient autour de la fontaine des bains de Regnes ».

L'édifice thermal a disparu complètement, à la suite de travaux divers de canalisation, d'adduction et de nivellement, mais des textes anciens permettent d'en avoir une certaine idée (1). Il s'élevait sur l'emplacement de l'établissement actuel appelé le Bain de la Reine, et l'on en découvre encore quelques rares vestiges dans les substructions des bâtiments, lorsqu'il est nécessaire de creuser un peu profondément. Le curé Delmas, dans un mémoire manuscrit écrit en 1709 (2), disait avoir vu à cet endroit les vestiges d'un édifice ressemblant aux thermes dont on retrouve les vestiges à Rome. Un autre mémoire de M. Sage, lu en 1746 à l'Académie des Sciences de Toulouse, donnait quelques détails plus précis : « On distingue encore à la source de la Reine les marques des petites chambres qui formaient sans doute des appartements. On y a trouvé des restes de canaux de plomb. On y découvre encore, de temps en temps, des petites pièces de marbre rangées à la mosaïque et incrustées sur des pierres avec un fort ciment. On y trouve quelquefois de grosses pièces de marbre blanc et noir, qu'on y a infailliblement transportées, car il n'y en a point dans le pays... On y découvre d'autres espèces de pierres rondes de huit pouces de circonférence, qui se partagent aisément en quatre portions égales, et que l'on croirait destinées à faire des compartiments. On y remarque des coquillages de plusieurs espèces, incrustés sur des murs, à

(1) La majeure partie des débris provenant de Rennes-les-Bains a été déposée aux musées de Carcassonne et de Narbonne. Divers fragments de constructions anciennes : vasques, chapiteaux, fûts de colonnes, etc., ont été groupés auprès d'une fontaine voisine de Rennes, dite la Source du Cercle.

(2) *Mémoires de la Société royale des Antiquaires de France,* t. II, 1820. *Rapport de M. Bottin sur les travaux de la Société* (p. 33) : « Vous avez été mis en possession d'un ancien manuscrit, dans lequel un curé de campagne, nommé Delmas, consignait, en 1709, ses recherches sur les bains de Montferrand, fréquentés par la colonie de Narbonne, et sur les nombreuses antiquités qu'on y a trouvées. »

peu près comme nous faisons dans nos jardins pour la construction des grottes. »

En 1799, on découvrit, sous une voûte en pierre écroulée,
un bassin pavé de marbre blanc et revêtu sur son pourtour
de lames de schiste noir dur et poli. Un autre bassin, bâti en
ciment et fondé sur le roc, existait encore à la même époque,
et, tout auprès, on apercevait les restes d'un conduit qui
servait à élever les eaux et à les porter dans le bassin.

Enfin, M. le docteur Gourdon (1) a signalé l'existence, dans
le lit de la rivière, près de la source du Pont, d'une série de
trous creusés dans le roc et régulièrement alignés sur deux
rangs distants d'environ deux mètres. Ces trous ont-ils servi
à fixer les pilotis d'un double barrage, pouvant être d'une
utilité quelconque au point de vue d'un approvisionnement
en eau douce? On ne le sait, car on n'a, paraît-il, aucun indice
sur l'âge et l'origine de ce travail.

AX-LES-THERMES. — Nous avons vu, lorsque nous nous
sommes occupés de la connaissance des sources thermales
antérieurement à l'occupation romaine, qu'il avait été découvert auprès d'une des sources d'Ax des traces certaines de
travaux de captage devant remonter à une haute antiquité.
Nous sommes moins bien partagés en ce qui concerne la
période romaine, et aucune inscription, aucune ruine, ne sont
venues révéler l'existence d'établissements de quelque importance fondés par les Romains (2).

Cependant le nom même de cette station, dont l'ancienne
orthographe était *Aqcs,* semble témoigner de son origine
latine, *Aquæ,* et, d'autre part, la découverte sur divers points
du territoire d'Ax de monnaies de l'époque impériale permettent de penser qu'une agglomération avait dû se former
sur ce point à l'époque gallo-romaine, et que les Romains, si
grands appréciateurs des eaux chaudes, ne laissèrent pas de

(1) *Stations thermales de l'Aude. Rennes-les-Bains, Campagne, Alet.,* 1874.
(2) *Bulletin périodique de la Société ariégeoise des sciences, lettres et
arts,* 2ᵉ vol., 1887, p. 205.

côté ces sources thermales, si abondantes à Ax qu'une partie seulement d'entre elles est employée à des usages médicaux (1).

ALET. — L'inscription à la Mère des Dieux, que nous avons eu antérieurement occasion de citer, met hors de doute l'occupation par les Romains du site actuel d'Alet, où ils auraient élevé une ville nommée *Electa*. Il est fort probable que les eaux thermales du lieu ne passèrent pas inaperçues de ce peuple habile en l'art d'utiliser les moindres filets d'eau, mais je n'ai pu rencontrer aucune donnée précise sur les vestiges retrouvés des travaux antiques. M. Gourdon (2) nous apprend que la portion de l'établissement actuel qui avoisine le plus l'Aude repose précisément sur les ruines de l'ancien établissement romain. M. Fédié (3) parle des vestiges de thermes ayant une origine romaine, qui auraient été trouvés à Alet. Enfin, Sacaze (4) fait allusion à Alet, où l'on a retrouvé, dit-il, les traces de thermes romains alimentés par une source très abondante, la *Fontaine-Chaude*. Ce sont là les seuls renseignements que j'ai pu recueillir sur l'état ancien de cette station, renseignements bornés à de simples affirmations, sans aucune description des travaux ou des restes auxquels il est fait ainsi allusion.

L'abside de l'ancienne cathédrale, ruinée en 1577 par les protestants, a longtemps été considérée comme un fragment de construction antique, que quelques auteurs croyaient avoir été un temple consacré à Diane. Cette abside pourrait en effet passer pour gallo-romaine, si l'exécution générale et quelques détails ne trahissaient le moyen âge. Ces caractères avaient déjà frappé Mérimée, qui s'exprimait ainsi dans ses *Notes de voyage dans le midi de la France :* « Tous les détails, examinés

<hr>

(1) Docteur GARRIGOU, *Étude chimique et médicale des eaux sulfureuses d'Ax*, 1862.

(2) *Stations thermales de l'Aude*, 1874.

(3) *Étude historique sur le Haut-Razès. Mémoires de la Société des arts et des sciences de Carcassonne*, t. IV, 1879.

(4) *Revue de Comminges*, 1886, p. 339 et suiv.

à part, ont une physionomie antique ; mais l'ensemble date certainement d'une époque postérieure au dixième siècle. » Toutefois, l'inscription que nous avons citée plus haut (V. p. 174) peut nous faire tenir pour certain le fait qu'il exista à Alet un temple dédié à la Mère des Dieux, le texte épigraphique mentionnant, d'une part, le nom de la divinité et, d'autre part, la fonction : *curator templi*, de l'auteur de la dédicace.

Quelques vagues indications semblent attribuer une origine antique aux petites stations de *Campagne*, de *Ginoles* et d'*Escouloubre*, situées dans la même région ; mais ce ne sont là que des données sans précision et sans preuves à l'appui, qui ne permettent pas, tout au moins dans l'état actuel des choses, d'en faire état dans nos études.

BALARUC. — Outre l'inscription dédiée à Neptune par un tribun de la II° légion et signalée plus haut (V. p. 176), les nombreux restes d'édifices antiques, colonnes, chapiteaux, salles pavées de mosaïques, etc., et les débris céramiques de toutes sortes dont parle Greppo (*op. cit.*, p. 248 et suiv.), fournissent la preuve que ce lieu était habité à l'époque romaine. Il n'est pas moins certain que les sources étaient déjà utilisées dans un établissement thermal d'une certaine importance.

Gensanne (1) signalait un aqueduc qui avait servi aux Romains à conduire les eaux de la source jusqu'aux bains. Ce canal, d'après lui, subsistait encore dans la plus grande partie de sa longueur, et il eut pu être réparé à peu de frais.

Astruc (2), cite également quelques vestiges d'antiquité trouvés à Balaruc, et donne, à la page 316 de son ouvrage, un plan des thermes extrait d'un ouvrage de Nicolas

____

(1) *Histoire naturelle de la province du Languedoc*, 1778, 1er vol., p. 255.
(2) *Mémoires pour l'histoire naturelle de la province du Languedoc*, 1737, p. 312.

Dortoman : *De causis et effectibus Thermarum Belilucanarum* (1579), dans lequel on voit figurer, à peu de distance de l'établissement qui existait alors, trois piscines carrées, desservies par un canal de décharge, auxquelles la légende du plan donne le nom de *Vieux Bains* et *Égout des Vieux Bains*.

Parmi les constructions qui semblent avoir appartenu aux anciens thermes, Greppo *(loc. cit.)* parle d'un double canal formé de trois fortes murailles parallèles, communiquant par deux ouvertures basses avec un aqueduc jadis couvert par une voûte ; un bassin de forme elliptique, avec sièges à hauteur d'appui faisant partie des gradins destinés aux baigneurs et de nombreux tuyaux en terre cuite analogues à ceux qu'on trouve dans les bains d'origine romaine.

Dans un ouvrage plus récent, l'abbé Bousquet (1) fait connaître différentes découvertes nouvelles (2), dont deux ont un rapport certain avec l'usage des eaux thermales. C'est, d'abord, la trouvaille, en 1857, à 7 ou 800 mètres de l'unique source thermale alors connue, de deux longs fragments de grands tuyaux en plomb, parfaitement adaptés et emboîtés de quelques centimètres l'un dans l'autre, et portant l'inscription : COL· AVG· NEM· TIBERINVS· L· FF· SF (3).

C'est, ensuite, la mise au jour, en 1863, d'une piscine romaine, dans un champ voisin de l'établissement thermal. Le premier objet qui se rencontra sous la pioche, à trois

---

(1) *Notice et précis historique sur Balaruc-les-Bains et ses sources thermales.*

(2) Parmi d'autres substructions découvertes, il en est une qui, sans se rattacher absolument aux thermes, n'en a pas moins un intérêt considérable. Ce sont les restes d'une ancienne prise d'eau, près d'une source située à 3 kilomètres de Cette. A l'origine de l'aqueduc, sous la vanne de prise d'eau, trois médailles de bronze de Claude, régulièrement disposées, semblaient avoir été placées là comme témoins de la date de la construction. De grands tuyaux formaient la suite de l'aqueduc, et des tuyaux de divers calibres formaient des prises d'eau partielles, suivant les besoins des habitants.

(3) Cette inscription est ainsi interprétée au *Corpus I. L.*, XIII, 5701, 58 : *Colonia Augusta Nemausensium Tiberius L. F. F. servus fecit.*

Une autre interprétation des trois dernières lettres est donnée dans les *Mémoires de l'Académie du Gard*, année 1872, p. 145 : *Formis suis faciebat. Forma*, nom technique du moule employé par les fondeurs.

mètres environ de profondeur, fut une large plaque de marbre blanc. C'était la première marche d'un magnifique escalier, entièrement revêtu de marbre, conduisant dans la piscine. Sept marches de ce grand escalier purent être mises à découvert au moyen de deux puissantes machines à puiser l'eau, qui recouvrait entièrement ce monument; mais à la naissance de la septième marche, l'eau arrivait en telle abondance que les pompes devinrent impuissantes et ne permirent pas de fouiller plus bas. On put cependant constater la forme ovale de cette piscine, et reconnaître, outre le grand escalier qui en occupait le centre, deux autres escaliers moins larges, également en marbre, construits aux extrémités.

L'eau arrivait dans cette piscine par des orifices dont la plupart donnaient de l'eau très chaude et quelques-uns de l'eau froide. L'un de ces orifices, voisin de la septième marche du grand escalier, était garni d'un grand tuyau de plomb.

Cette piscine ovale était-elle la même que la piscine elliptique à gradins dont parle Greppo, et qui, après avoir revu le jour une première fois, aurait été comblée à nouveau. Je ne sais, mais la piscine signalée par l'abbé Bousquet a, elle aussi, disparu sous des remblais, sans que les recherches aient été poussées plus loin.

Les Fumades. — La station d'eaux sulfureuses froides des Fumades est située à un kilomètre environ du village de ce nom, dans la commune d'Allègre, arrondissement d'Alais. Il y existe plusieurs sources, dont la plus anciennement connue portait le nom caractéristique de *Font-Pudento*, fontaine puante.

En 1865, on découvrit, à une quinzaine de mètres de cette source, une piscine que des fouilles ultérieures permirent de reconnaître presque en entier.

Cette piscine, de forme circulaire, avec un gradin sur son pourtour, était établie dans un massif de maçonnerie de moellons ordinaires, carré, avec échancrures aux angles. Le fond de la piscine était formé d'un blocage en pierres brutes reposant sur la terre végétale, surmonté d'une couche de béton de 0m.25 d'épaisseur et d'une couche de 0 m.22, formant le radier de la cuvette, composée de chaux vive et de fragments de briques concassées. Une coupure de 0 m.70 environ, pratiquée dans la partie nord de la piscine, permettait l'arrivée de l'eau, amenée par un canal que des fouilles postérieures ont fait reconnaître dans la direction de la Font-Pudento.

« De la forme et des dimensions de la piscine antique, dit M. Chauvet (1), il est aisé de déduire comment elle était utilisée. Le plus grand diamètre de la cuvette est de 4 m. 14, c'est-à-dire un peu plus du double de la taille humaine la plus élevée. Les baigneurs, réunis en groupe et simultanément plongés dans l'eau sulfureuse qui remplissait aux trois quarts la profondeur du bassin, pouvaient, selon les cas, s'asseoir sur le gradin, ou bien s'étendre sur le fond de la cuvette, en réunissant leurs pieds vers le centre, et se déployer en éventail, rayonnant tout autour, le coude appuyé sur le giron du gradin qui leur procurait un exhaussement suffisant pour tenir la tête constamment élevée au-dessus de la surface de l'eau. »

Les aménagements de la source même furent retrouvés lors de travaux entrepris en 1876 pour la restauration de l'ancien puits abandonné de la Font-Pudento et continués en 1877. A deux mètres environ au-dessous du sol actuel, on découvrit le mur de revêtement du puits antique, épais d'un mètre au couronnement, et offrant intérieurement deux étranglements successifs de 0 m. 16 (*fig.* 44). Ces maçonneries étaient soutenues à leur base par un système de pieux en bois, disposés verticalement et noyés dans les masses argileuses qui composent le sous-sol environnant. A 2 m. 80 en contre-bas du couronnement de maçonnerie, le puits se rétrécit subitement et se termine par un tubage de 1 m. 90 de long, composé d'un tronc de chêne blanc évidé à l'intérieur,

---

(1) *Les Fumades et leurs environs.* Rapport lu à la Société scientifique et littéraire d'Alais dans sa séance du 20 janvier 1872.

qui avait évidemment pour but de préserver l'eau minérale jaillissante de l'invasion des eaux d'infiltration. De la partie supérieure de ce tube principal partait un tube latéral de moindre
dimension A B creusé aussi dans une seule pièce de chêne
blanc. Un second tuyau E F, muni à son extrémité d'une
armature en plomb bouchée au moyen d'un tampon de chêne
vert, débouchait dans le puits, un peu au-dessous des maçonneries antiques (1).

C'est dans ce puits que furent découverts, gisant pêle-mêle,
les vingt-quatre petits monuments en forme d'autels carrés,

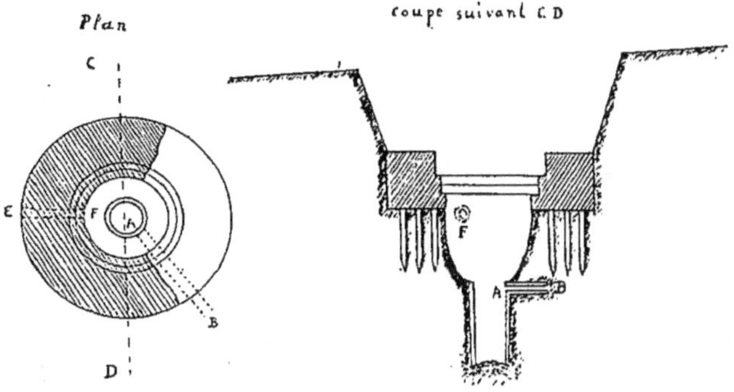

Fig. 44. — PUITS DE LA SOURCE DES FUMADES.
D'après le plan joint au rapport de M. Charvet.

dont plusieurs étaient ornés de bas-reliefs ou d'inscriptions,
que nous avons étudiés précédemment (2). On y trouva également un seau en bois, avec cercles et poignée de fer (3),
des fragments de tuyaux en bois et de nombreuses médailles,
dont quelques-unes en or et la majeure partie en bronze.

Des recherches de moindre importance, exécutées en 1878
au couchant de la piscine antique, ont fait reconnaître les
fondations de divers bâtiments, ornés de mosaïques gros-

(1) CHARVET, les Fumades, 2ᵉ rapport lu le 18 octobre 1879. Mémoires
et comptes rendus de la Société scientifique et littéraire d'Alais.
(2) Voir p. 219.
(3) Un seau du même genre, composé de onze douves de bois de
sapin maintenues par trois cercles en fer, a été trouvé en 1906, dans un
puits du plateau d'Alise-Sainte-Reine, l'ancienne Alesia.

sières, qui formaient peut-être les dépendances de l'ancien
établissement thermal. En outre, les environs sont parsemés
de fragments de poteries et de menus objets antiques, permettant de supposer que le voisinage des eaux avait créé là,
ou tout au moins développé, un centre assez important de
population (1).

Dans la région voisine des Fumades, les sources minérales
d'Euzet semblent avoir été fréquentées depuis une haute
antiquité, et notamment à l'époque romaine. Le territoire de
cette commune était traversé par une voie allant d'Uzès à
Alais. L'occupation romaine a laissé de nombreuses traces
dans le pays et des fragments de poteries anciennes ont été
découverts dans le voisinage même des sources. Il est donc
permis d'espérer, dit M. Chauvet (2), que si jamais des
fouilles ultérieures étaient pratiquées sur l'emplacement de la
source antique d'Euzet, on pourrait, comme aux Fumades,
y mettre au jour des vestiges importants de l'époque
romaine.

Il en a peut-être été de même à BAGNOLS-SUR-CÈZE, dont
Gensanne, dans son *Histoire naturelle de la Province de Languedoc* (t. I, p. 155), parlait en ces termes : « On trouve
auprès de Bagnols plusieurs sources bitumineuses dont les
anciens fesoient beaucoup d'usage, surtout pour les maladies
cutanées. On y remarque encore des restes d'anciennes cuves
taillées dans le roc ; ces cuves n'avoient guère que trois pieds
de diamètre et paroissent avoir été destinées à prendre des
bains froids (3). Il est très vraisemblable que ces bains,
connus sous le nom de *Balneola*, ont donné leur nom à la
petite ville de Bagnols, qui en est tout auprès. »

----

(1) GERMER-DURAND, *De l'antiquité des eaux des Fumades. Mémoires de
l'Académie du Gard*, 1865-1866.

(2) *Les Sources minérales d'Euzet. Mémoires et comptes rendus de la
Société scientifique et littéraire d'Alais*, t. XIV.

(3) D'après Allègre *(Bagnols en 1787)*, c'est dans les terrains sablon-
neux de la montagne d'Ancyre, voisine de Bagnols, que se trouvaient
jadis les bains et eaux chaudes, dont il ne reste plus de traces aujour-
d'hui.

D'après les renseignements que j'ai demandés sur place, il
ne paraît cependant pas qu'il ait été fait à Bagnols aucune
découverte permettant de dater de l'époque gallo-romaine
le plus ancien usage de ces eaux tombées dans l'oubli.

CHAPITRE III

Forez. — Lyonnais. — Vivarais. — Gévaudan.

Saint-Galmier. — La petite ville de Saint-Galmier possède
des sources froides, dont la réputation comme eaux de table
est universelle. Nous ne reviendrons pas sur la controverse
relative à son identification avec *Aquæ Segetæ*, discussion qui
n'est pas encore close et dont nous avons indiqué les grandes
lignes dans un chapitre précédent, nous bornant ici à signaler
les vestiges de constructions qui peuvent nous permettre d'affirmer que l'eau fameuse de la Fonfort servit autrefois à
alimenter les piscines des Ségusiaves.

C'est en 1844 que les anciens thermes de Saint-Galmier,
situés sur la rive droite de la Coise, reparurent au jour pour
la première fois. Le propriétaire du terrain où avaient eu lieu
les fouilles les fit combler à nouveau, mais des renseignements
fournis à Greppo et consignés par lui dans son ouvrage (p. 83
et 84), ainsi que quelques lignes contenues dans un mémoire
de M. Bernard (1) permettaient, à défaut de plan exact, d'en
déterminer d'une façon assez précise les dispositions générales.

Ces ruines furent déblayées à nouveau au cours de fouilles,
malheureusement incomplètes, pratiquées en 1883. Les résultats de ces recherches ont été exposés avec les plus grands
détails, dans un compte rendu présenté par M. de Boissieu (2)

(1) *Mémoires sur les origines du Lyonnais. Mémoires de la Société des
antiquaires*, t. XVIII, 1846.
(2) *Excursion archéologique de la Société la Diana à Saint-Galmier... le
21 juillet 1898.* Compte rendu par M. de Boissieu. *Bulletin de la
Diana*, t. XII, n° 4, supplément, 1902.

24

à la Société la Diana, et publié dans le Bulletin de cette Société, avec des photogravures (*fig. 45*) et un plan d'après lequel a été

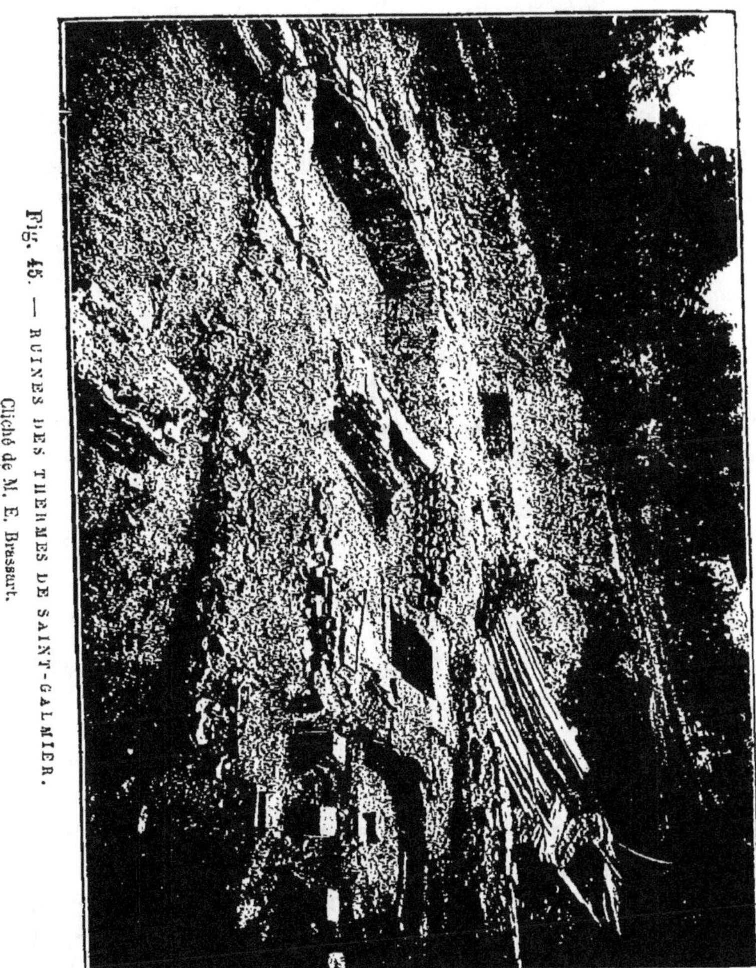

Fig. 45. — RUINES DES THERMES DE SAINT-GALMIER.

Cliché de M. E. Brassart.

dressé le croquis ci-contre (*fig. 46*). C'est à cette savante étude que nous empruntons, en les résumant, les renseignements qui vont suivre.

Bien que les constructions dont on a retrouvé les restes

aient été renversées presque au ras du sol, on peut cependant
en reconnaître les principales dispositions :

La pièce A du plan devait être le *laconicum* ou *sudatorium*,
étuve sous laquelle régnait un hypocauste dont le foyer se
trouvait sous la partie arrondie. Le sol était formé de grands
carreaux de terre cuite sur piliers de briques ; il n'existait aucune trace d'autre pavement. On a trouvé l'intérieur du foyer
rempli de pierres éboulées et portant les traces du feu. Le
sudatorium devait être chauffé par un tuyau traversant le mur

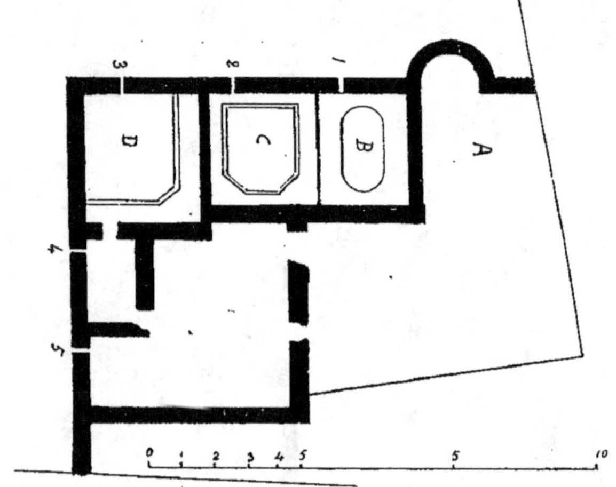

Fig. 46. — PLAN DES THERMES DE SAINT-GALMIER.

1. 2. 3. 4. Tuyaux en plomb.
5. Tuyau en poterie.

qui le séparait du foyer, au-dessus duquel, dans l'hémicycle,
se trouvait vraisemblablement le *labrum*.

La pièce B, *caldarium*, surélevée, contenait au centre et au
niveau du sol un bassin curviligne en briques, *alveus*, de
2 m. 65 de long, 1 m. 50 de large et 0 m. 30 de profondeur,
revêtu d'un parement de ciment ou stuc. Un tuyau de plomb
encore en place emmenait l'eau au nord. L'hypocauste régnait
aussi sous cette pièce, qui, comme la première, avait sur ses
parois des tuyaux plats en terre mince, pour la circulation de
l'air chaud et l'évacuation de la fumée.

La pièce C (peut-être le *tepidarium*) a 3 mètres sur 2 m. 90. Entièrement revêtue de ciment, elle contenait deux escaliers de trois marches dans les angles ouest et sud. Une banquette régnait tout autour et un tuyau de plomb encore en place assurait l'écoulement de l'eau.

La pièce D semble avoir été le *frigidarium*. Elle mesure 4 m. 10 sur 3 m. 40. Un escalier de trois marches occupe l'angle sud-est, et une banquette règne sur deux des faces. Les murailles sont en pierre ; l'escalier et la banquette en briques ; le tout revêtu de ciment à l'intérieur. Un tuyau de plomb existait également dans cette salle.

Une petite pièce de 3 m. 05 sur 1 m. 58, à côté de la salle D, servait peut-être d'*unctorium*. Elle était également cimentée et pourvue d'un tuyau de décharge.

A la suite, toujours au sud-ouest, une grande salle carrée qui fut peut-être la salle d'attente, l'*apodyterium*. Un tuyau en terre cuite traversait le mur extérieur.

L'eau des piscines, emmenée au dehors, tombait dans un canal de 0 m. 40 de largeur sur 0 m. 35, que l'on a retrouvé au nord. Un autre canal, dont la fonction n'a pu être précisée, venait du nord perpendiculairement au mur des bains et y pénétrait par une ouverture de 0 m. 12 de large sur 0 m. 20 de haut, recouverte d'une dalle de 0 m. 65 de long.

La situation de ces bains, à un point où l'eau minérale jaillit à la surface du sol, ne permet pas de mettre en doute son utilisation par les Romains dans leurs thermes. D'autre part, l'examen des ruines montre que les eaux qui y étaient amenées étaient chauffées artificiellement, et le chauffage dénature complètement l'eau de Saint-Galmier en lui faisant perdre son acide carbonique. M. de Boissieu émet à ce propos l'idée que les Gallo-Romains n'employaient cette eau que pour les douches, les piscines froides et la boisson, et ne chauffaient que de l'eau ordinaire puisée à la Coise ou amenée du dehors.

Les thermes de Saint-Galmier étaient d'une construction des plus simples et l'on n'y rencontre pas trace des décorations luxueuses si fréquentes dans les autres établissements du même genre. On n'a trouvé dans les fouilles ni marbres, ni objets précieux, et l'on ne peut ici attribuer leur disparition à un pillage ou une dévastation systématique, car il est très vraisemblable que la destruction de ces thermes ne fut pas l'œuvre des Barbares, mais qu'elle est due à une inondation de la petite rivière de la Coise. Une couche de sable peu profonde, rencontrée dans les premières fouilles et répandue presque à fleur de terre au-dessus de toutes les salles, laisse peu de doute à cet égard.

Moind. — Le bourg de Moind (1), situé, comme nous l'avons dit, à un kilomètre au sud de Montbrison, possède des eaux minérales de peu de réputation, et il est probable, comme nous le verrons tout à l'heure, que d'autres sources existaient encore à l'époque gallo-romaine.

Greppo (*op. cit.*, p. 196 et ss.) signale ce point (où il croit reconnaître la station de Mediolanum figurée sur la carte de Peutinger, entre Roidumna et Forum Segustavarum, sur la voie de Clermont à Lyon), comme possédant des ruines romaines considérables, et il ajoute : « Quoique parmi les monuments conservés à Moingt, rien ne paraisse indiquer positivement, comme à Saint-Galmier, les traces d'un établissement thermal, l'antique existence de Mediolanum, l'importance dont il paraît avoir joui, les restes de l'époque romaine qu'on y retrouve, et surtout son théâtre, nous autorisent assez à présumer que les conquérants des Gaules, amateurs si prononcés de toutes les eaux médicinales, connurent celles-ci et surent en faire usage. » Les découvertes faites à Moind depuis l'époque où ces lignes ont été écrites ont changé cette présomption en certitude, et l'utilisation par les Gallo-Romains des sources de Moind semble établie d'une manière indiscutable.

(1) On trouve quelquefois le nom de ce bourg orthographié *Moingt.* Nous empruntons à ce sujet la note suivante au *Bulletin de la Diana,* t. II, p. 298 : « Quelques observations sont échangées sur l'orthographe du nom de *Moingt.* La forme *Moind* est la seule rationnelle, la seule justifiée par l'immense majorité des anciens textes et la forme latine *Modonium.* »

Les fouilles pratiquées auprès de la chapelle Sainte-Eugénie, élevée sur des substructions gallo-romaines, ont permis de reconnaître dans ces ruines les restes d'un établissement thermal. A côté des bases de maçonneries diverses, on reconnut une aire antique cimentée, qui ne posait pas sur le sol, mais portait sur des murs, comme un plancher, laissant au-dessous un vide de 0 m. 35. Ce pavement était le fond d'un réservoir. Tout l'atteste : les parois des murs, un bourrelet de ciment les contournant pour boucher les joints du fond et surtout un tuyau de plomb qu'on a trouvé noyé dans la maçonnerie.

A 0 m. 50 au-dessous du béton, à un mètre du mur, on a reconnu, suivant une direction parallèle, un canal plein d'eau, dont les parois étaient bien cimentées, et que recouvraient des pierres posées à sec.

Une seconde pièce, à côté, était chauffée par un hypocauste. Des évidements ménagés dans les murs servaient au passage de tuyaux en terre cuite, incrustés dans les murs, et destinés à répandre la chaleur dans les pièces et à évacuer la fumée.

A la fin du mémoire auquel nous venons d'emprunter les détails qui précèdent (1), M. Dulac rappelle qu'un ancien propriétaire de Sainte-Eugénie a trouvé sur le même emplacement une pièce d'eau dans laquelle s'ouvrait un canal, une grande piscine oblongue terminée à une de ses extrémités en arc de cercle et une fontaine d'eau minérale qui avait été comblée depuis longtemps. Connue autrefois des habitants sous le nom de la *Grande fontaine romaine*, son bassin se composait de cinq pierres de taille formant caisse.

Cette source était vraisemblablement celle dont, en 1778, Richard de la Prade parlait en ces termes : « On trouve trois sources minérales : la première que j'appellerai la Romaine, parce que les Romains l'avaient entourée d'une petite enceinte soutenue par plusieurs colonnes qui sont aujourd'hui détruites par vétusté ; cette enceinte, dont on voit encore quelques ves-

(1) Dulac, *Les ruines de Sainte-Eugénie, à Moingt. Annales de la Société d'agriculture... du département de la Loire*, t. XX, 1876.

tiges, est voisine du temple dédié à Cérès, situé près du village de Moind (1). »

Enfin, dans une communication figurant au Bulletin de la Société la Diana (2), le lieutenant Jannesson signale l'existence d'un puits dont l'eau est analogue à celle du nouvel établissement : « Plusieurs témoins dignes de foi affirment qu'au fond de ce puits ils avaient vu une sorte de siège en marbre. D'après la description qu'ils en ont faite, il nous a paru que ce serait quelque chose comme la *sella balnearis* des Romains. »

Les découvertes faites à Moind ont permis d'établir également l'existence, à côté des thermes, d'une ville considérable, dont les constructions devaient être luxueuses, si l'on en juge par les débris de colonnes et les fragments de marbres du plus beau choix trouvés au cours des fouilles. « Toutes proportions gardées, dit A. Bernard, Moind était pour les Ségusiaves ce qu'était Baïes pour Rome : une ville de plaisir. C'était le Vichy du temps. »

D'après M. Thiollier (3), des fouilles récentes ont mis au jour, dans la partie nord-ouest du village, des substructions considérables, faisant partie d'un même plan d'ensemble, et appartenant à des édifices publics somptueux. Ces monuments, précédés pour la plupart de colonnades corinthiennes ou composites, étaient bâtis en petit appareil, avec revêtements en stuc peint.

Rappelons également que Moind possédait un théâtre dont nous avons déjà parlé, et dont les agencements intérieurs, en partie mobiles, étaient disposés de manière à pouvoir être enlevés à l'époque de l'année où les thermes cessaient d'être fréquentés, et qu'on a reconnu les substructions de vastes bâtiments ayant très probablement servi d'hôtelleries.

Outre de nombreux fragments d'architecture, enduits peints, marbres, tuiles, tuyaux de plomb, etc., et des débris d'inscriptions : une portant le mot AQVI, une autre donnant le nom

(1) *Analyse des eaux minérales du Forez.*
(2) Tome V, 1889-1890, p. 38 et suiv.
(3) *Le Forez pittoresque et monumental*, 1889, p. 282.

du flamine Priscus (1), les fouilles de Moind ont fourni une ample moisson d'objets de toutes sortes : fragments de poteries, débris de statuettes en terre cuite, petites figurines de bronze, quelques bijoux, et une quantité de monnaies de bronze, dont la série commençant avec Auguste finit avec le règne de Gallien.

La ville qui nous occupe fut vraisemblablement l'objet d'une destruction violente, comme semblent le démontrer de nombreuses traces d'incendie, l'enfouissement du trésor monétaire dont nous avons parlé, contenu dans un vase enfoncé dans un égout, et la présence, dans les ruines d'un des édifices, d'ossements humains qui semblent témoigner d'une mort violente causée par la destruction de l'édifice lui-même (2).

D'après le lieutenant Jannesson (3), Moind aurait été détruit vers l'année 265, lors de l'invasion de Chrocus, qui, après avoir ravagé les Gaules, s'étendit jusqu'en Espagne. Il est assez vraisemblable que, dans leur marche vers les Pyrénées, les bandes barbares suivirent la direction générale de la voie romaine de Langres, où leur présence fut signalée, en Espagne, par Lugdunum, Aquæ Segetæ, Icidmagus et Tolosa.

Saint-Alban. — A peu de distance de Roanne nous rencontrons les eaux froides de Saint-Alban, dont le nom seul est cité par Greppo (*op. cit.*, p. 265), à qui l'on avait assuré que ce lieu était dépourvu des moindres vestiges d'antiquités romaines. Tout au contraire ces sources vont nous offrir, avec la certitude de leur utilisation par les Gallo-Romains, un ensemble de travaux de captage et d'aménagement du plus haut intérêt (4).

(1)

L. PRISCO
INI. AVG
S. SEGVSI

(2) *Bulletin de la Diana*, t. III, 1885-1886.
(3) *Bulletin de la Diana*, t. V, 1889-1890, p. 228.
(4) Tous les renseignements relatifs à Saint-Alban, ainsi qu'une bibliographie très complète, sont réunis dans une intéressante brochure de M. Collet, *Notice sur les sources minérales de Saint-Alban*, 1907.

Le docteur Goin (1), qui écrivait en 1834, constatait que chaque curage des fontaines amenait des trouvailles de monnaies romaines. Il signalait aussi la découverte, lors de la création d'un nouvel établissement de bains, d'une piscine recouverte d'un ciment rouge plein de briques pilées (2), dont la base était bien conservée. Le style des moulures et la disposition des angles n'étaient point altérés.

Mais c'est dans un travail du docteur Gay (3), publié en 1859, que nous trouvons consignés les résultats, d'une réelle importance, de fouilles faites peu de temps auparavant autour des fontaines. Je résume ici les parties essentielles de cette intéressante notice : « A peine à 2 mètres de profondeur s'offrit aux regards surpris des ouvriers l'orifice d'un puits carré, placé à quelques pas des autres sources, et dont pas un des plus anciens habitants du pays ne soupçonnait l'existence.

« L'ouverture de ce puits étant placée plus bas que celle des autres, on y arrivait par quatre escaliers en granit. Le puits était établi tout entier en massif de béton d'une dureté excessive et couronné par des madriers de chêne parfaitement conservés par les sels de fer que contient l'eau minérale.

« En poursuivant les fouilles, on est arrivé sur une couche de béton, d'un mètre au moins d'épaisseur, béton formé d'une pâte de débris de tuiles et de briques noyées dans un mortier que l'acier a peine à entamer et qui reliait tous les puits entre eux. Cette couche a été enlevée, en ménageant l'entourage du puits, et on s'est trouvé sur une masse d'argile grise, excessivement plastique, évidemment apportée de loin et déposée dans l'excavation pour s'opposer aux fuites de gaz et de l'eau minérale.

« Dans cette argile, on a découvert trois tuyaux de plomb traversant le béton qui entoure les puits à peu près à leur tiers inférieur, appuyés dans leur trajet sur d'immenses

(1) *Mémoire sur les eaux minérales de Saint-Alban, près Roanne*, 1834.
(2) PELADAN fils, *Guide pittoresque, historique et médical de Saint-Alban et de ses environs*, 1868.
(3) *Saint-Alban*, 1859.

briques romaines, et venant se réunir et déverser l'eau minérale dans une très grande cuvette en plomb. De celle-ci part un énorme tube de même métal, conduisant évidemment les eaux dans la piscine découverte autrefois près de l'établissement de bains, à cinquante mètres des fontaines.

« Un couloir en maçonnerie, ménagé de telle sorte qu'un homme pouvait y passer en rampant, et partant des fontaines jusqu'à la piscine, donnait le moyen de surveiller les conduits d'eau qui s'y rendaient. »

Quant au mode de construction des puits, on put s'en rendre compte en 1896, époque à laquelle fut mis à découvert le fond des quatre puits de Saint-Alban : puits de Faustine, César, Julia et Antonin.

Le premier est constitué par un boisage en forts madriers de bois dur, en forme de carré, dont le côté va en décroissant de 0 m. 78 à 0 m. 45 au fond.

Le puits de César est également boisé en carré, avec côté décroissant de un mètre à 0 m. 57.

Celui de Julia est tout cimenté en forme de cylindre dont le rayon va en décroissant de un mètre à 0 m. 55.

Enfin le puits d'Antonin est boisé en carré de 0 m. 88 de côté jusqu'au fond.

Les margelles supérieures sont toutes en ciment, de forme cylindrique, et ont certainement été faites après coup, dans l'état où elles sont (1).

Sᴀɪʟ-ʟᴇs-Bᴀɪɴs. — Nous n'avons pas sur les sources alcalines et sulfureuses de Sail-les-Bains des données aussi précises, mais leur utilisation ancienne n'en est pas moins certaine. Outre la découverte de médailles de Vespasien, Commode et Caracalla, Greppo signalait déjà, sans donner d'ailleurs de plus amples détails *(op. cit.,* p. 266), l'existence « d'un antique établissement thermal dont on avait découvert des vestiges bien marqués. »

(1) *Mémorial de la Loire,* 29 mars 1897.

En 1879, des constructions romaines furent découvertes lors des fouilles et des grands travaux entrepris pour capter la source nommée depuis *source des Romains*. D'après l'auteur auquel nous empruntons ces renseignements (1), les fondations et des murs en béton, d'une solidité étonnante, allaient chercher l'origine des sources à vingt-cinq pieds en contre-bas du sol et sur le roc même; d'énormes blocs de granit, admirablement travaillés, encadraient l'orifice extérieur des sources.

Sail semble avoir été aux temps anciens une ville d'une certaine importance, car, à diverses époques, on a découvert des restes considérables de murs, des pierres taillées, des fûts de colonnes grossièrement travaillés et des fragments d'entablements.

Salt-en-Donzy. — Salt possède une fontaine minérale, d'une température de 23 à 24 degrés, connue dans le pays sous le nom de *Gour chaud*, qui a été captée dans un puits, sorte de cuve en bois ayant environ trois mètres de profondeur.

Il semble bien que cette source fut utilisée par les Romains. D'après La Mure, on y voyait au dix-huitième siècle des restes de thermes romains pour lesquels on avait utilisé une source chaude.

Un correspondant de Greppo, M. Roux, avait constaté l'existence, non loin de la source, de ruines d'une enceinte romaine construite en très petit appareil.

D'énormes tronçons de colonnes de granit ont été trouvés dans un jardin du village. Tous les doutes seraient levés si l'on pouvait tenir pour sincère la restitution proposée par M. d'Assier de Valanches, et rapportée dans un travail de M. le docteur Rimbaud (2), d'un fragment d'inscription trouvé à Salt vers 1840, restitution qui donnerait le texte suivant :
« A la divinité d'Auguste (ici le nom du dignitaire romain),

(1) *Guide pour Sail-les-Bains*, par le chevalier X..., 1880.
(2) *Salt-en-Donzy, ses eaux thermales et ses ruines. Annales de la Société d'agriculture... du département de la Loire*, t. XVIII, 1874.

très haut censeur général et conservateur, par ses appariteurs, de la fontaine de Salt, pour le salut des malades. »

Je dois à l'obligeance de M. J. Déchelette la copie de ce fragment d'inscription, conservé au musée de la Diana, à Montbrison, où sont lisibles les seules lettres suivantes :

I

IIS·CE

MMVM·I

IABANT·INI

Si c'est bien là le monument interprété par d'Assier de Valanches, il a fallu à ce dernier une singulière dose d'imagination pour faire sortir de ce texte mutilé la lecture et l'interprétation que nous donnions tout à l'heure. C'est là de la fantaisie pure et nous sommes loin d'être aussi bien renseignés sur le personnel administratif qui gravitait, aux temps antiques, autour de la source minérale de Salt.

Des indices moins précis semblent indiquer que certaines autres sources de la même région n'étaient pas restées inaperçues aux temps gallo-romains. Je me borne, en ce qui les concerne, à signaler les renseignements très succincts que j'ai pu trouver relativement à leur état ancien.

A Sail-sous-Couzan, « le docteur de la Roue, un des savants de l'époque (dix-septième siècle), dont les manuscrits ont servi à de La Mure, pensait que les eaux avaient été connues des Romains, mais perdues sous les Goths ou sous les Sarrasins, qui avaient fait de grands ravages de ces côtés. Le docteur se fondait sur les nombreuses découvertes de médailles qu'il avait faites dans les environs. » (A. Bernard.)

A Bully-sur-l'Arbresle, dans le département du Rhône, on a découvert, à une époque récente, cinquante-trois sources minérales possédant des propriétés très variées et dont plusieurs ont été livrées à l'exploitation.

« Peut-être faut-il attribuer au bouillonnement de ces

sources, dont plusieurs sont intermittentes, l'origine du nom latin de Bully, *Bulliacus,* qui est donné à cette localité dans toutes les chartes du moyen âge.

« Mais ce qui ajoute encore à l'intérêt que présente cette découverte, c'est que les recherches auxquelles s'est livré M. Guiraux, propriétaire de ces sources, nous ont appris qu'elles étaient connues déjà à l'époque de la domination romaine. Des restes de deux piscines antiques, un certain nombre de médailles romaines, retrouvées dans les anciens bassins, comblés depuis des siècles, ne laissent subsister aucun doute à cet égard (1). »

Enfin, à propos d'un autre BULLY, situé dans le département de la Loire, l'abbé Prajoux écrit (2) : « Le nom de Bully, dont l'antiquité se perd dans la nuit des temps, paraît venir de *bulliens,* qui signifie eau agitée, qui sort de terre en bouillonnant. Cette étymologie paraît assez probable si l'on considère qu'à Bully-sur-Loire, comme dans presque toutes les localités qui portent ce nom, on trouve des eaux gazeuses déjà connues et exploitées du temps des Romains. »

La contrée volcanique du Vivarais, singulièrement riche en sources minérales, n'est pas restée ignorée des Romains, qui ont laissé sur plusieurs points des traces de l'emploi qu'ils avaient fait des eaux froides et chaudes de cette région.

DESAIGNES. — Cette petite ville possède plusieurs sources froides, très riches en acide carbonique, et dont une au moins, à laquelle on donne le nom de *Faustine,* était utilisée anciennement. Ces sources, situées à côté de la rivière du Doux, avaient été recouvertes et étaient restées ignorées pendant plusieurs siècles. Ce fut une inondation du Doux qui, en 1827, mit une source à découvert en enlevant une épaisse couche de terre végétale plantée d'énormes noyers, dont un se trouvait à peu près sur la source même. Deux ans après, à

(1) A. VACHEZ, *Bully-sur-l'Arbresle (Rhône) et ses environs,* 1884.
(2) *Notes et documents sur Bully,* 1896.

la suite de certaines observations qui tendaient à indiquer que
l'eau qui s'était ainsi fait jour avait des caractères différents
de l'eau ordinaire, « on creusa et on trouva un bassin carré
de trois mètres de diamètre et d'un mètre et demi de profondeur, dont le fond et la partie inférieure des côtés du midi, de
l'ouest et du nord sont formés par un rocher de granit et de
larges tuiles sarrasines. La partie inférieure de la paroi du
midi est formée par un rocher de granit, lequel est traversé
par une fissure oblique de laquelle jaillit l'eau minérale (1). »

Lors de la découverte de la source, dit M. Mazon (2), en
voulant dégager cette fissure avec des lames de couteau, on en
fit sortir un assez grand nombre de médailles romaines dont
la plus ancienne remonte au règne de Constantin. Une pierre
blanche de nature calcaire, scellée dans la chaux vive à une
des parois du bassin, fait saillie et paraissait évidemment
placée pour recevoir les coupes des buveurs. D'après d'autres
témoignages, on trouva près des sources des ex-voto de tout
genre et des médailles et monnaies de tous les empereurs
romains, depuis Auguste jusqu'aux successeurs de Constantin.

Desaignes était situé sur l'ancienne voie de Tournon au
Puy, par la vallée du Doux, Saint-Agrève et le Pont-de-Mars.
Rappelons qu'en dehors des découvertes dont nous venons de
signaler l'existence, les restes d'un temple dont nous avons
déjà parlé établissent d'une façon incontestable l'importance
de cette localité à l'époque romaine.

SAINT-LAURENT. — Le bourg de Saint-Laurent-les-Bains, situé
au fond d'un ravin qui aboutit à la rivière de Borne, affluent
du Chassezac, possède des eaux thermales dont la température
est de 52 à 53 degrés, employées avec succès dans les cas de
rhumatismes et d'ulcères ou d'engorgements provenant d'anciennes plaies. Situées sur le passage d'une ancienne voie

(1) *Extrait du rapport d'une commission chargée, en 1831, de procéder
à l'examen des eaux.*
(2) *Notice historique sur Desaignes, 1903.*

romaine qui suivait à peu près la direction de la route actuelle des Vans à Saint-Etienne-de-Lugdarès, ces eaux furent certainement utilisées à l'époque gallo-romaine.

De nombreuses médailles romaines y ont été découvertes, ainsi que des fragments de tuyaux de plomb, une piscine qui se trouve à l'établissement Bardin et une maçonnerie en briques et ciment, d'origine gallo-romaine, qu'on peut voir encore au point d'émergence de la source dite de la Saigne, destinée plus particulièrement autrefois à l'usage des pauvres, d'où le nom de Bain des Pauvres qu'on lui donne encore (1).

NEYRAC. — A Neyrac-les-Bains, près de Thueyts, où sont exploitées six sources minérales, des fouilles, entreprises en 1852, ont fait reconnaître, au-dessous d'une maçonnerie du moyen âge en gros cailloux dégrossis et séparée par des vestiges d'incendie, une piscine gallo-romaine, construite en *opus reticulatum*, dont les murs avaient sept mètres de longueur. Un dépôt de travertin formé par les eaux minérales en indiquait clairement la destination. Ces mêmes fouilles ont mis à jour des fragments de poteries avec figures et des médailles d'Antonin le Pieux, Adrien et Gordien III.

Ces eaux furent l'objet d'une survivance remarquable au moyen âge. Elles passaient pour guérir la lèpre, et on y voit encore les restes d'une piscine dite des Lépreux ou des Croisés, construite en gros blocs de granit, où les personnes atteintes de l'horrible mal venaient se baigner en commun, assises sur des bancs de châtaignier faisant corps avec la maçonnerie et parfaitement conservés. Non loin de là se trouvait une léproserie fortifiée dont une tour, un passage couvert et une enceinte fortifiée garnie de meurtrières existaient encore en 1868.

Une étymologie, peut-être hasardée, fait dériver le nom de Neyrac du mot *ac*, eau, *àqua*, et de l'adjectif *Nereia*, dérivé du nom du dieu des eaux Nérée. En laissant de côté cette fantaisie linguistique, les vestiges que nous venons de signaler

____

(1) SILVIUS (A. MAZON), *Notice historique sur Saint-Laurent-les-Bains,* 1902.

ne permettent pas de douter que les sources en question ne doivent rentrer parmi celles dont l'utilisation par les Gallo-Romains se présente avec le plus de certitude (1).

M. de Saint-Andéol (2) signale un établissement probable, qui aurait existé au lieu dit MERCOIRAS, sur le ruisseau de Rimercuer *(Rivus Mercurii?)*, affluent de l'Ibie, rivière qui se jette elle-même dans l'Ardèche, au-dessous de Vallon.

« A un kilomètre environ (de Saint-Maurice d'Ibie) existait un établissement sanitaire sur les bords d'une source minérale ferrugineuse qui, perdue en partie, colore encore la berge droite du ruisseau qui traverse ces lieux sous le nom de Rimercuer. Ce lieu s'appelle Mercoiras. Non loin de là se trouve le hameau des Hermessènes, dont le nom indique aussi que ces lieux et ces eaux étaient dédiés au dieu de la Santé, à Mercure Hermès...

« La source de Mercoiras, enfoncée sous les alluvions, ne se laisse plus soupçonner que par les dépôts ferrugineux dont elle colore les bords du ruisseau de Rimercuer ; mais les ruines, monnaies, marbres, béton, meules, etc., et le voisinage du hameau des Hermessènes, rappellent assez et son usage et son antiquité. »

D'après l'auteur de cette communication, Mercoiras aurait été situé sur une voie allant directement d'*Alba Augusta Helviorum* (Aps) à Nîmes.

BAGNOLS. — Dans l'ancien pays des Gabales, devenu ensuite la province du Gévaudan, les eaux sulfureuses de Bagnols ont conservé de nombreuses traces du séjour des Romains, qui en apprécièrent certainement les hautes qualités ther-

---

(1) Docteur FRANCUS, *Voyage aux pays volcaniques du Vivarais*, 1878. *Ancienne station thermale et historique de Neyrac-les-Bains*, 1883. — Docteur MORIN, *Notice historique et thérapeutique sur les eaux minérales et thermales de Neyrac*, 1868.

(2) *Aperçu géographique sur le Pays des Helviens, depuis la conquête romaine jusqu'au huitième siècle*. Lecture faite à l'Académie delphinale dans la séance du 25 mai 1860, par M. de Saint-Andéol. *Bulletin de l'Académie delphinale*, 2ᵉ série, t. I, p. 642.

males. Jean Banc signalait déjà « en Guiaudan, non guieres loing de Mandes, des bains naturels de structure assez vieille et bien commode », et le docteur Baldit, qui écrivait en 1651 (1), remarquait l'analogie des dispositions de ces bains avec celle des thermes romains : « Au bas du village de Bagnols sont situés ces bains regardant le soleil levant, lesquels semblent presque me représenter une idée et proportion des quatre parties des bains des anciens Romains, si nous en exceptons la partie frigidaire. »

En 1764, Bonnel de Labrageresse, au cours de recherches entreprises dans le but de rendre plus pratique l'exploitation des eaux, parvint à leur point d'émergence. Dans un *Mémoire sur les eaux de Bagnols*, publié à Mende en 1774, son fils raconte ainsi cette découverte : « Un éboulement considérable de terrain avait écrasé les arceaux et les voûtes pratiqués anciennement à la première source des eaux; on y trouva une source abondante, de plus de trois pouces de diamètre, qui sortait au milieu d'un grand carré de quatre toises, dont trois faces étaient creusées dans le roc; c'était sous une coupole octogone bâtie de pierres énormes, et placée au milieu de ce carré, que se trouve la source dont l'ouverture était garnie d'un tuyau de plomb où l'on voyait encore les restes d'une soupape de même métal. Le pavé, soit de la coupole, soit du reste du carré, était d'un mastic qui avait deux pieds d'épaisseur, et qui était si ferme que les marteaux les plus durs ne pouvaient y avoir aucune prise. Ce grand carré, creusé à trois faces dans le roc, avait la quatrième bâtie en maçonnerie; celle-ci séparait ce premier carré d'une voûte longue, au milieu de laquelle était placé un aqueduc en pierre qui conduit l'eau minérale dans une auge située derrière la muraille qui sépare cette voûte des étuves. »

Pour notre auteur, ces constructions, ainsi que « différentes voûtes où coulaient les eaux pour être disposées relativement aux usages où on les destinait, étaient indubitablement des ouvrages des Romains. »

(1) *Hydrothermopolie des Nymphes de Bagnols, en Gévaudan.* Lyon, 1651.

En 1826, d'après Borelli de Serres (1), l'établissement primitif, ou du moins ce qui restait de celui des Romains connu à cette époque, se composait de six salles, dont deux destinées aux bains de piscine, deux aux étuves sèches et deux aux douches. Les salles étaient construites en sous-sol, privées d'air et de jour extérieur sous leurs voûtes surbaissées, et les entrées étaient si basses qu'il fallait se plier en deux pour passer de l'une dans l'autre.

D'autres découvertes sont venues confirmer l'attribution de ces travaux aux occupants romains, et étendre singulièrement, semble-t-il, l'importance des ouvrages antiques, dont je n'ai pu trouver cependant de plan d'ensemble. C'est ainsi que, d'après L. Chevalier (2) et Borelli de Serres (*op. cit.*), on trouva, lors de la confection de la route et au cours de travaux souterrains dans le voisinage de la source romaine, une quantité de briques romaines, des chapiteaux corinthiens, des vases, des médailles, un béton romain de la plus grande beauté et d'une conservation parfaite, ainsi que des vestiges d'anciennes piscines qui s'étendaient bien au delà du périmètre des bains actuels.

Peut-être aussi peut-on rattacher dans une certaine mesure aux cités thermales l'ancienne ville principale du pays des Gabales, dont les ruines considérables jonchent le sol autour du village de Javols, et où quelques érudits (3) ont placé l'*Anderitum* de la Table de Peutinger.

L'existence d'une cité considérable sur ce point a été démontrée par la découverte d'importants vestiges de constructions, d'une colonne dédiée à Postumus par la cité des Gabales et d'une quantité considérable de débris et d'objets mobiliers de toute sorte, mis au jour au cours de fouilles exécutées à plusieurs reprises dans le courant du siècle der-

(1) *Nouveau guide des malades et des touristes aux bains de Bagnols,* 1866.
(2) *Recherches sur les eaux thermales de Bagnols,* 1840.
(3) Ignon, *Notice sur les monuments antiques et du moyen âge du département de la Lozère.* — André, *Des voies romaines dans le Gévaudan.*

nier. Parmi les édifices exhumés, il en est un qui était très vraisemblablement destiné à des bains, et dont la disposition particulière semblerait plutôt convenir à un établissement médical qu'à des thermes ordinaires. Les fouilles ont permis de reconnaître une série de quatorze chambres rectangulaires, au-dessous desquelles régnait un aqueduc de décharge et dans lesquelles on a recueilli « de magnifiqués tuyaux de plomb qui devaient, à un niveau supérieur, amener dans les appar-'tements et dans les baignoires une eau que l'aqueduc souterrain devait porter à la rivière, après qu'on en avait fait usage (1). »

J'ai cru devoir signaler ces restes parce que l'ancien *Manuel des eaux minérales*, de Patissier parle de Javols comme possédant des eaux minérales, peu connues d'ailleurs, et que Greppo (*op. cit.*, p. 271) donne également quelques indications sur cette ville. D'après le Guide Joanne, ce village exploiterait encore des sources d'eau thermale; mais je n'ai pu avoir aucun renseignement sur les conditions actuelles de cette exploitation.

(1) DE MONÉ, *Rapport sur les antiquités gallo-romaines de l'ancienne province de Gévaudan.* Congrès archéologique de France, XXIV° session, 1857.

CHAPITRE IV

Auvergne.

Royat. — Les Romains établirent près de Royat un des
établissements thermaux les plus vastes et les plus somptueux
qui aient été élevés dans les Gaules, et dont la majeure partie a
revu le jour à la suite de fouilles successives opérées au cours du
dix-neuvième siècle. La prospérité de l'Arvernie fut grande à
l'époque gallo-romaine, et ces thermes, dont nous ignorons le
nom ancien, voisins de la cité florissante d'*Augusto Nemetum*,
à portée des nombreuses voies qui rayonnaient autour de cette
ville, durent recevoir, à côté des légionnaires qui venaient s'y
reposer de leurs fatigues, les riches colons dont les villas
parsemaient la vallée de l'Allier et la plaine de Limagne.

Bien que ruinés de fond en comble par une succession de
catastrophes, les thermes de Royat offraient encore quelques
vestiges apparents au dix-septième siècle, puisque Jean Banc
en pouvait dire : « Après les bains de Bourbon-Lancy, je ne
trouve point de marques si entières de la vieille architecture
des anciens que ceux de Saint-Marc, près Chamalières. Et
combien que les ruynes obscurcissent quelque chose de cette
vérité, si est-ce que qui voudra de bien près envisager cette
œuvre, jugera bien qu'il appartenoit qu'aux Romains d'im-
mortaliser leur mémoire par l'architecture tant forte et bien
cimentée. »

Les travaux successifs opérés dans la vallée, au fur et à
mesure de l'extension prise par la nouvelle exploitation des
eaux thermales, et les découvertes qui en furent la suite,
ont été relatés dans plusieurs ouvrages et mémoires (1), dont

(1) Docteur Fredet, *Note sur les thermes romains de Royat*, 1883. —

je vais résumer aussi brièvement que possible les données essentielles.

En 1822, découverte dans les caves d'un moulin d'un puits carré d'origine romaine, dans lequel bouillonnait la source froide à laquelle on donna le nom de César. En 1843, les travaux de recherches des sources chaudes font découvrir une piscine carrée de quatre mètres de côté, divisée en deux compartiments, et une autre enceinte carrée de 4 m. 50 de côté, dans le milieu de laquelle était inscrit un bassin hexagone de pierre de grès formant banc et gradin. Cette dernière piscine communiquait par un aqueduc avec une chambre voûtée encombrée de terre et de travertins, et, plus loin, on décombra des bétons romains de trente centimètres d'épaisseur, dans lesquels étaient enclavés des tuyaux de conduite d'eau minérale, un mur en pierres de grand appareil et de nombreux fragments de sculptures.

En 1852 et 1853, lors de la construction de l'établissement moderne et du captage de la source Eugénie, on reconnut de nombreux débris, des traces de substructions et une quantité de bétons romains.

En 1876, « en déblayant la source Saint-Mart qui coulait improductive dans le ruisseau, on rencontra un curieux puits carré, formé de madriers de sapin de 1 m. 20 de longueur. De chaque côté, les madriers superposés s'enchevêtraient au moyen de baguettes et de rainures alternées ; les bouts munis successivement de tenons et de mortaises assuraient l'immobilité de la charpente et prévenaient toute fuite et tout mélange d'eau étrangère. Au-dessous de cet ensemble et à six mètres de profondeur totale, on découvrit un épais tuyau de plomb de 0 m. 15 de diamètre, dimension prodigieuse pour une conduite thermale (1). »

A la même époque, et non loin de là, on découvrit une

<hr>

Docteur PETIT, *Recherches sur la découverte à Royat des substructions d'un établissement thermal gallo-romain*, 1884. — A. TARDIEU, *Histoire illustrée du bourg de Royat en Auvergne*, 1952.

(1) Docteur PETIT, *op. cit.*, p. 5.

pièce rectangulaire en sous-sol, large de dix mètres et longue de quinze, recouverte par une voûte plate de plus d'un mètre et dans laquelle surgissait le griffon de la source Saint-Victor.

En 1878, les fouilles nécessitées par la fondation des piles d'un viaduc firent rencontrer des ouvrages maçonnés et de grandes quantités de marbres et de fragments de tuiles. En 1879, on mit à découvert un aqueduc romain, rempli de travertins calcaires déposés par l'eau minérale, et qui était constitué en haut par une brique en forme de voûte appuyée latéralement sur des murettes en ciment très fin, le tout englobé dans un mortier formé de ciment, de chaux et de petits morceaux de briques.

Jusque-là, le hasard des fouilles n'avait amené la découverte que de fragments de constructions isolées, sans lien certain entre elles; mais, en 1882, des travaux exécutés pour l'aménagement des nouveaux jardins, au-dessus de la source Saint-Victor, firent reconnaître les substructions grandioses d'un vaste établissement thermal, dont le déblaiement, aussitôt entrepris, ne fut peut-être pas très heureusement conduit. L'ensemble des édifices décombrés présente trois piscines rectangulaires et de même niveau, qui se suivent, et, parallèlement à elles, un certain nombre de pièces, dont quelques-unes sont chauffées par des hypocaustes (*fig.* 47).

La première de ces piscines (A) a 10 mètres de long sur 7 m. 55 de large. Elle est munie tout autour de deux gradins, et présente sur son côté occidental une retraite en hémicycle. Le sol, les gradins et les cabinets qui l'environnent sont en marbre blanc, encore intact en certaines parties. L'absence de tout dépôt minéral sur les parois indique qu'elle ne devait recevoir que de l'eau froide. La seconde piscine (B) a 6 m. 50 de large sur 10 m. 50 de long; elle n'est pas entourée de gradins, et présente seulement trois degrés au couchant pour permettre d'y descendre (*fig.* 48). La troisième piscine a 16 mètres de long sur 8 mètres de large. Elle a deux gradins sur tout son pourtour, et deux retraites en hémicycle, surmontées d'un couronnement de marbre, par où l'eau minérale venait se

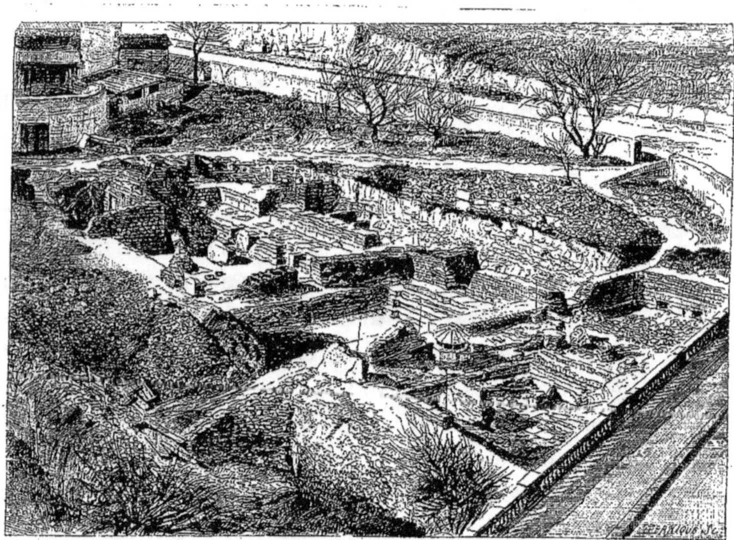

Fig. 47. — VUE D'ENSEMBLE DES THERMES GALLO-ROMAINS DE ROYAT.
Communiqué par M. le docteur Fredet.

déverser en petite cascade. Ces deux dernières piscines étaient,
en effet, alimentées par l'eau thermale, dont les dépôts sont
encore visibles sur les parois et sur le sol composé d'un

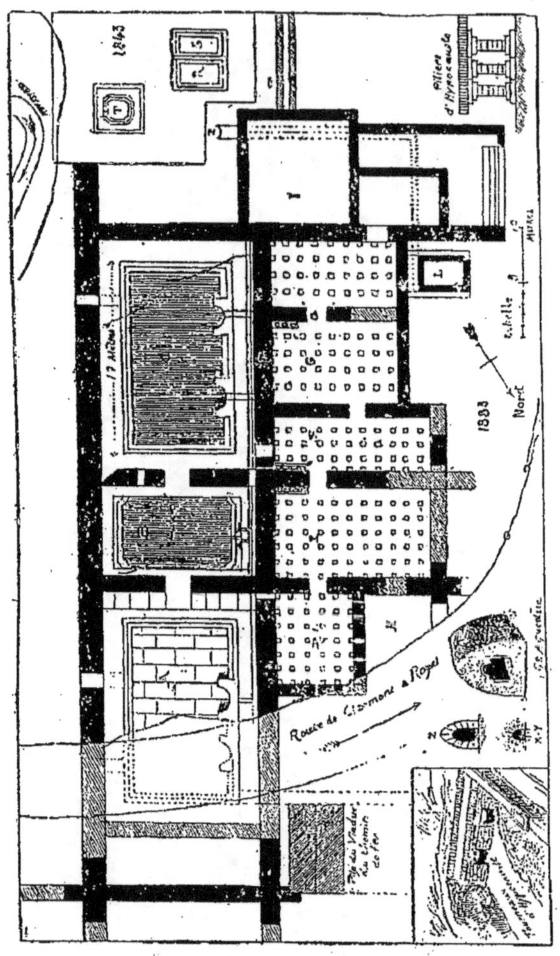

Fig. 48. — PLAN DES THERMES GALLO-ROMAINS DE ROYAT.

Communiqué par M. le docteur Petit.

ciment épais, présentant les trois couches distinctes recommandées par Vitruve pour la construction des citernes ou
réservoirs, dont l'étanchéité devait être absolue. Des portes
de 1 m. 50 de large, à montants de marbre blanc, facilitaient

la communication entre ces diverses pièces, autour desquelles
on voit encore des divisions qui devaient former autrefois
des cabinets de bains séparés ou des cases permettant aux
baigneurs de déposer leurs vêtements. Des canaux servant à
amener l'eau minérale couraient le long des piscines et traversaient les murs sous des petites arcades très bien conservées ;
au sortir des piscines, l'eau se déversait dans des cloaques,
et de là directement dans le ruisseau.

Parallèlement aux piscines, dont elles sont séparées par un
mur épais, se trouvent plusieurs chambres, de dimensions
différentes, communiquant entre elles par des portes de 1 m. 25
de large ; quatre d'entre elles (D, E, F, G) sont chauffées par
des hypocaustes, dont on a pu reconnaître la disposition
tout à fait conforme aux règles habituelles : sur un béton
compact est disposée une première assise de très épaisses
et larges briques, sur lesquelles s'élèvent, à 0 m. 50 les unes
des autres et à un mètre environ de hauteur, des colonnettes,
formées de briques carrées. Au-dessus des colonnettes, d'autres
briques semblables à celles de la première assise forment une
plateforme sur laquelle a été coulé un épais ciment qui forme
le sol. Les tuyaux de circulation sont en briques creuses, avec
ouvertures latérales. Les ouvertures des fourneaux étaient
disposées dans la petite cour H.

Tous ces bâtiments thermaux semblent avoir été décorés
avec le plus grand luxe. Des échantillons des marbres blancs
et de couleurs qui tapissaient les murs ont été retrouvés en
quantité considérable dans les décombres. Les voûtes en maçonnerie qui recouvraient les diverses pièces, et dont on a rencontré des blocs énormes en déblayant les piscines, étaient
ornées de mosaïques formées de petits parallélogrammes en
lave d'un grain compact, très noir et très fin et de carrés de
verre de différentes couleurs, d'un centimètre cube, dont il a
été enlevé de pleins tombereaux, lors des travaux de déblaiement.

Enfin, en dehors des débris de matériaux, de nombreux
objets ont été découverts dans les ruines des thermes et aux

alentours : vases et fragments de vases en terre rouge et grise, verrerie, objets divers en bronze, fragments de statues et de bas-reliefs, qui ont trouvé placé au musée de Clermont, à l'établissement thermal de Royat et dans des collections particulières. Parmi les objets qui figurent au musée de Clermont, une mention particulière est due à un pied de bronze doré, de 38 centimètres de long (ce qui représente une statue de trois mètres de hauteur), qui fut trouvé en 1877, sur l'emplacement du Grand-Hôtel. Un trou perpendiculaire dans le talon fait supposer que l'effigie était assujettie debout sur son socle. M. Héron de Villefosse (1) a émis la pensée que ce débris appartenait à une des principales statues qui ornaient le temple du Mercure Arverne, au sommet du Puy-de-Dôme, et qu'il avait été pieusement conservé par quelque dévot, qui serait parvenu à le sauver lors de la dévastation du temple par les sauvages soldats de Chrocus.

Comme on le voit par ce rapide exposé, dans le charmant vallon de la Tiretaine, où s'élèvent les somptueuses constructions du Royat moderne, les Gallo-Romains avaient édifié un établissement, qui dut compter parmi les plus importants des Gaules. Les différents captages et fragments d'édifices reconnus avant les découvertes de 1882 devaient évidemment se ratta- cher à un vaste ensemble, dont certaines parties, demeurées en dehors des fouilles de cette époque, ont été reconnues depuis lors. C'est ainsi que le docteur Fredet signale (*op. cit.*, p. 5, en note) la mise au jour d'une nouvelle piscine à gra- dins dans la partie sud-ouest des thermes. Le docteur Petit (*op. cit.*, p. 13), après avoir mentionné la découverte, dans cette même partie, de plusieurs salles, de petites cours, d'un escalier, de latrines et d'un cloaque très bien conservé, ajoutait (p. 15) : « Un examen, même superficiel, démontre que toutes les substructions découvertes à Royat faisaient partie d'un édifice extrêmement vaste qui embrassait dans son ensemble une grande étendue du parc et de l'établissement actuel ; tout

(1) *Bulletin de la Société des antiquaires*, 1879, p. 287.

indique même que les thermes s'étendaient très au loin dans la propriété Tourand, où il serait à désirer que les recherches fussent continuées ou tout au moins enregistrées avec le plus grand soin. Ainsi, nous avons vu déblayer l'an dernier, de l'autre côté du viaduc du chemin de fer, la suite des substructions romaines, mais, malheureusement, les fouilles n'ont pas été suivies, ni les plans relevés. »

Une partie des substructions retrouvées en 1882 a été conservée et a même été l'objet de restaurations qui ne semblent pas sans mérite; mais il est profondément regrettable qu'on n'ait pu continuer d'une façon méthodique et scientifique l'exploration et l'exhumation de toutes les constructions annexes dont l'existence paraît certaine, ce qui nous aurait donné le rare spectacle de l'ensemble complet d'un imposant établissement thermal au deuxième siècle de notre ère.

SAINT-NECTAIRE. — « Comme toute station auvergnate qui se respecte, dit le docteur Roux (1), Saint-Nectaire se réclame d'une origine romaine; des fouilles faites au commencement du siècle ont fait découvrir des vestiges de construction et des débris de piscines qui permettraient peut-être d'affirmer cette prétention. »

Ces découvertes, dont l'auteur fut l'architecte Ledru, consistèrent dans la mise au jour, près d'une ancienne voie romaine, de restes d'une ancienne construction, de laquelle on a retiré des tuiles d'origine romaine et des fragments de vases antiques, et dans la trouvaille des vestiges d'un établissement romain, au-dessous de l'établissement Mandon.

En 1824 ou 1825, on trouva dans des grottes taillées dans la roche du Mont-Cornador des sortes d'auges en béton, dont MM. Lavort, Lecoq et Bertrand ont donné, en 1828, la description suivante (2) : « Les fouilles ont mis à nu une quarantaine d'auges en maçonnerie bâties sur un plan incliné, les unes

(1) *Saint-Nectaire. Notes historiques.*
(2) Docteur NIVET, *Dictionnaire des eaux minérales du Puy-de-Dôme. Annales scientifiques, littéraires et industrielles de l'Auvergne*, t. XVIII, 1845.

circulaires, les autres rectangulaires. Les premières, plus nombreuses, ont la forme d'un chaudron. Leur profondeur est d'un mètre, leur largeur de 12 décimètres. Les secondes sont moins profondes, leur longueur est de 9 à 13 décimètres, et leur largeur de 5 à 8. Elles ressemblent à des baignoires.

« Ces auges sont rangées six par six, et présentent des compartiments symétriques entre lesquels on peut circuler. Chaque compartiment résulte de l'assemblage de quatre auges rondes et de deux auges rectangulaires. Toutes sont revêtues à l'intérieur d'une couche épaisse de ciment rougeâtre. » Il ne reste actuellement de tout cet ensemble que deux auges circulaires, dont les revêtements intérieur et extérieur ont disparu sous les couches de sédiment déposées par les eaux. Ces cuves furent-elles employées dans l'antiquité comme baignoires? Eurent-elles, au contraire, une autre origine et une autre destination, et ne doit-on voir dans les grottes du Mont-Cornador, comme on l'a prétendu, qu'un établissement de teinture? La réponse à cette question est encore douteuse et je crois qu'il n'a été fait dans les grottes aucune découverte permettant de fonder à cet égard une hypothèse quelconque sur des données précises. Cependant la présence dans les grottes mêmes de sources minérales permet de supposer que ces cuves étaient destinées à certains usages de balnéation thermale.

Mont-Dore. — Nous ne reviendrons pas sur les diverses identifications qui ont été proposées de cette station avec des lieux portant des dénominations anciennes, et, comme nous l'avons déjà dit, nous n'y chercherons ni les Aquæ Calidæ de la Table, ni les Calentes Baïæ de Sidoine Apollinaire. Son lointain passé n'a, d'ailleurs, pas besoin d'être prouvé par une dénomination antique, et les ruines considérables, exhumées à diverses reprises, suffisent à nous démontrer la présence sur ce point de constructions thermales d'une vaste envergure, indiquant même une utilisation des sources bien antérieure à l'époque romaine.

Depuis longtemps ces vestiges avaient attiré l'attention de certains esprits curieux. Dès le commencement du dix-septième siècle, un antiquaire de Riom, Louis Chaduc, venu au Mont-Dore en 1610, en avait rapporté une série de dessins représentant la grotte dite de César, des fragments de marbre sculptés et des tronçons de colonnes épars sur plusieurs points du village.

Un petit ouvrage publié à Tulle, en 1616 (1), décrit « ce vallon auquel se découvrent plusieurs sources d'eau qui ont été adjancées pour se baigner, comme je crois, bien qu'à présent défrichées, depuis le temps que les Romains, sous l'empire des Césars, subjuguèrent les Gaulois; ainsi que les médailles qu'on a rencontrées en plusieurs endroits et les pierres tout entières cà et là éparses du vieux panthéon en témoignent assez. »

Jean Banc s'étonnait de trouver la trace des conquérants de la Gaule « en si rude, desplaisant et fâcheux païs »; et il ajoutait : « C'est merveille de la curiosité de l'antiquité romaine en la recherche des sources chaudes naturelles pour se baigner.... Les pierres tout entières de leur panthéon sont esparses çà et là; le vieil lavoir de leurs anciens bains y paroist encores, les médailles de leur antiquité s'y rencontrent en plusieurs lieux. » Ces découvertes de médailles devaient être fréquentes, si l'on en croit le docteur Chomel, qui rapporte que, lors de travaux exécutés à l'établissement en 1707, on en trouva en si grande quantité que « les particuliers en remplissaient plein leur chapeau ».

En 1748, Dufraisse de Vernines avait publié une brochure intitulée : *Dissertation sur les anciens monuments qui se trouvent à Bains, village du Mont d'Or, en Auvergne*, et, à la fin du dix-huitième siècle, Pasumot les signalait également dans sa *Description de quelques monuments antiques qui existaient aux Bains du Mont d'Or*. Mais ce fut surtout au cours des fouilles exécu-

(1) *L'Entelechie des eaux chaudes du bourg de Bain, près du Mont-d'Or...*, par J. MANTE, docteur en médecine. Publié dans le t. XXIX des *Mémoires de l'Académie des sciences, belles-lettres et arts de Clermont-Ferrand*, 1887.

tées à plusieurs reprises pendant le dix-neuvième siècle, et dont les premières furent étudiées avec le plus grand soin par le médecin inspecteur des eaux, Michel Bertrand, qu'on mit au jour la plus grande partie de l'établissement romain et qu'on put en reconnaître les dispositions.

On connaissait déjà la source du Bain de César, renfermée dans un petit bâtiment de forme antique, encore à peu près intact avec son frontispice et sa vasque circulaire, et qui était situé en dehors de l'établissement principal des Gallo-

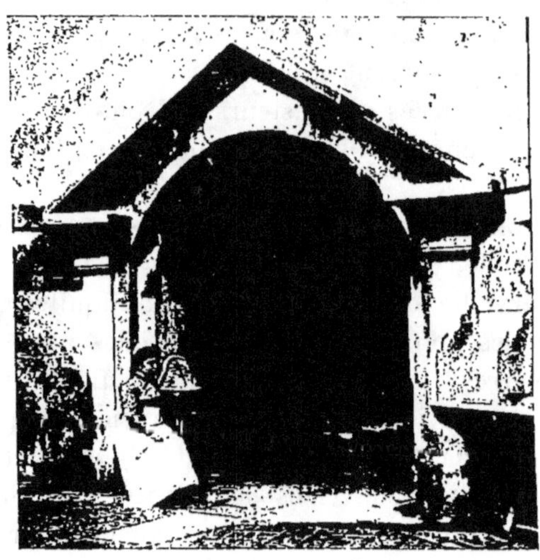

Fig. 49. — LA SOURCE DE CÉSAR, AU MONT-DORE.

Romains (*fig*. 49). Vers 1817, en creusant les fondations de l'établissement thermal, on reconnut successivement : une piscine de 3 m. 50 de longueur sur 3 m. 38 de large et 0 m. 60 de profondeur ; des murs formant une enceinte carrée, fermée de trois côtés ; une grande salle, dallée de pierres de taille, à pavé incliné vers le centre, bordée de deux rangs de pierre en gradins, avec trois escaliers pour y descendre ; une galerie avec deux pièces, jointes par un aqueduc, dont l'une était chauffée par un hypocauste. Des amorces de canaux s'enfonçant sous des maisons voisines furent aussi reconnus, ainsi que tout un réseau de conduits de plomb qui serpentaient à travers les ruines (1).

En 1823, en enlevant une masse rocheuse provenant d'un dépôt formé par les eaux, on exhuma la piscine en madriers de sapin dont nous avons déjà parlé, et qui, par la place même qu'elle occupait sous ce dépôt de lente formation, implique la certitude d'une utilisation des sources bien antérieure à l'occupation romaine.

En 1824, les restes du Panthéon : soubassement du portique, escalier de cinq marches, tronçons de colonnes, bases des murs de la cella, fragments de l'entablement, etc., furent découverts sous des maisons particulières que l'on venait de démolir (2). Lorsque Michel Bertrand écrivait sa brochure, en 1844, on avait déjà reconnu un réservoir ayant contenu des eaux froides, certaines parties des bains de vapeur, cinq grandes piscines à degrés étagés, des fragments de mosaïques, et, un peu partout, des restes de constructions diverses portant la marque certaine de la main-d'œuvre romaine.

En 1865, M. Agis Ledru, chargé de rechercher certaines sources minérales, reprit des fouilles qui avaient été arrêtées sur une ligne qui coupait obliquement une grande piscine décorée de niches et de pilastres. Les nouveaux travaux entrepris alors dégagèrent le reste de la piscine, ainsi que les escaliers qui y descendaient et une galerie transversale qui la limitait du côté sud. Ils permirent également de reconnaître, dans une partie absolument ignorée, des substructions diverses et deux salles dont M. Ledru donne une description complète. La première, de 3 m. 80 de long, sur 3 m. 43 de large, avait pour sol deux rangs de briques assises sur du béton. « L'extrémité ouest était occupée par une grande baignoire de 2 m. 73 de longueur, 1 m. 38 de largeur et 1 m. 55 de profondeur. Elle pénétrait dans le sol de 0 m. 62. Les parois verticales de cette

____

(1) Michel Bertrand, *Mémoires sur l'établissement thermal du Mont-Dore et les antiquités que l'on vient d'y découvrir*, 1819.

(2) Michel Bertrand, *Notes sur des antiquités découvertes au Mont-d'Or*, 1844.

baignoire étaient en briques ; elles avaient été revêtues de stuc vert, dont quelques parties seulement ont été retrouvées au moment de la découverte. Le fond était composé de dalles de marbre blanc (1). »

Le plancher de briques de la seconde salle, de 6 m. 40 de long.

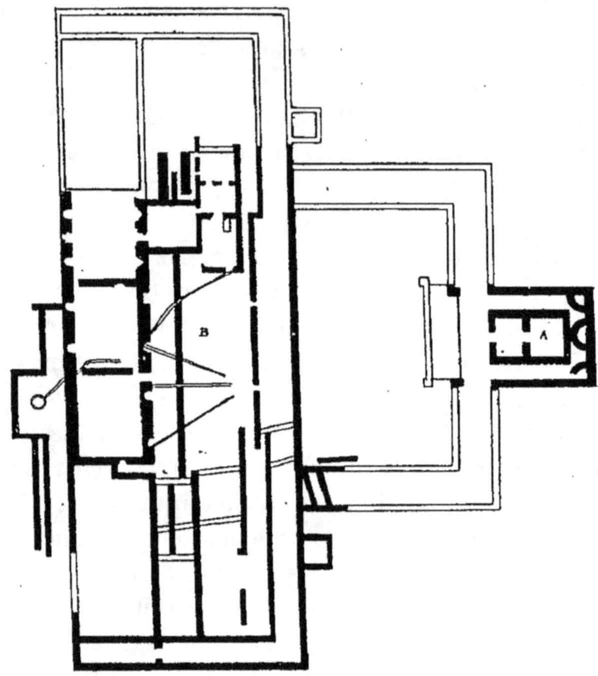

Fig. 50. — PLAN DES THERMES GALLO-ROMAINS DU MONT-DORE.

A. Temple dit Panthéon.
B. Établissement thermal.

sur 3 m. 65 de largeur, reposait sur des piliers d'hypocauste et les parties des murs encore debout présentaient des ouvertures communiquant avec des cheminées verticales en briques.

Enfin, une nouvelle piscine bien conservée, avec deux escaliers pour y descendre, fut découverte en 1876 ou 1877, lors

(1) Agis Ledru, *Note sur la mise au jour d'une grande partie de l'établissement thermal romain du Mont-Dore. Mémoires de l'Académie des sciences, etc., de Clermont-Ferrand;* nouvelle série, t. X, 1868.

de travaux exécutés sous la direction de M. Ledru, au point
où est aujourd'hui la galerie Pasteur.

En somme, ces découvertes successives ont permis de
reconnaître que cinq au moins des puits de captage des
sources sont d'origine romaine (1); que des eaux froides étaient
amenées par des aqueducs dans les thermes gallo-romains,
qui couvraient à peu près l'emplacement du rez-de-chaussée
actuel, et dont l'ensemble peut s'analyser ainsi (*fig*. 50) :
« Trois grandes piscines en mosaïque verte, alimentées par
les sources inférieures et adossées à la roche, communiquaient
de chaque côté par des portiques avec les diverses pièces servant de tepidarium, de caldarium, de frigidarium, de salles de
massage et de vestiaires et séparées par un atrium central;
au nord elles se rattachaient avec d'autres piscines occupant,
sur la roche, un édifice supérieur et alimentées par les sources
du pavillon. Au sud, les thermes devaient être reliés par une
cour, décorée de portiques et plus étendue que la place
actuelle, avec un temple voué au dieu Pan ou, peut-être, à
tous les dieux, suivant une tradition locale qui a conservé la
désignation de panthéon. Quant à la grotte de la source César,
isolée un peu plus au nord, elle nous est parvenue intacte,
avec son frontispice et sa vasque circulaire, où les Romains
pratiquaient à la fois le demi-bain hyperthermal et l'inhalation des vapeurs médicamenteuses issues spontanément des
griffons, et elle n'est englobée dans le bâtiment principal que
depuis une dizaine d'années (2). »

La Bourboule. — Il est probable que les eaux de la Bourboule, si voisines du Mont-Dore, où s'élevait un établissement
thermal grandiose, ne furent pas ignorées des Romains. Elles
étaient, d'ailleurs, situées sur le passage d'une voie romaine
qui conduisait du Mont-Dore dans le Cantal, dont on a
retrouvé des traces dans une gorge en face de la Bourboule.

(1) Sources de la Madeleine, Pigeon, Rigny, Ramond et César.
(2) *Le Mont-Dore. Notice médicale et pittoresque.*

Le seul témoignage matériel de cette utilisation ancienne serait une fosse, d'origine romaine, qui aurait été découverte en 1820, lorsqu'on creusa les fondations du premier établissement thermal (1).

Peut-être n'est-il pas téméraire de voir dans le vieux nom de la Bourboule : *Borbola*, qu'on trouve mentionné dans un titre de 1463, un souvenir lointain du nom d'un des dieux tutélaires des sources médicinales de la Gaule et d'en inférer une antique connaissance des eaux, qui semble cependant, tout au moins d'après ce que les fouilles nous ont fait connaitre jusqu'à présent, n'avoir pas dépassé les limites d'une petite exploitation locale.

Pont-des-Eaux. — A Pont-des-Eaux, hameau de la commune de Nébouzat, situé sur la Sioule, à peu de distance du point où la voie de Clermont se dirigeant vers le Limousin franchissait cette rivière, des fouilles, opérées en 1834, ont fait découvrir un vaste établissement de bains, dont les restes étaient enfouis sous un amas considérable de débris de constructions : marbres, tuiles, fragments de mosaïques, etc.

D'après les indications d'un plan dressé lors de la découverte, et dont nous donnons un croquis (*fig.* 51), et la légende publiée par Bouillet dans sa *Statistique monumentale du Puy-de-Dôme* (1846), on reconnaît facilement en *A* et *B* des pièces chauffées par des hypocaustes, probablement à usage d'étuves; en *C*, une petite pièce avec sol de béton, ayant dû servir de salle de bain. Il avait été réservé dans le sol, le long de l'un des murs, un petit canal de 0 m. 20 de profondeur et de 0 m. 14 de largeur. Ce canal traversait le mur et allait aboutir dans un petit mur de refend, au sein duquel il formait deux retours d'équerre, pour s'élever ensuite verticalement dans le milieu du mur. Il paraît avoir été destiné à former une petite cheminée de vapeur.

En *D*, était une autre pièce contenant deux baignoires, dont

____

(1) Docteur Clérault, *La Bourboule. Ses eaux minérales*, 1877.

le service devait se faire par la pièce *E*. Le sol de ces baignoires était fait d'un béton solide qui fut enlevé d'une seule pièce. En *F* était un cabinet de bains revêtu de marbre; la partie du plan désignée par un *G* devait correspondre à un corridor de distribution. *H* et *I* sont deux pièces carrées, dont la destination n'a pu être déterminée.

Ces thermes spacieux, construits à proximité d'une voie fréquentée, et qui semblent avoir été décorés avec un certain luxe, ont dû certainement avoir un rapport avec des sources d'eau minérale acidulée froide qui prennent naissance dans leur voisinage immédiat.

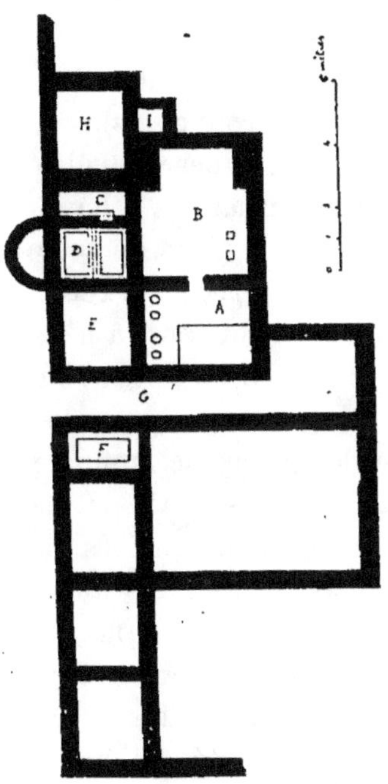

Fig. 51. — PLAN DES THERMES DE PONT-DES-EAUX.

BEUREGARD-VENDON. — A 8 kilomètres environ de Riom, non loin d'une voie ancienne qui tendait vers Menat, on a trouvé, en 1839, près de Beauregard-Vendon, des restes d'ouvrages romains où était vraisemblablement utilisée une source d'eau minérale, dont les fouilles entreprises avaient justement pour but de rechercher le point d'émergence.

« Au centre d'un béton était une piscine de 4 mètres de longueur sur 3 de largeur, et de 5 mètres de profondeur. Cette piscine, que l'on a trouvée comblée de débris de construction, de tuiles, de briques, de fragments de marbre et de poterie, était formée avec des madriers de chêne de 10 centimètres d'épaisseur, assemblés à rainures et à languettes et chevillés à l'extrémité avec de gros clous en bronze (1). »

(1) BOUILLET, *Description archéologique des monuments celtiques, romains*

Les fouilles ne semblent pas avoir été poussées plus loin et il peut y avoir lieu de le regretter, car le caractère de certains débris exhumés, notamment des fragments de statues mutilées (1), autorise à penser qu'il existait là un édifice décoré avec une véritable recherche d'élégance.

CHATEAUNEUF. — Les eaux de Châteauneuf jaillissent en plusieurs sources, thermales ou froides, dans un des sites les plus charmants de la vallée de la Sioule. Les Romains on certainement utilisé celles des sources qui se trouvent sur la rive gauche de la rivière, vers le lieu où sont situés actuellement les Grands-Bains, mais les indications relatives à leurs travaux sont assez sommaires. Voici ce qu'en disait le docteur Salneuve (2), dans un passage cité par Greppo (*op. cit.*, p. 286) : « Il existe peu de documents sur ces thermes, qui sont, à n'en pas douter, d'origine romaine. Aucune tradition ne fait savoir qu'ils aient été connus jadis, et pourtant, en creusant une des piscines, on a trouvé des médailles ou des pièces de monnaie de fabrication romaine provenant des colonies d'Aix et de Marseille. La découverte faite récemment de baignoires de briques parfaitement cimentées prouve qu'ils ont été abandonnés après avoir été fréquentés pendant un temps plus ou moins long. Ils ont subi, pendant la barbarie du moyen âge, le sort d'un grand nombre d'autres établissements utiles. Peut-être cet abandon est-il dû aux nombreuses difficultés qu'éprouvaient les malades pour y arriver. »

Alibert avait déjà signalé d'anciennes constructions du même genre : « Au milieu de la presqu'île de Saint-Cir, près d'une ancienne église, existent les Bains de Méritis. Lors du décombrement de ces thermes, lequel remonte à un grand nombre d'années, on trouva les anciennes cuves avec le ciment des Romains »

du moyen âge du département du Puy-de-Dôme. *Mémoires de l'Académie de Clermont*, 1874.

(1) MATHIEU, *Des colonies et des voies romaines en Auvergne*, p. 253-254, 1857.

(2) *Essai sur les eaux minérales de Châteauneuf*, 1834.

Enfin, le *Bulletin de la Société d'Anthropologie* (1883, p. 752) fait mention de la présentation d'un vase romain, renfermant un ossement et deux fragments de bois travaillés, découverts dans la vase en creusant une vieille piscine abandonnée à Châteauneuf.

COREN. — Les eaux minérales de Coren (canton nord de Saint-Flour), appelées dans le pays la *Font de vie*, se composent d'un certain nombre de veines qui jaillissent dans le lit même du ruisseau de Colsac. Au mois de juillet 1886, au cours de travaux destinés à nettoyer et à isoler la source la plus forte, on reconnut que deux de ses naissants avaient été l'objet d'un captage ancien, assez rudimentaire, mais dont les traces étaient restées très nettement apparentes.

Les travaux consistaient en une cuve carrée en bois, de 1 m. 32 de côté, sur 1 m. 50 de profondeur, formée de quatre pieux de chêne reliés par des madriers de sapin réunis entre eux par des enchevêtrements, avec un fond de madriers de chêne percé de deux trous irréguliers, correspondant exactement aux points d'émergence des filets d'eau minérale à capter. Le fond de la caisse ne reposait pas directement sur les griffons, afin d'en

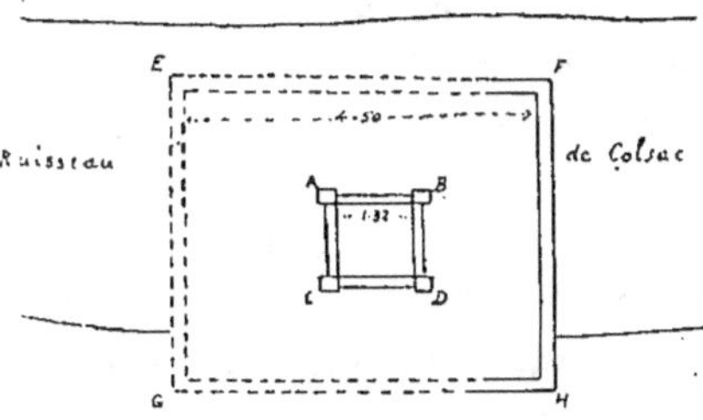

Fig. 52. — CAPTAGE DE LA SOURCE DE COREN.

A. B. C. D. Caisse en bois ou cuve du puits minéral.
E. F. G. H. Quadrilatère de madriers destiné à préserver le puits.

laisser le jaillissement plus libre. Les quatre pieds, dépassant par le bas le plancher de 0 m. 60 environ, s'appuyaient sur les parois latérales du roc, préalablement évidé en un entonnoir au fond duquel sourdaient les deux naissants. Cette première caisse devait être surmontée, à l'origine, d'un second carré de mêmes dimensions, de façon à former un puits boisé de trois mètres de profondeur (*fig.* 52) (1).

(1) Marcellin BOUDET, *La Source minérale gallo-romaine de Coren et son*

« Le puits thermal était enfin protégé tout autour contre les attaques du torrent par un quadrilatère de 4 m. 50 de côté composé de madriers de 0 m. 10 d'épaisseur, au centre duquel il se trouvait. On en a retrouvé une partie sur place dans le gravier. Le grand nombre de briques, de tuiles à rebord et autres débris gisant à cet endroit dans le lit du ruisseau laisse supposer que l'intérieur de ce quadrilatère, entre le puits et le blindage extérieur, était primitivement garni de maçonneries. Ces maçonneries ont été peu à peu démantelées et emportées par les crues; la vase et l'ensablement ont seuls permis au cadre inférieur du boisage du puits d'échapper à la destruction. »

Tous ces travaux de boisage ont disparu, pour être remplacés par un petit pavillon en maçonnerie qui isole les eaux minérales recueillies dans l'entonnoir même creusé dans le roc par le pic des ouvriers gallo-romains.

A l'exception des monnaies, la plupart des objets recueillis dans la source : figurines en bois, bracelets, débris de poteries, etc., dont nous avons déjà parlé, semble démontrer que les eaux de Coren étaient employées dans l'antiquité pour guérir les maladies de l'enfance. C'est encore aujourd'hui leur principal mode d'emploi et elles ont continué à être utilisées dans le pays comme eaux reconstituantes, surtout pour les enfants de huit à quatorze ans.

CHAUDESAIGUES. — Le bourg de Chaudesaigues, où coule un véritable torrent thermal dont la température, à certaines sources, dépasse 80°, vit-il les Romains se baigner dans ses piscines fumantes? L'affirmative ne fait pas de doute pour ceux qui voient dans la petite ville auvergnate les Aquæ Calidæ de la Table de Peutinger. Cette identification géographique pourrait leur suffire, mais ils ont même à invoquer, en outre, l'existence, affirmée par certains auteurs, de vestiges gallo-romains ayant un caractère certain de constructions thermales, dans le voisinage des sources.

trésor. Clermont-Ferrand, 1889. Extrait du *Bulletin de l'Académie des sciences, belles-lettres et arts de Clermont-Ferrand.*

M. Berthier (1), chargé au commencement du dix-neuvième siècle d'une analyse de l'eau de Chaudesaigues, affirmait, mais sans donner aucune preuve, que les Romains avaient fréquenté ces sources et avaient bâti tout auprès un bourg, pour lequel il improvisait même le nom de *Calentes Aquæ*.

D'après M. Laforce (2), qui écrivait en 1836 : « Dès qu'on fouille le sol à Chaudesaigues, on rencontre à une petite profondeur des ruines considérables; des piscines sont enfouies sous la place publique, et on y a trouvé des voûtes souterraines, des baignoires et des cabinets d'étuve; ces ruines, qui portent toutes un caractère romain, viennent à l'appui d'une tradition populaire qui voudrait que, peu après la conquête des Gaules, une colonie romaine se fût établie dans ces lieux. »

M. de Ribier du Châtelet (3) est moins affirmatif au point de vue de l'attribution des constructions exhumées : « Si l'on interroge le sol, dit-il, on trouve presque partout des ruines, de vieux conduits, des piscines, des baignoires, des voûtes qui annoncent l'existence de thermes anciens, remontant probablement à l'époque gallo-romaine. » Et, plus loin, il ajoute (*op. cit.*, t. III, p. 160) : « Dans les fouilles pratiquées autour de la fontaine du Par, on a trouvé deux grottes qui contenaient des baignoires romaines en lave volcanique, une piscine attribuée au même peuple, des vestiges d'établissements thermaux et des monnaies romaines. »

Cependant l'existence d'un Chaudesaigues gallo-romain a trouvé un détracteur convaincu dans l'auteur d'un travail récent sur cette région, M. Felgères (4). Pour lui, l'ancienne voie romaine de Toulouse à Lyon laissait ces eaux complètement à l'écart; les difficultés d'accès n'étaient pas faites pour attirer les baigneurs dans ces gorges abruptes, et, si les Romains se hasardèrent jusque-là, ils n'y séjournèrent point et n'y firent

(1) *Journal des Mines*, 1ᵉʳ semestre, 1810.
(2) *Essai sur la statistique du département du Cantal*.
(3) *Dictionnaire historique et statistique du département du Cantal*, 1859.
(4) *Histoire de la baronnie de Chaudesaigues*.

aucun établissement. Les piscines, les voûtes, en grand appareil de pierres cimentées, remontent bien, d'après notre auteur, à une époque fort ancienne, mais il se refuse à y voir des œuvres romaines.

En résumé, il ne semble pas qu'il ait jamais été fait à Chaudesaigues de fouilles véritables, méthodiquement conduites. Peut-être pourrait-on trouver à l'aide de recherches de ce genre, ainsi que dans un examen approfondi du mode de construction des anciens ouvrages dont l'origine est ainsi discutée, la solution de cette controverse, sinon au point de vue de la géographie comparée, tout au moins au point de vue archéologique.

Ydes. — Les environs du village d'Ydes, où sont exploitées deux sources d'eaux minérales froides, présentent de nombreux vestiges d'occupation à l'époque gallo-romaine, parmi lesquels il en est qui se rattachent d'une façon certaine à un établissement de bains.

Dès 1818, des fouilles faites au village voisin de Montfouilloux faisaient découvrir une lionne-fontaine en domite, ser-

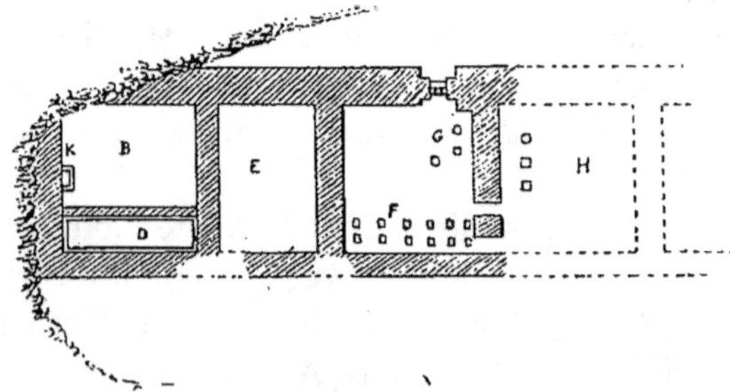

Fig. 53. — PLAN DES THERMES D'YDES.
D'après une planche jointe au mémoire de M. de Ribier.

vant de griffon à une source. En 1821 et 1822, au cours de ses recherches, M. de Ribier trouva de nombreux débris de poteries, divers objets, dont plusieurs en silex, des médailles, etc. et, en 1827, au bord d'une prairie qui a conservé le nom de

Prat d'y bagneyras, les fondations d'un véritable établissement thermal, composé de plusieurs salles, dont une contenait des piliers de briques carrées distants de 0 m. 33. Ces piles étaient encore droites, portant sur un pavé à ciment, tout couvert de terre noire et onctueuse. L'eau était amenée à ces bains par un canal en ciment, revêtu intérieurement de briques (*fig.* 53)(1).

Les salles B et E, pavées en ciment blanc, devaient constituer des piscines, à l'exception de la partie D, qui, exhaussée sur des piliers de briques et munie de fourneaux, pouvait remplir le rôle d'étuve. Il en était certainement de même de la salle où figurent les lettres F et G, désignant, la première des piles en briques, la seconde, des ouvertures en briques pratiquées dans les murs. En H, est figurée une salle non découverte et, en K, une ouverture en briques pour l'écoulement des eaux.

De nouvelles découvertes ont eu lieu depuis cette époque : en 1879, un tronçon de voie romaine, des débris de constructions et quelques fragments de céramique, et, en 1885, un ensemble de travaux ayant un rapport plus direct avec l'objet spécial de nos études. A cette époque, une fouille pratiquée dans une prairie formant cuvette fit retrouver un ancien puits carré gallo-romain, boisé au moyen de rondins de chêne solidement reliés par des traverses. Au-dessous de ce puits il avait été pratiqué une battue de mousse et d'argile, destinée à faire remonter les eaux à l'orifice, d'où elles s'échappaient par un tronc d'arbre taillé en forme de bac. Quelques débris de poteries ont été recueillis aux alentours (2).

A VIC-SUR-CÈRE, des fouilles opérées au commencement du dix-huitième siècle, sur l'emplacement de la source minérale, par un médecin de Murat, M. de Boria, amenèrent la découverte de vestiges de constructions gallo-romaines et de mé-

(1) J.-B. DE RIBIER, *Mémoires sur les fouilles et découvertes faites dans l'arrondissement de Mauriac (Cantal), en 1822, 1823 et 1827. Mémoires de la Société des antiquaires*, t. VIII, 1829.

(2) Docteur DE RIBIER, *Ydes ; son histoire ; ses eaux minérales*, 1901.

dailles à l'effigie des empereurs Auguste, Claude, Vespasien, Dioclétien, Maximin et Licinius (1). D'autres médailles et des vases antiques furent encore retirés pendant les travaux exécutés en 1829 (2).

En terminant cette revue des eaux minérales de l'Auvergne, je dois en signaler encore quelques-unes, dont l'utilisation à l'époque gallo-romaine peut sembler très problématique, mais que le désir d'être aussi complet qu'il est possible de l'être en pareille matière ne me permet pas de passer sous silence.

M. Bouillet (3) signale la découverte, en 1850, aux Roches, près de Chamalières, où existe, dit-il, une très belle source d'eau minérale, de poteries du quatrième siècle, de médailles du Bas-Empire, de Constance, de Constantin, de Maximin, etc., ce qui ferait penser que là était un établissement déjà ancien.

D'après M. Mathieu (4), près des sources minérales de Médagues, s'élevait un vaste bâtiment dans les ruines duquel on a recueilli des médailles du Haut-Empire, des vases, des figurines et des clés romaines.

Je n'ai pu avoir de renseignements plus complets sur les découvertes si brièvement mentionnées.

Les eaux de Chatel-Guyon, d'après le docteur Macquarie, auraient été connues et utilisées des Romains, comme le prouverait la découverte d'anciennes piscines et d'autres vestiges de l'époque gallo-romaine. Je n'ai pu trouver la confirmation de ces trouvailles, et il semblerait plutôt résulter d'autres indications qu'on n'a rencontré à Châtel-Guyon aucune ruine susceptible d'être rattachée à la période qui nous occupe (5).

---

(1) Vicomte DE MIRAMON-FARGUES, *Vic-sur-Cère et ses environs*, 1899.

(2) DE RIBIER DU CHATELET, *Dictionnaire historique et statistique du département du Cantal*, 1859, t. I, p. 446.

(3) *Description archéologique des monuments celtiques, etc. Mémoires de l'Académie de Clermont*, 1874, p. 23.

(4) *De la position d'Aquis Calidis sur la Table de Peutinger*, 1859.

(5) NIVET, *Dictionnaire des eaux minérales du département du Puy-de-Dôme. Annales scientifiques, littéraires et industrielles de l'Auvergne*, t. XVIII, 1845 : « On ne trouve à Châtel-Guyon aucune ruine qui rappelle l'époque romaine. »

Les sources thermales de SAINTE-MARGUERITE sourdent sur le bord de l'Allier, au pied de la montagne de Saint-Romain et dans le lit même de la rivière. Nous avons vu déjà qu'une opinion, absolument inadmissible d'ailleurs, inclinerait à placer en ce lieu les Aquæ Calidæ de la Table de Peutinger. Si rien ne justifie cette attribution, il ne semble pas moins résulter du passage suivant de l'ouvrage déjà cité du docteur Nivet que des constructions anciennes, remontant probablement à l'époque romaine, auraient existé près des sources :

« Elles ont eu jadis une grande vogue. Des restes d'édifices existaient encore auprès de ces eaux; ils annonçaient qu'elles ont alimenté, à une époque inconnue, mais fort reculée, un établissement thermal d'une certaine importance. Jean Banc nous a laissé, sur ce fait, des documents curieux et que nous allons reproduire : « La masse des murailles toute cimentée, qui est en lieu déclive de ce voysinage, marque plustot avoir esté adjencée autresfois pour un bain que pour un moulin, au contraire de ce que beaucoup de voysins du lieu croyent; ce qui me le faict juger ainsi est la descouverture des canaux, qu'on voit tous les jours propres à l'usage desdicts bains naturels, lesquels en quelque lieu paraissent entiers de terre cuite et en d'autres rompuz et usez par leur vieillesse et caducité; tous lesquels servent à conduire partie desdictes eaux bien près d'un vuide, dans lesquel toutes sont reçues en l'enclos desdictes murailles, que je crois qui servaient de bain anciennement. »

Comme le granit est presque partout à nu autour des fontaines de Sainte-Marguerite, on doit supposer que l'Allier a entraîné les constructions décrites par Jean Banc, car nous n'en avons pas trouvé la moindre trace. »

CHAPITRE V

Région du Centre.

Evaux. — Les sources chaudes qui jaillissent à 5 ou
600 mètres de la petite ville d'Évaux (1) étaient utilisées par
les anciens dans un établissement construit sur une sorte de
plateforme entaillée dans le flanc d'une gorge rocheuse, si
bien nivelée ensuite par le temps que Le Vayer, parlant de
ces eaux en 1698, disait « que leur source n'avait été honorée
d'aucun édifice public, et n'avait d'autre bassin que celui des
rochers qui l'environnaient. » Cependant la tradition subsistait d'un riche édifice qui aurait existé autrefois à Évaux.
L'auteur d'une *Vie de saint Martial*, qui écrivait au dix-septième siècle, rapportait, d'après une compilation des anciennes
archives de l'abbaye de Saint-Martial de Limoges, que « le
proconsul Duratius avait fait construire et paver de marbre,
en l'honneur d'Auguste, les bains chauds d'Évon ou d'Ilé-
vaux », et la gorge où les eaux prennent naissance avait conservé le nom de lieu *des Bains*.

Au commencement du siècle dernier, Barailon (2) avait
déjà reconnu l'existence de certains débris antiques : « Les
aqueducs qui conduisent l'eau dans deux bassins, le bain des
pauvres, les différentes séparations qui subsistent dans le
bassin inférieur, le nom de César que porte un des puits, sont
autant d'ouvrages romains. L'aqueduc qui entretient la fon-

(1) Le nom antique d'Évaux devait être *Ivvavum*, certainement en
rapport avec le nom de son dieu topique Ivao. Jusqu'au commencement du
treizième siècle, le nom fut *Evaunum*, *Evau*; depuis cette époque jusqu'au milieu du dix-septième siècle, on lui substitua celui d'*Evaonum*,
Evaon, et le nom d'Évau reparut depuis 1671. (De Cessac, *Note sur le
nom de la ville d'Évaux. Revue celtique*, t. VI, p. 260 et suiv.)

(2) *Recherches sur les peuples Cambiovicenses de la carte théodosienne,
dite de Peutinger*, 1806.

taine de Rentière est également de cette nation. On rencontre, en
creusant dans une terre attenant aux bains, des débris de poterie
et de *terra campana,* de celle qui est vernissée avec du mica, de
petits carreaux de marbre et des ouvrages de tuilerie romaine. »
C'est au cours des fouilles exécutées de 1831 à 1847 pour la
construction de l'établissement actuel que furent faites les
découvertes qui ont permis de se rendre compte de l'ampleur
des travaux exécutés par les Romains dans ce coin des Gaules,
et qui donnent une idée très nette du procédé le plus fréquemment employé par eux pour le captage des eaux thermales (*fig.* 54).

Lorsque les Romains décou-
vrirent les sources, elles devaient suinter confusément, le
long de la paroi rocheuse d'un
ravin, surtout en *c'*, *d'* et *e'*.
Leurs ouvriers ont commencé
par mettre les griffons à nu en
découpant, sur près de dix mè-
tres de haut, dans le fond rocheux du ravin où suinte la source,
un espace d'une soixantaine de mètres de côté; puis, sur cet
espace nivelé au moyen de béton de tuileaux noyés dans du
ciment atteignant, par endroits, 3 m. 50 de puissance, ils cap-
tèrent les cinq principaux points d'émergence dans autant de
puits maçonnés de trois à quatre mètres de profondeur, descendant depuis la surface du béton jusqu'à la roche en place ; le
radier en béton qui réunissait ces puits avait pour effet de
créer, sur tous les points autres que les puits, une charge for-
çant l'eau à sortir tout entière par ces orifices.

Les puits étaient reliés les uns aux autres et rattachés à des
piscines par tout un système d'aqueducs et de caniveaux; il
existait aussi de simples tuyaux de plomb noyés dans le béton
formant cheminées au-dessus de griffons accessoires (*fig.* 55) (1).

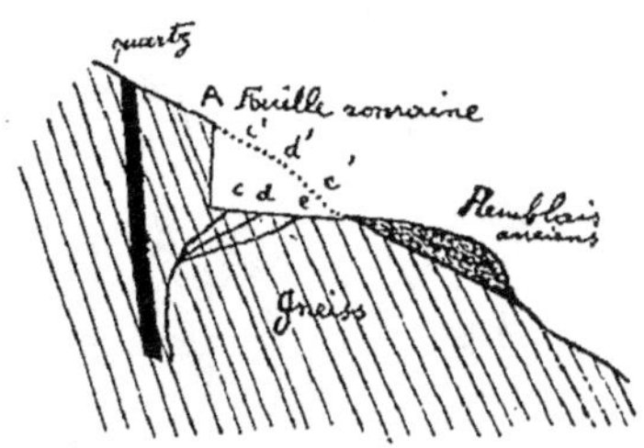

Fig. 54. — COUPE THÉORIQUE DU
CAPTAGE ROMAIN A ÉVAUX.
D'après M. l'ingénieur De Launay.

____

(1) Ces détails sur les travaux de captage d'Évaux sont empruntés à

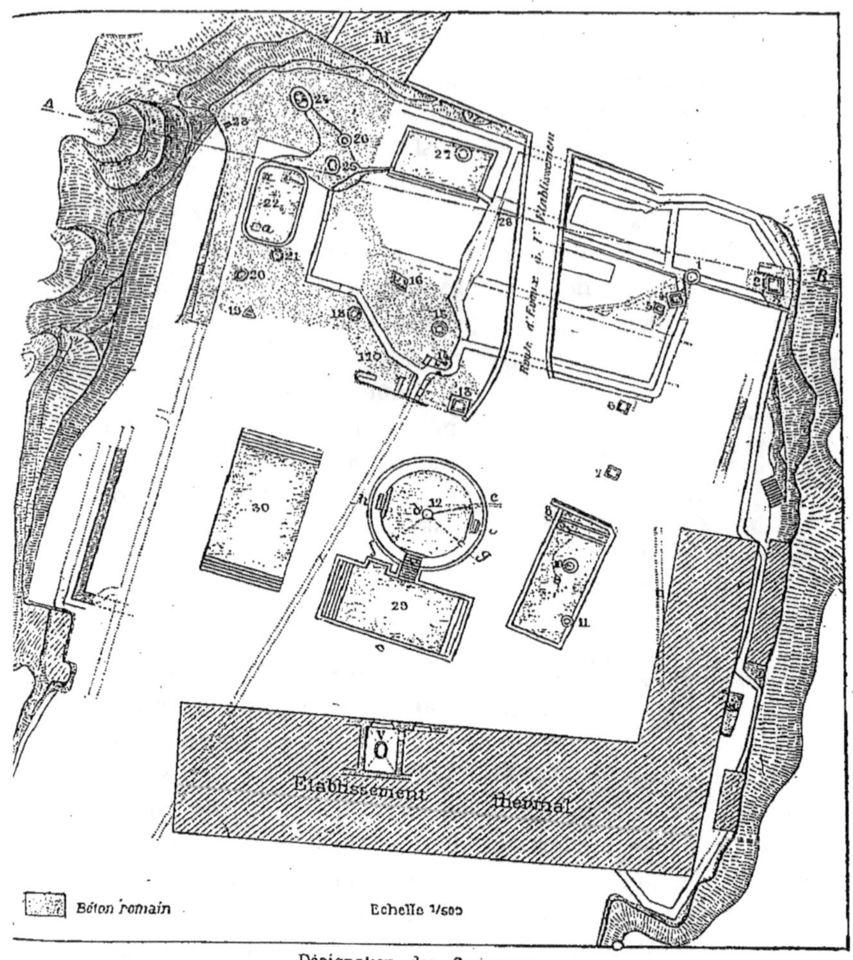

1 Source de César
2 — d° — de l'Escalier
3 — d° — du Rocher
4 — d° — Nouvelle
5 — d° — des Galeux
6 — d° — des Pauvres
7 — d° — du Chemin
8 — d° — du Petit-Cornet (puits non découvert)
9 — d° — du Bassin Carré (10 sources)
10 — d° — du Puits du Milieu
11 — d° — du Bain de Vapeur
12 — d° — de la Piscine Ronde (3 sources) (Caldarium)
13 — d° — Delamarre
14 — d° — dite Petite Source
15 — d° — d'Auguste
16 d° du Puits-Losange

17 Source St Marie
18 — d° — de Duratius
19 — d° — du Puits-Triangulaire
20 — d° — du Puits-Ovale
21 — d° — du Puits-Octogone
22 — d° — du Bassin Ovale (5 sources)
23 — d° — de la Margelle
24 — d° — Desglaudes (2 sources)
25 — d° — de Rome-Nord
26 d° de Rome-Sud
27 d° des Jeunes Filles
28 d° du Ruisseau
29 Bassin tiède (Tepidarium)
30 Piscine froide (Frigidarium)
31 Ancienne Baignoire romaine
V Bain de Vapeur de l'Etablissement actuel
O Nouvelle Source froide dite du Parc

Fig. 55. — PLAN DES THERMES D'ÉVAUX, ÉTAT ACTUEL.

Les bassins numérotés 10, 12, 29 et 30 sont les anciennes piscines de l'établissement gallo-romain. En 31, est une baignoire romaine. Les parties grisées sont celles où a été reconnu le béton romain entourant les sources.

On peut encore voir aujourd'hui, apparent sur certains points, le captage ancien, qu'on s'est contenté d'utiliser et qui a servi de base pour les travaux modernes.

Parmi les piscines rendues au jour, l'une, la piscine ronde, dallée de marbre, était alimentée par trois sources situées sur les bords, et s'écoulant par des tuyaux convergeant vers le centre, où était placée une statuette en argent. On y descendait par quatre escaliers placés aux quatre points cardinaux. Trois autres bassins, en forme de carrés longs, complétaient l'ensemble des piscines. L'un d'eux, parallèle au rocher du nord, pavé de marbre et de pierre blanche, devait être une piscine destinée à la natation (*fig.* 56). D'après Coudert-Lavillatte (*op. cit.*), les murailles qui l'environnaient, construites en petit appareil romain, subsistaient encore en partie; elles devaient supporter une voûte et l'on remarquait encore la naissance des grandes fenêtres destinées à éclairer cette vaste salle.

Outre les piscines, les fouilles firent découvrir plusieurs grandes baignoires en marbre à larges bords renversés, qui furent brisées lorsqu'on les arracha du sol où elles étaient enchâssées et mises en morceaux. On voit cependant encore en place les restes d'une baignoire de quatre mètres de longueur dallée de marbre.

Des tronçons de colonnes, de larges moulures munies de leurs angles et de figures d'applique sculptées en haut relief, un important morceau de frise en marbre blanc portant quelques lettres d'une inscription trop mutilée pour qu'on puisse en tenter la restitution, font présumer l'existence d'un édifice, avec façade à colonnade surmontée d'un fronton triangulaire, dans lequel on a voulu voir un temple. « Aucun indice assez important, dit M. Fillioux (*op. cit.*), ne peut nous faire

l'étude de L. DE LAUNAY, *Les Sources thermales de Néris et d'Évaux. Annales des Mines*, 9ᵉ série, t. VII, 1895.

Consulter également sur cette station : COUDERT-LAVILLATTE, *Les Bains d'Évaux. Mémoires de la Société des sciences... de la Creuse*, 1838-1847; et A. FILLIOUX, *Les Thermes d'Évaux;* même publication, t. IV, 2ᵉ *Bulletin*, 1873.

connaître la distribution intérieure de ces thermes; tout au plus peut-on présumer, par la façon dont sont groupées les piscines, qu'elles étaient comprises dans un vaste parallélogramme, encadrant un *impluvium* ou cour intérieure, au fond de laquelle s'élevait le temple que nous avons essayé de restituer. »

Quelle qu'ait été la disposition de l'édifice thermal d'Évaux, les nombreux échantillons des revêtements intérieurs trouvés dans les ruines, et dont un assez grand nombre figurent au musée de Guéret, montrent qu'il devait être d'une richesse tout à fait exceptionnelle. C'étaient des marqueteries exécutées en marbres, brèches ou porphyres des sortes les plus rares et les plus curieuses, d'une grande variété de couleurs, et pour la plupart empruntés à des régions lointaines. Destinés à être appliqués sur des enduits, ces placages étaient débités en feuilles très minces, dont les plus épaisses n'atteignent guère qu'un centimètre. C'étaient aussi des mosaïques, les unes simplement fabriquées avec des cubes de terre cuite ou de pierre; d'autres, plus riches, avec des cubes de matière vitrifiée, et, enfin, des panneaux dont l'ornementation était constituée par des coquillages incrustés.

Outre les objets dont nous avons déjà parlé : statuette en terre cuite, fragments de sculptures et patères en bronze, les fouilles d'Évaux ont amené la découverte d'un assez grand nombre d'objets divers : médailles, fragments de poteries et de vases en verre, instruments en bronze, qui ont malheureusement été dispersés, emportés par des baigneurs et des curieux. Parmi les restes ainsi découverts, nous en signalerons deux, outre de nombreux fragments de tuyaux en plomb et en cuivre, qui paraissent avoir été en rapport direct avec l'exploitation des eaux thermales : c'est d'abord un objet en plomb de forme quadrangulaire, ayant 0 m. 20 centimètres de côté, et creux au dedans, qu'on a présumé avoir servi à une pompe (1), et un mascaron en bronze, de 0 m. 18 de hauteur,

____

(1) GREPPO, *op. cit.*, p. 316.

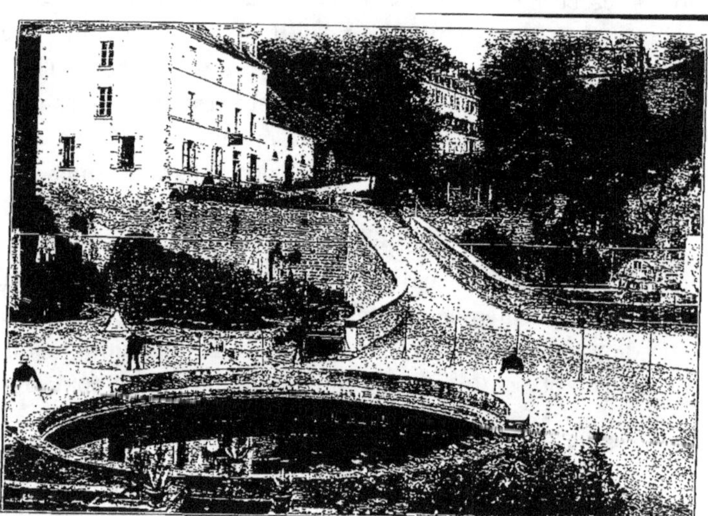

Fig. 56. — ÉVAUX. SOURCES ET PISCINE RONDE.

d'un très beau travail, représentant une tête de dieu marin à large barbe flottante. La bouche ouverte, comme pour laisser passage à un tuyau, permet d'y reconnaître un ornement de fontaine, du genre de ceux qu'on nomme des gueulards (1).

NÉRIS. — Sans aller jusqu'à voir dans Néris, comme l'a fait son plus récent historiographe (2), la capitale des Gaules, il n'est pas douteux qu'il y eut, aux temps gallo-romains, autour de ces sources chères aux rhumatisants et aux neurasthéniques, non pas seulement un simple établissement thermal, mais une véritable ville, possédant son organisation complète, avec des aqueducs, des temples, des palais, des établissements militaires, dont de nombreux vestiges ont permis de tracer le plan et de restituer l'ensemble avec une assez grande précision.

Jean Banc (3), rattachant le nom de Néris aux traditions mythologiques, n'hésitait pas à le faire dériver des Néréides. Boirot-Desserviers, et nombre d'autres avec lui, voient dans Néron le fondateur de la ville, à laquelle il aurait donné son nom. Faut-il ajouter que rien ne vient étayer cette affirmation et qu'il est bien plus probable que le nom de Néron fut accolé après coup à celui d'un lieu, riche en restes antiques, avec laquelle il avait une certaine affinité. Greppo avait émis l'idée que cette dénomination pouvait venir d'un fondateur ou restaurateur des thermes, appartenant à une famille Nerius, dont nous possédons des médailles consulaires, hypothèse acceptée par Forichon. Il semble infiniment plus simple et plus rationnel de faire dériver le nom du *Vicus Neriomagensis* de celui de son dieu topique, *Nerius*, et je crois, d'ailleurs, que la question n'est même plus discutée sérieusement aujourd'hui (4).

(1) FILLIOUX, *op. cit.*, p. 203.

(2) MOREAU DE NÉRIS, *Néris, capitale des Gaules. Les eaux de beauté*, 1902.

(3) *Les admirables vertus des eaux naturelles de Pougues, Bourbon et autres renommées de France, en faveur des malades qui ont recours à leurs salutaires emplois*, 1618. — *La Mémoire renouvellée des merveilles des eaux naturelles en faveur de nos Nymphes françoises et des malades qui ont recours à leurs emplois salutaires*, 1605.

(4) « Puisque *Nerios*, dit M. Mowat, est un nom de divinité et que *magus* est un mot gaulois qui signifie certainement *campus*, il s'ensuit que Neriomagus veut dire : terrain consacré au dieu Nerius. »

Néris a eu la bonne fortune d'être tout particulièrement et très soigneusement étudié. Si ses monuments ont disparu à peu près complètement aujourd'hui, les relevés exacts qui ont été faits lorsque leurs vestiges ont revu le jour, ainsi que les études sérieuses dont ils ont été l'objet (1), en ont conservé tout au moins le souvenir et permettent de se rendre compte de ce que fut, au temps de sa splendeur, une importante station thermale gallo-romaine, groupant autour des sources des édifices de toute nature. A ce titre, nous consacrerons à Néris un examen un peu plus prolongé, et, après nous être occupés de la partie thermale proprement dite, nous dirons quelques mots des autres monuments qui concoururent à son existence de grande ville d'eaux.

Le captage des sources, ou plutôt de la source, car les différents puits ne sont que les bouches d'émergence d'une seule nappe minérale, avait été opéré à l'endroit où s'élève aujourd'hui le petit établissement, et fut reconnu en 1832. Il était constitué par une fosse poursuivie jusqu'au granit, sur l'émergence de la source, et revêtue d'une couche de béton dans laquelle étaient pratiqués cinq puits circulaires, l'un placé au centre et les autres aux quatre points cardinaux, et deux fosses

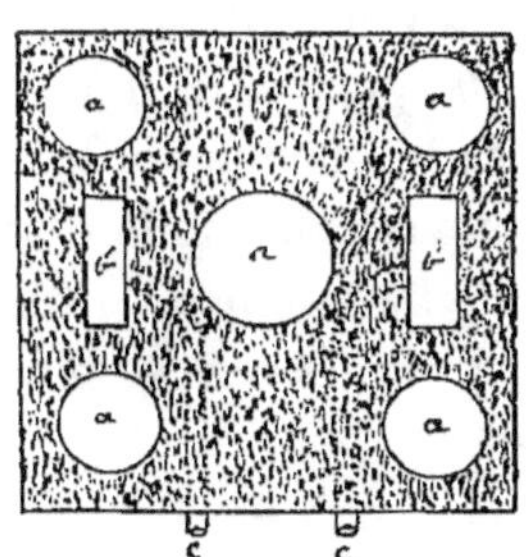

Fig. 57. — SCHÉMA DES PUITS DE NÉRIS.

a. a. a. a. Puits circulaires.
b. b. Puits rectangulaires.
c. c. Tuyaux en plomb.

rectangulaires, dans lesquelles venaient se rendre les eaux de ces différents puits (*fig.* 57) (2). « Tout l'intervalle qui sépare

(1) Boirot-Desserviers, *Recherches historiques et observations médicales sur les eaux thermales et minérales de Néris-en-Bourbonnais*, 1822. — Forichon, *Monuments de l'antique Néris*, 1859. — Tudot, *Étude sur la ville antique de Néris*, 1861. — Esmonnot, *Néris. Vicus Neriomagus. Recherches sur ses monuments.* — Lenoir, *Néris : son histoire, ses monuments. L'Ami des monuments et des arts*, t. I, II et III. — Moreau de Néris, *op. cit.*
(2) De Launay, *Les Sources thermales de Néris et d'Évaux. Annales des Mines*, 9e série, t. VII, 1895.

ces sept puits, dit Forichon (*op. cit.*), était, que dis-je, est recouvert d'un béton poli en ciment impénétrable, c'est-à-dire d'un terris d'une belle couleur brique. Des tuyaux en plomb de huit à neuf pouces de diamètre, couchés sous ce béton, partaient des puits carrés pour se rendre à l'établissement et l'abreuver... On circulait donc en marchant sur le dallage en ciment dont nous venons de parler, autour des puits où les eaux montaient et descendaient librement; on ne s'occupait d'elles que dans les deux carrés, leurs rendez-vous. »

Joignant presque immédiatement les puits, se trouvaient des bassins dallés de marbre, qui, plus ou moins dégradés et restaurés au cours des âges, ont subsisté jusqu'au dix-neuvième siècle. Les auteurs des seizième et dix-septième siècles, Nicolas de Nicolay (1569), Aubery (1604), Jean Banc (1618), les ont vus et nous ont donné des descriptions parfaitement concordantes de ces piscines en forme de polygone irrégulier plus long que large, « environnées par le dedans de trois rangs de grandes marches en degrés de pierre à la mode d'un théâtre pour servir de sièges à ceux qui s'y baignent », dallées de marbre et traversées par des murs séparatifs percés pour permettre la circulation des eaux chaudes.

Au nord de l'extrémité de ce bassin, et à peu de distance, s'élevait le principal édifice thermal. Les restes en furent découverts en 1819, lors des travaux exécutés pour asseoir le nouvel établissement. L'ingénieur Lejeune, chargé de ces travaux, reconnut des piscines et des étuves qu'il signala dans son rapport, reproduit dans l'ouvrage d'Esmonnot cité plus haut. Le docteur Boirot-Desserviers, qui suivit de près tous les travaux de fouilles, nous en a laissé une description très complète. Cette étude a été poursuivie et rectifiée sur certains points par les divers auteurs qui ont écrit sur Néris, et plusieurs plans, publiés par de Caumont (1), Esmonnot et de Launay, nous donnent une idée assez précise de ce que devait être ce grand établissement, en laissant de côté, bien entendu,

(1) *Abécédaire d'archéologie. Ère gallo-romaine*, 1870, p. 178.

les attributions par trop précises de certains auteurs désireux
d'identifier chaque pièce remise au jour avec quelqu'un des
éléments constitutifs des thermes classiques décrits par
Vitruve ou d'autres auteurs anciens.

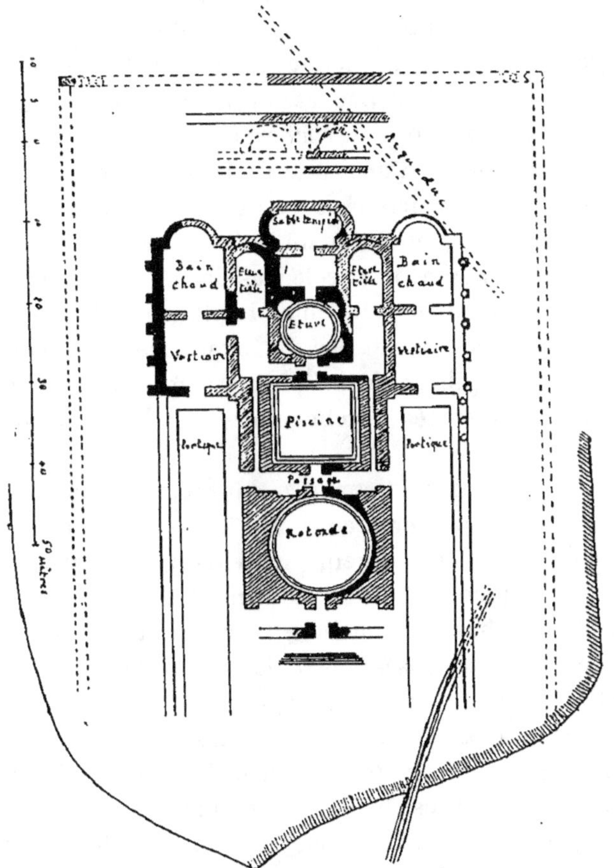

Fig. 58. — PLAN DU PREMIER ÉTABLISSEMENT DE NÉRIS.
D'après le plan d'Esmonnot.

Ce premier édifice thermal de Néris comprenait essentiellement deux pièces, l'une ronde, l'autre carrée, ayant probablement servi de piscines, encadrées de portiques latéraux.
Ensuite venaient plusieurs salles, dont une circulaire, flan-

quée de quatre niches, salles qui, par leur disposition, indiquent une série d'étuves, probablement à températures variées. Deux autres salles de bains, précédées chacune d'une première pièce, flanquaient les étuves à droite et à gauche, dans le prolongement des portiques latéraux (*fig.* 58).

Les piscines, construites en pierre de taille, étaient entourées de gradins et pavées de plaques de marbre blanc reposant sur un béton de six à sept pouces, appuyé sur un mortier de même dimension juxtaposé au rocher. Le système de chauffage des étuves se composait d'une série de tuyaux carrés en terre cuite, placés verticalement à côté l'un de l'autre, dans les murs du pourtour, communiquant entre eux par des ouvertures latérales et plongeant par le bas dans un vide qui occupait toute l'étendue de la salle entre le plancher de marbre et le sol. L'eau chaude arrivait par des tuyaux dans ce vide divisé par une série de piliers de briques, espacés de 0 m. 60, et formait, dans ces sortes de cheminées, des courants de vapeur (1).

L'eau des sources était amenée dans ces thermes par un grand aqueduc souterrain, de 1 m. 70 de profondeur sous voûte et de 0 m. 80 de largeur. La vidange des eaux s'opérait à l'aide d'aqueducs courant le long des façades latérales, recueillant la décharge des bains et allant la déverser dans un canal entrecoupé d'écluses, destinées peut-être à régler leur distribution en vue d'autres ouvrages.

L'une des façades latérales, tout au moins, était ornée d'une colonnade, dont quelques magnifiques chapiteaux composites, appartenant à la plus brillante époque de l'art, ont été retrouvés, en parfait état de conservation, dans le fossé formé par l'aqueduc de ceinture. Le prolongement de ce portique, entrevu au cours des premiers travaux, a été découvert lors de fouilles faites en 1865, pour la construction de nouveaux bassins de réfrigération. L'ensemble de l'édifice devait d'ailleurs être d'une rare magnificence (2), si l'on en juge par la

(1) DE LAUNAY, *op. cit.*
(2) « J'ai recueilli avec soin les espèces de marbre suivantes : marbre

quantité d'échantillons de marbre précieux recueillis au cours des travaux par le docteur Boirot-Desserviers (1).

En 1840, un autre établissement, dont les ruines n'étaient pas très profondément enfouies (2), fut mis à jour sur le prolongement de la ligne du ruisseau thermal, dans une prairie située derrière l'ancien théâtre, à la base de la légère éminence qui portait un camp ancien. « L'ensemble de l'édifice, dit Lenoir (*op. cit.*), présentait un carré de 40 mètres de côté ; une grande piscine, entourée de bancs, et mesurant 30 mètres sur 20 mètres, était, par trois de ses côtés, environnée de galeries de 3 mètres de largeur et formées de colonnades ; trois piscines

blanc statuaire, imitant ceux de Paros et de Carrare ; marbre fin et rougeâtre ; marbre crystallin rubanné très beau ; marbre blanc veiné lilas ; marbre serpentino-antique ; marbre rubo-antique ; marbre vert antique ; marbre bleu veiné ; marbre porphyre rouge antique ; marbre noir rubanné ; marbre jaune citron, etc. »

(1) Le docteur Boirot-Desserviers avait proposé un projet d'édification des nouveaux thermes, qui aurait permis de conserver le souvenir des anciennes dispositions. Sa proposition ne fut pas écoutée, mais il est intéressant de la rappeler, car elle témoigne d'un souci des choses de l'antiquité, rare en 1822, et qui serait encore bien peu commun et probablement aussi mal accueilli, de nos jours. « Je proposai, dit-il, le déblai général et l'anatomie de tout le plateau, afin d'être à même de juger de la plus ou moins grande perfection des thermes romains et de leur distribution, de changer l'axe du nouveau bâtiment thermal, de conserver en tout ou partie la nombreuse série de piscines, de restaurer les *laconicum* qui se trouvaient à leur suite, édifices uniques en ce genre aujourd'hui, et de pratiquer des cabinets de bains, comme on se propose de le faire, sur les façades latérales. L'élévation actuelle des sources et leur abondance permettaient facilement cette curieuse combinaison : on aurait eu le sublime avantage de réunir l'antique avec le moderne, et d'exposer au grand jour la grandeur et la profondeur du goût de leurs auteurs respectifs.

« Les sommes qu'on aurait pu consacrer à cette rectification et restauration n'auraient pas été aussi considérables que celles qu'on destine au monument français ; à supposer même qu'elles les eussent dépassées, quelles différences pour les résultats ! En fait d'établissements publics, chez une nation grande, généreuse, jalouse de la gloire des arts, profonde admiratrice de celle des autres peuples, toute économie qui tend à saccager pour la troisième fois des monuments antiques, et à les ensevelir pour jamais, ne peut qu'obtenir ses reproches et les regrets de la postérité. »

(2) Il en existe un plan dans l'*Abécédaire archéologique* de DE CAUMONT, *Ere gallo-romaine*, p. 180. Un autre plan, plus complet, dessiné par un architecte, M. Lusson, lors de la découverte du monument, a été publié dans l'*Ami des monuments et des arts*, t. II, p. 115.

beaucoup plus petites que la première occupaient la partie septentrionale de celle-ci; la piscine placée au milieu d'elles était circulaire et inscrite dans une construction carrée dont les angles rentrants étaient occupés par quatre niches ouvertes du côté de la piscine centrale dans laquelle l'eau était retenue par une suite de gradins. Latéralement, et des deux côtés de cette partie occupant le milieu, étaient deux autres bassins de forme oblongue entourés de gradins et décorés l'un et l'autre d'une niche pratiquée dans le mur du fond. »

Cet établissement devait être alimenté d'eau ordinaire par les grands aqueducs dont nous parlerons tout à l'heure. Quant à l'eau minérale, elle y était vraisemblablement conduite par un aqueduc contenant un tuyau de plomb de 24 centimètres de diamètre, qui partait des sources et se dirigeait vers le second édifice en longeant le premier.

Les bassins et les degrés de ces thermes étaient revêtus de marbre, mais l'ensemble de la construction révèle un édifice moins riche et moins luxueux que le précédent. Les détails de la composition et la mollesse de l'exécution semblent indiquer une époque voisine de la décadence, sensiblement éloignée de la perfection presque classique des débris trouvés dans les ruines du grand établissement.

Quelle était la destination exacte de ces piscines? Étaient-ce des thermes alimentés principalement en eau non minérale, où l'on prenait des bains ordinaires? Ou des bains destinés aux gens du peuple et aux esclaves, qui ne trouvaient pas entrée à l'établissement principal? Leur proximité du camp doit-elle les faire considérer comme ayant été spécialement affectées à l'usage des troupes? Toutes ces hypothèses ont leur part de vraisemblance, sans qu'aucun indice puisse donner à aucune d'elles un caractère plus voisin de la certitude.

Dans cette même prairie, qui porte le nom significatif de *Pré des Chaudes*, de nouvelles fouilles entreprises à une époque toute récente, en décembre 1905, par M. Moreau de Néris, ont donné de suite de très appréciables résultats. « Les premiers coups de pioche, par un hasard heureux, et aussi par suite d'indications personnelles, ont donné sur un gros mur d'enceinte de piscine romaine, dans laquelle on descend d'un côté par trois grandes marches et, d'un autre, par cinq plus petites et très douces (*fig.* 59).

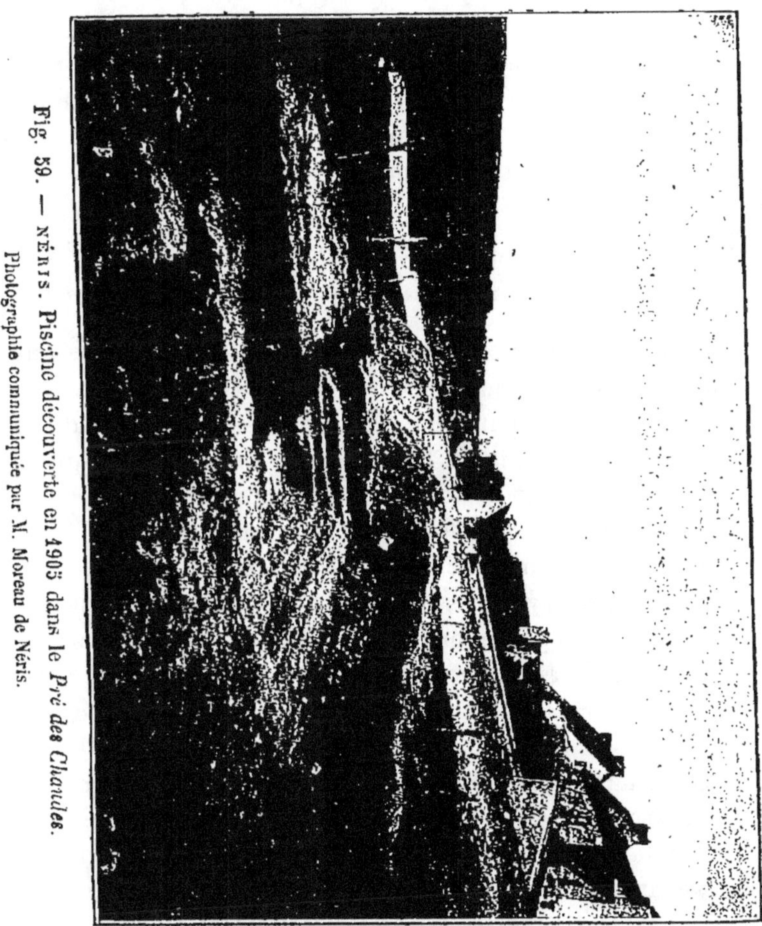

Fig. 59. — NÉRIS. Piscine découverte en 1905 dans le *Pré des Chaudes*.
Photographie communiquée par M. Moreau de Néris.

« Les murs, les marches et le fond de la piscine sont en béton mêlé de briques ; le tout, au temps de la splendeur romaine, était revêtu des plus beaux marbres. On retrouve des débris de marbre blanc et de marbre nuancé de vert, ainsi

que des petits carreaux, également en marbre, qui ont
19 centimètres de longueur sur 8 de largeur; disposés
avec art, selon leurs couleurs, ils devaient constituer des
effets d'encadrement et des dessins géométriques d'une réelle
beauté.

« Cette salle balnéaire n'aurait pas encore été explorée, si
l'on en juge par les diverses couches d'alluvion, de sable et
de terre, superposées en lignes horizontales régulières, con-
cordant avec les atterrissements successifs survenus depuis
un temps immémorial. Elle diffère également par ses dimensions de celles dont nous avons les plans dressés antérieurement.

« Un aqueduc non encore reconnu, mais paraissant de
grande dimension, joint la piscine découverte; de sa bouche
béante sortent, par instants, des vapeurs d'eau chaude (1). »

Plus heureux que le Néris actuel, la ville antique était
abondamment pourvue d'eau douce, au moyen de deux
aqueducs dont les tracés ont pu être relevés de la façon la
plus complète sur toute l'étendue de leurs parcours. Le plus
long de ces aqueducs captait à sa naissance une source
éloignée de vingt kilomètres environ de Néris, et s'étendait
sur un parcours de près de soixante-dix kilomètres. « Obser-
vant pour sa direction et son niveau de pente juste ce qu'exige
l'écoulement des eaux, il s'en allait, serpentant sur le versant
des coteaux, sans jamais, pour aller de l'un à l'autre, passer
au-dessus du vallon par une arcade ou un siphon, mais en
remontant jusqu'à l'angle de leur réunion. De sorte qu'en
revenant ainsi sur lui-même, il présentait souvent deux
longues portions presque parallèles, où les eaux coulaient en
sens inverse le long des collines qui se regardent. Ce procédé
l'allongeait beaucoup, mais il offrait l'avantage de recueillir
sur son passage les sources qui s'échappaient du flanc des

_____

(1) *Communication de M. Moreau de Néris à la Société des antiquaires
de France.*

coteaux, ou dans les anses, et pour aller les prendre à leur naissance, il ne faisait qu'observer son système de pente et tourner la difficulté des ravins (1). ».

La branche principale de l'aqueduc était formée d'un chenal en terre cuite sur massif en béton de ciment, protégé par une maçonnerie en moellons de forme ogivale, dont les dimensions permettaient à un homme de s'y introduire pour le visiter (*fig.* 60). Sur d'autres points, l'aqueduc ne comportait qu'un conduit en terre cuite, enveloppé d'une chape en béton encadrée entre deux petites murailles, et recouvert d'une tuile courbe à deux crochets. Les petites prises d'eau secondaires étaient effectuées au moyen de simples tuyaux en terre cuite, enveloppés de béton (2).

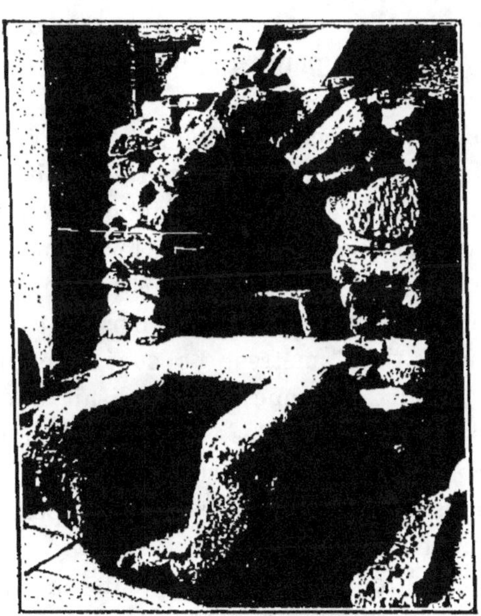

Fig. 60. — AQUEDUC DE NÉRIS.

Le réservoir de distribution des eaux froides devait être situé à peu de distance des thermes. Esmonnot (*op. cit.*) pense qu'on peut le reconnaître dans un soubassement d'édifice formé de grandes assises sculptées, découvert en 1861. La direction vers ce point du grand aqueduc et la disposition de la base du monument, reposant sur des petits

____

(1) Docteur PEYROT, *Néris ancien et moderne, thermo-minéral ou médical*, 1898.

(2) Des fragments de ces divers modes de conduite des eaux ont été déposés sous le péristyle de l'établissement, où figure également un plan des aqueducs, gravé sur marbre, d'après les relevés effectués par MM. Esmonnot, architecte, et de Laurès, médecin-inspecteur.

canaux pratiqués dans le tuf, donnent à cette hypothèse un grand caractère de vraisemblance.

Outre le théâtre dont il a été question dans un chapitre précédent, on a reconnu dans la partie de l'ancien Néris située à l'est des thermes les restes de deux grandes villas, l'une près du théâtre même, à la Croix-Coq, la seconde à l'autre extrémité de la ville antique, au lieu dit Cheberne; les vestiges d'un temple dont nous avons parlé plus haut; les fondations d'une tour carrée, longtemps appelée Tour de Néron, du nom du prétendu fondateur de la cité, et les substructions d'un grand édifice dont on voyait encore, paraît-il, plusieurs arcades à la fin du siècle dernier.

À l'ouest du deuxième établissement thermal, sur une éminence dominant le confluent de deux ruisseaux, s'étendait un camp de 546 mètres de circonférence, fermé du côté de la gorge par un fossé profond et une haute levée de terre, encore visible sur une certaine longueur. Certains indices reconnus font penser que ce retranchement était défendu par des tours distantes les unes des autres de 45 mètres. Le curé Renault, qui écrivait à la fin du dix-huitième siècle, disait avoir retrouvé une des portes du camp et vu les restes d'une palissade en bois pourri trouvés dans l'épaisseur du talus; de nouvelles recherches faites sur cette plate-forme n'ont permis de reconnaître aucune trace de ces palissades.

On sait avec quelle facilité tous les retranchements en terre dont on a retrouvé les vestiges ont été baptisés camps romains ou camps de César, et combien, au contraire, les ouvrages de ce genre étaient rares ou ont dû laisser peu de traces.

En ce qui concerne Néris, le séjour qu'y fit la légion VIII Augusta, constaté par l'existence de briques à son estampille, rend très admissible l'hypothèse de l'existence d'un établissement militaire permanent, défendu par les ouvrages dont nous voyons encore aujourd'hui les traces.

D'après Barailon, un fort quadrangulaire, de 40 mètres de côté sur 36, aurait existé à 70 mètres à l'orient du camp, au lieu dit le *Champ de la Palle* (1). Les renseignements transmis sur cet édifice sont trop vagues pour permettre d'accepter ou de combattre cette attribution.

Entre ce point et le deuxième établissement, Barailon et Boirot-Desserviers ont signalé une construction assez singulière, composée d'une « multitude de chambres ou de cases parallèles, dont les extrémités répondent au midi et au nord, séparées par une rue de 3 à 4 mètres de large. Les unes ont depuis deux jusqu'à cinq mètres en œuvre sur une face, sur cinq, six ou sept sur l'autre. Les murs de refend ont 70 centimètres d'épaisseur, les gros murs 2 mètres. Quelques-uns de ces appartements ont des terris et des peintures à fresque... Entre les cases, on a découvert un four à pain, rond, surmonté d'une voûte. J'en ai vu le carrelage recuit et noirci; il y avait encore des cendres et des charbons à sa bouche ». Nos deux auteurs voyaient dans cette construction un hôpital ou une caserne. Je serais plutôt tenté de la considérer comme une dépendance des thermes, servant à l'habitation des gens de service.

Enfin, une villa somptueuse, dite des Petits-Kars, s'élevait dans le voisinage du camp. Barailon avait donné le nom de *Palais du Gouverneur* aux ruines de cet édifice, où l'on a retrouvé des colonnes ornées de feuilles d'eau, des débris de marbres divers, une salle dont les murs étaient peints de couleurs vives avec ornements de feuillage et un foyer d'hypocauste avec son installation complète.

Le Néris moderne a conservé peu de traces visibles de son ancienne splendeur. En 1569, d'après de Nicolay, « on y voyait, en divers endroits, sur petites mottes élevées en façon de fort, entre ombrageuses vallées, plusieurs vestiges

(1) Pour divers auteurs, notamment Boirot-Desserviers, le champ de la Palle aurait tiré son nom d'un temple dédié à Pallas. Le docteur Forichon est d'un tout autre avis : « Il y avait là, dit-il, une petite écluse destinée aux irrigations et fermée par une pelle soutenue par un pan de maçonnerie qui a subsisté longtemps après elle. Les habitants dirent : le champ de la Palle, ainsi qu'ils ont fait dans des circonstances analogues, conformément au génie de leur langue; et, par une métamorphose sans exemple dans la fable, une pelle de bois devint une déesse. »

et ruines d'édifices et grosses murailles de briques cimentées antiques, et, outre le ruisseau des bains, sur une autre montagne, les ruines d'un autre grand château fort. » Jean Banc signale « les ruynes qui y paroissent fort grandes en forme d'architecture ancienne », et, à l'époque où écrivait Barailon, au commencement du dix-neuvième siècle, il existait encore des ruines ayant 4 à 5 mètres d'élévation.

Les débris des monuments antiques semblent avoir été longtemps exploités comme de véritables carrières, où l'on trouvait des pierres taillées d'avance et des matériaux tout préparés. La tradition veut que Néris ait fourni les matériaux qui ont servi à bâtir Montluçon, et nous avons la preuve qu'à la fin du dix-huitième siècle cette exploitation continuait encore, souvent à l'insu et contre la volonté des propriétaires des ruines (1).

De tous les monuments que nous venons de passer en revue, il ne reste d'apparents que le théâtre, converti en jardin public, une levée de terre qui faisait partie des défenses du camp et la piscine récemment découverte par M. Moreau de Néris. Quelques inscriptions, des tronçons d'aqueducs, des chapiteaux, des fragments de sculptures et des débris de constructions de tous genres ont été réunis sous le péristyle de l'établissement thermal.

L'emplacement de la ville proprement dite, sur le plateau, à droite de la route qui conduit à Montluçon et en arrière du théâtre, ne présente plus aucun vestige visible au-dessus du sol. On y a découvert cependant de nombreux puits, dans

(1) Nous pouvons citer à cet égard une pièce intéressante, publiée dans le *Bulletin de la Société d'émulation du Bourbonnais*, 1898, p. 93 : « Pouvoir donné par M. Dreuille d'Issard à M. Sallard (Pierre), procureur à Moulins, du 2 juillet 1787, pour exercer des poursuites contre Marien Forichon, cabaretier à Néry-les-Bains, et François Berlon, vigneron, pour « être entrés dans un terrain à lui appartenant, y avoir « fait des fouilles considérables et avoir enlevé beaucoup de pierres, des « carros, des quartiers de pierres ou marbres qui formaient des collon- « nades de gros pilliers dans un ouvrage souterrain et ancien des Ro- « mains... dont ils ont vendus parties à différents particuliers et notam- « ment à Laurent Soulier, huissier à Néry et Marien Lafont, aubergiste « aux buis de Néry. »

lesquels d'importantes trouvailles d'objets les plus divers ont
été faites, et les haies de buis croissant sur des débris de
tuiles et de pierres dont le sol est couvert par endroits semblent dessiner d'une façon assez précise le périmètre et les
divisions de la cité antique.

Il est impossible de tenter l'énumération, même la plus
sommaire, des objets de toute nature : poteries, verreries,
vases en métal, armes, outils et ustensiles divers en fer et en
bronze, bracelets, bagues, bijoux, dont quelques-uns en or,
d'un précieux travail, que l'on a rencontrés et que l'on ren-
cóntre encore à Néris, au cours des moindres fouilles.
Malheureusement, la majeure partie de ces trouvailles a été
emportée par les baigneurs, ou dispersée dans des collections
étrangères à la région, et il en reste bien peu dans le petit
musée local, où il aurait été cependant si intéressant de
chercher à rassembler le plus possible de ces épaves de l'antique splendeur nérisienne.

Vɪcɪᴏ. — C'est à Vichy, ainsi que nous l'avons dit plus
haut, que nous plaçons sans hésitation la station d'Aquæ Calidæ
de la Table de Peutinger. Quelle que soit, d'ailleurs, la dénomination antique de cette cité thermale, il est deux points hors
de toute discussion : l'existence sur l'emplacement d'une
partie du Vichy actuel d'une importante agglomération à
l'époque gallo-romaine, et l'utilisation, à cette époque, de
deux, au moins, des sources qui ont assuré à cette station
son renom universel.

Le Vichy antique n'était pas seulement une ville thermale,
mais aussi une cité industrielle, où, comme sur différents
autres points de la vallée de l'Allier, la céramique faisait
l'objet d'une fabrication et d'un commerce considérables.
D'innombrables débris de fabrication de poteries de toutes
sortes y ont été recueillis, et l'existence d'anciens fours de
potiers a été reconnue, notamment sur l'emplacement des
bâtiments de la gare du chemin de fer et au village de Vaisse,
situé en face de Vichy, sur la rive gauche de l'Allier. La ville

antique n'occupait pas toute l'étendue couverte par le Vichy
actuel; son périmètre peut être largement esquissé par le
diagramme suivant : l'Allier, le Sichon, la voie du chemin de
fer et une ligne allant de cette voie au pont actuel, en passant
par la source de l'Hôpital, laissant ainsi en dehors la source
des Célestins et le rocher sur lequel s'éleva le Vichy du
moyen âge.

Toute cette région a été féconde en trouvailles de toute
nature : substructions et débris de constructions, pierres
funéraires, médailles, poteries, lampes, moules céramiques et
statuettes, instruments divers en fer et en bronze, bijoux, etc.
L'étude d'ensemble du Vichy gallo-romain (1) nous entraînerait trop loin; nous nous bornerons à résumer brièvement
les indications que des découvertes successives ont fournies
relativement à l'existence de notre station au point de vue
thermal.

Les eaux d'Aquæ Calidæ étaient employées en bains et en
boissons, et deux sources : le Puits Carré ou source Chomel
et la source Lucas, avaient été l'objet de travaux d'aménagement. L'ingénieur François, dans un rapport du 16 avril 1856,
décrivait ainsi ceux qu'il avait reconnus lors du captage du
Puits Carré, en 1844 : « La source s'élevait dans une cheminée maçonnée ayant 0 m. 86 de section. On découvrit, en
travers de cette cheminée, un diaphragme horizontal de travertin, de 0 m. 40 d'épaisseur moyenne, au centre duquel la
source n'avait conservé que deux bouches étroites, n'ayant
ensemble que 9 centimètres carrés d'ouverture (2)... Il est

____

(1) Cette étude a été faite de la façon la plus complète dans l'ouvrage
tout récent de MM. MALLAT et CORNILLON, *Histoire des eaux minérales
de Vichy*, 1906. A la page 18, bibliographie des ouvrages et mémoires
relatifs aux différentes découvertes archéologiques faites à Vichy.

(2) Telle était déjà la description donnée par J. Banc (*op. cit.*) des
bains de Vichy en Bourbonnois. « La source, dit-il, est la moins
mignardée d'art et d'adjencement que j'aye veu en France; mais c'est
merveilles qu'elle peut fournir elle seule autant d'eau que pourraient
plusieurs autres de celles des Bourbons. Elle ne ressort que d'un puits
faict en ovale, qui a de longueur 6 pieds, de largeur 5, et de profondeur 4; basty de bonne pierre de taille, le fonds est pavé d'une seule

difficile de se faire une idée, sans avoir vu les lieux, des efforts qui furent faits à l'époque gallo-romaine pour arrêter la dérivation de la source vers le sud-est, bien qu'alors le niveau d'emploi ne fût qu'à 2 m. 20 environ au-dessous du sol actuel du grand établissement : on établit des massifs de béton considérables, formant barrage, dont l'épaisseur s'élève jusqu'à 5 et 6 mètres et qui descendent jusqu'à 7 mètres de profondeur au-dessous du sol actuel. »

Entre le Puits Carré et l'Allier, on aurait, d'après M. Voisin (1), retrouvé les traces d'un aqueduc remontant également à l'époque gallo-romaine.

A la source Lucas, des travaux exécutés en 1844 mirent à jour une piscine en ciment construite sur la source même, et d'où partait une conduite menant les eaux à une source, dite des Acacias, que les travaux alors entrepris firent disparaître (2).

Des baignoires en pierre et en marbre, éparpillées un peu partout, des piscines découvertes place de l'Hôtel-de-Ville, boulevard Victoria, rue Alquié, alimentées par les eaux minérales ou des eaux douces, dont le bassin de distribution, à fond cimenté et à bords en pierres, a été reconnu, font présumer l'existence dans l'ancien Vichy thermal d'un certain nombre de bains publics ou privés, indépendants du grand établissement qui s'élevait à peu de distance du Puits Carré, et non loin du temple de Jupiter Sabasius, qui en était peut-être une dépendance (3).

Des fouilles pratiquées en 1837 avaient amené la découverte sur ce point, de frises, corniches, chapiteaux, pilastres, tron-

pierre toute percée pour l'usage de la descharge de l'eau, le tout bien joinct avecque bon et fort ciment. »

(1) *Mémoires sur les sources minérales de Vichy et des environs. Annales des Mines,* 7ᵉ série. *Mémoires,* t. XVI, 1879.

(2) Voisin, *op. cit.* — Beaulieu, *Antiquités des eaux minérales de Vichy, Plombières, Bains et Niederbronn,* 1851.

(3) « La cité thermale, ville de repos et de plaisirs, qui avait ses dieux, ses temples, ses bains publics et privés, ne dépassait guère les limites du quartier du Moûtier qu'elle occupait entièrement. » — Mallat et Cornillon, *op. cit.,* p. 17.

çons de colonnes de pierre et de marbre, provenant d'un édifice de grande importance. Un réservoir cimenté, presque entièrement rempli de tessons de vases, de statuettes en argile et de débris de tout genre, des couches épaisses de béton, anciens fonds de piscines rencontrés à un mètre de profondeur, avaient fait supposer qu'on était là en présence des anciens thermes, hypothèse que vint confirmer, en 1864, la suite des travaux de déblaiement de ces substructions. « On y trouva, disent MM. Mallat et Cornillon (*op. cit.*, p. 31), un assez grand réservoir qui en surplombait le fond, un aqueduc encore incrusté de dépôts des eaux minérales, des pilastres percés à jour pour laisser écouler les eaux des toitures, des colonnes, des étuves, des salles de frigidarium et aussi, rue Louis-Blanc, grand nombre de fragments de baignoires en marbre blanc. » Nous devons malheureusement constater une fois de plus qu'il ne reste plus aucun vestige apparent de ces substructions, et j'ignore même s'il en a été relevé un plan précis ; mais l'énumération seule de ces trouvailles prouve qu'il existait à Aquæ Calidæ un établissement considérable, pourvu de toutes les ressources balnéaires alors en usage.

L'emploi des eaux en boissons ne peut non plus faire l'objet d'aucun doute. Il est intéressant de remarquer que les buveurs de Vichy se servaient généralement de coupes en terre cuite de forme particulière, dont nous avons déjà parlé lorsque nous nous sommes occupés des eaux prises en boisson. On a trouvé de nombreux témoins de cette pratique, intacts ou fragmentés, non seulement aux sources Lucas et du Puits Carré, mais aussi à la Grande-Grille et à l'Hôpital, ce qui semble démontrer que, bien que ne présentant pas de traces de captage ancien, ces dernières sources devaient cependant être recueillies pour la boisson à leur point naturel d'émergence.

Abrest. — Au village d'Abrest, situé sur la rive droite de l'Allier, à trois kilomètres environ de Vichy, une source ferrugineuse, découverte en 1883, a présenté les traces certaines d'un captage ancien, remontant très probablement à l'époque gallo-romaine. D'après une communication de M. Bertrand à la Société d'émulation de l'Allier (1), des matériaux portant la marque des œuvres romaines ont été retrouvés dans la fouille, qui avait été pratiquée de façon à conserver un petit baquet en bois de chêne, presque carré, de 0 m. 55 sur 0 m. 50 et 0 m. 28 de profondeur, creusé dans une seule bille à l'époque du captage ancien. La fontaine était préservée par une dalle de deux mètres de côté ; un tuyau, également en bois, conduisait les eaux vers l'Allier après leur sortie du baquet.

Ce petit ensemble de travaux paraît bien constituer un modeste aménagement, destiné vraisemblablement à une sorte de buvette d'eau minérale.

Bourbon-Lancy. — La ville de Bourbon-Lancy, l'Aquæ Nisinciæ de la Table de Peutinger, si l'on admet l'opinion la plus répandue sur cette question de géographie ancienne, semble avoir eu dans l'antiquité une importance considérable. Au dire de Courtépée (2), il n'y avait point, après Autun, ville de Bourgogne, où l'on eût plus de marques d'ancienneté. La cité gallo-romaine s'étendait à l'ouest de la ville actuelle, dans la direction de la Loire, du côté du petit village de Saint-Denis. Dans toute cette région, les restes de travaux antiques : mosaïques, débris de colonnes, d'ornements sculptés, de frises, de statues, ont été exhumés en grand nombre. « Là, dit Jean Banc, se trouvent encore de vieilles murailles, des bâtiments superbes, des briques fort grandes, sur lesquelles on découvre parfois quelques figures à demi effacées, force marbres antiques divers de grandeur et de coloration. » Et Auberi (3) signalait « tirant vers le levant, un grand chemin encore remarquable par neuf ou dix grandes pierres de taille,

(1) *Bulletin de la Société d'émulation de l'Allier*, t. XVII, p. 202. Séance du 3 août 1883.
(2) *Description du duché de Bourgogne*, t. III.
(3) *Les bains de Bourbon-Lancy et l'Archambault*, par J. Auberi, Bourbonnois, docteur en médecine, 1604.

posées à plat, qui font comme un portal de ville, et une muraille à chaque costé du chemin, qui reste encores, nonobstant sa ruine, de deux pieds hors de terre, descendant environ deux cents pas, et formant le chemin par lequel les anciens se conduisaient aux bains. »

Les sources qui alimentent les thermes sont situées sur une ligne parallèle à la muraille rocheuse que les Romains, pour assurer le captage, avaient taillée à pic sur une hauteur de quinze mètres. Auberi (*op. cit.*) nous indique de quelle manière était opéré ce captage, encore apparent de son temps : « A l'un des bouts du rocher, du côté du levant est la grande source d'eau chaude des bains, sortant dudict rocher. Ceste eau, de la grosseur de la cuisse d'un homme, tombe dans un bassin de pierre de taille bien cimentée... A un endroit dudict bassin, du costé qui regarde le midy, il y a un canal de terre cuite tout rond, d'un pied de rondeur sur tous endroits, lequel par le dedans est remply d'un canal de plomb de l'espesseur d'un doit, et a ledict canal de longueur plus de soixante pas qui s'estend le long du rocher, duquel il est distant d'une toise : ce canal est enveloppé et entorné comme d'un estuy d'une grosse muraille faicte à moulons de chaux et sable de six pieds d'espesseur et d'hauteur en tout quarré pour empescher tout ce qui pourroit offencer ce canal contenu en icelle. Entre cette muraille et le rocher il y a un canal de pierre de taille de l'hauteur susdicte pour recevoir les eaux pluviales et autres immondices, qui tombent du rocher et s'écoulent autre part que dans les bains. Dans le premier canal de plomb revestu de terre cuitte y a sept autres tuyaux de plomb, sortants de ce rocher, qui distribuent à sept fontaines qui sont au-dessus. »

Bourbon-Lancy reçut, à partir du seizième siècle, la visite fréquente de grands personnages : Catherine de Médicis y vint en 1542 ; Henri III et la reine Louise de Lorraine y passèrent six semaines en 1580 ; Henri IV subventionna des travaux de restauration des bains ; Richelieu, en 1640, s'en occupa également. Cette vogue des eaux de Bourbon détermina une série de travaux et de recherches, notamment en

1580, 1602, 1608 et 1680, au cours desquels les ouvrages anciens purent être reconnus et décrits et, s'il en existe actuellement à peine quelques rares vestiges, les écrits de divers auteurs nous permettent de nous rendre compte de ce que devaient être, au temps de leur splendeur, ces luxueux édifices, le chef-d'œuvre, dit Jean Banc, restant le plus entier en ces Gaules des bains de toute l'antiquité.

Les eaux thermales étaient captées dans plusieurs puits, dont l'un, le Lymbe, était circulaire, construit en moellons de marbre et de granit disposés en gradins, environné par le dehors d'un « fort cyment de plusieurs pièces de marbres de diverses couleurs. Il y avait aussi, un bort de marbre blanc, relevé d'un pied de terre, de pareille espaisseur, troüé à usage de treillis de fer, pour deffendre de péril les moins advisez. »

Les autres puits étaient de forme carrée et de moindre dimension.

A peu de distance des puits on rencontrait les bains, déjà signalés en 1567 par Nicolas de Nicolay (1), qui mentionne spécialement « le grand bain... faict en forme de piscine ronde, estant environné de degrés en façon de théâtre, auquel on entre par cinq portes faictes à l'antique de grosses pierres sans chaulx ni sable cramponnées de fer, qui est œuvre admirable et très-antique du païs des Romains. » Un dessin colorié, à la page 160 du manuscrit de Nicolay, représente ce bain comme une sorte de tour placée au milieu d'un bassin et reliée par un mur à la rive, dans laquelle s'ouvre un puits circulaire. On distingue très nettement les niches pratiquées à l'intérieur du bain et les cinq portes rectangulaires séparées par des contreforts (*fig.* 61).

Une description très complète de ces mêmes bains se trouve dans une lettre de M. de Comiers, prévôt de Ternant, publiée

<hr>

(1) *Générale description du pais et duché de Bourbonnois*, 1569, par Nicolas DE NICOLAY, DAUPHINOIS, sieur D'ARFEUILLE, valet de chambre et géographe ordinaire du Roy. Manuscrit conservé à la bibliothèque Mazarine.

dans le *Mercure galant* de juillet 1681 (1), dont nous extrayons les principaux passages : « Du côté du septentrion est le bain royal. Il est de figure ronde, ayant quarante-deux pieds de diamètre dans œuvre et quatorze de profondeur, qui sont employez, savoir en trois pieds et demi de hauteur d'eau servant à l'usage de bain et le surplus en ornements d'architecture. Les murs ont six pieds d'épaisseur et sont faits de gros quartiers de pierre qui paraissent avoir été fondus par le mé-

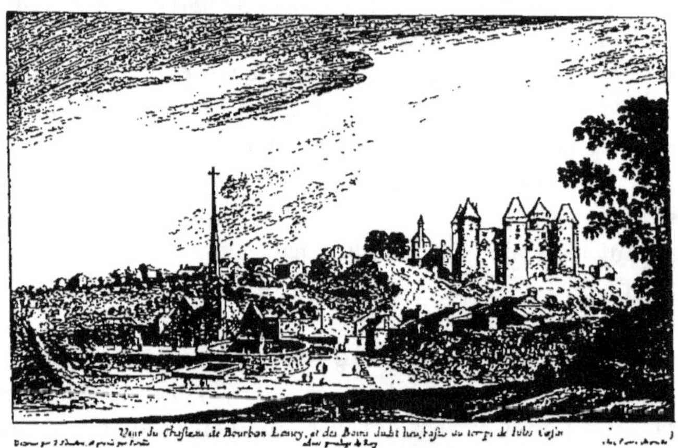

Fig. 61. — CHATEAU ET BAINS DE BOURBON-LANCY
AU DIX-SEPTIÈME SIÈCLE.

Réduction d'une estampe d'Israël Silvestre. (On aperçoit l'édifice ou rotonde du bain royal.) Communiqué par M. le directeur de l'Établissement thermal de Bourbon-Lancy.

lange des matières étrangères qui les composent. A l'entour de ces murs, on voit douze niches espacées de six en six pieds, en ayant chacune neuf de hauteur, cinq de largeur et quatre de profondeur. Six de ces niches sont arrondies par dessus en cul-de-four, et les six autres sont couvertes de plates-bandes (2). Au-dessus des niches est une corniche

(1) Rapportée dans *les Origines de Bourbon-Lancy*, par LE RÉVÉREND DU MESNIL. *Bulletin-Revue de la Société d'émulation et des beaux-arts du Bourbonnais*, 1894.

(2) Dans une notice consacrée à Bourbon-Lancy, publiée en 1849, le

d'ordre toscan, qui fait le contour des murs. Ces niches étaient autrefois ornées de douze statues posées sur des piédestaux, qui paroissent encore à présent. Il en sort divers canaux qui portent l'eau des fontaines dans un bain, où l'on descend par des marches placées à l'entour des murs (*fig.* 62). » Il cite ensuite trois bains joints au bain royal : « Les deux bains V et N sont séparez du bain M par un mur de pierres de taille de cinq pieds huit pouces de hauteur sur cinq d'épaisseur. Dans le milieu de leurs faces qui regardent le septentrion et le midy, l'on voit quatre grandes niches qui estoient autrefois remplies de quatre statues, l'une desquelles repré-

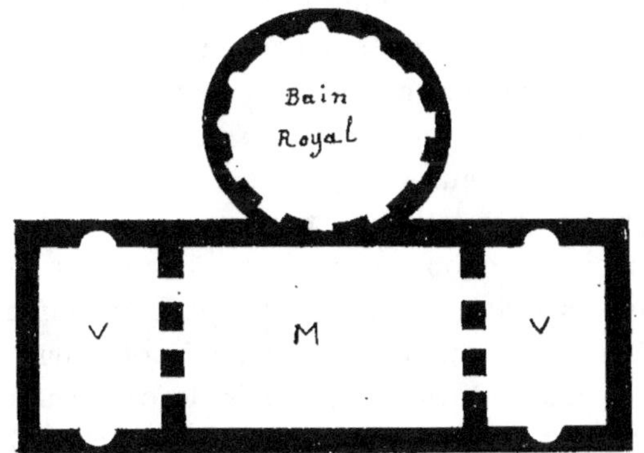

Fig. 62. —BAINS ANTIQUES DE BOURBON-LANCY.
Croquis d'après le plan du *Mercure galant*.

sentait deux baigneurs folastres. On dit qu'on l'a transportée dans la maison royale de Fontainebleau. Ces trois derniers bains ont chacun trois pieds et demi d'eau, dans laquelle on descend aussi par des marches qui règnent autour des murs.

« Tous ces bains et ces fontaines se vuident par le bas et à fleur d'eau, par des canaux de bronze, de plomb et de pierre, dans des aqueducs intermédiaires et de là dans le grand aqueduc, qui sert de réceptacle général à toutes les eaux. » D'après

docteur Rérolle faisait allusion à des conduits saillants qui auraient existé à la partie supérieure de ces niches, et qui, d'après lui, étaient destinés à l'administration des douches.

Jean Banc, ce canal général de décharge « était de près d'un quart de lieue de longueur, voulté et pavé fort loing de belles pierres de taille, inesgal en hauteur et largeur, en certains recoins recourbez, qui ont été faicts à dessein plus hauts et larges, pour le ramas plus aysé de toutes sortes d'eaux : et afin d'ayder à la ventilation de ce cours, joinct les souspiraux anciens qui estoient en divers lieux de distance convenable, communément la hauteur est de six pieds et deux de largeur. » Ragut (1) parle également de cet ouvrage en ces termes : « Cet aqueduc est construit avec des blocs énormes de pierres fort dures, et ses dimensions sont telles qu'un homme peut y marcher debout et y faire rouler une brouette. Sa hauteur est de deux mètres sur un mètre de largeur. On remarque, en le parcourant, les ouvertures de plusieurs canaux en plomb, en cuivre et en pierre, dont quelques-uns fournissent encore de l'eau. »

Les travaux d'installation moderne ont fait disparaître toutes ces constructions, dont il ne reste que le puits du Lymbe, avec ses gradins intérieurs qui lui donnent la forme d'un cône renversé descendant jusqu'à dix-neuf mètres de profondeur. Les statues et les débris de construction les plus intéressants ont été dispersés. D'après le docteur Robert, cité par Greppo (*op. cit.*, p. 54), douze statues en marbre furent enlevées par Richelieu, d'autres furent envoyées plus tard aux musées de Paris et d'Autun (2); les marbres, les colonnes, les chapiteaux furent transportés à Mâcon en 1804.

En 1836, rapporte Ragut (*op. cit.*), on découvrit à la profondeur de trois ou quatre mètres les restes de deux salles d'étuves, l'une revêtue de marbre blanc, l'autre de marbre gris, chauffées par des tuyaux en terre cuite ouverts par leur sommet et communiquant avec un réservoir d'eau thermale.

(1) *Statistique du département de Saône-et-Loire*, 1838.
(2) Je n'ai pu retrouver la trace des statues qui seraient entrées au Louvre, au musée des Antiques. Le musée d'Autun possède une statue d'homme, en marbre blanc, assez mutilée, mais d'un très bon style et d'une exécution habile. (Figure dans les *Mémoires de la Société Éduenne*, nouvelle série, t. XIX, 1891, p. 54.)

Le sol de ces étuves, supporté comme de coutume par de petits piliers de briques rondes, comprenait trois couches : l'une de larges carreaux en terre cuite posés sur des piliers, la seconde d'une couche épaisse de ciment, la troisième d'un pavé de marbre.

De nombreuses trouvailles sont encore faites de nos jours lorsqu'on remue le sol de l'ancienne cité thermale. En 1892, notamment, une fouille fit découvrir un puits antique rempli d'objets de toute sorte : poteries, vases de bronze, outils en bronze et en fer, constituant une véritable cachette faite dans un temps de trouble ou de fuite précipitée (1).

Le fragment suivant d'inscription sur marbre blanc rosé, trouvé également dans un puits et conservé au musée d'Autun, semble avoir eu un rapport direct avec les thermes, par l'établissement ou la réparation d'une fontaine (2) :

AVG· SACR

CRET· FEL

ONTEM

Un certain nombre de fragments de constructions antiques, quelques monuments épigraphiques, des statuettes en terre blanche : Vénus, Déesses-Mères, enfants, oiseaux et animaux divers, des objets mobiliers en fer, bronze, verre, céramique, ont heureusement échappé à la dispersion et été réunis dans un petit musée installé dans l'ancienne église Saint-Nazaire (3).

BOURBON-L'ARCHAMBAULT. — Comme dans la plupart de nos anciennes stations thermales, le passé de Bourbon-l'Archambault est resté enfoui dans le sol, et des débris de marbres, d'enduits, de mosaïques, des fragments de poteries et des briques à rebord sont aujourd'hui les seuls restes tangibles de l'antique splendeur d'Aquæ Bormonis. Nous avons

---

(1) Abbé MELIN et BERTRAND, *Notice sur une officine de potiers-modeleurs gallo-romains découverte à Bourbon-Lancy. Bulletin archéologique du comité des travaux historiques.*

(2) *Mémoires de la Société Éduenne*, nouvelle série, t. XX, 1892, p. 392.

(3) PERRAULT-DABOT, *L'Ancienne église Saint-Nazaire, à Bourbon-Lancy.*

cependant des renseignements assez précis sur l'agencement ancien de la partie thermale, dus à des auteurs qui, au seizième et au dix-septième siècle, ont donné des bains de Bourbon des descriptions ayant trait certainement aux ouvrages des Romains, toujours subsistants et encore employés à cette époque. L'exactitude de ces descriptions a pu, d'ailleurs, être contrôlée, lorsque les grands travaux d'aménagement exécutés vers 1882 ont amené à reconnaître le captage gallo-romain, qui avait déjà servi de fondement à l'établissement d'une voûte exécutée sur l'ordre de Gaston d'Orléans, et qui a été encore employé de nos jours comme base du captage moderne.

Le travail romain avait consisté à creuser, sur le filon thermal, une fosse rectangulaire de 5 m. 70 de profondeur, 5 m. 90 de long et 4 m. 80 de large, dont on avait garni les parois d'un béton étanche. Sur cette fosse étaient placés trois puits cylindriques en maçonnerie, contigus, de 1 m. 72 de diamètre et de 3 mètres de haut, qui n'étaient que trois orifices distincts de la même chambre et s'arrêtaient à 2 m. 70 du fond. « Peut-être, dit M. de Launay, a-t-on voulu, par une idée bien erronée, établir là, au-dessus des griffons, des sortes de tuyaux d'aspiration, qui n'exercent, en réalité, aucune influence sur le régime des eaux (1). »

La construction était revêtue de belles pierres de grès, mais seulement jusqu'à la profondeur de 5 m. 17, où l'on voyait paraître et se continuer jusqu'au rocher un béton entouré de revêtements extérieurs en terre glaise, destiné à isoler complètement les eaux thermales.

À côté de ces puits était un bassin à ciel ouvert, à usage de piscine, dont Nicolas de Nicolay et Jean Banc, qui, tous deux, mentionnent l'existence des trois puits, nous donnent des descriptions parfaitement concordantes. « Audit bourg de Bourbon, dit le premier, au-dessus des halles, sont les baings

(1) De Launay, *Cours des Mines* et *Mémoires sur les sources minérales de Bourbon-l'Archambault. Annales des Mines*, 8ᵉ série. *Mémoires,* t. VIII, 1888.

chauldz provenant des fontaines chaudes qui passent par mines d'alun et de soulphre... Lesdictz baings sont tout environnés de muraille antique pour la retention des eaues et tout autour par le dedans il y a de grandes marches et degrés de grandes pierres de taille, pour servir de sièges à ceux qui s'y baignent, et y a. une séparation du cousté des halles au bout du grand baing d'une longue muraille de pierres plates au milieu de laquelle, par un petit canal, s'écoule l'eaue dans un autre réceptoire deux fois plus petit que le grand, où les femmes dudict bourg lavent leurs linges et leurs lessives. » Un dessin colorié joint au mémoire de Nicolay (*p.* 115 *du manuscrit*) représente le bassin qui vient d'être décrit. Le long d'une des murailles s'élèvent trois tuyaux polygonaux, ouverts comme des sortes de cheminées. Un puits circulaire est représenté à quelque distance du bassin. Dans le compartiment de gauche, quatre femmes lavent du linge ; la partie principale du bassin est occupée par des baigneurs des deux sexes, dont les vêtements sont déposés sur les bords.

Et Jean Banc : « (Les puits) sont fort bien cimentés, posés dedans le grand espace du bain, fort proches de la muraille, du côté de la maison du Fauconnier, tirant vers le soleil levé. Il y a trois sièges assez larges, couverts de la même muraille du bain, qui servent à reposer ceux qui se baignent. Il y a autour dudit bain cinq grands degrés pour y descendre ; la figure en est presque carrée et capable de tenir bien cent personnes ; il est divisé en deux par une muraille faite à travers qui n'est pas également tirée. »

Outre cette grande piscine, il devait y avoir dans le Bourbon antique des piscines séparées, formant probablement des bains particuliers, et alimentées par des conduites en pierre et en plomb, qu'on a découvertes en grand nombre en construisant les maisons voisines de la source et en exécutant des travaux pour pourvoir la ville d'eau froide. Dubuisson d'Aubenay parle en ces termes d'un de ces établissements séparés : « On a découvert au-dedans de l'édifice romain un plancher à grands carreaux de marbre blanc..., qu'on leva avec bien de la difficulté. Il y avait par-dessous un ciment très dur, au-dessous duquel il y avait un autre plancher de grands carreaux de pierre qui couvrait une voûte ou crypte en laquelle il y avait de l'eau. Ce qui fit croire que c'était bien un bain particulier, où l'eau était conduite des bains qui sont tout proches. » Une autre découverte de piscine gallo-romaine était également signalée en 1873, au cours de fouilles qui devaient être continuées et surveillées d'une façon méthodique (1).

Ce mode d'exploitation des eaux de Bourbon s'était continué au moyen âge, et il est vraisemblable qu'il s'exerçait dans des ouvrages remontant à l'époque gallo-romaine. Un roman d'aventures du treizième siècle, *Flamenca*, écrit vers 1234, nous a laissé un tableau du plus haut intérêt de la vie, fort libre d'ailleurs, qu'on menait alors aux établissements thermaux de Bourbon. Bien que nous ayons laissé volontairement ce point en dehors de notre étude particulière, il nous a semblé indispensable de signaler ici cette œuvre, qui jette un jour si curieux sur la très intéressante question de la survivance de l'emploi des eaux thermales pendant le cours du moyen âge (2).

En terminant ce qui est relatif à Bourbon-l'Archambault, signalons également une construction antique destinée à recueillir les eaux d'une source minérale froide, à deux kilomètres de Bourbon, sur la route d'Ygrande. D'après une note manuscrite d'Esmonnot, rapportée par M. l'abbé Clément (3), cette source était captée dans une citerne de construction antique, en pierres de taille, voûtée et percée de trois ouvertures. L'eau arrivait du fond de la citerne par les fentes des

(1) *Société d'émulation de l'Allier*, t. XII, 1873.

(2) Pour la bibliographie sur Flamenca et l'analyse très complète du roman, voir Ch.-V. LANGLOIS, *La Société française au treizième siècle d'après dix romans d'aventure*, 1904.

(3) *Inventaire archéologique et bibliographique des communes du département de l'Allier, canton de Bourbon-l'Archambault*. Moulins, 1890. — Sur Bourbon, voir également : Docteur REGNAULT, *Bourbon-l'Archambault, ses eaux minérales et ses nouveaux thermes*, 1886.

rochers. Des médailles de différentes époques trouvées lors
du curage de cette citerne enlevaient toute espèce de doute
sur l'ancienneté de son origine.

Saint-Honoré-les-Bains. — Ces eaux thermales sourdent en
deux étages au pied d'une colline sur le sommet et le flanc de
laquelle s'élève le bourg de Saint-Honoré. Station romaine
dont, comme nous l'avons vu, l'identification est encore
sujette à controverse, elle paraît sous le nom d'*Arbandal* dans
un récit légendaire, qui y fait venir les légions de César,
rongées par une horrible lèpre. Ruinés à une époque indéter-

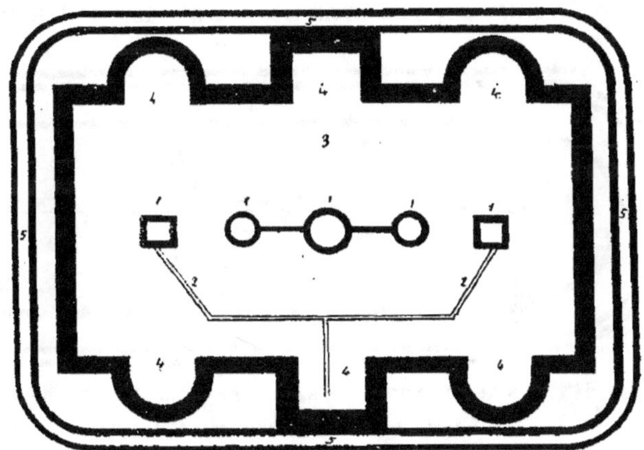

Fig. 63. — SAINT-HONORÉ. — BASSIN DE RECETTE
DES EAUX DE LA CREVASSE.

D'après le plan joint au *Guide* de Charleuf et Collin.
1. 1. 1. — Puits. 2. 2. Trop-plein des puits. — 3. Salle des puits.
— 4. 4. 4. Renfoncements en décoration. — 5. 5. 5. Écoulement
des eaux froides du rocher.

minée, les thermes disparurent, en même temps que le
sources, sous les eaux d'un étang formé par les Bénédictin.
qui avaient fondé un prieuré à Saint-Honoré. Les source
reparurent en 1773, après qu'un terrible orage eut emport
la digue qui maintenait les eaux de l'étang. Vers 1812, de
travaux entrepris près des sources ne pénétrèrent pas ju.
qu'aux restes des travaux romains, dont la partie supérieu

ne fut atteinte que lors des recherches entreprises en 1820 par le marquis Antoine d'Espeuilles. Depuis lors, des découvertes successives ont permis de se rendre compte de la disposition et de l'importance des ouvrages anciens.

Les ingénieurs romains commencèrent par détourner et endiguer deux ruisseaux dont les eaux venaient se mêler à celles des sources minérales, et ils assurèrent encore l'isolement des sources en les environnant d'une épaisse couche d'un béton dur comme du granit.

« En 1820, disent MM. Collin et Charleuf (1), on déblaya le bassin de recette des eaux de la Crevasse, la partie la plus ornée des travaux antiques (*fig.* 63). On y voyait quatre saillies semi-circulaires, renfermant autant de piédestaux revêtus de

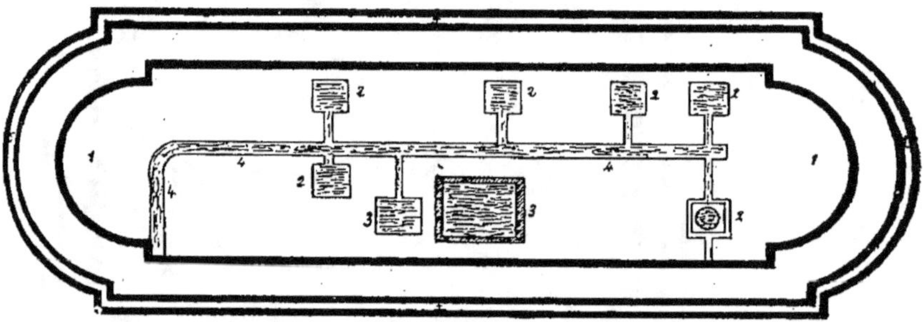

Fig. 64. — SAINT-HONORÉ. — BASSIN DE RECETTE DES SOURCES INFÉRIEURES.
D'après le plan joint au *Guide* de Charleuf et Collin.
1. Enceinte des puits. — 2. 2. 2. Puits des sources. — 3. 3. Piscines romaines. —
4. 4. Canal de vidange des puits. — 5. 5. Écoulement des eaux froides du rocher.

marbre blanc ; le sol était dallé de ce même marbre, qu'on suppose avoir été tiré de Champrobert. Le réservoir renfermait cinq bassins peu profonds, trois circulaires et deux carrés, taillés dans le béton... »

« Les fouilles, reprises en 1838, mirent à découvert l'ensemble des thermes antiques (*fig.* 64) : tout le bassin inférieur de recette des sources dites de la Marquise, sept puits communiquant entre eux par un canal revêtu de marbre, une piscine,

(1) *Saint-Honoré-les-Bains. Guide médical et pittoresque*, 1865.

un dallage de calcaire compacte ou pierre lithographique ; on reconnut à ses piles de briques rondes, à ses conduits de chaleur verticalement disposés l'hypocauste, foyer souterrain destiné à chauffer l'ensemble de l'édifice ; un impluvium régnant à l'entour du réservoir isolait les eaux froides provenant, soit des pluies, soit des suintements du rocher. »

Ces découvertes ne firent d'ailleurs pas connaître l'intégralité des thermes, dont il apparaît des parties nouvelles chaque fois que des travaux de fond sont pratiqués aux environs de l'établissement thermal. Ainsi, vers 1864, on arriva, en poussant une galerie vers l'est, à un réservoir de forme ovalaire, de 0 m. 80 dans son plus long diamètre sur 0 m. 50 de profondeur, bâti en pierres sèches reliées entre elles par une mousse qui s'était conservée verte et fraîche (1).

De même, pendant l'hiver 1886-1887, en creusant les fondations d'une nouvelle salle de douches, on découvrit, outre de nombreux débris de tuiles à rebords, marbres, poteries, tuyaux d'hypocauste, une piscine romaine, un couloir revêtu de stuc peint en rouge et plusieurs murs de petit appareil, ainsi qu'une mosaïque très bien conservée, se prolongeant, d'un côté sous le parc de l'établissement, de l'autre sous la butte du Casino (2).

A côté de l'établissement thermal, il existait à Saint-Honoré un centre important de population. De nombreuses substructions, des puits antiques, des objets mobiliers découverts en grand nombre, ont permis de déterminer l'emplacement de l'agglomération gallo-romaine, qui commençait aux environs de l'église, occupait tout le massif du bourg et une partie de la colline s'inclinant vers les bains, et se prolongeait à l'ouest, en suivant le tracé d'une ancienne voie, jusqu'à l'entrée des bois. Le temple de la divinité locale, à laquelle était dédiée l'inscription dont il a été question plus haut (3), devait vrai-

____

(1) Docteur COLLIN, *Études médicales sur les eaux sulfureuses de Saint-Honoré*. Congrès scientifique d'Autun, 1876.
(2) A. BLANCHET, *Statuette en terre cuite et bronze trouvés à Saint-Honoré-les-Bains. Revue archéologique*, 3e série, t. XXI, janvier-juin 1893.
(3) Voir p. 206.

semblablement occuper, au sommet de la colline, l'emplacement de l'ancienne église, dans les murs de laquelle on a reconnu la présence de nombreux matériaux romains.

Le Crot-Chaud. — A peu de distance de Saint-Honoré, sur le versant sud de la Vieille-Montagne, des sources dites *le Crot-Chaud*, légèrement sulfureuses, et dont la température varie de 12 à 15 degrés, semblent avoir été également l'objet d'un travail de captage à l'époque gallo-romaine. Elles sont recueillies dans un bassin carré, de cinq mètres de côté, dont les parois sont formées de grosses pierres granitiques. Des travaux de curage opérés dans ce bassin y ont fait découvrir, ainsi que dans un champ voisin, de nombreuses tuiles à rebords (1).

MM. Bulliot et Thiollier (2) avaient déjà signalé cette source comme devant avoir été fréquentée par les malades gallo-romains : « Les revêtements de marbre retirés de son bassin en font foi. »

Saulx. — Dans le voisinage de Decize, près du château de Saulx, les travaux entrepris en 1881 pour recueillir les eaux d'une source minérale ont mis à jour des travaux de captage gallo-romains. « Le bassin était formé de trois cuvettes carrées, superposées ; celle du fond était la plus étroite, celle du haut la plus large. Deux poutres placées en biais soutenaient les terres. On a recueilli dans ces fouilles des poteries, des ex-voto en terre blanche et des monnaies allant de Domitien à Claude-le-Gothique (3). »

Saint-Parize. — Les nombreuses substructions et les ves-

<hr>

(1) Je dois ces renseignements à l'obligeance de M. le docteur Comte, de Saint-Honoré-les-Bains, qui a bien voulu se charger d'aller examiner sur place l'état actuel de cette source.

(2) *La Mission et le culte de saint Martin d'après les légendes et les monuments populaires dans le pays éduen*, 1892.

(3) Bulliot et Thiollier, *La Mission et le culte de saint Martin*. — Blanchet, *Les Trésors de monnaies romaines et les invasions germaniques en Gaule*, 1900.

tiges de tous genres recueillis aux environs du village de Saint-Parize, dans la Nièvre, permettent d'affirmer qu'il exista là une agglomération antique d'une certaine importance, où certains archéologues ont voulu voir la *Gergovia Boïorum* dont il est parlé dans César. La source froide de Saint-Parize, remise en exploitation depuis peu, fut certainement utilisée par les anciens occupants, ainsi que l'eau de la *Fontaine des Vertus*, située à peu de distance.

Greppo (*op. cit.*, p. 279 et 280) avait déjà signalé la découverte, à 16 ou 17 pieds de profondeur, dans le bassin de la source Saint-Parize, d'une grille en bois et de trois bassins, en bois également, ayant la forme de baignoires, auxquels il attribuait une haute antiquité, par analogie avec la piscine en charpente découverte au Mont-Dore. A la Fontaine-des-Vertus, source toute proche de Saint-Parize, on avait trouvé, en faisant des déblais, un puits en forme d'entonnoir quadrangulaire ou de pyramide renversée.

Les indications fournies à Greppo n'avaient pas été complètes, car M. Desforges, dans une brochure récente (1), mentionne l'existence, à une date peu lointaine, des murs anciens qui entouraient la fontaine, ainsi que de son bas-fond pavé formant trois bassins distincts creusés à six mètres de profondeur.

Quant à la Fontaine des Vertus, on a retiré de ses eaux des fragments de poteries ne laissant aucun doute sur son ancienne exploitation, et on a mis à jour, non loin de là, il y a une trentaine d'années, des poteries et trois piscines reliées entre elles par des tuyaux.

Pougues. — L'existence antique de Pougues, au point de vue thermal, semble, jusqu'à présent et dans l'état actuel des découvertes, tout au moins très problématique. Le docteur bourbonnais Jean Banc signalait les sources en ces termes : « Dans l'entour d'un carré de murailles de XXV ou XXX

____

(1) *Boïens et Gorgobines.*

pas, il s'en trouve deux sources insignes, et celle qui est à main droite, en venant du bourg, s'appelle Saint-Léger » ; mais il ajoute : « Je n'ay point appris des habitants du lieu que leurs anciennes sources susdites ayent des autheurs nommez de leur vieille descouverture et adjencement. » D'après *Le Nivernois, Album historique et pittoresque*, publié en 1840 : « Rien, chez les écrivains romains, ne peut donner l'idée que ce lieu ait été connu et fréquenté par les gens de leur nation ; et cependant il est à peu près certain qu'ils y avaient un établissement. A peu de distance de Pougues, dans le champ de Bretagne, du côté de la Charité, on a trouvé des briques à rebord, des débris de marbres étrangers et plusieurs tronçons de colonnes. » Roubaud (1) se borne à reproduire ces vagues données, qui, d'après lui, fournissent, relativement à l'ancienne utilisation de ces eaux, une probabilité qui touche de bien près à la certitude. J'avoue qu'en ce qui me concerne quelques éléments de preuve de plus ne seraient pas inutiles pour déterminer ma conviction à cet égard.

(1) *Pougues. Ses eaux minérales, ses environs*, 1860.

CHAPITRE VI

Région de l'Est et Vosges.

Sermaize. — Les eaux froides de Sermaize (Marne) étaient
déjà signalées par Greppo (*op. cit.*, p. 273), et cela uniquement à raison du nom de *Fontaine des Sarrasins* sous lequel
cette source était connue de temps immémorial. « Comme on
ne saurait, dit-il, supposer une invasion des Sarrasins dans
cette contrée, il est naturel de penser que là, comme ailleurs
bien souvent, leur nom est synonyme de païens, c'est-à-dire
de Romains. »

Des fouilles opérées dans le voisinage de la fontaine ont
changé cette hypothèse en certitude, en mettant au jour des
traces certaines d'occupation à l'époque gallo-romaine (1). On a
trouvé, outre des tuiles à rebords caractéristiques, des
médailles en grand nombre de Néron, Domitien, Adrien
Antonin le Pieux, Commode, Constantin, Licinien et Julien,
des débris d'armes, deux phallus en bronze, la partie antérieure d'une statuette en pâte blanche, des vases en verre et
un certain nombre d'ustensiles divers (2).

Santenay. — Dans la Côte-d'Or, près de Santenay, au pied
d'une colline où s'élevait un temple consacré à Mercure (3),
naissent deux sources, l'une lithinée, l'autre salée, qui sont

---

(1) Bénard, *Notice sur quelques objets antiques trouvés près de la fontaine de Sermaize*, 1851. — H. Faure, *Notice sur la source minérale de
Sermaize. Mémoires de la Société d'agriculture, commerce, sciences et arts
du département de la Marne*, 1857. — Ch. Remy, *Sermaize, ville d'eaux*,
1873.

(2) Ces objets figurent dans une vitrine placée dans l'atrium de l'établissement minéral.

(3) Voir p. 242.

encore aujourd'hui l'objet d'une exploitation assez active dans un petit établissement thermal. Elles ne furent certainement pas inconnues des Romains, qui laissèrent dans le village de Santenay de nombreuses traces de leur séjour : débris de constructions, débris de poteries et de verreries, médailles, etc. Auprès des sources mêmes, on découvrit une grande quantité de monnaies romaines d'époques diverses, dont quelques-unes étaient recouvertes d'une couche d'or extrêmement mince (1).

MAIZIÈRES. — Le hameau de Maizières (Côte-d'Or), à six kilomètres d'Arnay-le-Duc, possède une source appelée la Fontaine Salée, remise depuis peu d'années en exploitation et qui fut connue des Romains et utilisée par eux. Le captage antique, retrouvé dans un excellent état de conservation (*fig.* 65), consistait dans une fosse de 1 m. 20, creusée dans la microgranulite, fosse où la source débouchait par les diaclases de la roche. Elle

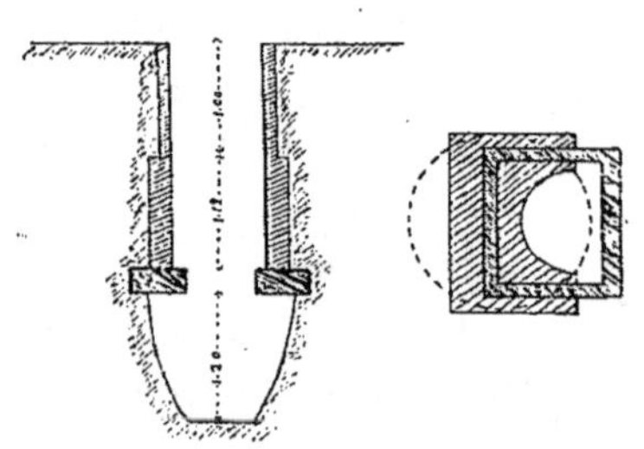

Fig. 65. — COUPE ET PLAN DU CAP-
TAGE DE LA SOURCE DE MAIZIÈRES.
D'après M. l'ingénieur De Launay.

était recouverte d'une dalle en grès, munie d'une ouverture demi-circulaire, sur laquelle s'élevait un puits rectangulaire en maçonnerie. Un drainage fait tout autour du puits complé-tait le captage, en isolant la source d'un pré marécageux qui l'environne (2).

De nombreux objets antiques : tête d'une *dea* en calcaire, fragments de poteries, statuettes de bronze, tuiles, tuyaux de

(1) GIRAULT, *Archéologie de la Côte-d'Or*, 1823. — DE LONGUY, *Notice archéologique sur Santenay*. *Mémoires de la Société Éduenne*, nouvelle série, t. XII.

(2) DE LAUNAY, *Recherches, captage et aménagement des sources thermo-minérales*. Cours professé à l'École des mines, 1899. — BULLIOT et THIOLLIER, *La Mission et le culte de saint Martin d'après les légendes et les monuments populaires dans le pays Éduen*, 1892, p. 239.

plomb, furent découverts aux alentours, ainsi qu'une certaine quantité de médailles des deux Faustine, de Marc-Aurèle, Gratien, etc.

ALISE-SAINTE-REINE. — Le village d'Alise-Sainte-Reine, l'ancienne Alesia assiégée par César, possède des eaux minérales de très modeste réputation.

Greppo (*op. cit.*, p. 148 à 153) parle assez longuement des découvertes de tous genres faites sur l'emplacement de la ville antique qui se substitua à l'oppidum gaulois, et fut, on en a la certitude par les résultats des fouilles actuellement en cours, une des cités les plus florissantes de la Gaule romaine (1). Le savant abbé termine le chapitre consacré à Alesia par ces mots : « Je ne vois pas qu'on ait trouvé à Alise aucun reste d'antiquité qui présente un rapport certain avec la source minérale, à moins qu'on ne veuille y rattacher quelque partie des aqueducs, ou des tuyaux en terre ou en plomb qu'on y a signalés en assez grand nombre ; ce qu'une étude approfondie des localités permettrait peut-être de faire. »

J'ai cru devoir cependant citer le nom d'Alise en raison de l'attribution, fort hypothétique d'ailleurs, du dieu topique vcvetis à sa source minérale (2), mais je dois faire observer que les recherches qui se poursuivent activement, depuis la fin de l'année 1905, sur le plateau d'Alise n'ont apporté aucun élément permettant de conclure à l'utilisation ancienne, dans un but balnéaire ou médical, de la source minérale qui y prend naissance.

BOURBONNE-LES-BAINS. — Depuis longtemps déjà les fouilles pratiquées dans le sol de Bourbonne avaient permis de cons-

___

(1) Les recherches sur le plateau d'Alise ont été reprises, à la fin de 1905, par la Société des sciences historiques et naturelles de Semur. Elles ont déjà amené la découverte des substructions de plusieurs édifices et d'un certain nombre d'habitations privées, ainsi que d'œuvres d'art et d'une quantité d'objets de toute espèce, dont quelques-uns, du plus haut intérêt, sont conservés dans un petit musée local.

(2) Voir p. 207.

tater la présence d'importants travaux antiques et amené la découverte de nombreux objets mobiliers et débris de construction, attestant l'existence en ce lieu d'une agglomération considérable aux temps gallo-romains. Les différents ouvrages reconnus avaient été étudiés avec soin, et l'on avait déjà tenté de saisir le lien qui les unissait, lorsque des travaux, exécutés en 1874 et 1875, vinrent donner de l'établissement thermal ancien une idée d'ensemble, qui a fait l'objet d'une très intéressante étude de M. l'ingénieur des mines Rigaud (1), étude à laquelle nous ferons de larges emprunts.

Un rapport de l'ingénieur de Varaigne (2), en 1783, signalait déjà la découverte de caveaux souterrains voûtés, paraissant avoir servi d'étuves, de deux bassins en pierre, d'un autre bassin revêtu en plomb, où se rendaient deux tuyaux, dont l'un amenait de l'eau froide, et de tout un système de canalisation à l'aide de tuyaux en plomb (*fig.* 66). En 1808, un mémoire de Lebrun (3) décrit en ces termes d'autres travaux souterrains : « Un aqueduc voûté qui, dans sa partie sud, se divisait en quatre branches évasées entre elles en forme de quadrilatère rectangle. Au radier du fond de cet aqueduc étaient quatre

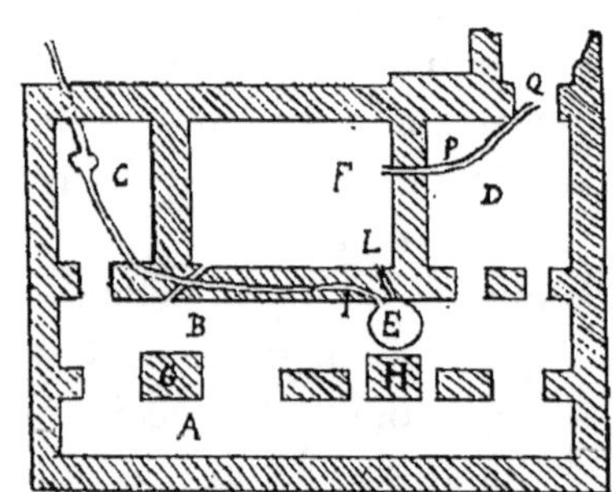

Fig. 66. — ÉTUVE DE BOURBONNE.

D'après le plan joint au mémoire de l'ingénieur de Varaigne.

A. B. Caveaux parallèles qui ont servi d'étuves. — *C.* Caveau où passe un tuyau de plomb d'eau froide. — *D.* Caveau avec tuyau allant à la source. — *E.* Bassin revêtu de plomb. — *F.* Puits de la source minérale. — *I.* Tuyau d'eau froide. — *L.* Tuyau tiré de la source. — *P. Q.* Tuyaux amenant de l'eau tiède dont on ignore l'origine. — *G. H.* Pilastres.

(1) *Notice sur les travaux exécutés à Bourbonne-les-Bains. Annales des Mines*, 7e série, t. XVII, 1880.

(2) *Rapport des travaux entrepris par M. le comte d'Avaux, aux bains et eaux minérales de Bourbonne.* Dans la *Bibliotheca Borvoniensis* du docteur E. BOUGARD, 1866, p. 469 et suiv.

(3) *Mémoire de Lebrun, inspecteur en chef des ponts et chaussées, concernant les eaux minérales et thermales de Bourbonne. Bibliotheca Borvoniensis*, p. 496 et suiv.

cases ou chambres, d'environ 1 m. 30 de côté, en pierre de
taille. Au centre de chacune de ces cases se montraient les
orifices d'autant de tubes verticaux en plomb, de dix centimètres de diamètre, avec des restes de robinets en cuivre qui
avaient été scellés sur ces orifices... Au moment de la réfection, en 1784, cet aqueduc ne pouvant plus servir, il fut
démoli, mais en réservant son radier et les orifices des tubes
de plomb. »

Dans sa remarquable étude sur les antiquités de Bourbonne (1), Dugas de Beaulieu mentionnait, comme antérieure
aux découvertes de 1783, la mise au jour d'un bassin octogone
en briques, se vidant par le fond dans un petit canal qui conduisait ses eaux à l'Apance. Après avoir analysé les trouvailles de la fin du dix-huitième siècle, il indiquait qu'à une
époque plus récente on avait rencontré de nouvelles substructions, des cellules en pierres de taille, des fûts de colonnes et
des chapiteaux, qui lui semblaient avoir dû supporter la toiture d'une galerie servant de promenoir aux baigneurs et qui
devait être terminée, à l'une de ses extrémités, par un édicule
consacré aux dieux de la source.

Mais c'est au cours de travaux considérables exécutés en
1874 et en 1875 pour l'aménagement des sources thermales,
que furent faites, outre des trouvailles importantes de
médailles et d'objets divers, des découvertes à la suite desquelles les procédés de captage employés à Bourbonne et le
plan général des établissements antiques nous sont nettement
apparus. Le docteur Ath. Renard (2), à la suite d'un mémoire
sur Bourbonne, donnait quelques détails sur ces travaux, qui
avaient fait réapparaître les anciennes étuves et la galerie
souterraine déjà reconnues en 1783 et 1784, et remis au jour,
pour la première fois, deux files parallèles de colonnes,
situées à 3 m. 50 en contre-bas du sol actuel de la place des

<hr>

(1) *Mémoire sur les antiquités de Bourbonne-les-Bains. Mémoires de la
Société des antiquaires de France*, t. XXV, 1859.

(2) *Bourbonne ; son nom, ses origines, ses antiquités gallo-romaines, ses
établissements thermaux*, etc. *Mémoires de la Société historique et archéologique de Langres*, t. II, p. 309 et suiv., et appendice, p. 331.

Bains, une porte massive couronnée de son cintre, des vestiges d'escaliers ou de gradins, et des débris nombreux de revêtements et de pavages en marbres de nuances très variées. M. l'ingénieur Rigaud, dans la notice à laquelle j'ai fait allusion tout à l'heure, a résumé tout ce que les travaux souterrains dont le sol de Bourbonne a été le théâtre nous ont appris sur les ouvrages qui ont précédé, dans la vallée de la Borne, les établissements thermaux actuels.

Les Romains, placés en présence du marais chaud formé par le mélange des eaux d'un ruisseau et des sources thermales, opérèrent le captage de ces dernières en enlevant les alluvions jusqu'à la rencontre, à 6 m. 50 de profondeur, des couches argileuses en place, avec source bien définie, émergeant sur un espace de quelques mètres carrés, avec un puissant débit. Le fond de cette fouille fut rempli d'une couche de béton, dans laquelle était réservée, pour le passage des eaux thermales, une ouverture entourée de maçonnerie en forme de puits : c'est ce qu'on appelle le Puisard romain. La couche de béton fut ensuite prolongée sur toute la zone d'émergence des sources, en y réservant, pour le passage de certaines autres sources, quelques orifices, sur lesquels on établit des tuyaux de plomb à joints de bronze « dont l'extrémité aboutissait au radier d'une galerie, et se trouvait probablement prolongée par un tuyau de plomb faisant partie de la distribution générale, et conduisant les eaux thermales aux appareils balnéaires (1). »

(1) M. Rigaud (*op. cit.*) donne les très intéressants détails qui suivent sur le procédé de tubage d'une de ces sources secondaires : « Le tubage de la source n° 2 se composait de tuyaux de plomb de 2 mètres de longueur et de 0^m10 de diamètre intérieur, profondément corrodés, mais dont un fragment en meilleur état permettait de lire : CINNAMVS FEC. Ces deux tuyaux avaient un centimètre d'épaisseur. Ils étaient réunis au moyen d'un cône tourné en bronze; la construction de cet assemblage est fort curieuse. Il est évident que le tuyau intérieur était soudé au bout femelle. On logeait une bague de plomb à l'intérieur, dans une petite rainure ménagée à cet effet; puis on présentait le bout mâle, soudé à un autre tuyau, Par simple pression, et par écrasement de la rondelle de plomb, le joint pouvait être hermétique. Des pierres de grès de 0^m70 de côté et de 0^m50 de hauteur, percées d'un trou central de 0^m22 de diamètre, étaient ensuite enfilées comme des bagues autour de ces tuyaux

Des murs verticaux et des galeries de drainage, en communication avec un aqueduc principal, isolaient la masse de béton de l'afflux des eaux douces.

C'est également dans l'excavation creusée pour le captage, et dans le voisinage de la source du Puisard, que furent placés les établissements thermaux (*fig.* 67). Ils comprenaient des piscines et des étuves ; aucune trace de baignoires n'a été rencontrée au cours des fouilles. La grande piscine à gradins (7 mètres sur 3 mètres) avait ses parois en briques et des

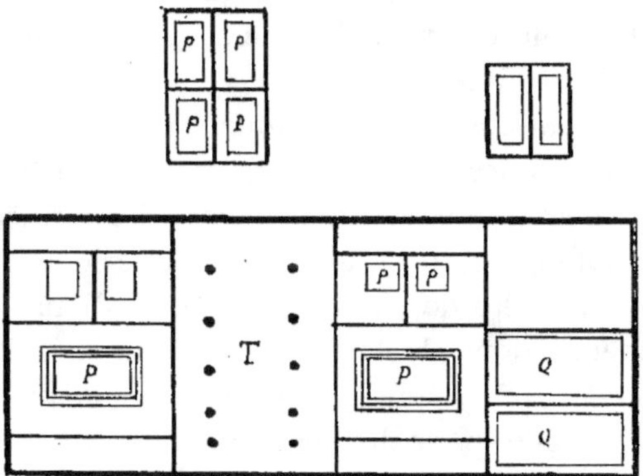

Fig. 67. — THERMES DE BOURBONNE-LES-BAINS.

D'après le plan joint au rapport de M. Rigaud.
P. P. P. Piscines. — *Q. Q.* Étuves. — *T.* Temple.

degrés en pierre blanche. Une petite galerie renfermant un gros tuyau de plomb circulait le long du dallage. La chambre qui contenait cette piscine était recouverte d'une voûte, et, dans la muraille, des deux côtés de la porte, étaient creusées deux niches cintrées peu profondes, dont une seule fut déblayée et fournit le buste en bronze désigné sous le nom de Damona (1).

« Sur la salle de la grande piscine, à l'est, s'ouvraient deux

et réunies par une mince couche de ciment. Enfin, après l'achèvement de la colonne, tout l'espace libre était rempli de mortier de ciment et de tuileaux, formant une seconde enveloppe imperméable. »
(1) Voir p. 220.

très petites piscines, de 1 mètre carré chacune, placées au-dessus du niveau du dallage, et limitées par une pierre de taille de 0 m. 60 de hauteur. Au delà de ces deux piscines, il y en avait deux autres plus grandes, ayant 3 et 4 mètres de côté, et probablement d'autres petites cachées sous des remblais. » Ces piscines semblaient avoir été plus luxueuses que la grande, et leurs parois étaient revêtues de marbres blancs, noirs et de couleurs dont il a été retrouvé de nombreux fragments.

Au-dessus du bâtiment des piscines, des chambres entièrement revêtues à l'intérieur d'une fausse paroi formée de tuyaux de terre à section rectangulaire avaient dû servir d'étuves. L'emplacement de l'ancien foyer de chauffage a pu même être déterminé.

Enfin M. Rigaud a signalé, autour du Puisard romain, des galeries souterraines profondes, établies immédiatement au-dessus du béton, qui semblent avoir été utilisées comme étuves à chauffage naturel, et, dans la galerie à l'est du Puisard, le puits revêtu de plomb (0 m. 50 de diamètre et 1 m. 20 de profondeur), dont il était déjà question en 1783, muni de deux robinets qui y amenaient à volonté l'eau thermale et l'eau douce froide, pour des bains à température variée.

Entre les deux parties du bâtiment thermal s'élevait l'édifice à colonnes, dont nous avons parlé antérieurement, et que M. Rigaud, dans sa notice, a décrit et étudié avec grand soin sous le nom de Temple. Nous ne reviendrons pas ici sur ce que nous avons déjà dit à ce sujet.

Une dernière galerie fut découverte en 1887, pendant les travaux de fondation d'un nouveau bâtiment, à l'hôpital militaire (1). Cette galerie, assise sur une épaisse couche de béton d'une extrême dureté, était entièrement voûtée et un revêtement de ciment recouvrait, vers la base, la maçonnerie des parois. Sur le sol se prolongeait, parallèlement à la voûte,

____

(1) LACORDAIRE, *Fouilles faites à Bourbonne-les-Bains en 1887. Bulletin de la Société historique et archéologique de Langres*, t. III.

une assise de pierres de taille, creusées à l'intérieur de
manière à renfermer et protéger un tuyau de plomb, de forme
ovalaire, portant, gravés au burin, les mots CINNAMVS FECIT.
Cette galerie n'ayant été fouillée que sur une longueur de
20 mètres environ, et ses deux extrémités restant ignorées,
on ne peut que faire des conjectures sur sa destination. Dans
la galerie même, à un point où la voûte s'était effondrée, on
a recueilli trois chapiteaux corinthiens en pierre, qui provenaient vraisemblablement de la chute d'une construction
supérieure.

Du reste, toute la région qui environnait le captage romain
devait être couverte d'édifices élevés avec un certain luxe, car
toutes les excavations ouvertes dans ces parages ont mis à
jour des chapiteaux de marbre blanc, des colonnes d'albâtre
et des débris de divers matériaux de construction.

LUXEUIL. — Nous ne reviendrons pas sur les discussions
que les fameuses inscriptions dont nous avons parlé plus haut
ont fait naître au sujet de la haute antiquité de Luxeuil, et
nous nous bornerons ici à exposer brièvement ce que le
hasard des découvertes nous a permis de connaître de l'ancienne cité thermale.

Il semble, tout d'abord, bien établi que les sources ont été
l'objet d'une utilisation préromaine. Des restes de constructions grossières, ne portant pas l'empreinte de la main-
d'œuvre romaine; la trouvaille, sous un dépôt ancien, de statuettes de bois de chêne d'un caractère très archaïque; celle
de nombreux fragments de poteries noires, brutes et nettement gauloises (Delacroix), sont, à cet égard, autant de présomptions rendant vraisemblable la très ancienne utilisation
des eaux sur ce point.

Cette station avait pris, à l'époque gallo-romaine, une
importance considérable, dont témoignent de nombreux vestiges de constructions, les monuments funéraires trouvés en
grand nombre, ainsi que la quantité prodigieuse d'objets de
toute nature recueillis dans son sol. « Ces monuments de

l'antiquité étaient assez nombreux, dit Chapelain (1), pour que, sur la fin du siècle dernier, des habitants de Luxeuil en pussent former jusqu'à sept collections dans lesquelles se trouvaient des pierres gravées, des mosaïques, des bijoux en or, en argent et en cuivre, des camées, des armes, des lacrymatoires, des vases, des poteries sur lesquelles étaient représentés en relief des fêtes, des combats de gladiateurs, des triomphes, des courses, des danses, des chasses, etc. »

D'après les données fournies par les fouilles et le plan, très hypothétique d'ailleurs, de la ville antique, dressé par le bénédictin dom Grappin, celle-ci aurait eu une forme allongée, et sa plus grande étendue aurait été de 1,200 mètres, entre deux portes qui s'ouvraient l'une au nord, l'autre au sud, et dont les fondations ont été retrouvées en 1740 et 1745. Chapelain (*op. cit.*) signalait également la découverte, en 1763, sur la place du Marché, d'un temple du Mercure gaulois, et, en 1784, celle des débris d'un temple de Diane, dans l'ancienne cour de l'abbaye, vis-à-vis du cloître. — Sans nous étendre plus longuement sur l'étude générale du Luxeuil antique, nous nous bornerons à dire quelques mots de la partie qui nous intéresse spécialement ici, celle qui a rapport aux eaux thermales.

Les bains étaient situés à peu près au centre de la ville, le long d'une grande voie qui les traversait du sud au nord. Des découvertes successives ont mis à jour les restes de deux grandes salles voûtées pavées en *albâtre* (?) et mosaïques; trois bassins, deux de forme circulaire, l'autre rectangulaire, où l'on descendait par des degrés; des espèces de stalles creusées dans le roc pour les baigneurs; un bel aqueduc, construit en assises alternatives de grand et de petit appareil, qui recevait les eaux de vidange des bains; des rangées de pilastres et des débris de longues pièces de bois à demi consumées, entremêlées de tuileaux, qui ont dû appartenir à des promenoirs ou à des galeries dépendant des thermes. « Il devient évident par

(1) *Propriétés physiques, chimiques et médicinales des eaux minéro-thermales de Luxeuil, avec quelques recherches historiques*, 1859.

là que le principal système adopté pour les constructions accessoires des thermes de Luxeuil associait largement le bois à la pierre du pays. C'étaient de longs portiques, formés de piles en grès couronnées de sablières et supportant de vastes combles (1). » Malheureusement ces découvertes, qui ont toujours été dues au hasard et non à des fouilles régulièrement conduites, ne semblent pas avoir été soigneusement relevées, et il est fort difficile de déterminer avec quelque certitude le plan d'ensemble de l'établissement antique de Luxeuil.

Le captage des eaux de cette station présente un intérêt tout particulier, à raison du soin qu'ont mis les ingénieurs romains à éviter le mélange des eaux ferrugineuses froides et des eaux salines thermales, qu'on y rencontre côte à côte. Les travaux entrepris dans ce but démontrent de la façon la plus évidente que les anciens distinguaient parfaitement les caractères particuliers des eaux minérales, et la précaution ainsi prise d'isoler des eaux de natures différentes prouve bien qu'ils savaient les employer à des usages distincts.

Pour arriver aux eaux thermales, dit le docteur Stourme (2), un ruisseau fut détourné de son cours naturel et rejeté plus à l'est. Puis on creusa pour rechercher les griffons et on les trouva, à une profondeur de deux à trois mètres, sur un banc de grès vosgien. Enfin, on construisit, pour chacun d'eux, une cheminée formée d'anneaux de pierre superposés, et l'on coula, dans les intervalles, des masses de béton destinées à empêcher les eaux de s'échapper. Les eaux ainsi collectées furent conduites à destination par un canal, souterrain d'abord, puis en tranchée profonde, qui sert encore de nos jours.

D'après les renseignements fournis par Delacroix (3) et le

(1) DELACROIX, *Luxeuil : Ville, abbaye, thermes. Mémoires de la Société d'émulation du Doubs*, 4ᵉ série, vol. III, 1867.

(2) *Mémoires de la Société d'émulation du Doubs*. Séance du 3 avril 1897 : lecture d'un travail de M. le docteur Stourme intitulé : *Essai sur les bains gallo-romains de Luxeuil et le mode de captation de leurs sources.*

(3) *Études sur Luxeuil. Un céramique gallo-romain et la déesse Bricia, 1857. Notice sur les fouilles faites en 1857 et 1858 aux sources ferrugineuses de Luxeuil. Mémoires de la Société d'émulation du Doubs*, vol. VII, 1862.

docteur Stourme *(op. cit.)*, les eaux ferrugineuses étaient canalisées par une série de murs de drainage, engagés dans le
rocher, et disposés au-dessus d'un vaste barrage en béton,
destiné à former leur limite inférieure et à les empêcher de
s'étendre au delà. Les eaux ainsi drainées étaient recueillies
dans une galerie en grès de gros appareil, à deux étages. Les
parois latérales de la cuvette inférieure étaient formées de
forts plateaux de chêne, posés de champ, doublés d'un mur
grossier et sans ciment. Cette cuvette était séparée de la
voûte par une rangée de dalles en pierre, dont la mobilité
permettait de surveiller le canal inférieur et de l'empêcher de
s'envaser.

Des fouilles pratiquées en 1851 et 1855 avaient également
fait reconnaître un puits, dit le *Puits romain*, fondé sur le roc
et entouré d'un massif de terre glaise de près de deux mètres
d'épaisseur, assis lui-même sur un béton de ciment tellement
dur que l'on dut faire jouer la mine pour déblayer le terrain
et parvenir à la roche vive (1). A la partie supérieure du
massif de glaise était adapté un conduit de plomb de 0 m. 35
de circonférence, continué par des tuyaux en bois de chêne
où coulait l'eau recueillie dans le puits. D'après M. Leconte (2),
les ingénieurs antiques avaient su y réunir une source ferrugineuse et le produit de deux sources salines destinées à en
élever la température. « On remarque, ajoute-t-il, que la
source du Puits romain consistait en griffons thermaux, jaillissant des fissures et failles du grès bigarré, de 27 à
32 1/2 degrés, dont quelques-uns ferrugineux. Ces griffons
étaient réunis au fond d'un puits circulaire maçonné, de
0 m. 50 de diamètre et de 1 m. 65 de hauteur. Suivant trois
directions, des suintements ferrugineux, recueillis dans une
cuvette de drainage et conduits dans des rigoles de pierre, se
rendaient à ce puits. La source du Puits romain était donc un
mélange de griffons thermaux de 27 à 32 1/2 degrés, et de

(1) CHAPELAIN, *op. cit.*
(2) *Rapport sur l'établissement et les eaux thermales de Luxeuil. Annales de la Société d'hydrologie médicale de Paris*, t. VI, 1859-1860.

suintements ferrugineux d'une température de 17 degrés. »

Comme on le voit, la thérapeutique ancienne avait à sa disposition, aux thermes de Luxeuil, des moyens d'action variés. Il semble également qu'une source d'une pureté remarquable, celle du Pré-Martin, fut anciennement l'objet de travaux de captage et de protection contre l'arrivée des eaux ferrugineuses. Le rapport sur des travaux qui y furent opérés en 1865 a signalé la découverte de deux rangées parallèles de colonnes, l'une à l'est, avec un mur de gros moellons, l'autre à l'ouest, avec divers travaux d'enceinte et d'étanchement, qui ne permettent pas de douter de l'existence, à l'époque gallo-romaine, d'un vaste bassin au milieu duquel émergeait la source (1).

PLOMBIÈRES. — La situation de Plombières, telle que la trouvèrent les Romains, au fond d'une vallée très étroite, encaissée par des berges rapides entre lesquelles coulait le torrent de l'Eaugronne, mélangé aux eaux des sources chaudes surgissant de son lit, nécessita pour l'aménagement des sources des travaux considérables, dont le *substratum* a été mis à découvert sur une vaste étendue, et qui nous montrent une fois de plus la fertilité de ressources et la perfection dans l'exécution déployées par les ingénieurs romains dans les travaux hydrauliques de ce genre. Une partie de ces travaux avait déjà été vue par l'apothicaire Rouvray (2), lorsqu'il fut chargé, en 1702, par le duc de Lorraine Léopold, de remettre en état les étuves et bassins (3). Dom Calmet, abbé de Senones (4),

---

(1) DELACROIX, *Luxeuil ; ville, abbaye, thermes.*

(2) *Petit traité des eaux de Plombières.*

(3) M. Parisot, dans l'édition refondue par lui de l'ouvrage de HAUMONTÉ, *Plombières ancien et moderne*, cite des passages relatifs aux travaux romains, extraits des ouvrages suivants, antérieurs à celui de Rouvray : TOIGNARD, médecin de Charles III de Lorraine, 1581, *Entier discours de la vertu et propriété des bains de Plombières*, fol. 25. — THYBOUREL, chirurgien de l'évêque de Verdun, 1611, *Hydrothérapie pulmériane.* (Manuscrit, liv. I, chap. II.) — BERTHEMIN, médecin ordinaire du duc de Lorraine, 1615, *Discours des eaux chaudes et bains de Plombières*, p. 74.

(4) *Traité historique des eaux et bains de Plombières, de Bourbonne, de Luxeuil et de Bains*, MDCCXLVIII.

nous en a également laissé une description qui ne manque pas d'exactitude; mais il a fallu arriver aux grands travaux exécutés à une époque plus récente pour faire jaillir du sol l'ensemble de l'œuvre romaine et permettre de l'apprécier plus complètement dans toutes ses parties.

Le premier soin des ingénieurs antiques fut d'empêcher la dispersion dans le fond de la vallée des eaux du torrent, en les emprisonnant dans un lit artificiel suspendu au rocher de la rive gauche; ce canal, large au fond de six mètres, comportait deux murs de pierre, le long desquels régnait un trottoir de 0 m. 33 de haut, et un fond en béton recouvert de dalles de grès. Ensuite, afin d'empêcher l'écoulement des eaux thermales vers l'aval, on ferma la vallée transversalement par un barrage en béton de trois mètres d'épaisseur, descendant jusqu'à la roche. En arrière du barrage, sur toute la surface des alluvions, on établit une puissante couche de béton fait de chaux, de cailloux brisés et de fragments de tuiles jetés à bain de mortier, au travers de laquelle des puits garnis de tubes en pierre furent réservés pour le passage des sources chaudes (1). Cet ensemble fut complété par l'établissement de rigoles en pierre autour des divers édifices et au bas des coteaux, pour recueillir les eaux froides et les empêcher de se mélanger aux eaux thermales. Les eaux ainsi drainées étaient conduites dans un canal qui traversait tout le radier et le barrage de béton, en aval duquel il venait se déverser dans l'Eaugronne.

Dom Calmet avait déjà entrevu l'ensemble de ces travaux, et il nous parle *(op. cit.)* « d'un fond solide qui règne dans toute la ville de Plombières, et qui est une couche fort haute de cailloutage, de tuilleaux et autres matières dures jetées à bain de ciment, que l'on a toujours trouvée dans tous les endroits où l'on a travaillé... Elle est ventousée (pour ainsi

____

(1) La qualité de ce ciment était telle, qu'à l'inondation de 1770, le torrent, en passant dans la rue, avait enlevé le pavé et le sous-sol, jusqu'au ciment sur lequel il n'avait pu mordre; on put alors le voir dans toute son étendue, depuis l'étuve Bassompierre, jusqu'au delà du bain des Capucins. (HAUMONTÉ, *Plombières ancien et moderne.*)

parler) de grandes conduites taillées dans de grands blocs de pierre dure, qui règnent le long du pied de la montagne septentrionale, avec des rameaux qui retournent d'espace en espace vers la rivière, pour y porter les eaux froides et pluviales. »

Vers le centre de la couche de béton avait été ménagée une piscine de vastes dimensions (44 m. de long sur 9 m. de large), pavée en larges dalles, où l'on descendait par quatre degrés régnant sur tout son pourtour. Au dire de Beaulieu (1), on n'aurait trouvé aucun indice de voûtes ayant pu recouvrir cette piscine, qui était probablement à ciel ouvert, ou abritée par une simple couverture en planches. D'après le même auteur, cette piscine subsistait encore en son entier au commencement du dix-septième siècle, lorsqu'un débordement de l'Eaugronne vint la bouleverser et la combler de débris (2). Lors des travaux de 1702, « on retrouva son dallage en larges pierres, dans l'une desquelles était encore encastrée la bonde en cuivre qui fermait l'issue de dégagement des eaux qu'on faisait couler dans un canal ménagé au-dessous. »

Plusieurs autres sources, situées en amont du grand barrage en béton, furent également captées dans les conditions que nous expose ainsi M. Jutier (3) : « Après avoir mis le granit à découvert, on étendit une couche de béton autour

(1) *Antiquités des eaux minérales de Vichy, Plombières, Bains et Niederbronn*, 1851.

(2) On trouve dans un ouvrage imprimé à Venise, au seizième siècle : *De balneis omnia quæ exstant apud Græcos, etc.*, p. 299, une gravure du plus haut intérêt, représentant la piscine de Plombières à cette époque. Cette piscine, entourée d'un petit mur, est en forme de rectangle très allongé. A l'une des extrémités, dans un angle, un tuyau déverse de l'eau dans le bassin où sont plongés un certain nombre de malades. A l'extrémité opposée, un infirme, soutenu par deux personnes, descend les degrés d'un escalier qui occupe presque toute la largeur du petit côté du rectangle. Le long des murs latéraux, des toiles supportées par des perches en bois plongeant dans l'eau offrent un certain abri aux baigneurs. A droite et à gauche de la piscine et séparées par une rue, sont deux files de maisons, probablement à usage d'hôtelleries, dont on distingue les enseignes : la cloche, le chapeau, la croix, la fleur de lys, etc.

(3) Jutier et Lefort, *Études sur les eaux minérales et thermales de Plombières*, 1862.

des griffons ; de petits canaux ménagés dans la maçonnerie et aboutissant aux principaux points d'émergence réunissaient leurs produits à un centre commun, où se trouva dès lors fixée la source proprement dite. C'est ainsi que furent constituées les sources du Crucifix et des Dames, alimentant chacune une piscine spéciale que l'on pouvait voir encore dans toute leur intégrité vers la fin du dix-huitième siècle. »

Une autre source, celle-ci en aval, fut entourée d'une enceinte de béton, contre laquelle s'appuyaient des radiers successifs de pierre de taille et de béton, de façon à comprimer les eaux vers une issue unique, placée au fond d'une piscine, et fermée par un robinet de bronze à plusieurs emboîtements (1).

En résumé, d'après M. Haumonté (*op. cit.*), l'existence de sept piscines ou étuves d'origine antique, qui ont dû probablement être construites simultanément, a été constatée.

Dans le haut de la ville, des sources à très haute température étaient amenées à un établissement qui devait être une étuve, découvert en 1857, où l'eau s'écoulait par un robinet de bronze, de 11 centimètres de diamètre, que l'on pouvait ouvrir ou fermer à volonté avec une clef de fer. « Ce robinet était fermé ; on parvint à l'ouvrir, et l'eau en sortit abondamment comme elle faisait seize à dix-sept siècles auparavant. Elle avait 74° de chaleur et fournissait 21 litres à la minute. » Un peu au-dessous de cette étuve, et en communication directe avec le bâtiment qui la couvrait, une autre piscine rectangulaire renfermait probablement de l'eau tempérée, où l'on venait se plonger après le bain de vapeur.

Une étuve sèche avait été découverte en 1821, du côté de la route de Luxeuil. On avait retrouvé des fragments d'architecture de toutes sortes, ainsi qu'un pavé de pierres cubiques sur lequel s'élevaient de petits piliers de briques, qui avaient supporté un pavement en carreaux de terre cuite, dont plusieurs étaient traversés sans régularité par des trous coniques.

(1) Jutier et Lefort, *op. cit.* — De Launay, *Cours professé à l'école des mines.*

M. Jutier revit ces restes en 1857, et déclara qu'il avait pu visiter l'hypocauste, resté encore en place presque tout entier.

Les Romains ne s'étaient pas bornés à recueillir les eaux minérales de la vallée de Plombières; ils avaient également voulu s'approvisionner d'eau douce et choisi pour cela la source Godée ou Godelle, la plus fraîche de la ville, qui a presque la pureté de l'eau distillée. En 1863, en creusant pour rechercher la source tarie par suite de la sécheresse, on tomba sur un captage, abandonné depuis des siècles, consistant en une petite auge monolithe, plongée dans un lit de ciment d'origine romaine. L'auge présentait le même genre de taille que les pierres trouvées parmi les fouilles et fit reconnaître les outils dont se servaient les Romains (1).

Les sources de Plombières devaient être entourées d'édifices, dont on a retrouvé de nombreux débris; tronçons de colonnes, de chapiteaux, de corniches, pierres de tailles de toutes grandeurs, etc. Divers objets, entre autres la plaque votive à Neptune dont nous avons parlé, et un certain nombre de médailles y ont été recueillis, mais le grand intérêt qui s'attache à l'histoire antique de cette station provient surtout de l'importance et de la perfection technique des ouvrages entrepris sur ce point par les ingénieurs romains. Leurs travaux, a dit M. Jutier, furent si bien conçus et si largement exécutés, que c'est grâce à eux que nous pouvons, même aujourd'hui, disposer des eaux thermales. On en a toujours profité sans savoir jusqu'à quel point on leur en était redevable.

Vittel. — L'étymologie du nom de cette station, qui, d'après les anciens titres, doit d'ailleurs s'orthographier Vitel, a donné lieu à des interprétations diverses. Pour l'abbé Chapiat (2), le nom vient de *Weg-Thal*, voie de la vallée, d'où

(1) Haumonté, *Plombières ancien et moderne.* Édition refondue par J. Parisot, 1905.
(2) *Vittel.* Nancy, 1877.

Vitallum en latin et Vitelle, puis Vitel, en français. L'abbé Pierrefitte (1), avec Bullet, dans ses *Mémoires sur la langue celtique*, le fait dériver de deux mots celtes : *Ve*, habitation, et *Dale* ou *Thale*, rivière ; quelques maisons semées le long du Vair. D'après le docteur Fournier (2), Vittel devait s'appeler à l'origine *Vitelliolum*, puis *Vitellum* : le domaine, la villa de Vitellus.

Nous nous abstiendrons de prendre parti sur cette question, en nous bornant à indiquer les indices d'où l'on peut faire résulter avec certitude la preuve de l'existence d'un groupement gallo-romain sur ce point et l'utilisation des sources qui y attirent actuellement la foule des baigneurs et des buveurs. Dans le bourg même, sur la place des Dames, on trouva, en 1866, un certain nombre de fûts de colonnes renversées, ayant fait partie d'une colonnade, puis, à diverses époques, des restes d'un aqueduc voûté en pierres, qu'on se contenta de combler, sans rien explorer, un pavé de briques romaines, et, sur divers points, des fragments de tuiles à rebords, des restes de constructions et des charbons ainsi que des cendres, attestant que le bourg avait dû être détruit dans un incendie.

A l'endroit où se trouvent aujourd'hui les établissements thermaux, on découvrit des fosses ovales, construites en briques et profondes d'un mètre, au fond desquelles se voyaient des cendres et des restes de charbons. Ces constructions, dit le docteur Fournier (*op. cit.*), semblent avoir été des fourneaux à chauffer l'eau, de véritables hypocaustes.

Mais les trouvailles les plus importantes ont été faites aux environs de la Source salée, située à 3 kilomètres environ du bourg de Vittel, auquel elle était, au dire de l'abbé Chapiat, reliée par une voie à l'époque romaine. Des travaux exécutés en 1875 pour le captage de cette source permirent de constater l'existence d'une retenue antique en madriers, soutenant

(1) *L'ancien Vitel. Bulletin de la Société philomatique vosgienne*, 1899-1900.

(2) *Vittel. Bulletin de la Société philomatique vosgienne*, 1897-1898.

une couche de terre glaise fort épaisse (1). Près de la source, les débris de poteries et de tuiles à rebords abondaient, et, dans un bois qui l'environnait, on trouva les fondations d'un petit temple, orné par devant d'une colonnade ou d'un péristyle dont les deux colonnes ont été retrouvées, et qui servait d'abri à la statue d'une divinité, ayant quelque ressemblance avec les représentations de la Vénus Anadyomène, et dont nous avons déjà parlé dans le chapitre consacré aux représentations des divinités protectrices des sources (2).

Bains. — Bien qu'il ne reste plus aucun vestige apparent de travaux antiques auprès des sources minérales de Bains, les indications données par les fouilles ne permettent pas de mettre en doute leur utilisation à l'époque gallo-romaine.

En 1752, au cours de travaux exécutés sous la direction de l'ingénieur Baligand, pour la restauration de la principale source de l'ancien bain, on découvrit, sous le mur du bâtiment, une colonne cylindrique en pierre, de 6 pieds de hauteur, percée selon son axe pour donner passage à l'eau de la source que l'on a nommée depuis Source Romaine. C'est à la base de cette colonne que fut faite la trouvaille d'environ 600 médailles de bronze dont il a été question plus haut.

D'après dom Calmet (3), pour l'exécution de ces travaux, on creusa « depuis le bain, en suivant toujours l'eau jusqu'à sa source; on fut arrêté par des espèces de voûtes qui en renfermaient une autre. Celle-ci était le bassin dans lequel la source même tombait. »

Plus tard, on remit au jour une piscine de 9 m. 60 de long sur 6 m. 40 de large, pavée en dalles, établie sur un épais massif de béton, et entourée d'un triple rang de gradins.

(1) M. l'abbé Chapiat signale l'analogie de ce captage avec celui d'une source à Bleurville (Vosges), où l'on a découvert des restes nombreux de thermes : bassin, étuves, conduits en terre cuite. L'existence d'un antique établissement balnéaire sur ce point est encore établie par le nom ancien de Bleurville-aux-Bains, rapporté par dom Calmet.
(2) Voir p. 222.
(3) *Notice de la Lorraine*, t. I, col. 63, 1756.

L'absence de toute trace d'édifices autour de la piscine porte
à croire qu'elle était à ciel ouvert, ou abritée seulement par
une légère clôture en planches. Un denier d'argent de Tibère,
trouvé en brisant le béton de la piscine, permet d'en attribuer
la construction au premier siècle, et l'on peut supposer
qu'elle fût abandonnée vers le milieu du troisième, car les
monnaies romaines qu'on trouve en abondance dans la vallée
sont toutes antérieures au règne de Constantin (1).

Dans l'ouvrage cité plus haut, dom Calmet fait allusion à des
fragments de sculptures antiques qui auraient été remployés
lors de la construction de l'église. « L'église de Bain, dit-il, a
fort grand air d'antiquité. On m'a assuré qu'on voyait à l'entrée de cette église des bas-reliefs de divinités payennes,
qu'on avait depuis taillées pour en figurer des saints de notre
religion. Je ne les ai point vues. »

SAINT-DIÉ. — Les Gallo-Romains usèrent-ils de la modeste
source minérale qui existait à Saint-Dié? Il est assez difficile
de répondre par l'affirmative, tout au moins dans l'état à ce
jour des découvertes faites sur ce point.

M. Bardy (2) suppose que saint Deodatus, qui fonda le
monastère auquel la ville doit son origine et son nom, vint
s'établir, au septième siècle, près de la source aux vertus
curatives, sur les ruines d'un petit bain romain, dont pro-
viendrait un fragment de colonne antique, en marbre, qui
sert de base à un bénitier dans l'église Notre-Dame. En outre,
une figure d'homme en grès rouge et quelques monnaies très
frustes furent découvertes sur son emplacement en 1880.

Aux environs de Saint-Dié, dans un puits ovale de deux
mètres de diamètre, comblé jusqu'au bord de débris de tuiles

---

(1) LE VAILLANT DE BOVENT, *Précis d'une notice sur les antiquités de
Bains. Journal de la Société d'émulation du département des Vosges,*
t. II; n° 8, 1827. — BEAULIEU, *Antiquités des eaux minérales de Plombières,
Bains et Niederbronn,* 1851. — Docteur BAILLY, *Les Eaux thermales de
Bains-en-Vosges,* 1852.

(2) *Les eaux minérales de Saint-Dié. Bulletin de la Société philomatique
vosgienne,* 13° année. 1887-1888.

et de moellons, et qui devait être alimenté par une source salée, on découvrit, en 1835, des poteries et fragments de poteries noires et rouges, et une tête de femme en grès rouge, qu'on a supposé être une Vénus. Les fouilles ne furent pas, d'ailleurs, poussées à fond. La trouvaille dans le puits de fragments de colonnes en grès rouge a fait supposer à M. Save (1) qu'on se trouvait là en présence des restes d'un édicule consacré à la divinité protectrice de la source.

Tout cela est bien vague, et c'est uniquement à titre de renseignements très hypothétiques que les indications qui précèdent peuvent trouver place dans notre étude.

NIEDERBRONN. — La petite ville de Niederbronn, si riche en antiquités romaines de toute nature, vases en bronze et en terre, vestiges de constructions, autels sculptés, bas-reliefs, inscriptions, etc. (2), paraît avoir été autrefois le plus important des établissements thermaux de l'Alsace. On y a retrouvé les traces évidentes de deux bassins établis sur les sources minérales et d'une construction à usage d'étuve.

Au cours de travaux exécutés en 1592, sur l'ordre du comte Philippe de Hanau, pour opérer le curage et la restauration des deux bassins hexagonaux qui entouraient les sources, on reconnut que la construction de ces bassins appartenait à deux époques différentes, leur partie inférieure, en pierre de taille appareillée avec une perfection toute particulière, étant évidemment une œuvre romaine. Cette partie de la construction était séparée de l'autre par une corniche, qui se trouvait, avant l'exhaussement des bassins, au niveau d'un pavé ancien qui entourait les fontaines, et dont on a retrouvé les traces sur d'autres points (3). On recueillit, dans la vase qui

(1) *Monuments gallo-romains des environs de Saint-Dié*. Même *Bulletin*.
(2) SCHAEPFLIN, *Alsatia illustrata*, t. I, p. 447, 461, 473 et t. II, p. 238.
— SIFFER, *Note sur quelques antiquités déposées à l'hôtel de ville de Niederbronn. Bulletin de la Société pour la conservation des monuments historiques d'Alsace*, 2ᵉ série, 5ᵉ vol., 1866-1867.
(3) J. KUHN, *Description de Niederbronn et de ses eaux minérales*, 1835.
— BEAULIEU, *Antiquités des eaux minérales de Vichy, Plombières, Bains et Niederbronn*, 1851.

s'était amassée au fond, plus de 300 médailles de tous les temps de l'empire.

Plus tard, en 1845, en creusant les fondations d'une maison d'école, on mit à jour des constructions souterraines, où l'on trouva de larges canaux de terre cuite, des petites colonnes en briques, des tas de cendres et de charbons, des tubes en argile, des restes de conduites en plomb et un aqueduc se composant de pierres taillées, liées entre elles par un ciment romain aussi dur que du grès (1).

Les deux bassins de Niederbronn sont figurés sur le frontispice d'un petit ouvrage allemand de Reisel : *Niderbronner Bades art, Eigenschafft, Wirckung und Gebrauch*. Strasbourg, 1664.

Walsbronn. — L'inscription dédiée à Apollon, à Sirona et aux Nymphes citée plus haut (2), provient d'un lieu nommé Walsbronn, dans l'ancien arrondissement de Sarreguemines.

Si l'on en croit Bégin (3), l'eau minérale bitumineuse de Walsbronn aurait été utilisée depuis les premiers temps de l'ère chrétienne, et on y avait établi des thermes, comme l'attestent, dit-il, plusieurs inscriptions votives et beaucoup de médailles de Postume, Marc-Aurèle, Constantin, trouvées près de la source libératrice.

Soultzmatt. — Je trouve dans l'*Alsace*, de Ch. Grad, p. 641, l'indication suivante relative aux eaux de Soultzmatt, encore exploitées aujourd'hui comme eaux de table : lors des derniers travaux d'aménagement, le propriétaire a rencontré, sous un banc de gravier, à deux mètres de profondeur, de nombreuses substructions antiques, des bassins en pierres de taille et en bois de sapin. Ces derniers étaient si bien conservés qu'on les aurait crus posés de la veille.

Je dois me borner à ces brèves indications sur ces deux dernières stations, à propos desquelles il m'a été impos-

(1) Siffer, *op. cit.* et communication au Congrès archéologique de Strasbourg, 1859.
(2) Voir p. 166.
(3) *Histoire médicale du Sud-Est.*

sible de me procurer des renseignements plus complets.

DIVONNE. — A Divonne (Ain), où l'on utilise pour l'hydrothérapie d'admirables eaux à température toujours constante (6°5), et dont le nom semble bien dériver d'une source
antique ayant probablement un caractère sacré, on a découvert des traces irrécusables de l'occupation gallo-romaine. De
nombreuses médailles (plus de 300 dans une seule trouvaille),
appartenant à la fin du Haut-Empire et aux premiers temps
du Bas-Empire, y ont été trouvées (1). On a reconnu également l'existence d'un aqueduc, construit en briques larges et
épaisses, qui servait au captage des eaux de la source Emma
ou de la source Ausone, peut-être même de toutes les deux.
Mais cet aqueduc, étudié sur une partie de son parcours, et
dont on découvre encore de temps en temps quelques tronçons, était destiné à alimenter la cité de Nyon (*Noviodunum
Colonia Julia Equestris*), et rien, jusqu'à présent du moins,
n'autorise à penser que les Gallo-Romains utilisaient les
eaux à leur point d'émergence dans un établissement balnéaire quelconque.

(1) A. SIRAND, *Antiquités générales de l'Ain*, 1855.

CHAPITRE VII

Montbouy. — L'identification, que je crois devoir être tenue pour exacte, de la station d'Aquæ Segestæ avec Montbouy, est fondée surtout, comme nous l'avons vu, sur l'importance des ouvrages anciens découverts sur ce point et que nous allons rapidement passer en revue.

Dès le dix-septième siècle, on lisait dans l'*Histoire du Gâtinois*, de D. Morin : « Creusant des tranchées (en 1608) du canal de Briare, entre Montbouis et Montcresson, sur le rivage de la rivière de Loing, en un lieu appelé Sévinières, furent trouvés plusieurs vestiges et vieux bâtiments à la romaine, avec les ruines d'un amphithéâtre; plus bas furent trouvés, dans un champ, des pilastres et quantité de vieux fondements, et encore en ce champ se trouva un *lavoir à la mosaïque* et plusieurs médailles, etc. »

En 1850, la mosaïque dont il est question était retrouvée par M. Dupuis, vis-à-vis la borne 19 du canal, détruite en partie par les travaux de creusement, et enfouie, quant à la partie qui restait, au milieu de la pente de la berge. On voulut alors profiter d'une période de chômage du canal pour enlever ces restes, mais sans succès, les fragments rendus au jour ayant été détruits par les curieux et par l'ingénieur même chargé de la conduite des travaux (1).

Mais, en même temps que ces recherches, M. Dupuis en avait effectué d'autres, qui avaient abouti à la reconnaissance du vaste établissement dont la trace nous apparaît vraisembla-

(1) *Bulletin de la Société archéologique de l'Orléanais*, t. I, 13 décembre 1850-10 décembre 1852.

blement sur la carte de Peutinger, et dont nous trouvons la description dans un mémoire lu au Congrès scientifique d'Orléans, en 1851 (1). C'est à Craon, hameau de Montbouy, que ces restes furent découverts, dans une pâture située entre le canal et la rivière du Loing.

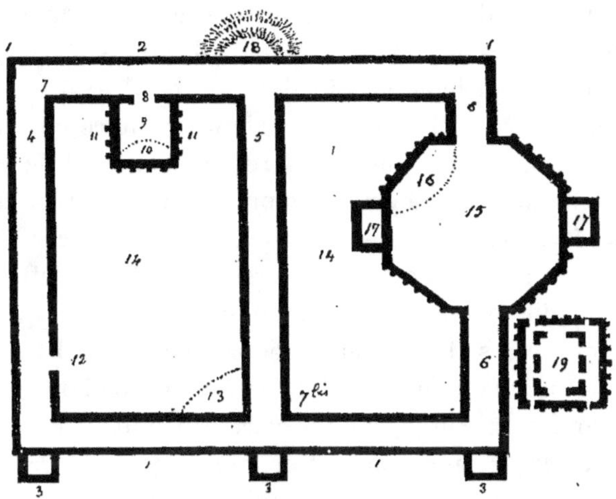

Fig. 68. — PLAN DES THERMES DE MONTBOUY.

D'après le plan joint au mémoire de Dupuis.

1. Mur d'enceinte. — 2. Entrée. — 3. 3. 3. Tours carrées, sans entrées à leur base. — 4. Allée faisant le tour. — 5. Allée séparant les deux parties. — 6. Allée conduisant au bassin. — 7. Mur renfermant la première partie. — 7 *bis*. Mur renfermant la deuxième partie. — 8. Entrée. — 9. Chambre pavée en mosaïque. — 10. Partie crevée de la voûte formant plancher, laissant voir une voûte enduite de suie. — 11. Mur de la chambre, avec pilastres engagés. — 12. Baie où se voit une trace de gond. — 13. Fouille qui a mis à découvert une croûte formant plancher. — 14. 14. Parties non explorées. — 15. Bassin octogone orné en dehors de colonnettes en briques et pierres. — 16. Partie fouillée laissant à découvert une aire en coulis blanc, formant plancher, assis sur une couche de béton. — 17. Tours carrées. — 18. Mouvement de terre circulaire où les fouilles n'ont rien fait découvrir. — 19. Bâtiment en dehors de l'établissement, offrant à l'extérieur des colonnettes engagées en pierres et en briques; probablement un temple.

L'édifice, entouré d'un mur continu de 71 mètres sur 64, comprenait une enceinte divisée en deux parties, ceintes elles-mêmes de murs, séparées et contournées par une allée,

(1) Dupuis, *L'Aquis Segeste de la carte de Peutinger doit être placé à Montbouy*. Orléans, 1852.

sorte de chemin de ronde, de 4 m. 40. L'entrée semblait avoir
été assez richement décorée; on a découvert tout auprès des
fragments d'ornements et de chapitaux corinthiens. En face
de l'entrée, une pièce de 10 mètres carrés, pavée en mosaïque,
avait un plancher de ciment noirci en dessous par l'action du
feu. Vers le milieu du grand carré situé de ce côté, le terrain
s'abaissait circulairement, comme s'il eût existé là un bassin
ou un creux quelconque (*fig*. 68).

Dans l'autre carré s'encastrait une chambre ou bassin octogone de 25 mètres de diamètre, ouvrant sur le chemin de
ronde, flanquée de deux tours ou cabinets carrés, et dont les
murs étaient ornés de colonnes demi-engagées, élevées en
briques et pierres demi-circulaires. Le sol de cette salle était
« en coulis blanc de plâtre ou de chaux, sorte de stuc de
50 centimètres d'épaisseur, reposant sur un lit de béton. »
Les murs étaient revêtus d'un enduit de ciment rose, colorié
par bandes en rouge, bleu et vert. Au centre, comme dans le
premier carré, une dépression circulaire du terrain semblait
indiquer l'emplacement d'un ancien bassin.

En dehors de l'établissement se trouvait la construction
isolée dont nous avons parlé lorsque nous nous sommes occupés des temples voisins des édifices thermaux, et dans
laquelle nous rappelons qu'un autre archéologue, M. Vachez,
voulait voir plutôt une pièce destinée aux baigneurs privilégiés. Tel était aussi l'avis de M. Pillon (1), qui la considérait
comme une piscine : « Nous avons pu, dit-il, compter les six
marches d'escalier qui y conduisaient du côté de l'ouest, et
qui avaient chacune 30 centimètres d'élévation. Le bassin, de
22 pieds de longueur sur 15 de large, est entouré d'un promenoir dallé en grandes pierres dont les restes des murs, en
petit appareil, sont encore recouverts de ciment dans l'intérieur. »

Un canal fondé sur un lit de béton de chaux et ciment mêlé
de petits morceaux de briques se dirigeait vers une source

(1) *Excursion à Montbouy. Bulletin de la Société archéologique de
l'Orléanais,* t. III, janvier 1859.

connue sous le nom de fontaine de Saint-Germain, située à six kilomètres environ de Craon. Rien, dans l'eau de cette fontaine, ne semble expliquer des propriétés curatives, mais des vertus légendaires y ont toujours été attachées.

Des fouilles furent encore pratiquées à une époque postérieure, et M. Dupuis annonçait, en 1862 (1), qu'il venait de déblayer deux piscines et que, dans l'une d'elles, il avait pu rencontrer la source qui alimentait les bains, constater son mode de circulation et indiquer sa sortie. Cette source versait son eau dans un bassin rond situé dans l'enceinte hexagone où l'on descendait par une suite de degrés circulaires dont les rangées inférieures étaient admirablement conservées (2). C'est vers la même époque que furent découvertes les fondations du vaste monument dont nous avons déjà parlé (3), et dont la destination, temple ou prétoire, est toujours indécise.

Toutes les fouilles exécutées à Montbouy ont fourni une quantité considérable de débris de constructions, briques, conduites, pierres sculptées, fragments de colonnes et de chapiteaux, et de nombreux matériaux portant la trace des ravages du feu : moellons noircis, charbons, plomb fondu, poutres à demi-consumées. Des fragments de poteries et des médailles ont été recueillis en grand nombre, ainsi que divers objets en métal et des statuettes en terre blanche, représentant pour la plupart des Vénus, découverts dans les bassins ou sur le bord des talus.

A 900 mètres environ de ces thermes s'élevait l'amphithéâtre de Chenevières, actuellement le seul vestige apparent de l'ancienne cité gallo-romaine, car l'ensemble des édifices thermaux, qui devait fournir un sujet d'études d'un grand intérêt, a malheureusement disparu par suite du remblaiement des substructions mises à jour au moment des fouilles.

(1) *Nouvelles découvertes à Montbouy. Bulletin monumental*, 1862, p. 356 et suiv.
(2) Pillon, *op. cit.*
(3) Voir p. 230.

SAINT-AMAND. — Les eaux et les boues qui portent le nom de Saint-Amand (Nord), bien qu'elles soient situées à plus de deux kilomètres de cette ville, ont été certainement fréquentées par les Romains. Leurs établissements n'ont laissé que de bien faibles traces, mais des découvertes, dont certaines semblent, sinon purement légendaires, du moins dénaturées ou amplifiées par une part excessive d'imagination, ne peuvent guère laisser de doute à cet égard. Les documents écrits sont d'ailleurs assez rares sur Saint-Amand, et c'est à un mémoire de M. Bottin (1), déjà cité par Greppo (*op. cit.*, p. 281), que je dois emprunter tout ce que je puis dire sur cette station : « Lors des travaux exécutés en 1698 pour remettre en état le bassin de la source, une ancienne maçonnerie bascula et donna un très grand jour à la source. On vit alors avec étonnement paraître, dans le fond du bassin, quantités de pièces de bois et de statues presque colossales, la plupart si défigurées par suite de leur long séjour dans l'eau qu'il était impossible d'en reconnaître les traits. On en distingua cependant qui étaient armées de casques et de lances; d'autres avaient les cheveux négligés et un manteau traînant, et un enfant, près d'elles, portait un écusson uni à la romaine. Brassart, Mignot et Brisseau, qui citent ces faits comme témoins oculaires, ajoutent que l'on tira de la fontaine plus de deux cents de ces statues, dont la hauteur était de 12 à 13 pieds, et qu'elles y étaient proprement rangées par différents lits entremêlés de planches. Ils assuraient aussi que l'on y a trouvé, ainsi que dans les boues et dans les terres remuées, des médailles des empereurs Jules César, Auguste, Vespasien, Trajan et Nerva; de plus, un pavé au pied de la fontaine, qui conduisait vers le midi au bois qui l'environne, ayant des fondements en forme de petites loges dont la maçonnerie résistait à l'effort des pioches. »

Nous n'insisterons pas sur cette trouvaille, d'autant plus

______

(1) *Notice historique sur l'établissement des eaux et boues thermales et minérales de Saint-Amand. Mémoires de la Société royale des antiquaires,* t. I, 1817.

extraordinaire que pas un des monuments qui auraient été ainsi extraits de la fontaine n'a été conservé, et qu'il a été impossible de retrouver la trace d'aucun d'entre eux. S'il n'y a pas eu là une exagération démesurée dans l'importance de la découverte, la disparition complète de toutes ces statues est peut-être plus étrange encore que leur remise au jour.

De nombreuses antiquités, de celles qu'on retrouve généralement près de tous les lieux qui furent habités à l'époque gallo-romaine, ont été recueillies sur le territoire de Saint-Amand. D'après M. Bottin, il s'en trouverait un certain nombre au musée de Douai, mais leur provenance n'a pas dû être indiquée lorsque ces objets sont entrés dans les collections du musée, car les recherches que M. le Conservateur a bien voulu faire à cet égard, sur ma demande, sont restées infructueuses.

Le même auteur signalait également l'existence, dans le cabinet d'un amateur de Douai, d'un Mercure en bronze très bien conservé, provenant du bassin de la fontaine Bouillon, d'où il aurait été extrait en 1698, en même temps que les statues colossales.

BAGNOLES-DE-L'ORNE. — Les renseignements historiques qu'on possède sur cette station ne permettent guère de faire remonter la connaissance de ses eaux au delà du seizième siècle. En 1692, il n'existait sur l'emplacement de la source qu'une sorte de mare fangeuse qui, dit un manuscrit du temps, « n'avait encore été l'objet d'aucun travail de la part des hommes (1). »

Je dois cependant mentionner une note de M. Richard (2), qui, après avoir indiqué l'étymologie latine de Bagnols (*Balneum, Bagneum, Bagnoleum*), indique que des fouilles pratiquées en 1867, sur la propriété de Bagnoles, ont fait décou-

(1) Docteur LEDEMÉ, *Notice historique et médicale sur les eaux de Bagnoles-de-l'Orne. Annuaire des cinq départements de l'ancienne Normandie*, publiée par l'*Association normande*, t. XI, 1845.
(2) Même recueil, t. XXXXI, 1875.

vrir des conduites d'eau en tuyaux de grès, qui ont été reconnues comme devant remonter au temps des Romains.

En outre, un rapport présenté en 1823 par M. Bottin à la
Société des antiquaires (*Mémoires*, V, 1823, p. 34), semble
faire allusion à des vestiges antiques reconnus dans la station
qui nous occupe. « Les bains de Bagnoles, dit-il, et leurs
antiquités ont été décrits par M. Dubois, qui nous a fait hommage de son imprimé. »

Enfin, M. de Blanzac, dans un *Guide du baigneur aux eaux de
Bagnoles*, réédité en 1885, rapporte d'après certains témoignages, mais sans certifier le fait, qu'on y a trouvé à diverses
époques, en faisant des fouilles, plusieurs substructions en
briques et en ciment, qui ne laissent aucun doute sur leur
origine et leur destination.

Tout cela est bien vague, et ces données me semblent insuf-
fisantes pour faire classer d'une façon certaine, quant à présent au moins, Bagnoles au nombre de nos antiques stations
thermales.

La Herse. — La source minérale dite *Fontaine de la Herse*
est située dans un site charmant de la forêt de Bellême, à
cinq kilomètres de cette petite ville, au bord de la route qui
se dirige vers Mortagne.

D'après une description empruntée à M. Delasalle (1), la
fontaine se compose de deux sources séparées par une cloison
de pierres. La grande fontaine a environ trois pieds de long
sur deux pieds et demi de large ; l'autre n'a que deux pieds et
demi de long sur une largeur de douze à quinze pouces.
L'eau de ces deux sources a un pied et demi de profondeur
(*fig.* 69).

Les deux pierres portant les inscriptions que nous avons
étudiées plus haut (2) sont encastrées, l'une au-dessus de

---

(1) *Congrès scientifique*, 7ᵉ session, 1839, t. II. — Louis Dubois, *Dissertation sur la fontaine de la Herse. Mémoires de l'Académie celtique*, t. III,
1809. p. 320 et suiv.
(2) Voir p. 169.

l'autre, dans l'une des parois. Il semble bien, d'après leur disposition, qu'elles ont été placées ainsi à dessein, et qu'il ne s'agit pas, comme on l'a prétendu, de pierres détachées d'un édifice voisin et remployées au hasard.

La fontaine de la Herse était voisine d'un camp, dit le Châ-

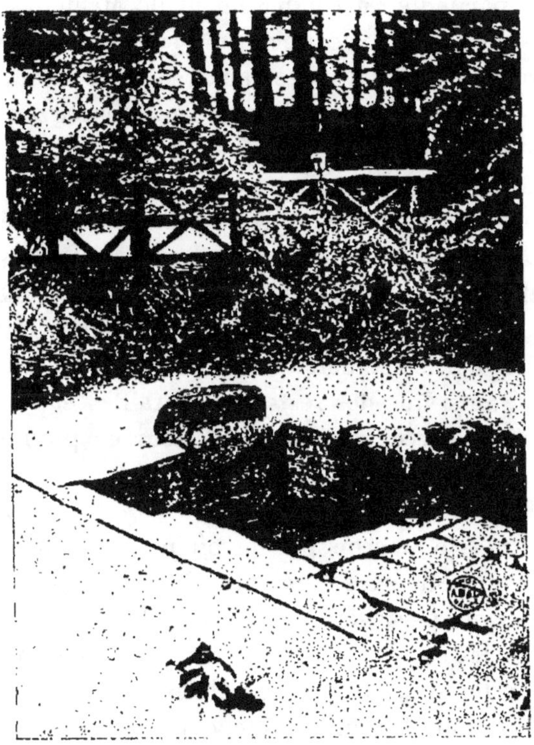

Fig. 69. — FONTAINE DE LA HERSE.
Cliché de M. Fleuriel-Béringuier.

tellier, où l'on a retrouvé des vestiges indiscutables d'occupation romaine. Une ligne forestière partant du camp vers la fontaine semble indiquer une ancienne communication ayant existé entre ces deux points. « Je me figure, dit le docteur Jousset (1), que les soldats du camp du Châtellier devaient

(1) *Histoire de la forêt de Bellême*, 1884.

être atteints de fièvres paludéennes (le lieu dit « la Herse » est très marécageux); l'eau ferrée martiale de la Herse leur convenait, de même qu'elle préserve ses riverains de la fièvre forestière. »

Dans la partie de l'arrondissement de Mamers, qui portait autrefois le nom de Saosnois, une source dite GOUFFRE DE LA GEORGETTE, contenant, d'après l'analyse, diverses substances minérales, semble avoir été l'objet de quelques travaux à l'époque qui nous intéresse.

L'ouverture de la fontaine, qui paraissait avoir été autrefois de trois mètres au moins et de forme circulaire, était réduite à un petit bassin où l'on a reconnu des morceaux de ciment rouge et gris, des fragments de briques et des débris de tuyaux en terre cuite. Aux environs de la fontaine, on a trouvé des débris semblables mêlés à des fragments de poteries romaines, ainsi que des restes de murailles et de fondements de murailles, avec parement extérieur en pierres d'appareil carrées, liées par un ciment très dur (1).

SANXAY. — Je ne crois pas devoir passer complètement sous silence les découvertes faites près de Sanxay, dans la Vienne, où les travaux persévérants du R. P. de la Croix ont remis au jour, avec les substructions de quelques constructions secondaires, un temple, un théâtre et des restes considérables de thermes. A côté des aménagements très complets de ceux-ci, qui comprenaient des bassins et des salles à températures variées et une salle de douches, le P. de la Croix a cru reconnaître les vestiges d'un balnéaire d'eau courante, avec large *atrium* sur lequel s'ouvraient de petites pièces bétonnées, établi sur la petite rivière de la Vonne, dont le cours avait été régularisé le long de ces bâtiments.

La véritable destination des monuments de Sanxay a fait naître de vives controverses dans lesquelles je n'ai pas à

(1) DESNOS, *Notes sur deux fontaines minérales du Saonnois. Bulletin monumental*, t. III, 1837, p. 285.

entrer, et je me contente de signaler l'opinion qui les considère comme les restes d'une ville d'eaux antique, car c'est à ce titre seul que ce nom figure ici. M. Delaunay (1), partisan de cette hypothèse, fait remarquer la perfection particulière du système balnéaire de Sanxay; il y voit le Vichy du Poitou à l'époque gallo-romaine, ou, si l'on n'admet pas que les sources employées aient pu perdre leur ancienne minéralisation, un vaste établissement d'hydrothérapie.

Pour M. Lisch, ce sont également les restes d'une station balnéaire, dont le prétendu temple aurait été le château d'eau.

Cette idée a été vivement combattue, notamment par le P. de la Croix lui-même (2) et par M. Berthelé (3), qui font remarquer que l'analyse chimique a permis de reconnaître qu'aucune des sources qui alimentaient les thermes n'a de vertus médicinales et que, d'autre part, l'absence de tout dépôt dans les canalisations et les piscines ne permet pas de penser qu'elles aient contenu dans le passé des éléments minéraux disparus depuis. M. Berthelé ne voit non plus rien de bien particulier dans les procédés de balnéation de Sanxay, et les deux auteurs sont d'accord pour considérer ce lieu, non point comme une station thermale ou hydrothérapique de l'antiquité, mais comme un de ces centres d'assemblées politiques, religieuses ou commerciales, dont on a retrouvé des traces sur d'autres points de la Gaule, et qui n'étaient occupés que temporairement, à certaines époques de l'année.

Dans le département de la Charente-Inférieure, aux environs de Saint-Jean-d'Angély, des vestiges de constructions romaines, ayant pu servir à la conduite et à l'aménagement des eaux, existaient auprès des sources ferrugineuses d'Archingeay.

<hr>

(1) *Antiquités de Sanxay (Vienne)*, 1882.
(2) *Mémoire archéologique sur les découvertes d'Herbord, dites de Sanxay*, 1883.
(3) *De la véritable destination des monuments de Sanxay*, 1883.

L'eau jaillissait par deux sources, entre les jointures du pavé, au fond d'un bassin carré, revêtu entièrement de pierres de taille et enduit intérieurement d'une couche de ciment rougeâtre. Dans le voisinage, on trouva une grande quantité de fragments de briques romaines, des conduites en terre vernissée qui partaient de la fontaine, et des espèces de rigoles en pierre qui se dirigeaient vers les ruines d'un ancien monastère, où existait un réservoir pavé en briques liées avec du ciment et en pierres plates ayant vingt-deux pouces en carré. Ce réservoir était garni intérieurement d'une banquette construite en briques, et semblait être vidangé par un canal enduit d'une épaisse couche de ciment.

Tous ces caractères semblent bien indiquer une exploitation d'origine gallo-romaine, corroborée encore par la découverte, vers la fin du dix-huitième siècle, de deux médailles de bronze, l'une de Constantin, l'autre de Licinius, sous une des dalles du bassin de la fontaine (1).

(1) Bourignon, *Recherches topographiques, historiques, militaires et critiques sur les antiquités gauloises et romaines de la province de Saintonge*, an IX. — Massiou, *Notice sur l'établissement de bains gallo-romain d'Archingeay, près Saint-Jean-d'Angély. Bulletin monumental*, t. III, 1837, p. 41 et suiv.

CHAPITRE VII

Suisse. — Région du Rhin. — Belgique (1).

En Suisse, les eaux de BADEN, sur la Limmat, étaient connues et fréquentées par les Romains, qui leur avaient donné le nom d'*Aquæ helveticæ*.

Nous savons, par une inscription que nous avons déjà citée qu'Isis y possédait un temple. D'après Alibert (2), une autre divinité, bien médicale celle-là, y était l'objet d'un culte particulier. « L'eau, dit-il, jaillit du fond d'un réservoir situé au milieu de la place publique. Au milieu de ce réservoir, on voyait, il y a peu de temps, une colonne surmontée d'une déesse Hygie, avec une inscription romaine. »

Rappelons aussi les trouvailles fréquentes de dés à jouer faites à Baden, qui ont été l'objet des hypothèses les plus variées et les plus singulières.

Les bains de LOUÈCHE semblent également avoir une origine ancienne. D'après le docteur Labat (3), des antiquités romaines trouvées en ce lieu témoigneraient de son antique exploitation.

Dans le Valais, près de Saint-Maurice, jaillit, sur la rive droite du Rhône, la source chaude de LAVEY, découverte en 1837 et exploitée depuis lors. Cette source est probablement celle qui alimentait les thermes de la ville romaine d'*Epone*,

---

(1) Ainsi que nous l'avons déjà dit, c'est à titre tout à fait sommaire et presque comme une simple énumération, que nous donnons les quelques indications contenues dans ce chapitre.

(2) *Précis historique sur les eaux minérales les plus usitées*, 1826.

(3) *Voyage en Suisse*, 1895.

située sur la rive gauche du fleuve et détruite en 562 par un grand éboulement de la Dent du Midi. Il n'est pas étonnant, dit le docteur Suchard (1), qu'au milieu de ce grand cataclysme la source ait été perdue et qu'on en ait retrouvé les filons sur la rive opposée.

Enfin, dans le voisinage de la petite ville de Zofingen, on découvrit, en 1827, une source minérale froide, à laquelle la trouvaille faite en même temps de deux mosaïques et des restes d'un bain romain fit donner le nom de RÖMERBAD (2).

Sur la rive gauche du Rhin, en remontant du sud au nord, NIERSTEIN, près d'Oppenheim, entre Worms et Mayence, possède une source thermale connue certainement des Romains (3), comme l'indiquent la série de monnaies trouvées dans son bassin, ainsi que l'inscription dédicatoire à Apollon et à Sirona, dont nous avons parlé plus haut.

Dans la vallée de la Nahe, les sources exploitées à CREUZNACH, l'antique *Cruceniacum*, ne durent pas être inconnues des Romains, qui avaient élevé sur ce point un *castellum* dont il subsiste encore quelques vestiges. On y a découvert des monnaies, des tombeaux, des urnes cinéraires, ainsi qu'une magnifique mosaïque.

Dans la région volcanique de l'Eifel, près du Brohlthal, et non loin d'antiques carrières de tuf où l'on retrouve des traces d'exploitation romaine, deux inscriptions que nous avons citées, où apparaissent les noms d'Apollon et des Nymphes, ont été découvertes près de la source minérale de TÖNNISTEIN.

Un peu au sud de Bonn, près du village de GODESBERG, coule une source alcaline et ferrugineuse, dans le voisinage de

______

(1) *Les eaux thermales de Lavey et leur valeur thérapeutique*, 1881. — DE LAUNAY, *Cours professé à l'école des mines*.
(2) Docteur DE LA HARPE, *La Suisse balnéaire et climatérique*, 1891.
(3) LEHNE, *Das Sironabad von Nierstein*, 1827.

laquelle ont été établis des bains. Le sommet de la montagne
voisine est couronné par les restes d'un château, élevé lui-
même sur les restes d'une forteresse romaine, et les anciens
occupants avaient certainement mis à profit la source voisine,
probablement consacrée à Esculape et à Hygie, d'après l'inscription votive où nous avons lu le nom de ces divinités,
invoquées par le légat Calvinius.

Le nom ancien de la station d'Aix-la-Chapelle nous est
inconnu, car, ainsi que le dit le rédacteur du *Corpus I. L.* (1):
« Nomen mediævale Aquis Granni nullius est auctoritatis. »

Ce lieu posséda certainement un établissement balnéaire
romain important, qui devait subsister, tout au moins en
partie, à l'époque de Charlemagne, mais il ne semble pas
qu'on en ait retrouvé des vestiges bien considérables. En
1756, on découvrit un bain circulaire, revêtu de carreaux de
pierre et percé de plusieurs ouvertures pour le passage des
eaux thermales, qui fut regardé comme antique. En 1823,
lorsqu'on entreprit la pose des tuyaux pour la fontaine d'Elise,
on toucha à des fondations romaines, consistant en deux
petites voûtes reposant sur plusieurs petits piliers carrés et
l'on trouva quantité de briques antiques, dont une portant
l'estampille de la sixième légion. Ces fondations, voisines de
la source de l'Empereur, avaient bien le caractère des constructions balnéaires antiques (2).

Sur la rive droite du Rhin, Badenweiler, dans le grand-
duché de Bade, entre Bâle et Strasbourg, possédait des
thermes considérables, placés sous la protection d'une divinité locale, Diana Abnoba, vénérée dans tout le massif de la
Forêt-Noire, et dont la statue devait s'élever sur un cippe en
pierre portant une inscription, retrouvé dans une des cours
de l'établissement. Ces bains, gravement endommagés par
l'occupation autrichienne en 1796, présentent encore des ves-

(1) Tome XIII, pars. 2, fasc. II, *Germania inferior*, 1907.
(2) De Ladoucette, *Antiquités d'Aix-la-Chapelle. Mémoires de la Société
royale des antiquaires de France*, t. XIII, 1836.

tiges qui permettent de se rendre compte de leur ancienne distribution, et en font un sujet d'études des plus complets et des plus intéressants.

Leur étendue était considérable : cent huit mètres de longueur sur trente-trois mètres de largeur. Composés de deux parties symétriques, présentant les mêmes pièces et ayant chacune son entrée, ils devaient comprendre un bain destiné aux hommes et un autre aux femmes. Chacune des parties renfermait une vaste cour, un vestibule flanqué de deux pièces, dont l'une sur hypocauste, et deux grandes salles, l'une rectangulaire, l'autre terminée d'un côté par un hémicycle, contenant chacune une piscine à gradins de même forme. Ces salles étaient flanquées de vastes corridors, dans lesquels se trouvaient ménagées des niches servant de places d'attente pour les baigneurs ou d'emplacements pour des baignoires particulières. Ces différentes salles devaient être couvertes de voûtes, dont on a retrouvé les débris, en même temps que des monnaies et des objets antiques de toute nature, lorsqu'on a opéré le déblaiement des décombres.

En avant des piscines, un corps de bâtiment comprenait des salles chauffées par un hypocauste, les fourneaux de chauffe, et deux réservoirs ronds, probablement voûtés en coupole, où l'on descendait par des gradins et que des tuyaux de plomb donnant sur un égout permettaient de vider. La canalisation, dans les diverses parties des thermes était formée de gros tuyaux de plomb, qui se déversaient dans des canaux de décharge.

Une galerie souterraine voûtée, large de un mètre sur 2 m. 30 de hauteur, ouverte à ses deux extrémités, régnait sous trois faces de l'établissement. Aqueduc de décharge ou canal de drainage, il ne semble pas que sa destination ait pu être absolument déterminée (1).

---

(1) Sur Badenweiler : DE RING, *op. cit.*, t. I. — DE CAUMONT. *Abécédaire d'archéologie. Ere gallo-romaine,* p. 153 et suiv. — SPACH, *les Thermes romains de Badenweiler. Bulletin de la Société pour la conservation des monuments historiques d'Alsace.* 2ᵉ série, 7ᵉ vol.

La cité thermale de BADEN-BADEN, l'ancienne *Civitas Aurelia Aquensis*, eut une importance antique démontrée par la quantité de vestiges de tous genres découverts toutes les fois que des fouilles ont été opérées dans le sol de la ville. La source Ursprung était captée dans une sorte de tour circulaire, ouvrage romain. Les thermes eux-mêmes ont laissé des traces considérables, qui ont permis d'en étudier tout particulièrement le système de chauffage. J'emprunte à un article du docteur Grasset, publié dans la *Revue Médicale*, du 2 septembre 1903, les renseignements suivants sur ces ruines, extraits d'un ouvrage allemand : *Die Römische Bad Ruinen* :

« Auprès de l'entrée des ruines, le premier emplacement facilement accessible est une salle de 4 m. 50 sur 13 m. 20, dont le sol et les parois étaient complètement chauffés, et qui, par sa situation directement en arrière du *præfurnium* et de l'hypocauste, pourrait bien avoir servi de *sudatorium* ou de *laconicum*. De là, un escalier de trois marches descend dans une pièce grande, mais à peine couverte, qui, avec son sol non chauffé, semble avoir été l'*apodyterium*.

« ... Du sudatorium, à travers une ouverture pratiquée en l'an 1900 dans la muraille, on pénètre dans un vaste emplacement dont les parois et le sol sont munis d'un appareil complet de chauffage, et qui paraît vraisemblablement remplir les fonctions de *caldarium*. Sa longueur est de dix mètres et sa largeur de six mètres dans la direction de Friedrichsbad. Sur le côté étroit du *caldarium* se trouve une pièce de bains ou petite piscine formant niche, tandis que, du côté du château, vers le côté le plus large du *caldarium*, se trouve une autre large piscine rectangulaire de six mètres de long sur trois mètres de large.

« Parallèle avec le *caldarium* et, également dans la direction de Friedrichsbad, se trouve un emplacement que ses dispositions, sa double porte, son appareil de chauffage désignent probablement pour un *tepidarium*. Situées sur le côté du *tepidarium* opposé au *caldarium*, se trouvent des salles petites, fermées et en mauvais état, et dont la destination semble tout indiquée, grâce aux baignoires chauffées que l'on y a découvertes. Puis, près de l'entrée et des bains d'Auguste, une ouverture dans la muraille laisse voir une grande salle de bains chauffée, mais par un autre système que celui des salles auxquelles elle fait suite. »

A Niedernau, près de Rottenburg, dans la vallée du Neckar, une tradition antique désignait un coin de la forêt comme le lieu où une source antique aurait existé. Des fouilles entreprises sur ce point en 1835 amenèrent la découverte « d'une statue d'Apollon, qui semblait montrer du doigt la place où la source devait se trouver. » On la rencontra en effet, et, en même temps, une suite assez considérable de monnaies antiques (1).

Outre ces trouvailles faites autour de la source, on a mis à jour à Niedernau des mosaïques romaines.

La station thermale d'Ems présente également des traces assez probantes d'occupation romaine. Il ne semble pas qu'on y ait rencontré de ruines d'anciens thermes, mais on peut conclure à la connaissance ancienne des sources par la quantité de poteries qui ont été trouvées aux alentours.

Les eaux de Wiesbaden, les *Aquæ Mattiacæ*, étaient placées sous la protection de la déesse Sirona, la même peut-être que les Romains vénéraient au même lieu sous le nom de Diana Mattiaca. La ville romaine, entourée de forts, avait une grande importance comme position militaire. Les eaux ont dû être très employées par les troupes, car deux de ces forts semblent avoir été en communication directe avec les sources thermales. « Le fort du Heidenberg, dit le docteur Braun (2), se reliait avec la source du Schützenhof. Lors de la construction de cet hôtel, en 1783, on découvrit des bains romains

(1) DE RING, *Mémoires sur les établissements romains du Rhin et du Danube*, 1853. — *Revue archéologique*, 23e année, 7e partie, p. 228.
(2) *Monographie des eaux minérales de Wiesbaden*, 1859.

dont le parquet était dallé de belles briques parfaitement
cuites, portant le cachet de la XIIe légion. En 1807, on
trouva dans le jardin de l'Aigle, tout près de la source, des
substructions romaines. C'étaient les fondations d'un établissement thermal.

« Le castel de Römerberg communiquait avec le Hochbrun-
nen. Lors de la construction du Römerbad (hôtel du Bain
romain), on mit au jour de puissantes fondations d'anciens
bains romains, dont l'une des étuves, bien conservée, serait
encore en état de servir aujourd'hui. '»

Suivant le docteur Rotureau (1), les eaux salées de Nauheim
étaient employées par les Romains. Il en aurait été de même
de la source toute proche de Schwalheim, voisine d'une voie
romaine, et où l'on aurait trouvé, à différentes reprises, au
fond du puits qui la renferme, des monnaies fort bien conservées des empereurs Vespasien, Titus, Domitien et Adrien.

En Belgique, Tongres a conservé de nombreux vestiges de
son importance à l'époque romaine, alors qu'elle était place
forte et centre de routes considérables, comme l'indique un
fragment de colonne milliaire octogonale, trouvé en 1817, qui
présente un véritable guide des routes de la contrée (2).
L'eau ferrugineuse de sa source semble bien la désigner
comme étant la cité des Tungri dont parle Pline, mais je ne
crois pas qu'il y ait été fait aucune découverte permettant de
conclure à l'existence d'un établissement balnéaire en ce lieu.

(1) *Étude sur les eaux minérales de Nauheim*, 1856.
(2) Huybrigts, *Tongres et ses environs pendant l'occupation romaine et franque.*

CHAPITRE IX

Résumé : I. Procédés de captage des sources thermales et minérales. — II. Distribution des eaux. — Canalisation. — Robinetterie. — III. Aménagements thermaux. — IV. Architecture des établissements balnéaires.

La revue que nous venons de passer des diverses stations où ont été reconnus des vestiges d'installations balnéaires antiques nous a fourni des matériaux à l'aide desquels nous pouvons maintenant nous former une idée d'ensemble sur les procédés employés par les Gallo-Romains pour le captage des eaux thermales ou minérales et leur utilisation en vue des divers besoins de leurs thermes. Ce coup d'œil général jeté sur les travaux de nos anciens ingénieurs hydrologistes, dont on ne saurait trop admirer la science, l'expérience et la fertilité de moyens, fournira la matière de notre dernier chapitre et sera comme la conclusion et le résumé technique de cette déjà bien longue étude.

I

« Toutes les eaux minérales ne tarderaient pas à subir des modifications profondes de leurs propriétés physiques et chimiques, si on ne prenait le soin de les isoler d'une manière complète des eaux douces avoisinantes. Cette opération, à laquelle on a donné le nom de *captage,* est indispensable pour maintenir les eaux dans toute leur intégrité (1). » Les ingé-

(1) J. LEFORT, *Traité de chimie hydrologique*, 1859.

nieurs romains avaient déjà reconnu cette nécessité, et ils s'étaient préoccupés des moyens d'utiliser aussi complètement que possible le rendement des sources, en assurant, d'autre part, par l'isolement, la pureté de leurs eaux. Nous allons brièvement passer en revue les diverses solutions qu'ils adoptèrent pour parvenir à ce double résultat.

Les procédés de captage employés par les Romains sont un exemple de plus de leur expérience consommée dans le traitement et la conduite des eaux et de leur habileté de constructeurs. Dans plusieurs de nos stations, les captages anciens sont encore utilisés, ou, tout au moins, les travaux profonds ont servi de base à des aménagements modernes. Toutefois les ingénieurs gallo-romains se heurtèrent à deux ordres de difficultés, qui n'en sont plus aujourd'hui, mais que leurs méthodes et leur outillage ne permettaient pas alors de vaincre : la recherche profonde et souterraine des sources, et l'élévation des masses d'eau considérables par des moyens mécaniques (1).

On remarque, en effet, que les Romains utilisèrent uniquement les eaux qui se manifestaient à la surface du sol et dont les jaillissements ou de simples suintements leur avaient révélé l'existence. Il ne semble pas qu'ils aient eu des connaissances géologiques suffisantes pour aller au devant des sources, en étant uniquement guidés par la constitution du sol. Leurs recherches, également, ne furent jamais poussées très avant, l'instrument indispensable à cet égard, la sonde à tarière, leur étant inconnu.

Ils ne cherchèrent pas non plus à atteindre les nappes d'eau par des galeries souterraines, ainsi qu'il est de pratique constante de nos jours. Le seul point où un travail de ce

(1) Les Romains ont connu la pompe aspirante et foulante. Il existe au musée de Saint-Germain la reconstitution d'un mécanisme de ce genre, exécuté d'après quelques fragments trouvés à Benfeld, dans l'ancien département du Bas-Rhin. Il semble toutefois que ce procédé élévatoire s'appliquait uniquement à de petites quantités d'eau, et je crois que, sauf à Évaux, où l'on a découvert un fragment d'objet quadrangulaire en plomb, qu'on a cru avoir appartenu à un corps de pompe, aucune trouvaille de ce genre n'a été faite près de nos sources thermales.

genre semble avoir été tenté est Aix-les-Bains, où l'on a rencontré une galerie de quelques mètres d'avancement. M. de Launay pense que les ingénieurs gallo-romains ont été arrêtés là, comme dans leurs exploitations de mines, par les difficultés d'épuisement et de ventilation, qui étaient si considérables pour les anciens mineurs.

Le docteur Humbert Mollière (1) propose de ce fait une autre explication, très ingénieuse, sinon très décisive. D'après lui, les procédés de forage profonds et violents auraient été proscrits à raison des idées religieuses de nos ancêtres. « Ces exemples, dit-il, nous font voir quel respect avaient les Gallo-Romains pour leurs sources thermales; ils nous expliquent aussi pourquoi ils évitaient d'en troubler le mystère par des manœuvres intempestives dans les profondeurs d'un sol où ils imaginaient sans doute que résidaient les divinités. »

En résumé, que ce soit inexpérience, sentiment religieux ou tout autre motif, les sondages et travaux souterrains sont, pour ainsi dire, inconnus autour des sources, dont le captage se fit toujours au moyen de travaux à ciel ouvert.

D'autre part, en l'absence d'appareils élévatoires, les Romains durent se préoccuper des moyens les plus convenables pour utiliser la force ascensionnelle propre de l'eau, et ils installèrent presque toujours leurs établissements à un niveau inférieur à celui des sources, afin que l'eau pût gagner les piscines et les baignoires et se distribuer au gré des besoins, uniquement sous l'influence de la pesanteur. Les exceptions à cette règle sont très rares et l'on n'a trouvé qu'un petit nombre de piscines posées sur des griffons thermaux et alimentées directement par eux. On peut citer des exemples de ce genre à Plombières, à Vichy sur la source Lucas, dans une des piscines du Mont-Dore et probablement à la source dite de la Saigne à Saint-Laurent.

______

(1) *Mémoire sur le mode de captage et l'aménagement des sources thermales de la Gaule romaine*, 1893.

Une fois la source reconnue, le procédé de captage le plus simple consista dans le dégagement du griffon par le creusement, au point d'émergence, d'une petite cuvette entourée d'une protection légère destinée à isoler les eaux recueillies. Sic : Coren, avec cloisons de bois ; Desaignes, avec parois de roche et de tuiles ; Thonon, avec captage en briques.

Mais la découverte était généralement plus compliquée et se pratiquait au moyen de puits poussés jusqu'à l'émergence du griffon dans la roche en place. Pour les recherches à flanc de coteau, on procédait par des escarpements à front vertical et à plateforme horizontale. Enfin, et cette méthode était principalement employée lorsqu'on voulait capter un ensemble de naissants voisins les uns des autres, on opérait aussi la découverte en creusant autour des sources de larges fosses descendant jusqu'à la roche.

Pour consolider l'émergence et circonscrire nettement les points où ils voulaient capter les eaux, les Romains utilisèrent leur merveilleux béton, sous forme d'entourages de puits ou de massifs plus ou moins épais. Le béton était également employé en larges nappes ou semelles, recouvrant des espaces parfois très étendus, et destinées à empêcher les sources de se diffuser à travers le sol, à aveugler les griffons secondaires et à refouler les eaux vers une ou plusieurs colonnes de moindre charge où s'opérait le captage (1).

Les matériaux les plus divers étaient employés pour la construction des puits. A Maizières, puits avec cheminée de

(1) « Dans certains cas... il faut imposer à l'eau la nécessité de sourdre au point déterminé où on veut la capter, en lui imposant une surcharge sur tous les autres points où elle pourrait être tentée de chercher une issue. Ainsi que nous l'avons déjà fait remarquer, dans cette méthode nouvelle, on ne marche pas au-devant de l'eau thermale : on l'appelle à soi par la création d'une colonne de moindre résistance... C'est par une surcharge que nous déterminerons le mouvement des eaux thermales vers le griffon adopté... L'une des solutions, usitée de tous temps, et que les Romains ont parfois appliquée avec beaucoup d'ampleur, consistait à adopter une surcharge solide, sous la forme d'une nappe continue de béton. » (DE LAUNAY, *Cours des mines*.) Voir aussi : Alfred LÉGER, *Les Travaux publics, les mines et la métallurgie au temps des Romains*, 1875.

pierre ; à Ydes, puits boisé en madriers de chêne ; à Bagnères-de-Bigorre, colonnes de captage en briques ; à Luchon, captages en béton avec cloisons de bois ; à Bagnols-de-Lozère, puits dont trois faces sont le roc et la quatrième une maçonnerie ; aux Fumades, puits en maçonnerie supportée par des pieux, dans la partie supérieure, terminée par un tubage en bois ; à Vichy, cheminée en pierre ; à Menthon, un puits en petit appareil, et un autre creusé dans la roche, avec parties maçonnées et revêtements de marbre ; à Sail-les-Bains, puits en béton avec encadrement de granit à l'orifice ; à Royat, puits carré en madriers de sapin.

On voit des exemples de rochers escarpés pour l'établissement des puits sur plate-forme horizontale à Bourbon-Lancy, où les puits sont en ciment et en maçonnerie, quelquefois avec revêtement de marbre ; à Evaux, où la plate-forme est revêtue d'une épaisse couche de béton, dans laquelle sont ménagés des puits en maçonnerie et des cheminées en plomb ; à Saint-Honoré, où l'une des sources est captée dans des puits établis dans le béton même et l'autre dans des puits en pierre.

Les exemples de larges fosses remplies de béton sont plus nombreux encore : à Bourbon-l'Archambault, où trois puits en pierre s'ouvrent dans la nappe étanche ; à Saint-Alban, où le béton relie les quatre puits, dont trois sont boisés et le quatrième maçonné ; à Luxeuil, où des cheminées de pierre sont encastrées dans le béton qui descend jusqu'à la couche de grès. A Néris, on a poussé jusqu'au granit la semelle de béton où sont ménagés les sept puits ; à Bourbonne, dans la masse de béton, puisard en maçonnerie et cheminées en plomb ; à Plombières, la couche de béton est étendue sur le terrain nivelé, avec réserve de cheminées de pierre, et quelques captages séparés sont opérés à l'aide de masses de béton soutenant des radiers alternatifs de pierre et de béton.

Des masses de béton plus ou moins considérables ont été également reconnues à Bagnols-de-Lozère, à Dax, à Royat, à Beauregard-Vendon, à Bains, où l'eau montait dans une colonne cylindrique en pierre, et à Uriage, où le captage s'opérait au moyen d'une galerie établie directement à l'origine de la source et d'où partaient plusieurs embranchements de distribution.

On trouve aussi sur certains points des barrages destinés à empêcher les eaux thermales de s'épancher dans les terrains environnants : à Vichy, massifs de béton formant barrage ; à Plombières, mur de béton barrant la vallée, descendant jusqu'à la roche ; à Évaux, barrages en ciment plus fin et plus homogène, noyés dans la semelle de béton.

A Vittel, à Ax, à Uriage, des barrages en pieux, argile et maçonnerie devaient servir à retenir les eaux thermales et à les diriger vers leurs lieux d'emploi. Amélie, et peut-être Rennes-les-Bains, présentent les traces de barrages destinés à élever et distribuer des eaux douces.

Un captage sérieux exige également, comme nous l'avons dit, l'isolement de la source thermale ou minérale par rapport aux eaux étrangères qui pourraient abaisser sa température ou modifier sa composition. Pour empêcher l'afflux des eaux pluviales ou d'infiltration, les Romains employèrent à Maizières, des travaux de drainage autour du puits ; à Bourbon-l'Archambault, l'isolement du massif de captage par des revêtements en terre glaise ; de même à Luxeuil ; à Saint-Honoré, un fossé autour des réservoirs ; à Bourbonne, des murs verticaux et des galeries de drainage allant à l'aqueduc ; à Plombières, des galeries de drainage en pierre de taille ; à Bourbon-Lancy, une muraille et un canal de pierre entre le rocher et les sources.

Quelquefois le problème était plus ardu, et il s'agissait d'isoler les sources, non pas seulement de filets d'eau d'infiltration, mais de véritables cours d'eau. A Bourbonne et à Luxeuil, des ruisseaux furent ainsi détournés de leur cours ; à Saint-Honoré, deux ruisseaux furent contenus au moyen d'une digue ; à Plombières, on créa pour l'Eaugronne un lit artificiel au moyen d'un canal de pierre terminé par un déversoir.

Notons, enfin, que les ingénieurs gallo-romains prirent soin, lorsqu'ils rencontraient dans le même lieu des eaux de nature différente, d'en empêcher le mélange. On peut observer le fait à Aix-les-Bains, pour les eaux de soufre et d'alun, et surtout à Luxeuil, où les captages et les canalisations assurent l'isolement complet des eaux salines et des eaux ferrugineuses.

II

A leur sortie des puits et des bassins de recette, les eaux étaient conduites et distribuées au moyen de canalisations, parfois assez compliquées, dont les fouilles présentent de nombreuses traces.

Les masses d'eau d'un certain volume étaient canalisées dans de petits aqueducs, très rarement construits en pierre simplement appareillée, mais le plus souvent revêtus de ciment, tout au moins dans la partie inférieure formant cuvette. On se servait également de canaux en briques superposées, rectangulaires ou curvilignes, ou de plateaux de bois consolidés par des maçonneries. Le plomb fut aussi employé quelquefois pour des conduites d'un volume considérable, à Royat et à Néris, pour exemple. Le gros tuyau de Néris reposait sur des assises de pierre et mesurait 244 millimètres de diamètre.

Pour les canalisations de moindre débit, on avait recours à des tuyaux de bois, de terre cuite ou de plomb. Ces tuyaux venaient se greffer sur les conduites principales, ou prenaient l'eau directement dans les puits ou cheminées, ou dans des pierres de captage disposées probablement au-dessus du griffon même, au point d'émergence. On conserve au Mont-Dore une pierre de ce genre, creusée à l'intérieur et garnie à sa base d'une partie carrée saillante avec rigole, destinée à s'emboîter sur une assise inférieure (*fig.* 70). Un des côtés présente un trou rond à gorge pour le scellement du tuyau. A la partie supérieure existait un autre trou du même genre ne montrant qu'une échancrure, car une partie de son pourtour devait être fournie par la pierre qui se trouvait au-dessus.

Les tuyaux de bois étaient formés de troncs d'arbres plus ou moins volumineux, évidés dans le sens de leur longueur et placés bout à bout, lorsqu'on avait besoin de faire parcourir à l'eau une certaine distance. On en a trouvé à Bourbonne, où ils formaient un système très complet de conduite, à Luchon, à Abrest, à Luxeuil, à Ax, à Ydes, où le tuyau de bois se combinait avec un tube de plomb, aux Fumades, où le tuyau de bois était terminé par une armature en plomb, présentant en son milieu une ouverture que fermait un bouchon de bois.

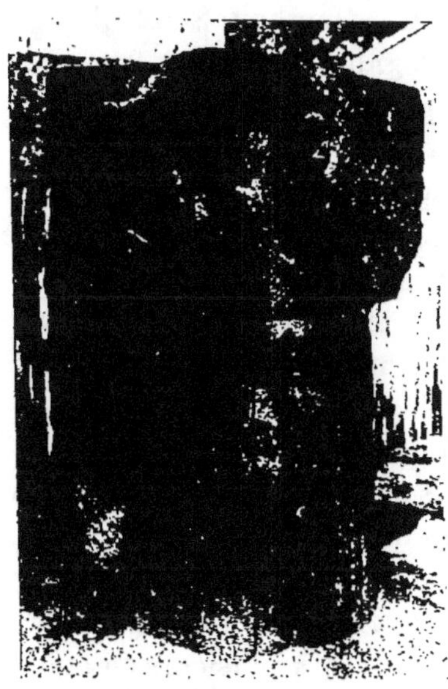

Fig. 70. — PIERRE DE CAPTAGE DU MONT-DORE.

Les tuyaux de poterie, auxquels on donnait le nom de *tubuli*, constituaient un mode de conduite économique et très pratique pour conserver la chaleur des eaux thermales. D'après Vitruve (liv. VIII, ch. VI), et Pline (*Histoire naturelle*, liv. XXXI), ils devaient être épais pour le moins de deux doigts et plus épais par un bout, afin qu'ils pussent s'emboîter l'un dans l'autre. Leurs extrémités étaient jointes avec de la chaux détrempée dans de l'huile. Des conduites de ce genre ont été signalées à Aix-les-Bains, à Saint-Alban, à Niederbronn, à Saint-Galmier.

Quant aux tuyaux de plomb, appelés *fistulæ* ou *tubi*, leur usage était à peu près général et il en a été découvert dans presque toutes nos stations thermales. Les Romains ignorant l'art d'étirer le plomb sans soudure, les tuyaux étaient fabriqués avec des feuilles ou tables (1) qu'on cintrait et dont on ramenait les bords, non pas bout à bout ou l'un sur l'autre par recouvrement, mais l'un contre l'autre, ce qui donnait au tuyau une forme non pas ronde, mais piriforme. Quelquefois, le dessus était couronné d'une petite rainure remplie de mastic servant de joint; le plus souvent, on soudait les deux bords ainsi rapprochés en les empâtant de plomb fondu (2). Des canalisations en plomb existaient à Aix-les-Bains, Évaux, Plombières, Bourbonne, Bourbon-l'Archambault, Luchon, Luxeuil, Saint-Galmier, Menthon, Saint-Alban, Royat, Bondonneau, le Mont-Dore, Bagnols-de-Lozère, Balaruc, etc. Plusieurs procédés étaient employés pour faire les joints : on engageait les bouts en sifflet, et recouvrant ensuite le joint d'un nœud de soudure; ou bien, après élargissement de l'une des deux extrémités au mandrin, on faisait pénétrer le bout de l'autre tuyau dans cet épanouissement et l'on coulait du plomb entre les deux. A Luxeuil, les rencontres de tuyaux étaient formées de rondelles prises sur le tuyau lui même et frappées de manière à ne plus avoir que 2 millimètres d'épaisseur à la circonférence; ces rondelles étaient percées de quinze trous qui ont évidemment servi à les lier par un mode d'assemblage qu'il est d'ailleurs difficile de préciser (3). A Bourbonne, certains tuyaux portaient des joints de bronze; à Moind, on en a trouvé un avec des rivets de fer; un dessin de Tardieu (4) représente un tuyau à vis, à plusieurs emboîtements, provenant de Royat.

(1) Vitruve (liv. VIII, chap. vi) indique les proportions que devaient avoir les tuyaux de plomb. Leur poids était proportionnel au nombre de doigts. Les tuyaux étaient appelés de 40, 50 ou 100 doigts suivant la largeur qu'avaient les lames dont ils étaient faits avant d'être courbées.

(2) BELGRAND, *Les Travaux souterrains de Paris*, t. II, 1re partie : *Les Eaux*. Introduction : *Les Aqueducs romains*. — A. LÉGER, *Les Travaux publics, les mines et la métallurgie au temps des Romains*, 1875.

Dans l'analyse de la soudure d'un tuyau de plomb provenant de Plombières, M. Lefort a trouvé deux parties de plomb pour une partie d'étain. *Société d'Émulation de l'Allier*, t. VIII. Séance du 5 juillet 1861.

(3) *Mémoires de l'Académie impériale des sciences, belles-lettres et arts de Lyon.* Classe des lettres, nouvelle série, t. IX, 1860-1861. Rapport de M. Dupasquier.

(4) *Histoire du bourg de Royat.*

Les tuyaux ainsi construits devant offrir une assez faible résistance à la pression de l'eau, on les emboîtait fréquemment dans des pierres creusées, de la maçonnerie ou des chapes de ciment. On a signalé à Bourbon-Lancy un fragment de canalisation en plomb entouré de terre cuite. A Saint-Alban, des tuyaux de plomb étaient, dans leur trajet, appuyés sur de larges briques.

Les organes métalliques destinés à régler l'amenée de l'eau ou son évacuation ont laissé quelques traces, rares d'ailleurs, le métal qui servait à leur fabrication ayant dû tenter la cupidité de tous ceux qui avaient pu avoir accès auprès des thermes après leur destruction.

A Bagnols-de-Lozère, l'ouverture de la source était garnie d'un tuyau de plomb, avec restes d'une soupape de même métal.

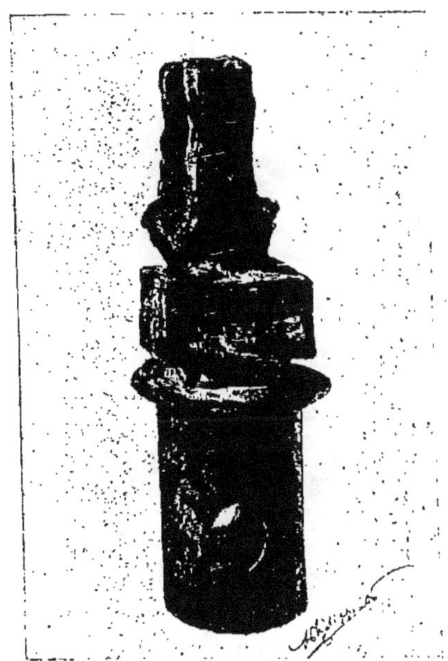

Fig. 71. — CLEF DE ROBINET PROVENANT DE PLOMBIÈRES (MUSÉE D'ÉPINAL).

D'après une aquarelle de M. Philippe.

Plombières a fourni un très curieux robinet de bronze, avec clef en fer, encore en bon état de fonctionnement lors de sa découverte, en 1857.

Je dois à l'obligeance de M. Philippe, conservateur au musée d'Épinal, les dessins d'une clef de robinet de bronze de 0 m. 46 de longueur, provenant également de Plombières (*fig.* 71), et d'un ajutage de 0 m. 20 de longueur, probablement de même provenance, simple tuyau de bronze, portant vers son milieu un renflement en forme d'anneau, et, vers l'une de ses extrémités, deux sortes d'ailettes ayant vraisem-

blablement servi pour un mode quelconque de fixation. Dans
la même station, les eaux de la grande piscine étaient éva-
cuées au moyen d'une bonde en bronze encastrée dans le
dallage.

Les récits des fouilles de Bourbonne ont signalé l'existence
d'un bassin de plomb, alimenté par deux robinets donnant,
l'un de l'eau froide et l'autre de l'eau chaude. Le rapport de

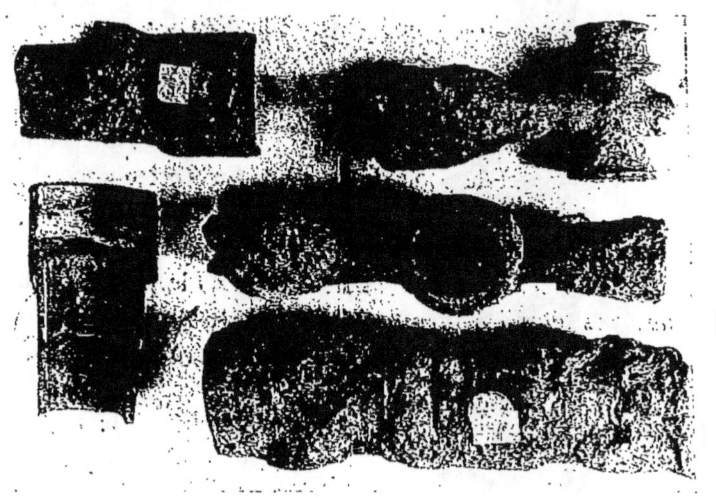

Fig. 72. — ROBINETS ET SECTIONS DE TUYAUX DE BOURBONNE,
CONSERVÉS AU CABINET DES ANTIQUES.
Cliché de M. Gauvain.

Lebrun, en 1808, signalait quatre tubes en plomb, encore
munis des restes de leurs robinets de cuivre.

Le Cabinet des Médailles et Antiques, à la Bibliothèque
nationale, possède une intéressante série d'objets de robinetterie en bronze provenant de cette dernière station : une
clef de robinet; un robinet du genre de nos robinets à boisseau, long de 0 m. 32, empâté dans une masse de plomb
provenant du tuyau dont il formait l'extrémité; un autre
robinet du même genre, où subsistent les restes de la clef à
demi tournée; une bonde en bronze, de 0 m. 10 de hauteur,
munie d'un couvercle à soupape basculante. Dans cette col-

lection figurent aussi quelques raccords de tuyaux en bronze, d'une grande épaisseur, dont plusieurs ont été sciés dans leur longueur et permettent de se rendre compte de l'excellence du métal employé par les Gallo-Romains, ainsi que de la perfection de fabrication de leurs ouvrages de canalisation thermale (*fig.* 72).

III

Nous savons que le procédé le plus souvent employé dans la pratique thermale était le bain, principalement le bain pris en commun. Aussi la piscine est-elle l'installation classique, en quelque sorte, celle qu'on retrouve dans la presque totalité des anciens établissements thermaux. Les piscines étaient généralement rectangulaires ; on en rencontre aussi un certain nombre de circulaires ; celles de forme carrée sont plus rares. Leurs dimensions étaient des plus variables : certaines ne pouvaient contenir que quatre ou cinq personnes ; dans d'autres, comme celle de Plombières par exemple, une centaine de baigneurs au moins pouvaient trouver place.

On descendait dans les bassins par des gradins disposés sur tout le pourtour, ou sur quelques points seulement, ou encore placés en pans coupés dans les angles des piscines rectangulaires. Certaines piscines, peu profondes, n'étaient environnées que d'un seul gradin, permettant aux baigneurs allongés dans le fond de reposer leur tête ou de s'appuyer sur le bras pour soutenir hors de l'eau le haut de leur buste.

On trouve le bois employé dans quelques rares piscines : au Mont-Dore, où le bassin de charpente est vraisemblablement antérieur à l'époque gallo-romaine, à Beauregard-Vendon et à Neyrac, où le bois est associé à la pierre.

Les piscines, pour la presque totalité, étaient construites avec ce béton appelé *opus signinum*, employé pour l'exécution des réservoirs et des citernes, et dont la formule nous est donnée par Vitruve (liv. VIII, ch. VI) : mortier composé de sable et de chaux, où l'on mêlera des cailloux cassés ; on battra avec des bâtons ferrés par le bout.

Nous trouvons des piscines en ciment de ce genre sans revêtement à Vichy, à Ydes, à Bondonneau, à Saint-Alban. A Menthon, au Mont-Dore, à Bains, à Plombières, elles sont pavées ou revêtues en dalles de pierre. A Saint-Galmier, à Amélie-les-Bains, elles présentent un sol et un revêtement en briques. A Saint-Honoré, à Uriage, à Bagnères-de-Bigorre, à Bourbon-Lancy, le béton était recouvert de dallages et de revêtements en marbre ; à Evaux, en marbre et en porphyre. A Aix-les-Bains et à Royat, emploi de briques et de placages de marbre. A Luchon, à Néris, à Bourbon-l'Archambault, outre les marbres, les pierres du pays sont utilisées pour les dallages et les revêtements. A Bourbonne, une des piscines a des parois en briques avec gradins de pierre ; d'autres ont des parois de briques avec revêtements de marbre. A Luxeuil, les anciens auteurs parlent d'un pavage en albâtre. Aux Fumades, la piscine est composée d'un massif de maçonnerie en moellons, avec enduit d'*opus signinum ;* le fond est en blocage de pierres brutes, également revêtu du même béton.

Des piscines de divers genres ont été également mises à jour à Saint-Laurent, Châteauneuf, La Bourboule, Saint-Parize, Pont-des-Eaux, Bagnols-de-Lozère, Dax, Montbouy, Aix-en-Provence, Niederbronn, etc.

Rappelons aussi que deux piscines, à Saint-Galmier et à Uriage, étaient construites sur un hypocauste, qui permettait, à Saint-Galmier, de chauffer l'eau minérale complètement froide, à Uriage, d'élever la température, probablement jugée insuffisante, de l'eau thermale. Peut-être aussi un dispositif du même genre a-t-il existé à Vittel.

A côté des piscines, on rencontre assez fréquemment des baignoires ou fragments de baignoires, ayant servi au bain isolé. Nous allons en citer quelques-unes, mais il en a certainement existé dans bien d'autres stations, où leurs traces n'ont pu se conserver aussi bien que celles des piscines, dont les bases bétonnées étaient pour ainsi dire indestructibles. A Evaux et à Amélie-les-Bains, baignoires dallées et revêtues de marbre ; à Vichy, baignoires en marbre et en pierre ; au Mont-Dore, baignoires, dont une est à parois de briques revêtues de stuc, avec fond en marbre ; à Uriage, baignoires en belle pierre polie ; à Châteauneuf, baignoires en briques. Il a encore été signalé des restes de baignoires à Dax et à Pont-des-Eaux (1).

Peut-être, mais cela est plus hypothétique, les cuves en maçonnerie de Saint-Nectaire et les cuves taillées dans le roc, à Bagnols (Gard), ont-elles également servi au même usage.

L'étuve occupait aussi une place considérable dans l'aménagement de nos anciens thermes, où l'on employait, nous le savons, soit l'étuve sèche à air chaud, soit le bain de vapeur produit par l'introduction dans la pièce des vapeurs de l'eau thermale, ou par des projections d'eau sur le sol échauffé.

Les salles d'étuves étaient chauffées par des fourneaux d'hypocauste ou par une circulation d'eau thermale au-dessous du plancher. Nous voyons le premier procédé employé à Saint-Galmier, à Saint-Honoré, à Niederbronn, à Ydes, à Menthon, au Mont-Dore et à Royat. L'eau thermale servait au chauffage à Aix-les-Bains, à Luchon, à Néris, à Amélie-les-Bains et à Bourbon-Lancy.

On a retrouvé des traces des deux procédés à Aix-en-Provence, à Plombières et à Bourbonne, où des galeries profondes, établies immédiatement au-dessus du béton du captage, ont dû servir d'étuves à chauffage naturel. De même, à Evaux, les étuves semblent avoir été installées autour d'un des puits où la température était la plus élevée.

L'inhalation pouvait s'opérer dans toutes les étuves où parvenaient les vapeurs d'eau minérale. En outre, nous trouvons dans deux stations des dispositions qui paraissent avoir

(1) On conserve dans la cathédrale d'Angers une baignoire en porphyre vert, rapportée de Provence par le roi René, et qui, selon toutes les apparences, provient des anciens thermes d'Aquæ Sextiæ.

été spécialement étudiées en vue de ce procédé thérapeutique : à Amélie-les-Bains, les deux tours en béton alimentées par un courant d'eau chaude avec ruissellement, au-dessus desquelles on pouvait faire des inhalations très énergiques, et, à Luchon, la voûte servant à l'écoulement d'eaux très chaudes, et percée de trous pour permettre aux vapeurs de se répandre dans une salle supérieure.

Pour les douches, bornons-nous à rappeler que les thermes de Sanxay présentent un véritable type d'installation pour l'application de ce procédé hydrothérapique.

Nous avons reconnu que l'emploi par les anciens de l'eau minérale en boisson ne saurait faire aucun doute, mais les installations de cette nature exigent trop peu de travaux apparents pour qu'il nous en soit resté des traces bien certaines. Signalons, cependant, les débris de plancher trouvés au-dessus du griffon d'Aulus, qui peuvent avoir appartenu à une antique buvette ; à Abrest, le petit baquet de bois de chêne, avec tuyau de décharge en bois, qui devait servir de réceptacle pour puiser de l'eau à boire ; à Desaignes, la tablette de pierre scellée dans une des parois du bassin, utilisée peut-être comme support pour les tasses des buveurs ; et enfin, les sortes de bornes-fontaines trouvées au Mont-Dore, dont l'emploi pour la distribution des eaux thermales semble nettement indiqué.

L'évacuation des eaux usagées s'opérait au moyen de canaux et d'aqueducs, dont nous avons eu à noter fréquemment l'existence, notamment à Luxeuil, à Plombières, à Bourbon-Lancy, etc.

On trouve quelquefois aussi les traces d'autres aqueducs, employés pour conduire dans les stations thermales qui en étaient dépourvues des eaux douces, destinées, soit à des usages thermaux, soit à la boisson. Rappelons qu'à Néris, notamment, des travaux de ce genre, d'une importance considérable, assuraient à la ville un large approvisionnement d'eau potable.

Les grands établissements thermaux des anciens devaient
nécessairement avoir, comme ceux de nos jours, des dépendances assez considérables pour leurs services accessoires, mais
l'état de ruine des substructions retrouvées dans le voisinage
de certains thermes ne permet pas de se rendre compte de
leur destination, non plus que de leurs anciennes dispositions.
Nous avons cependant signalé la découverte, à Néris, à peu
de distance d'un des bains antiques, d'un édifice renfermant
un certain nombre de petites chambres ou cases parallèles,
séparées par une sorte de large corridor. Des constructions
semblant avoir beaucoup de rapports avec cet édifice ont été
retrouvées à Tintignac, dans la Corrèze (1), et à Sanxay (2),
où le bâtiment aux cases multiples était situé dans le voisinage immédiat des bains, avec lesquels il communiquait par
un corridor voûté.

La disposition très particulière de ces deux derniers édifices,
leur ressemblance avec certaines constructions de Pompéi,
dont la destination n'est pas douteuse, ont fait naître l'idée
qu'on se trouvait là en présence de lupanars. Il est permis de
penser que ces locaux avaient une tout autre destination;
qu'ils servaient simplement à l'habitation du personnel des
bains, et que ces cellules étaient des chambres à coucher,
fort étroites, à la vérité, et ne recevant d'air et de lumière
que par la porte, ce qui n'a pas lieu de surprendre lorsqu'on
connaît les habitudes romaines à ce point de vue.

IV

L'étude des vestiges de nos anciennes stations ne révèle
rien de bien particulier en ce qui concerne l'architecture. Au
point de vue du plan, les différents tracés qu'on a pu relever

(1) Forot, *Étude sur les ruines gallo-romaines de Tintignac.*
(2) Berthelé, *Quelques mots sur les fouilles du P. de la Croix, à Sanxay.*

de leurs substructions montrent que, si dans certaines stations comme à Royat, Néris, Badenweiler, etc., les établissements présentent des dispositions où se rencontrent les pièces dont les traités d'architecture nous ont fait connaître la destination et les emplacements respectifs, les architectes s'étaient souvent éloignés des dispositions, que nous considérons comme classiques, des thermes anciens. Rien de plus naturel, d'ailleurs, car la nécessité de construire dans le voisinage immédiat des sources imposait souvent certaines dispositions exigées par la conformation des lieux, et, d'autre part, l'utilisation des eaux dans un but thérapeutique ne se prêtait pas toujours aux mêmes combinaisons de plans que la balnéation de pur agrément.

Les procédés de construction, l'appareil, les matériaux ne diffèrent pas de ceux qu'on employait d'une manière générale à l'époque gallo-romaine. La voûte semble avoir été un mode fréquemment adopté pour la couverture des étuves et des piscines, du moins, pour ces dernières, dans les établissements thermaux d'une certaine importance.

Certaines dispositions particulières paraissent avoir eu pour but d'assurer d'une façon toute particulière l'étanchéité des piscines et des bassins, ou de protéger sur certains points les revêtements de marbre contre l'action des eaux. Dans le réservoir de Moind, un bourrelet de ciment contournait les murs pour boucher tous les joints du fond ; à Saint-Galmier, une des piscines avait ses angles garnis d'un tore ou colonnette en ciment, pour empêcher l'action de l'eau sur ces points ; à Néris des couches de stuc plus ou moins épaisses recouvraient quelques parties des revêtements intérieurs des piscines ; à Aix-les-Bains, des revêtements du même genre étaient plaqués d'une espèce de mastic, mélangé de fragments de briques. A cette même station, on a trouvé dans quelques bains particuliers une couche de charbon pilé, placée entre le sol et la maçonnerie, destinée à conserver la chaleur des eaux.

Certaines étuves portent les traces d'une disposition qu'on a pu étudier dans les ruines d'un balnéaire récemment découvert à Beauvais (1) et qui consiste en un petit solin, chanfrein en ciment existant à la jonction du mur et du pavement, qui devait empêcher la condensation de la vapeur dégagée dans la salle de s'infiltrer dans l'angle des murs.

Quelques-uns de nos anciens thermes étaient d'une extrême simplicité de construction et de décoration, mais ce fut plutôt l'exception, et les débris de sculptures, les restes de mosaïques, de stucs, de pavements et de revêtements en marbres ou autres matériaux précieux prouvent, au contraire, que la décoration en était généralement conçue avec un luxe et une recherche dont, jusqu'à une époque très rapprochée de nous, du moins, on n'avait aucune idée dans les édifices de ce genre.

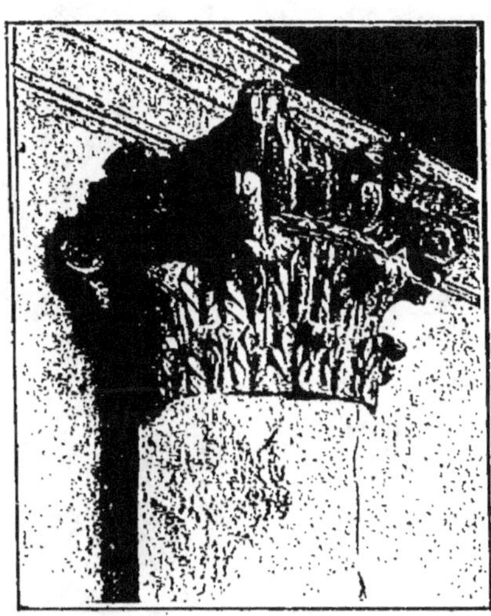

Fig. 73. — CHAPITEAU DE NÉRIS.

Comme dans tous les monuments de cette époque, la colonne fut d'un emploi très fréquent dans les constructions thermales, soit pour soutenir à l'intérieur des édifices des charpentes horizontales, soit pour former à l'extérieur des promenoirs ou galeries couvertes. Ces colonnes étaient le plus souvent en pierre; plus rarement en briques. Les ruines des édifices thermaux nous ont fourni un assez grand nombre de chapiteaux, qui sont souvent d'un excellent travail, notamment ceux qui couronnaient, à Néris, la colonnade du premier établissement (*fig.* 73). Sur quelques points, à Luxeuil, par exemple, il semble qu'on ait eu recours, pour les galeries extérieures, à des constructions plus légères,

(1) ACHER et LEBLOND, *Le Balnéaire gallo-romain de Beauvais*. Congrès archéologique de France. LXXII⁰ session, 1905.

comportant des toitures de tuiles supportées par des charpentes en bois.

Certains fragments de fûts de colonnes trouvés dans les ruines thermales sont couverts sur tout ou partie de leur hauteur de feuilles imbriquées. Plusieurs auteurs ont considéré ce genre d'ornement comme spécial aux édifices thermaux ; c'est là une erreur certaine, car des découvertes du même genre ont été faites sur nombre de points totalement dépourvus d'eaux minérales et thermales.

Il n'en est pas de même de certaines colonnes, provenant de Néris et du Mont-Dore, dont le fût est, à la base, décoré de compartiments réguliers, encadrant des têtes casquées, des oiseaux, des boucliers, des petits personnages, etc. (*fig.* 74). Ce genre de décoration semble avoir été de conception très locale, limitée à la région auvergnate, dont Néris est si voisine.

Remarquons, enfin, qu'un certain nombre de réservoirs, bassins ou piscines ne présentent dans leurs environs aucune trace d'édifices en maçonnerie ayant pu servir à leur protection, ou que les trouvailles de

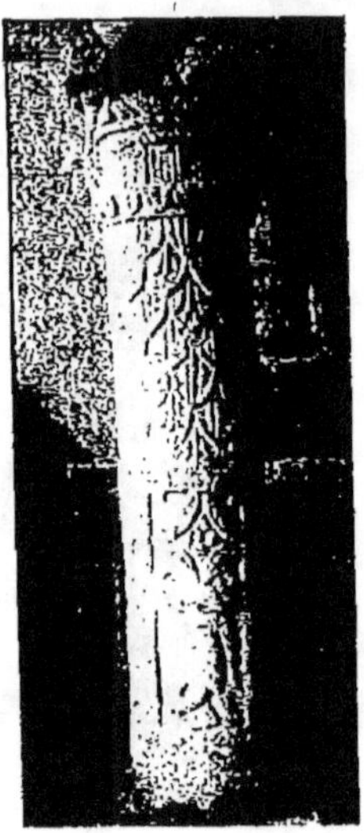

Fig. 74. — COLONNE DE NÉRIS.

matériaux anciens se bornent à ces tuiles plates ou courbes employées par les Romains pour l'établissement de leurs toitures. Il est difficile d'admettre que tous ces ouvrages aient été autrefois complètement à l'air libre, et je crois plutôt que la conclusion à tirer de ces observations est que la construction en bois, avec couvertures en planches, en tuiles, en toiles ou en chaume, fut d'un usage fréquent autour des sources médicinales.

Quelques motifs sculptés, ayant trait directement au service des eaux, découverts dans plusieurs stations, nous montrent que nos ancêtres avaient le souci de la décoration appliquée à des parties usuelles de leurs thermes. C'est ainsi qu'à Evaux on a trouvé un masque en bronze de dieu marin, ayant servi de gueulard à une fontaine. Au Mont-Dore, une louve de pierre crachait par la gueule l'eau d'une fontaine et, de même, à Ydes, une lionne en domite servait de griffon à une source.

L'examen des débris de sculpture et de certains détails d'architecture provenant des principaux établissements thermaux semble démontrer que leur édification eut généralement lieu dans le courant du premier siècle, et, par conséquent, que l'exploitation raisonnée des eaux thermales et minérales suivit de très près l'établissement définitif de la puissance romaine dans notre pays. Ces données sont, d'ailleurs, corroborées par cette constatation qu'un grand nombre de séries monétaires découvertes dans les stations commencent au règne d'Auguste. Il en est ainsi notamment à Aix-en-Provence, Montbouy, Balaruc, Moind, Saint-Amand, Ydes, Vic-sur-Cère, Evaux, Bourbon-Lancy, Néris, Plombières, Niederbronn, Desaignes, Rennes-les-Bains, etc.

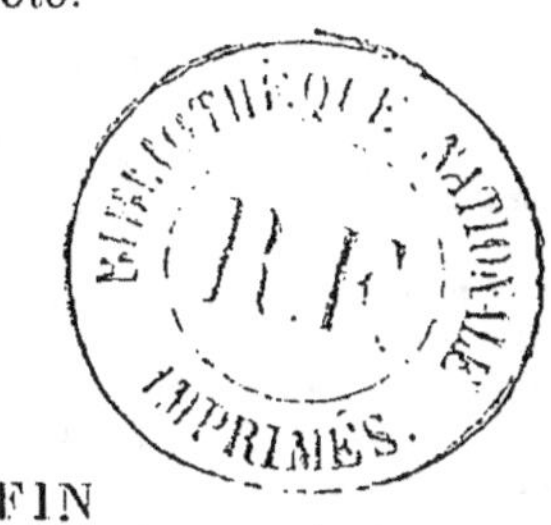

FIN

TABLE ALPHABÉTIQUE

DES SOURCES ET STATIONS CITÉES DANS L'OUVRAGE

TABLE DES PLANS ET GRAVURES

TABLE DES MATIÈRES

CHAPITRE VI

CHAPITRE VII

CHAPITRE VIII

CHAPITRE IX